国家出版基金项目
NATIONAL PUBLICATION FOUNDATION

总主编 刘昌孝

主编 包桂花 王胡格吉乐图

MENGGUZU YAO JUAN

中国少数民族中药图鉴

蒙古族药卷

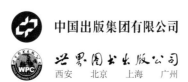

中国出版集团有限公司

世界图书出版公司

西安　北京　上海　广州

图书在版编目（CIP）数据

中国少数民族中药图鉴·蒙古族药卷 / 刘昌孝总主编；包桂花，王胡格吉乐图主编 . —西安：世界图书出版西安有限公司，2022.10

ISBN 978-7-5192-8064-2

Ⅰ．①中… Ⅱ．①刘… ②包… ③王… Ⅲ．①少数民族－民族医学－中药资源－图集②蒙古族－中药资源－图集 Ⅳ．① R29-64 ② R291.2-64

中国版本图书馆 CIP 数据核字（2021）第 223355 号

书　　　名	中国少数民族中药图鉴·蒙古族药卷
	ZHONGGUO SHAOSHUMINZU ZHONGYAO TUJIAN MENGGUZU YAO JUAN
总 主 编	刘昌孝
主　　　编	包桂花　王胡格吉乐图
责任编辑	胡玉平　马元怡　李　娟
出版发行	世界图书出版西安有限公司
地　　　址	西安市雁塔区曲江新区汇新路 355 号
邮　　　编	710061
电　　　话	029-87214941　029-87233647（市场营销部）
	029-87234767（总编室）
网　　　址	http://www.wpcxa.com
邮　　　箱	xast@wpcxa.com
经　　　销	新华书店
印　　　刷	西安雁展印务有限公司
开　　　本	889mm×1194mm　1/16
印　　　张	27.25
字　　　数	435 千字
版　　　次	2022 年 10 月第 1 版
印　　　次	2022 年 10 月第 1 次印刷
国际书号	ISBN 978-7-5192-8064-2
定　　　价	320.00 元

医学投稿　xastyx@163.com　‖　029-87279745　029-87285296

☆如有印装错误，请寄回本公司更换☆

凡 例 NOTES

一、丛书分为《中国少数民族中药图鉴·苗族药卷》《中国少数民族中药图鉴·蒙古族药卷》《中国少数民族中药图鉴·维吾尔族药卷》《中国少数民族中药图鉴·藏族药卷》《中国少数民族中药图鉴·彝族药卷》《中国少数民族中药图鉴·傣族药卷》共六册。

二、为更好地普及和传播少数民族常用中草药知识，让更多的读者认识和了解少数民族的中医药文化，丛书以《中华人民共和国药典》（2020 年版一部）及《中药学》（第 9 版）为指导，共收录药物品种 1500余种（为更好地传播，所收品种以各民族的常用中草药为主），每册均按药物拼音顺序排列。

三、为便于读者快速识别各民族中草药，每种药物均配有 8～10 幅高清彩色照片，包含药物生境图、入药部位、局部识别特征放大图、药材图和饮片图。对于多来源的药物品种，原则上只为第一来源的品种配图。

四、对于一些保护性的动物或植物种类的用药，本丛书参照相关资料将其纳入，仅作为传播少数民族习用中药知识的参考资料，读者在实际使用中应遵守国家相关法律法规。

五、正文部分收录的内容有民族药名、别名、来源、识别特征、生境分布、采收加工、药材鉴别、性味归经、功效主治、药理作用、用法用量、精选验方、使用禁忌。

1. 民族药名：为该种药物在该民族的唯一名称。

2. 别名：为该种药物在临床用法中的常用名称，一般收录 2～5 种。

3. 来源：即药物基源，详细介绍药物的科、种名、拉丁文及药用部位。

4. 识别特征：该种药物的形态识别特征，包含根、茎、叶、花、果的详细识别特征及花、果期。

5. 生境分布：该种药物的生长环境和主要分布区域。

6. 采收加工：该种药物的最佳采收季节、采收方法、加工技术和注意事项。

7. 药材鉴别：该种药物的药材形状、颜色、气味等。

8. 性味归经：该种药物的性味和归经。

9. 功效主治：该种药物的功效和主治疾病。

10. 药理作用：该种药物及其制剂或主要成分与中医临床有关的药用作用和机制，有毒药物介绍及毒性和毒理。

11. 用法用量：该种药物的单味药煎剂的成人一日干品内服量，外用无具体用量者均表示适量取服。

12. 精选验方：收录以该种药物为主，对功效主治有印证作用或对配伍应用有实际作用的古今效验方。

13. 使用禁忌：该种药物的配伍宜忌，某些症状的使用注意事项和毒副作用。

《中华人民共和国宪法》规定："国家发展医疗卫生事业，发展现代医药和我国传统医药。"这里的传统医药，按我的理解，应该包括中医药、民族医药和民间医药三个组成部分。

民族医药是中国少数民族的传统医药。民族药发源于少数民族地区，具有鲜明的地域性和民族传统特点。据初步统计，全国 55 个少数民族，近 80% 的民族有自己的药物，其中有独立民族医药体系的约占 1/3。中华人民共和国成立以来，在党和政府的关怀、重视下，民族药的发掘、整理、研究工作取得了显著的成果，出版了一批全国和地区性民族药专著。据有关资料统计，目前我国民族药已达 3700 多种。

《中国民族药志》是在全面调查、整理我国少数民族所用药物的基础上选编而成的民族药的荟萃，已出版的第 1 卷收载了 39 个民族的 135 种药物，基原种 511 个；第 2 卷收载 35 个民族的 120 种药物，基原种 425 个。

我国民族传统医药，是中华民族的共同财富。各民族医药在独立发展、保持本民族特色的基础上，彼此相互借鉴，有着许多共同点，民族药之间联系最广泛的是在药物的使用方面。据统计，目前藏汉共用的药物有 300 多种；蒙汉共用的有 400 多种；维汉共用的有 155 种；佤汉共用的有 80 种。民族间通用同一种药物的情况非常普遍。

为更好地传承、发展中医药这一中华民族的瑰宝，进一步挖掘、整理和保护这世代相传的民族文化和智慧，经过专家团队多年努力共同编写了《中国少数民族中药图鉴》丛书第一辑，包括《苗族药卷》《蒙古族药卷》《维吾尔族药卷》《藏族药卷》《彝族药卷》《傣族药卷》共 6 卷本。

民族医药的概念分广义和狭义两种。本套丛书以中国少数民族传统习用中药的传承和发展为宗旨。坚持"民族医药"的概念，突出个性。为更好地普及和传播少数民族常用中草药知识，让更多的读者认识和了解少数民族的中医药文化，这套丛书以《中华人民共和国药典》（2020年版一部）及《中药学》（第9版）为指导，共收录药物品种1500余种（为更好地传播，所收品种以各民族的常用中草药为主），每册均按药物拼音顺序排列。为便于读者快速识别各民族中草药，每种药物均配有高清彩色照片，包含药物生境图、入药部位、局部识别特征放大图、药材图和饮片图。对于多来源的药物品种，原则上只为第一来源的品种配图。正文部分收录的内容有民族药名、别名、来源、识别特征、生境分布、采收加工、药材鉴别、性味归经、功效主治、药理作用、用法用量、精选验方、使用禁忌。

《中医药法》是包括我国各民族医药的统称，它反映了中华民族对生命、健康和疾病的认识，是具有悠久历史和独特理论及技术方法的医药学体系。我国民族传统医药，是中华民族的共同财富。一直以来，各民族医药在独立发展、保持本民族特色的基础上，彼此也相互借鉴。

民族用药的交叉问题比较复杂，有的是药名相同，基原各异；有的则是基原相同，药用部位或功效却不同。各民族医药并存发展、相得益彰，充分显示了民族间团结和睦、共同繁荣的大家庭关系。

民族医药是各族人民长期与疾病作斗争的经验总结，也是民族智慧的结晶。民族医药为各族人民的身体健康和繁衍昌盛做出了重要贡献，是各民族人民利用自有的地域环境保障身体健康的有效手段。

继承和发展民族医药，既是我国医学科学繁荣兴旺的体现，也是我国医药卫生领域发展创新的源泉之一。通过探讨、开发和利用民族中药在治疗现代疑难病上的优势，实现弘扬和发展民族医药的现实意义。

中国工程院院士

天津药物研究院研究员

刘昌孝

2022年1月31日于天津

中国是一个历史悠久、幅员辽阔、人口众多的多民族国家。民族医药主要是指中国少数民族的传统医药。少数民族传统医药是我国少数民族同胞在漫长的历史长河中创造和沿用的民族医药的统称，它们在长期的生产生活实践活动中，为保护少数民族同胞的生命健康发挥了积极作用，民族中药是少数民族医药的重要组成部分，是我国中医文化的灿烂瑰宝。民族医学和中医学有着相似的哲学思维、医疗特点、用药经验和历史命运，都属于中国的传统医药。民族医药是祖国医药学宝库的重要组成部分，发展民族医药事业，不但是各族人民健康的需要，而且对增进民族团结，促进民族地区经济、文化事业的发展，建设具有中国特色的社会主义医疗卫生事业有着十分重要的意义。近年来，国家及相关部门对民族药的关注和研究力度持续加大，越来越多的仁人志士加入到民族药的调查和研究之中，民族医药的发展越来越受重视，这为民族药的传承和振兴奠定了坚实的基础。

为了更好地普及和应用民族药，继承和发掘中国医药文化遗产，使民族药在防治疾病中更好地为人类健康服务，本着安全、有效、经济、实用的原则，也为了更好地发挥民族药物的实用价值并提升其影响力，刘昌孝院士带领团队经过数十年的野外考察实践和整理工作，历时数年完成了《中国少数民族中药图鉴》丛书。丛书收录了苗族、维吾尔族、藏族、蒙古族、傣族、彝族常用的药物1500余种，配以大量高清彩色照片，并详细介绍了每种药物的民族药名、别名、来源、识别特征、生境分布、采收加工、药材鉴别、性味归经、功效主治、药理作用、用法用量、精选验方、使用禁忌等，内容全面系统、数据翔实可靠、图文资料珍贵、兼容并蓄、原创性强，具有较高的权威性和实用性。

丛书是对民族药物真实形态的一种全面呈现，它把这些散落于各地的药物以图文混排的形式集中起来；把这些种类繁多的植物或者动物、矿物以直观描写的方式呈现出来。从根茎叶脉到性味归经，从功能主治到用量用法，内容清晰完整，体例统一和谐，加以栩栩如生的大量高清彩色图片（所配图片包括动植物生境图、动植物局部特征放大图、动植物入药的部位图、药材饮片图、动物矿物图，多来源的品种原则上只介绍第一来源的识别特征并配图，特殊情况均在正文图片下加以文字说明），本丛书摒弃晦涩难懂的理论堆砌，突出普及性和实用性，增强识别和鉴别能力。

本丛书的立意十分明确，就是让读者认识这些形态各异的民族药物的特征，了解它们的功能作用，在现代生活气息中去呼吸自然药物的清香。立足实用是编写意图的集中体现，据图识别是此书立意的最好概括。以图片形式突出药物的原始形态，是自然而然的最好注解，图文并茂是真正意义上的实用图鉴。

让民族医药文化成为越来越受广大人民接受与喜爱的传统文化形式，并为大家的健康保驾护航，是此书之所愿，也是作者长期致力于民族医药文化传承和传播的原动力。但仅仅如此，并不是编写本书的初心。因为民族医药还需赢得世界的喝彩，并不断赢得世界级的荣誉，这才是作者不断努力的根本所在。萃取博大精深的民族医药文化的一部分，结合简单实用与真实清晰的彩色照片，本书将注定成为飘扬在民族医药文化中的又一面旗帜。

全书文字通俗易懂，易于理解；图片清晰，易于识别；并收有使用禁忌板块，以提醒广大读者注意各种药物的使用事项。集识药、用药于一体，适合广大民族医药专业学生、医院、研究机构、药企、药农、药材销售从业人员、中医药爱好者及医务工作者收藏和阅读。对从事药物研究、保护、管理的科研人员、中药企业、中药院校师生及中医药爱好者都具有极高的参考价值和指导意义！

本丛书的出版，充分展现了我国科学技术和民族医药发展的成果，必将对提升我国医药产业和产品的整体水平，促进我国民族医药卫生事业高质量发展发挥重要的作用。衷心希望本丛书在普及民族药科学知识、提高医疗保健、保障人民健康、保护和开发民族药资源方面起到积极作用。同时，也希望在开发利用民族药时，注意生态平衡，保护野生资源及物种。对那些疗效佳、用量大的野生药物，应逐步引种栽培，建立种植生产基地、资源保护区，有计划轮采，使我国有限的民族药资源能永远延续下去，更好地为人类健康造福。本丛书的出版不仅可以填补这一领域的学术空白，还可为我国民族药物资源的进一步保护和发展夯实基础，为广大民族医疗、教学和科研工作者提供重要参考和借鉴，因而有着重要的学术价值、文化价值和出版价值。

特别说明：为方便广大读者阅读的需要，我们在编辑本系列图书时专门以药物品种首字拼音顺序为序进行编排，故在书后不再设置拼音索引等内容。由于编者水平有限，书中的错漏之处，还望广大读者批评指正。

丛书编委会

2022 年 3 月

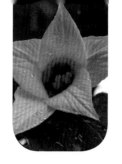

目录
CONTENTS

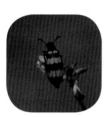

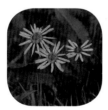

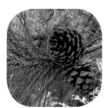

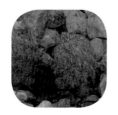

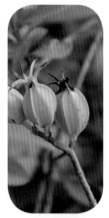

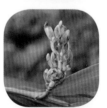

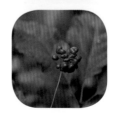

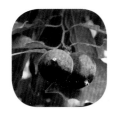
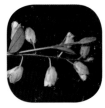
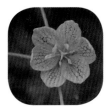
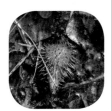

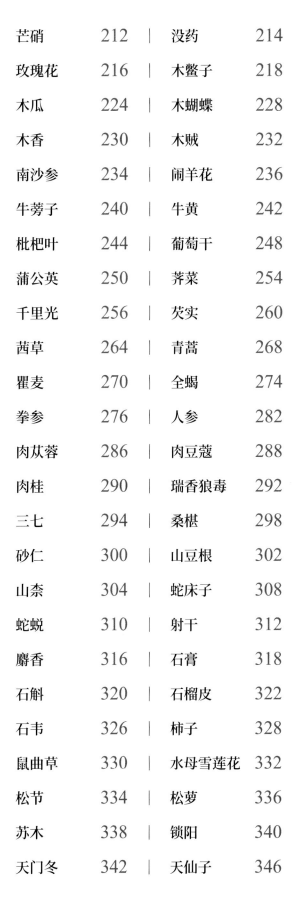

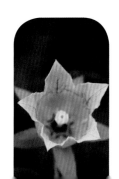

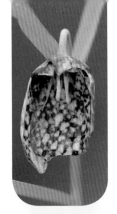

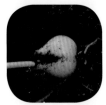

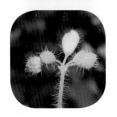

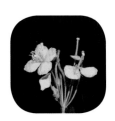

中国少数民族中药图鉴·维吾尔族药卷

中国少数民族中药图鉴·傣族药卷

中国少数民族中药图鉴·彝族药卷

中国少数民族中药图鉴·藏族药卷

中国少数民族中药图鉴·苗族药卷

中国少数民族中药图鉴

蒙古族药卷

安息香

ANXIXIANG

蒙 药 名 | 阿莫日勒图—呼吉。

别　　名 | 安息香。

来　　源 | 为安息香科乔木白花树 *Styrax tonkinensis* （Pierre） Craib ex Hart. 的干燥树脂。

识别特征 | 乔木，高 10 ～ 20 m。树皮绿棕色，嫩枝被棕色星状毛。叶互生，长卵形，长达 11 cm，宽达 4.5 cm，叶缘具不规则齿牙，上面稍有光泽，下面密被白色短星状毛；叶柄长约 1 cm。总状或圆锥花序腋生及顶生，被毡毛；苞片小，早落；花萼短钟形，5 浅齿；花冠 5 深裂，裂片披针形，长约为萼筒的 3 倍；花萼及花瓣外面被银白色丝状毛，内面棕红色；雄蕊 8 ～ 10，花药线形，2 室；子房上位，卵形，密被白色茸毛，下部 2 ～ 3 室，上部单室，花柱细长，棕红色。果实扁球形，长约 2 cm，灰棕色。种子坚果状，红棕色，具 6 浅色纵纹。花期 4 ～ 6 月，果期 8 ～ 10 月。

生境分布 | 分布于越南、老挝及泰国等地，我国云南、广西也产。

采收加工 | 树干经自然损伤或夏、秋二季割裂树干，收集流出的树脂，阴干。

药材鉴别 | 本品为不规则的小块，稍扁平，常黏结成团块。表面橙黄色，具蜡样光泽（自然出脂），

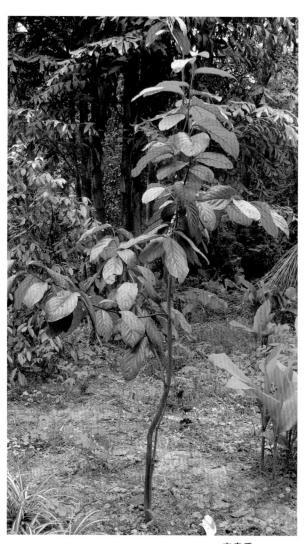

安息香

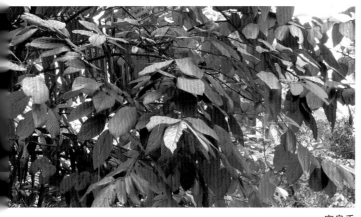

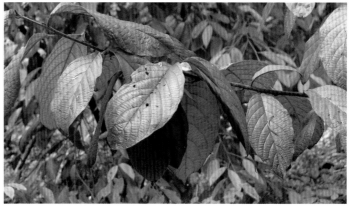

安息香

安息香

或为不规则的圆柱状、扁平块状。表面灰白色至淡黄白色（人工割脂）。质脆，易碎，断面平坦，白色，放置后逐渐变为淡黄棕色至红棕色，加热则软化熔融。气芳香，味微辛，嚼之有沙粒感。

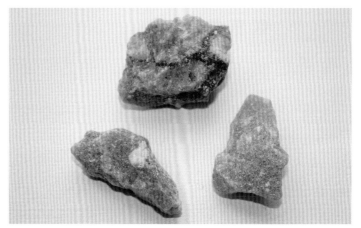

安息香

性味归经 辛、苦，平。归心、脾经。

功效主治 开窍醒神，行气活血，止痛。本品气味芳香，辛温行散，走窜。入心经可芳香开窍醒神，走脾经可避秽解毒而安中行气。此外，本品辛散温通，气血同治，行气活血而止痛。

药理作用 安息香酊为刺激性祛痰药，置入热水中吸收其蒸气，则能直接刺激呼吸道黏膜而增加其分泌，可用于支气管炎以促进痰液排出，还可外用作局部防腐剂。

用法用量 0.6 ~ 1.5 g，多入丸、散服。

精选验方

1. 瘟疫热盛，赤白痢疾，白喉，目黄，音哑，脑刺痛 安息香、茜草、多叶棘草、黑云香各 100 g，草乌叶、诃子各 250 g，麝香 15 g，银朱 50 g。制成丸剂，每次 1.5~3 g，每日 1 次，晚临睡前温开水送服。

2. 黄疸 安息香 1 支，瓜蒂 10 g。共捣一处，用草纸卷成卷，用火点着熏鼻，如系阴黄再加台麝少许。

3. 腰肌劳损 安息香、杜仲、徐长卿、卷柏、牛膝各 10 g，玄胡索 15 g，马钱子 6 g（有毒，慎用），七叶一枝花 8 g。先将马钱子用麻油炸黄，研细末，其他药合研为细末，与马钱子混匀后过 80 目筛，装瓶备用，温开水冲服，每次 3 g，每日 2 次。12 日为 1 个疗程。

使用禁忌 阴虚火旺者慎服。

安息香

巴豆

BADOU

蒙 药 名 | 丹绕格。

别　　名 | 巴豆霜、焦巴豆。

来　　源 | 为大戟科常绿乔木植物巴豆 *Croton tiglium* L. 的干燥成熟果实。

识别特征 | 常绿小乔木。叶互生，卵形至矩圆状卵形，顶端渐尖，两面被稀疏的星状毛，近叶柄处有 2 腺体。花小，成顶生的总状花序，雄花生上，雌花在下；蒴果类圆形，3 室，每室内含 1 粒种子。果实呈卵圆形或类圆形，长 1.5 ~ 2 cm，直径 1.4 ~ 1.9 cm，表面黄白色，有 6 条凹陷的纵棱线。去掉果壳有 3 室，每室有 1 枚种子。花期 3 ~ 5 月，果期 6 ~ 7 月。

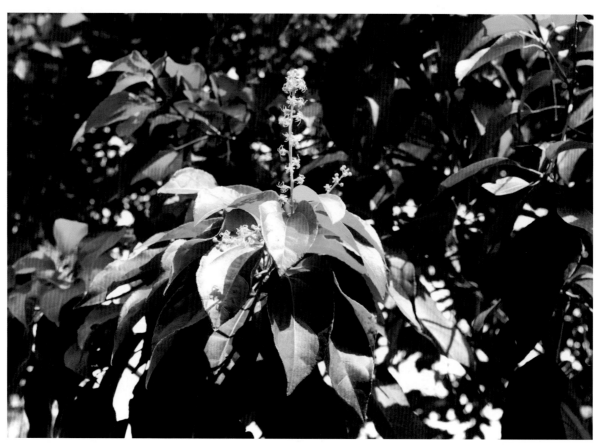

巴豆

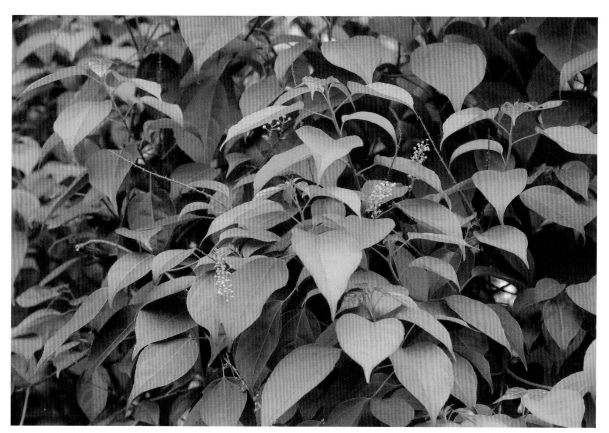

巴豆

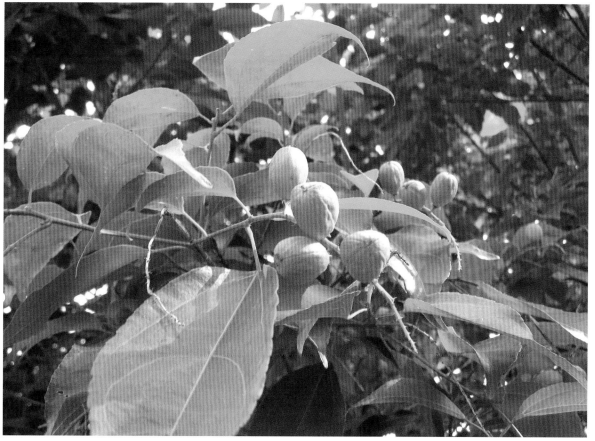

巴豆

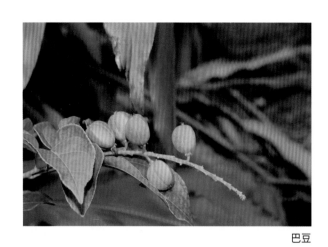
巴豆

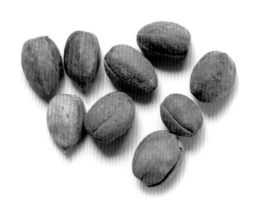
巴豆药材

生境分布 | 多为栽培植物；野生于山谷、溪边、旷野，有时也见于密林中。分布于四川、广西、云南、贵州等地。

采收加工 | 秋季果实成熟时采收，堆置2～3日，摊开，干燥。

药材鉴别 | 本品呈椭圆形，略扁。表面棕色或灰棕色，有隆起的种脊。外种皮薄而脆，内种皮呈白色薄膜，种仁黄白色，富油质。味辛辣。

性味归经 | 辛，热；有大毒。归胃、大肠经。

功效主治 | 下冷积，逐水退肿，祛痰利咽，蚀疮祛腐。本品大辛大热，有大毒。归胃经与大肠经，可荡涤胃肠寒滞食积和腹水，是重要的温通峻下、逐水消胀药。外用可蚀疮祛腐。

药理作用 | 有抗肿瘤及促肿瘤发生作用，并具有镇痛、抗病原微生物、增加胆汁和胰液的分泌，能使大鼠皮肤局部释放组胺及引起肾上腺皮质激素分泌增加。

用法用量 | 0.1～0.3 g，入丸、散服。大多制成巴豆霜用。外用适量。

精选验方 |

1. 小儿肺热，高烧，便秘，腹胀，抽搐等症 巴豆（制）、朱砂各25 g，胡黄连15 g，麝香、牛黄各0.5 g。制成丸剂，根据小儿年龄，每次0.2～0.6 g，每日1次，温开水送服。

2. 消化不良，巴达干黏液增多症 巴豆（制）25 g，狼毒（制）50 g，藜芦（制）、诃子各10 g，荜茇30 g。制成糊丸，每次0.5～1.5 g，每日1次，晚睡前温开水送服。孕妇、年老、体弱者禁服。

3. 泻痢 巴豆仁（炒焦研泥）6 g，蜂蜡等量。共同熔化约制80丸，每丸重0.15 g（内含巴豆0.075 g）。成人每次4丸，每日3次，空腹服用；儿童8～15岁每服2丸，5～7岁每服1丸，1～4岁每服半丸，6个月以上每服1/3丸，6个月以下每服1/4丸，未满1个月

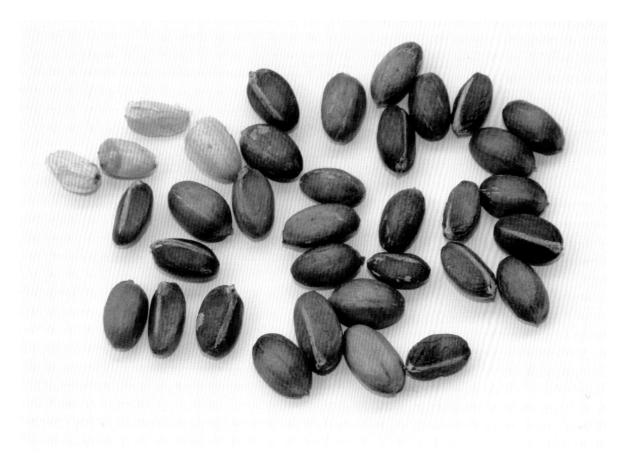

巴豆饮片

忌服。

4. 急性梗阻性化脓性胆管炎　巴豆仁切成米粒的 1/3 ～ 1/2 大小颗粒，不去油，备用，每次用温开水送服 150 ～ 200 mg，可在 12 小时内给药 3 ～ 4 次，次日酌情用 1 ～ 2 次。

5. 胆绞痛　巴豆仁适量。切碎置胶囊内，每次服 100 mg，小儿酌减，每 3 ～ 4 小时用药 1 次，至畅泻为度，每 24 小时不超过 400 mg。以服巴豆通下后，胆绞痛减轻为有效。

6. 骨髓炎，骨结核，多发性脓肿　巴豆仁（纱布包好）60 g，猪蹄 1 对。置大瓦钵内，加水 3000 ml，炖至猪蹄熟烂，去巴豆仁和骨，不加盐，每日分 2 次空腹服。如未愈，每隔 1 周可再服 1 剂，可连服 10 ～ 20 剂。

7. 小儿肺热，高烧，便秘，腹胀，抽搐等症　巴豆（制）、朱砂各 25 g，胡黄连 15 g，麝香、牛黄各 0.5 g。制成丸剂，根据小儿年龄，每次 0.2 ～ 0.6 g，每日 1 次，温开水送服。

8. 消化不良，巴达干黏液增多症　巴豆（制）25 g，狼毒（制）50 g，藜芦（制）、诃子各 10 g，荜茇 30 g。制成糊丸，每次 0.5 ～ 1.5 g，每日 1 次，晚睡前温开水送服。孕妇、年老、体弱者禁服。

使用禁忌｜孕妇及体弱者忌用。畏牵牛子。

白豆蔻

BAIDOUKOU

蒙 药 名 | 查干－苏格木勒。

别 名 | 额拉－帕拉木、思达尔日、白豆蔻仁、勃仁乃赛音。

来 源 | 本品为姜科多年生草本植物白豆蔻 *Amomum kravanh* Pierre ex Gagnep. 的成熟果实。

识别特征 | 多年生草本，株高 1.5～3 m，叶柄长 1.5～2 cm；叶片狭椭圆形或线状披针形，长 50～65 cm，宽 6～9 cm，先端渐尖，基部渐狭，有缘毛，两面无毛或仅在下面被极疏的粗毛；叶舌卵形，长 5～8 mm，外被粗毛。总状花序顶生，直立，长 20～30 cm，花序轴密被粗毛，小花梗长约 3 cm，小苞片乳白色，阔椭圆形，长约 3.5 cm，先端钝圆，基部连合；花萼钟状，白色，长 1.5～2.5 cm，先端有不规则 3 钝齿，1 侧深裂，外被毛；花冠白色，花冠管长约 8 mm，裂片 3，长圆形，上方裂片较大，长约 3.5 cm，宽约 3.0 cm，先端 2 浅裂，边缘具缺刻，前部具红色或红黑色条纹，后部具淡紫红色斑点；侧生退化雄蕊披针形，长 4 mm 或有时不存；雄蕊 1，长 2.2～2.5 cm，花药椭圆形，药隔背面被腺毛，花丝扁平，长约 1.5 cm；子房卵圆形，下位，密被淡黄色绢毛。蒴果近圆形，直径约 3 cm，外被粗毛，熟时黄色。花期 4～6 月，果期 6～8 月。

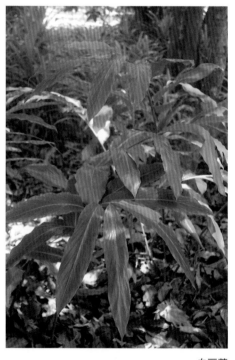

白豆蔻

生境分布 | 生长于山沟阴湿处，我国多栽培于树荫下。分布于泰国、柬埔寨、越南，我国云南、广东、广西等地也有栽培。按产地不同，分为原豆蔻和印尼白蔻。

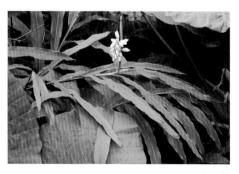

白豆蔻

采收加工 | 秋季采收，晒干生用，用时捣碎。

药材鉴别 | 本品呈球形，直径约 1.5 cm，白色或淡黄棕色，略具钝三棱，有 7～9 条槽及许多纵线，顶端及基部有黄色茸毛。果皮薄、木质，易开裂，易散碎。

性味归经 | 辛，温。归肺、脾、胃经。

功效主治 | 化湿行气，温中止呕。本品辛温以化湿行气，归脾胃温中焦，中焦和胃气行而呕吐可止，故有化湿行气、温中止呕之功。

用法用量 | 3～6 g，煎服。

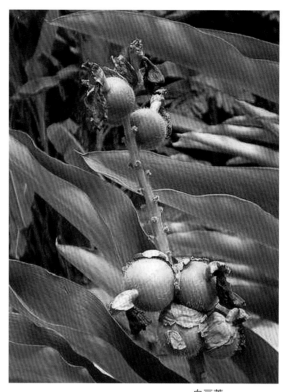

白豆蔻

精选验方 |

1. 肾寒腰痛，肾结石，膀胱结石，尿闭 白豆蔻 25 g，干姜、荜茇、硇砂、冬葵果、蒲桃子、大托叶云实各 10 g，麝香 2.5 g，螃蟹 40 g，杠果核 5 g，制成散剂。每次 1.5～3 g，每日 1～2 次，温开水送服。

2. 肾赫依、心赫依病，腰腿酸痛，白带过多 白豆蔻 150 g，黄精、手参、天门冬、肉豆蔻、丁香、沉香各 25 g。制成散剂，每次 1.5～3 g，每日 1～3 次，温开水送服。

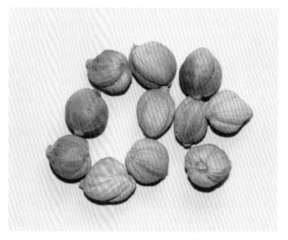

白豆蔻饮片

3. 消化不良，胃火衰退 白豆蔻、肉桂各 5 g，全石榴 25 g，荜茇 8.5 g。制成散剂，每次 1.5～3 g，每日 1～2 次，温开水送服。

4. 消化不良，口臭 白豆蔻 1 g。分数次含于口中，缓缓咀嚼，既助消化，又除口臭。

5. 胃腹胀满，呕吐 白豆蔻 3 g，藿香、生姜各 6 g，半夏、陈皮各 4.5 g。水煎服。

6. 食管癌 白豆蔻、砂仁各 2 g，荷叶半张。荷叶洗净，切碎，与洗净的白豆蔻、砂仁同放入砂锅中，加足量水，大火煮沸，改用小火煨煮 20 min，用洁净纱布过滤，取汁。代茶，每日分 2 次服用。服时，视需要可温服。

7. 胃寒作吐及作痛者 白豆蔻仁 9 g。研为细末，酒送下。

8. 产后呃逆 白豆蔻、丁香各 19 g。研细末，桃仁汤服 3.7 g，少顷再服。

使用禁忌 | 本品以入散剂为宜。若入煎剂，宜后下。

白附子

BAIFUZI

蒙 药 名 ｜ 哲格森－莲花。

别　　名 ｜ 巴布、白附、查干、禹白附、生白附子、制白附子。

来　　源 ｜ 本品为天南星科植物独角莲 *Typhonium giganteum* Engl. 的干燥块茎。

识别特征 ｜ 多年生草本，块茎卵圆形或卵状椭圆形。叶根生，1～4片，戟状箭形，依生长年限大小不等，长9～45 cm，宽7～35 cm；叶柄肉质，基部鞘状。花葶7～17 cm，有紫斑，花单性，雌雄同株，肉穗花序，有佛焰苞。雄花位于花序上部，雌花位于下部。浆果，熟时红色。块茎椭圆形或卵圆形，长2～5 cm，直径1～3 cm。表面白色或黄白色，有环纹及根痕，顶端显茎痕或芽痕。花期6～8月，果期7～10月。

生境分布 ｜ 生长于山野阴湿处。分布于河南、甘肃、湖北等地。河南产品称禹白附，品质最优。

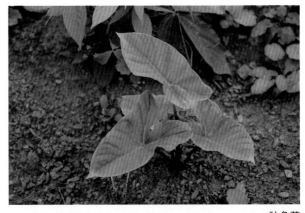

独角莲

采收加工 ｜ 秋季采挖，除去须根及外皮，用硫黄熏1～2次，晒干。

药材鉴别 ｜ 制白附子为类圆形或椭圆形厚片，直径1～3 cm。周边淡棕色，有的可见须根痕。切面黄色，略呈角质样。质硬。味淡，微有麻舌感。

性味归经 ｜ 辛、甘，温；有毒。归胃、肝经。

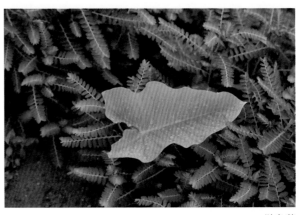

独角莲

功效主治 | 燥湿化痰，祛风止痉，解毒散结。

本品辛温燥烈有毒，能升能散，既能祛寒湿，以绝生痰之源，又善祛风痰而解痉止痛，还能散结聚之邪解毒消痈。故有燥湿化痰、祛风止痉、解毒散结之功。

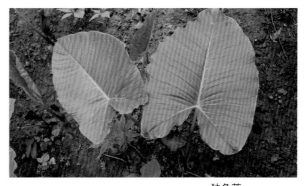

独角莲

用法用量 | 3 ~ 5 g。外用：适量，熬膏敷患处。

精选验方 |

1. 颈淋巴结结核 鲜白附子 10 ~ 30 g。洗净，水煎服，每日 1 剂，5 日为 1 个疗程。

2. 黄褐斑 白附子、白及、浙贝母各等份。研末调凡士林制成药膏，早晚各搽药 1 次。

3. 面神经麻痹 制白附子、焙僵蚕、炙全蝎、双钩藤、香白芷各 6 g，蜈蚣 8 条。共研成极细药末，此为成人 2 日量，每日早晚各服 1 次，饭后服，每次服时另用防风 3 ~ 4 g 煎汁送服药末。孕妇及阴虚体弱者忌服。

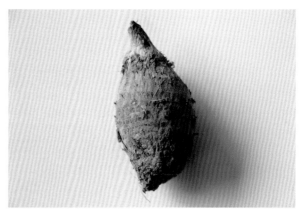

白附子

4. 三叉神经痛 白附子 10 g，白芷、川芎、僵蚕各 200 g，全蝎 150 g。分别研细末，拌匀成愈痛散。每日 2 次，每次 2 g，以热酒调服，10 日为 1 个疗程，一般连用 2 ~ 3 个疗程。

5. 斜视 白附子、蜈蚣、僵蚕、天麻、全蝎、钩藤各等份。共研细末，每日 2 次，成人每次 7 g，儿童酌减，用黄酒或白开水送服。

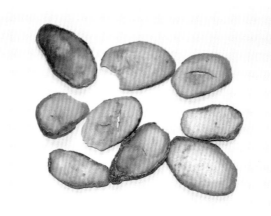

白附子饮片

6. 偏头痛 生白附子、生天南星、生草乌各 30 g，葱白 7 根，生姜 40 g。将诸药研末调匀，包以纱布，隔水蒸熟敷患处。

7. 白癜风 白附子、白芷各 6 g，雄黄 3.5 g，密陀僧 10 g。共研细末，用切平黄瓜尾蘸药末用力擦患处，每日 2 次。

8. 花斑癣，汗斑 生白附子、密陀僧各 3 g，硫黄 6 g。上药共研细末，用黄瓜蒂蘸药搽患处，每日 2 次。

使用禁忌 | 孕妇忌用，生品一般不作内服。

白附子

白茅根
BAIMAOGEN

蒙 药 名｜ 乌勒吉图。

别　　名｜ 然巴、茅根、杜日瓦、鲜茅根、茅根炭、乌拉拉吉。

来　　源｜ 本品为禾本科植物白茅 *Imperata cylindrica* Beauv. var. *major*（Nees）C. E. Hubb. 的干燥根茎。

识别特征｜ 多年生草本。根茎密生鳞片。秆丛生，直立，高 30 ～ 90 cm，具 2 ～ 3 节，节上有长 4 ～ 10 mm 的柔毛。叶多丛集基部；叶鞘无毛，或上部及边缘和鞘口具纤毛，老时基部或破碎呈纤维状；叶舌干膜质，钝头，长约 1 mm；叶片线形或线状披针形，先端渐尖，基部渐狭，根生叶较长，几与植株相等，茎生叶较短。圆锥花序柱状，长 5 ～ 20 cm，宽 1.5 ～ 3 cm，分枝短缩密集；小穗披针形或长圆形，长 3 ～ 4 mm，基部密生长 10 ～ 15 mm 之丝状柔毛，具长短不等的小穗柄；两颖相等或第一颖稍短，除背面下部略呈草质外，余均膜质，边缘具纤毛，背面疏生丝状柔毛，第一颖较狭，具 3 ～ 4 脉，第二颖较宽，具 4 ～ 6 脉；第一外稃卵状长圆形，长约 1.5 mm，先端钝，内稃缺如；第二外稃披针形，长 1.2 mm，先端尖，两侧略呈细齿状；内稃长约 1.2 mm，宽约 1.5 mm，先端截平。雄蕊 2，花药黄色，长约 3 mm；柱头 2 枚，深紫色。颖果。花期夏、秋二季。

生境分布｜ 生长于低山带沙质草甸、平原河岸草地、荒漠与海滨。全国大部分地区均产。

采收加工｜ 春、秋二季采挖，洗净，晒干，除去须根及膜质叶鞘，捆成小把。

药材鉴别｜ 本品呈圆柱形短段。外表皮黄白色或淡黄色，微有光泽，具纵皱纹，节明显，稍隆起，节间长短不等。体轻，质略脆，切面皮部白色，多有裂隙，放射状排列，中柱淡黄色或中空，易与皮部脱落。气微，味微甜。

性味归经｜ 甘，寒。归肺、胃、膀胱经。

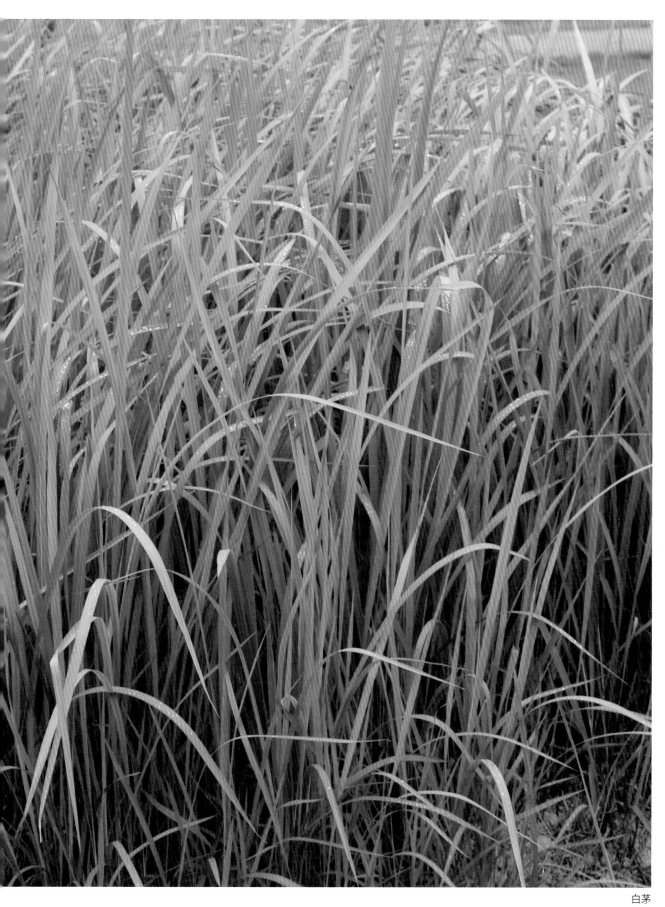

白茅

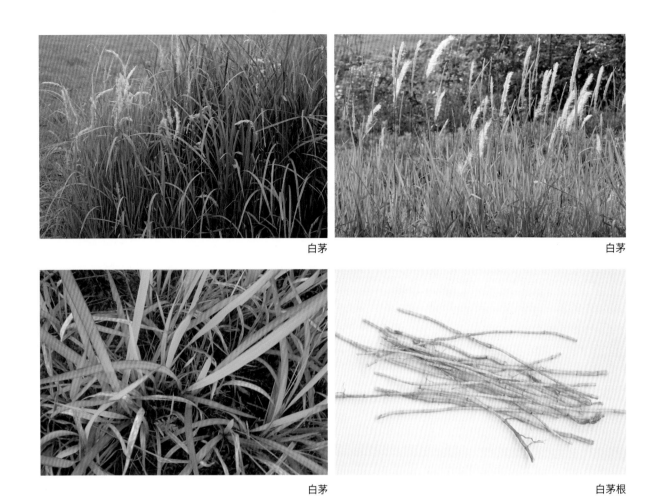

白茅

白茅

白茅

白茅根

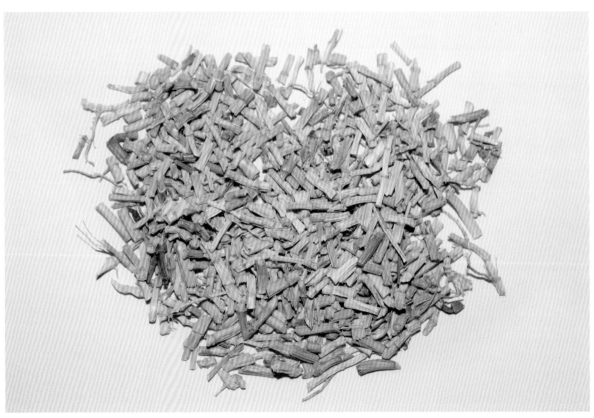

白茅根饮片

功效主治 | 凉血止血，清热利尿。本品性寒清热，能清肺胃膀胱之热，故有凉血止血，清热利尿之功。

用法用量 | 15～30 g，煎服，鲜品加倍，以鲜品为佳，可捣汁服。多生用，止血也可炒炭用。

精选验方

1. 尿频，尿闭 白茅根、硇砂（制）、天门冬、冬葵果、蒺藜（制）各25 g，白豆蔻、柏子仁、五灵脂、螃蟹各15 g，石斛、葡萄干、栀子各10 g，紫硇砂、麝香各2.5 g。制成散剂，每次1.5～3 g，每日1～2次，温开水送服。

2. 内出血，鼻衄，外伤出血 白茅根、独活、黄柏、小白蒿、紫草茸、红花、熊胆、牛胆、藁本、豌豆花各等量。制成煮散剂。每次3～5 g，每日1～3次，水煎服。

3. 急性肾炎 干白茅根250～500 g。水煎服，早、晚2次服。

4. 小儿急性肾炎 白茅根30 g，石韦12～20 g，生地黄12～24 g，通草、淡竹叶、甘草各6 g，车前子、泽泻各10～20 g，黄芩9 g。每日1剂，煎煮2次共取汁200 ml，早、晚各服100 ml，连用3～10日。

5. 无症状慢性肾炎蛋白尿 白茅根、益母草各30 g，黄芪30～60 g，当归15～20 g，茯苓100～120 g，益智仁10 g。每日1剂水煎服，1～2个月为1个疗程。

6. 慢性肾炎 白茅根、黄芪各50 g，茯苓40 g，山茱萸30 g，阿胶20 g，三七10 g。每日1剂煎服。

7. 支气管扩张 新鲜白茅根2000 g，麦冬10 g，牡丹皮、桔梗各30 g。水煎2次，将头汁、二汁和蜂蜜2000 g倒入大瓷盆内，加盖，旺火隔水蒸2h。每日3次，每次1匙，温开水冲服。3个月为1个疗程。

8. 乳糜尿 鲜白茅根250 g。加水至2000 ml，煎成1200 ml，加糖适量，代茶饮，5～10日为1个疗程。

9. 鼻衄，咯血，尿血，月经过多，上消化道出血 白茅根20 g左右；或加藕节、荷叶、仙鹤草等煎服。

使用禁忌 | 脾胃虚寒、溲多不渴者忌服。

白屈菜

BAIQUCAI

蒙药名 | 树得日根。

别　名 | 拉哈岗、山黄连、扎格珠、土黄连、牛金花、八步紧、断肠草。

来　源 | 本品为罂粟科植物白屈菜 *Chelidonium majus* L. 的干燥全草。

识别特征 | 多年生草本。主根圆锥状，土黄色。茎直立，高 30 ～ 100 cm，多分枝，有白粉，疏生白色细长柔毛，断之有黄色乳汁。叶互生，1 ～ 2 回单数羽状全裂；基生叶长 10 ～ 15 cm，全裂片 2 ～ 5 对，不规则深裂，深裂片边缘具不规则缺刻，顶端裂片广倒卵形，基部楔形而下延，上面近无毛，下面疏生短柔毛，有白粉；茎生叶与基生叶形相同。花数朵，近伞状排列，苞片小，卵形，长约 1.5 mm，花柄丝状，有短柔毛；萼片 2，早落，椭圆形，外面疏生柔毛；花瓣 4，黄色，卵圆形，长约 9 mm；雄蕊多数，花丝黄色；雌蕊 1，无毛，花柱短。蒴果条状圆柱形，长达 3.5 cm。种子多数，卵形，细小，黑褐色。有光泽及网纹。花期 5 ～ 7 月，果期 6 ～ 8 月。

生境分布 | 生长于山坡或山谷林边草地。分布于东北、内蒙古、河北、河南、山东、山西、江苏、江西、浙江等地。

采收加工 | 5 ～ 7 月开花时采收地上部分，置通风处干燥。

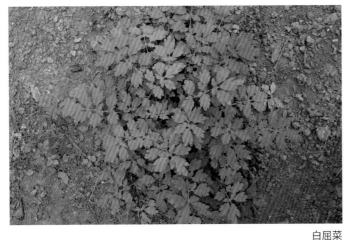

白屈菜

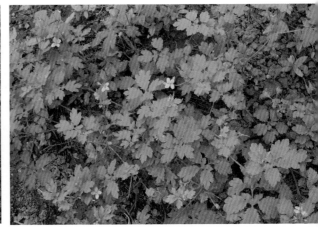

白屈菜

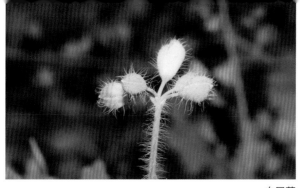

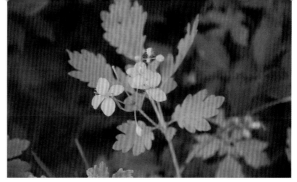
白屈菜

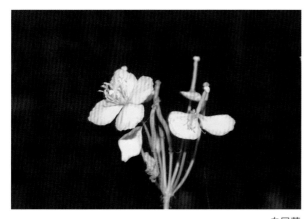
白屈菜

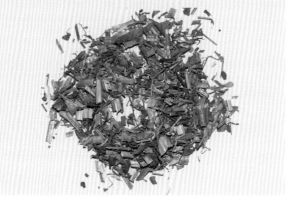
白屈菜

药材鉴别 | 本品呈干燥段状，气微，味微苦。

性味归经 | 苦、辛，寒；有毒。归脾、胃、肺经。

功效主治 | 理气止痛，止咳，利水消肿，解疮毒。本品苦辛行寒清热，行脾胃气滞而止痛，理肺气而止咳，脾肺气畅则水肿消，湿热除则疮毒解，故有理气止痛、止咳、利水消肿、解疮毒之效。

用法用量 | 3～6g，煎服。外用：捣汁涂。

精选验方 |

1. 青年扁平疣 鲜白屈菜适量。榨汁后以棉球蘸取汁液擦患处，每日3次，每次5～15 min，痊愈为止。

2. 肠胃疼痛 白屈菜、丁香、乌贼骨、浙贝母、胆南星、冬瓜仁各适量。水煎服，每日1次。

3. 顽癣 鲜白屈菜用50%的乙醇浸泡。取汁擦患处，每日数次。

4. 肠炎，痢疾 白屈菜15～25g。水煎服。

5. 疮肿 白屈菜适量。捣烂敷患处。

6. 稻田皮炎，毒虫咬伤 白屈菜适量。捣烂外敷；或制膏涂患处。

7. 黏疫热 白屈菜、诃子、草乌（制）、硇砂各10g，黑云香、麝香、石菖蒲、多叶棘豆、细辛各5g。制成糊丸，每次1.5～3g，每日1次，晚睡前温开水送服。孕妇忌用。

使用禁忌 | 本品内服对胃肠道有很强的刺激性，应注意掌握剂量。

白屈菜

白头翁

BAITOUWENG

蒙 药 名 | 伊日贵。

别　 名 | 翁草、老翁花、高勒贵、白头公、犄角花、胡王使者。

来　 源 | 为毛茛科多年生草本植物白头翁 *Pulsatilla chinensis* (Bge.) Regel 的干燥根。

识别特征 | 多年生草本，高达 50 cm，全株密被白色长柔毛。主根粗壮，圆锥形。叶基生，具长柄，叶 3 全裂，中央裂片具短柄，3 深裂，侧生裂片较小，不等 3 裂，叶上面疏被伏毛，下面密被伏毛。花茎 1 ～ 2 cm，高 10 cm 以上，总苞由 3 小苞片组成，苞片掌状深裂。花单一，顶生，花被 6，紫色，2 轮，外密被长绵毛。雄蕊多数，离生心皮，花柱丝状，果期延长，密被白色长毛。瘦果多数，密集成头状，宿存花柱羽毛状。花期 3 ～ 5 月，果期 5 ～ 6 月。

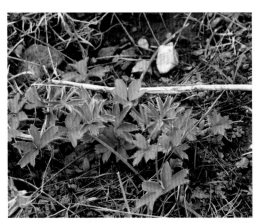

白头翁

生境分布 | 生长于平原或低山山坡草地、林缘或干旱多岩石的坡地。分布于我国北方各省。

采收加工 | 春、秋二季采挖，除去泥沙、花茎和须根，保留根头白绒毛，晒干，生用。

药材鉴别 | 本品为类圆形的片。外表皮黄棕色或棕褐色，具不规则纵皱纹或纵沟，近根头部有白色绒毛。外皮易剥离。切面稍平坦，皮部黄白色或淡黄棕色，木部淡黄色。质硬而脆。气微，味微苦涩。

性味归经 | 苦，寒。归大肠经。

功效主治 | 清热解毒，凉血止痢。本品苦寒，归大肠经，善清除肠中热毒而止泻痢，为治热毒血痢、湿热泻痢之要药。

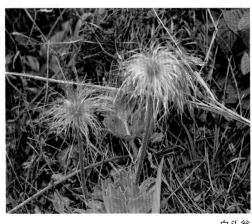

白头翁

药理作用 | 有明显抗菌作用及抗阿米巴原虫作用；对阴道滴虫有明显杀灭作用；对流感病毒有轻度抑制作用；还有一定的镇静、镇痛作用。

用法用量 | 9～30 g，煎服。

精选验方 |

1. 气喘 白头翁 10 g。水煎服。

2. 外痔 白头翁全草适量。以根捣烂贴之，逐血止痛。

3. 心烦口渴，发热，里急后重 白头翁 9 g，川黄连、川黄柏、北秦皮各 6 g。水煎服。

4. 细菌性痢疾 白头翁 15 g，马齿苋 30 g，鸡冠花 10 g。水煎服。

5. 小儿湿热腹泻 白头翁 15 g，生薏苡仁 30 g，高粱米与白糖各适量。高粱米放锅中爆花，取 6 g 与生薏苡仁、白头翁同煎水，加适量调服，每日 1 剂，分 2～3 次服用。

6. 伤寒 白头翁 18 g，紫苏叶 10 g。水煎服，每日 2～3 次。

7. 非特异性阴道炎 白头翁 20 g，青皮 15 g，海藻 10 g。水煎服，每日 2 次。

8. 急性淋巴结炎 白头翁 120 g。水煎取药汁，每日 1 剂，分 2 次服用。

9. 小儿消化不良 白头翁、山楂各 6 g，砂仁、炙甘草各 1 g，香附 4 g，焦神曲 8 g，苍术炭、茯苓各 5 g。上药加水，浓煎 200 ml，每日分多次服用。

10. 细菌性痢疾（小儿急性细菌性痢疾） 白头翁 12 g，黄芩、白芍、秦皮、当归各 10 g，黄连 6 g，大黄、甘草、广木香各 5 g。加水，煎取药汁 250 ml，每日 1 剂，分 3 次灌肠。

11. 黏性痢疾 白头翁 5 g，黄芩、黄柏、陈皮、赤芍各 3 g。制成散剂，每次 1.5～3 g，每日 1～2 次，温开水送服。

使用禁忌 | 虚寒泻痢者忌服。

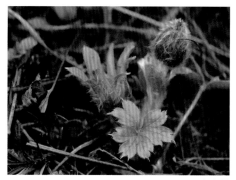

白头翁

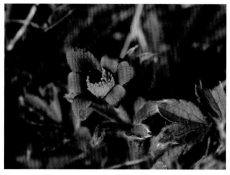

白头翁

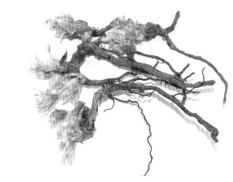

白头翁药材

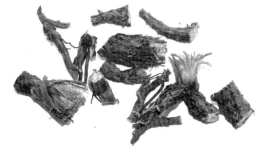

白头翁饮片

白头翁

百合

BAIHE

蒙 药 名 萨日娜。

别　　名 阿必哈、山百合、野百合、药百合、喇叭筒、家百合。

来　　源 为百合科植物百合 *Lilium brownii* F. E. Brown var. *Viridulum* Baker 的鳞茎。

识别特征 鳞茎球形，直径约 5 cm；鳞茎瓣广展，白色。茎高 0.7 ~ 1.5 m，有紫色条纹，无毛。叶散生，上部叶常比中部叶小，倒披针形，长 7 ~ 10 cm，宽 2 ~ 2.7 cm，基部斜窄，全缘，有 3 ~ 5 条脉，具短柄。花 1 ~ 4 朵，喇叭形，有香味，花被片 6，倒卵形，长 15 ~ 20 cm，宽 3 ~ 4.5 cm，多为白色，背面带紫褐色，无斑点，顶端弯曲而不卷，蜜腺两边具小乳头状突

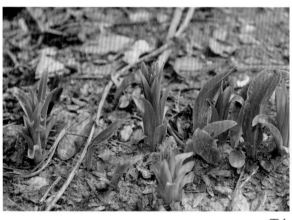

百合

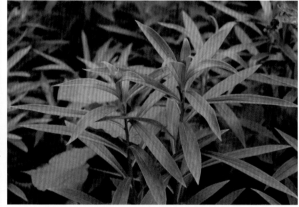

百合

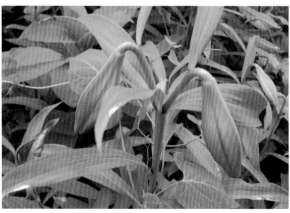

百合

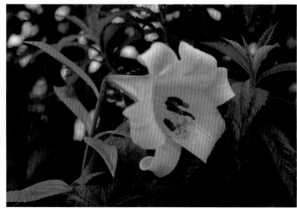

百合

起；雄蕊向前弯，着生于花被的基部；花丝长 9.5 ~ 11 cm，有柔毛，花药椭圆形，丁字着生，花粉粒褐红色，子房长柱形。花柱长 11 cm；柱头 3 裂，蒴果矩圆形，存棱，具多数种子。花期 6 ~ 7 月，果期 8 ~ 10 月。

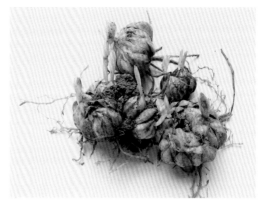

百合药材

生境分布 ｜ 生长于山坡及石缝中。分布于我国东南、西南及河南、河北、陕西、甘肃等省区。

采收加工 ｜ 秋、冬二季采挖，除去地上部分，洗净，剥取鳞片，用沸水烫过或微蒸，晒干或炕干。

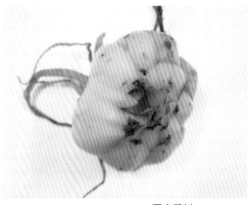

百合药材

药材鉴别 ｜ 鳞叶呈长椭圆形，顶端尖，基部较宽，微波状，向内弯曲，长 2 ~ 3.5 cm，宽 0.5 ~ 1 cm，厚 1 ~ 3 mm，表面乳白色或淡黄棕色，有纵直的脉纹，质硬而脆；易折断，断面平坦，角质样。无臭，味微苦。

性味归经 ｜ 味苦、甜，性冷。归热经。

功效主治 ｜ 养阴润肺，清心安神。主治阴虚久咳，痰中带血，热病后期，余热未清，惊悸、失眠多梦、精神恍惚，痈肿，湿疮。

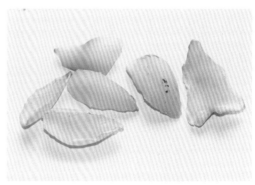

百合饮片

用法用量 ｜ 内服：煎汤，6 ~ 12 g；或入丸、散；亦可蒸食、煮粥。外用：适量，捣敷。

精选验方 ｜

1. 肺痈 百合、吉祥草、鱼腥草各 15 g，独角莲 9 g。煎水服。

2. 毒疮 百合 1 ~ 2 个。烧熟捣烂，包患处。

3. 癣疮 百合鲜品适量。捣烂敷患处。

4. 外用止血 百合粉 15 g。加入蒸馏水配成 15% 混悬液，再加温至约 60℃，搅拌成糊状，候冷，放入冰箱内冻结；冻结成海绵状后再放入石灰桶内，或用纱布包好挂起，使之慢慢解冻，继将海绵体中水分挤去，再剪成所需大小和形状，装在瓶内高压消毒。

5. 骨伤 百合、杜仲、寒水石（制）、赤石脂（制）、炉甘石（制）、赭石（制）各等量。制成散剂，每次 1.5 ~ 3 g，每日 1 ~ 2 次，白酒送服。

6. 痰中带血，肺扩散型包如病 百合、石斛、诃子、拳参、苦参、吉勒泽、葡萄干各等量。制成散剂，每次 1.5 ~ 3 g，每日 2 ~ 3 次，牛奶送服。

斑蝥
BANMAO

蒙 药 名 | 阿拉嘎。

别　　名 | 章瓦、斑毛、江查、生斑蝥、章日哈、米斑蝥。

来　　源 | 为芫青科昆虫南方大斑蝥 *Mylabris phalerata* Pallas 或黄黑小斑蝥 *Mylabris cichorii* Linnaeus 的干燥体。

识别特征 | 南方大斑蝥，又名大斑蝥。体长 15 ~ 30 mm，底色黑色，被黑绒毛。头部圆三角形，具粗密刻点，额中央有一条光滑纵纹。复眼大，略呈肾脏形。触角 1 对，线状，11节，末端数节膨大呈棒状，末节基部狭于前节。前胸长稍大于阔，前端狭于后端；前胸背板密

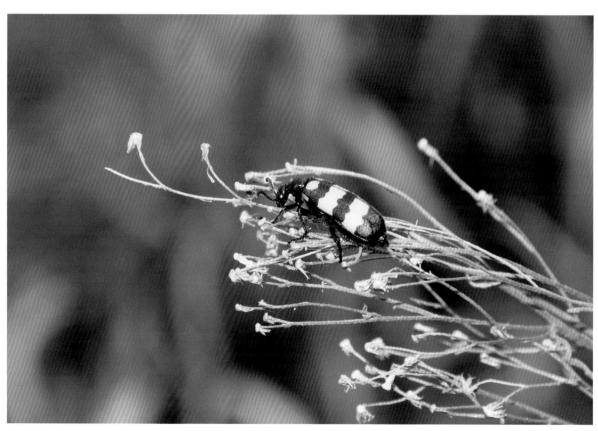

斑蝥

被刻点，中央具一条光滑纵纹，后缘前面中央有一凹陷，后缘稍向上翻，波曲形。小盾片长形，末端圆钝。鞘翅端部阔于基部，底色黑色，每翅基部各有2个大黄斑，个别个体中斑点缩小；翅中央前后各有一黄色波纹状横带；翅面黑色部分刻点密集，密生绒毛，黄色部分刻点及绒毛较疏。鞘翅下为1对透明的膜质翅，带褐色。足3对，有黑色长绒毛，前足和中足跗节均为5节；后足的跗节则为4节，跗节先端有2爪；足关节处能分泌黄色毒液，接触皮肤，可能起水疱。腹面也具黑色长绒毛。具复变态，幼虫共6龄，以假蛹越冬。成虫4～5月开始为害，7～9月为害最烈，多群集取食大豆之花、叶，花生、茄子叶片及棉花的芽、叶、花等。黄黑小斑蝥，又名黄斑芫青。外形与上种极相近，体小型，长10～15 mm。触角末节基部与前节等阔。

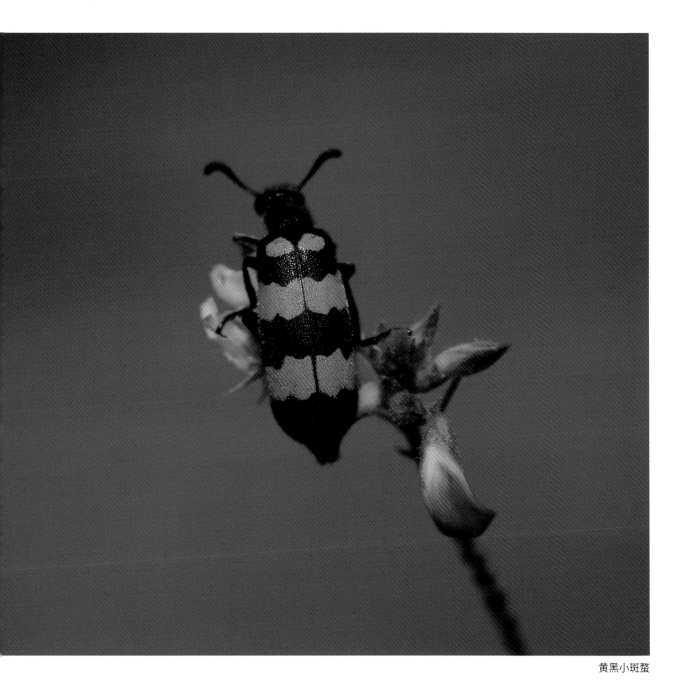

黄黑小斑蝥

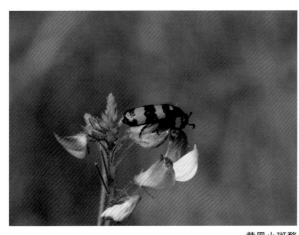

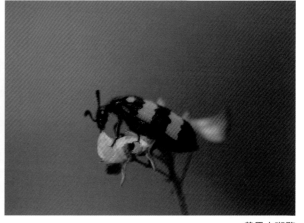

黄黑小斑蝥 　　　　　　　　　　　　　　　　　　　黄黑小斑蝥

生境分布 ｜ 主要分布于河南、广西、安徽、四川、江苏、湖南等地。

采收加工 ｜ 夏、秋二季捕捉，闷死或烫死，晒干。

药材鉴别 ｜ 本品为去除头、足、翅的干燥躯体，略呈长圆形，背部有三条黄色或棕黄色的横纹，胸腹部乌黑色，有特殊臭气。

性味归经 ｜ 辛，寒；有大毒。归肝、肾、胃经。

功效主治 ｜ 破血散结，攻毒蚀疮，引赤发疱。主治癥瘕肿块，积年顽癣，瘰疬，赘疣，痈疽不溃，恶疮死肌。

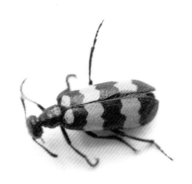

黄黑小斑蝥药材

药理作用 ｜ 斑蝥素对小鼠腹水型肝癌和网织细胞肉瘤均有一定抑制作用。水浸液对皮肤真菌有不同程度的抑制作用；具有雌激素样作用、局部刺激作用，对甲醛兔实验性关节炎有明显抑制作用。

用法用量 ｜ 0.03 ～ 0.06 g，多入丸、散。外用：适量。研末敷贴，或酒、醋浸泡，或泡用。

精选验方 ｜

1. **疥癣** 斑蝥 1 个，甘遂 5 g。共研成细面，用醋调搽患处。

2. **白癜风** 斑蝥 50 g。用 95% 酒精 1000 ml 浸泡 2 周，将药液搽于白斑处，每日 2 ～ 3 次，白斑起泡后即停止，每日后，放出液体，有溃破者外搽烧伤类软膏，愈合后视色素沉着情况，行第 2、第 3 个疗程。

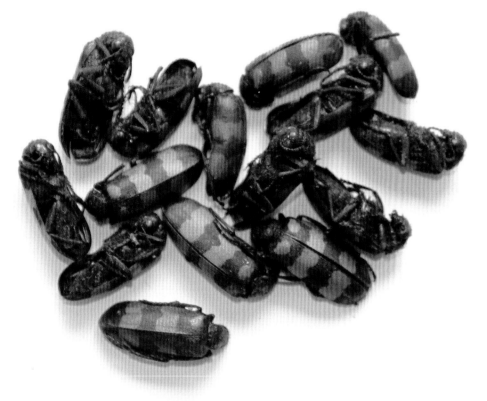

斑蝥药材

3. 斑秃 斑蝥 40 个，闹羊花 40 朵，骨碎补 40 片。浸于 500 ml 95% 酒精内，5 d 后取澄清液擦患处，每日 1 次。擦药前，先用土大黄、一枝黄花煎液洗患处。

4. 神经性皮炎 斑蝥 15 g。置于 100 ml 70% 的酒精中，1 周后取浸液擦患处。患处出现水疱后用针刺破，敷料包扎。

5. 牛皮癣 斑蝥（烘干）15 g，皂角刺 250 g，砒霜 9 g。将皂角刺捣碎，加适量醋，煎浓后去渣，再加入其他两味药，稍煎一下，外搽患处，每日 3 ~ 4 次，此药有毒，忌内服。

6. 狂犬病 斑蝥（制）25 g，诃子、沉香、麝香、肉豆蔻、雄黄（制）各 5 g，石菖蒲、草乌（制）各 10 g，木香 15 g。制成水丸，每次 0.5 ~ 1 g，每日 1 次，后半夜先喝几盅白酒，天亮时用白酒送服。

使用禁忌 | 本品有大毒，内服宜慎，严格掌握剂量，体弱及孕妇忌服；外敷刺激皮肤，发红、起疱，甚至腐烂，不可敷之过久或大面积使用。内服过量，可引起恶心、呕吐、腹泻、尿血及肾功能损害。

北沙参
BEISHASHEN

蒙 药 名 | 查干。

别　　名 | 扫那拉、辽沙参、条沙参、北条参。

来　　源 | 本品为伞形科植物珊瑚菜 *Glehnia littoralis* Fr. Schmidt ex Miq. 的干燥根。

识别特征 | 多年生草本，高 5 ~ 35 cm。主根细长呈圆柱形。茎大部分埋在沙中，一部分露出地面。叶基出，互生；叶柄长，基部鞘状；叶片卵圆形，3 出式分裂至 2 回羽状分裂，最后裂片圆卵形，先端圆或渐尖，基部截形，边缘刺刻，质厚。复伞形花序顶生，具粗毛；伞梗 10 ~ 20 条，长 1 ~ 2 cm；无总苞，小总苞由数个线状披针形的小苞片组成；花白色，每 1 小伞形花序有花 15 ~ 20 朵；花萼 5 齿裂，狭三角状披针形，疏生粗毛；花瓣 5，卵状披针形；雄蕊 5，与花瓣互生；子房下位，花柱基部扁圆锥形。果实近圆球形，具绒毛，果棱有翅。花期 5 ~ 7 月，果期 6 ~ 8 月。

生境分布 | 生长于海边沙滩，或为栽培。分布于山东、江苏、河北及辽宁等地，以山东莱阳胡城村产品最为著名。

采收加工 | 夏、秋二季采挖根部，除去地上部分及须根，洗去泥沙，稍晾，置沸水中烫后，除去外皮，晒干或烘干即得。

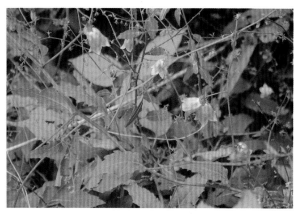

北沙参

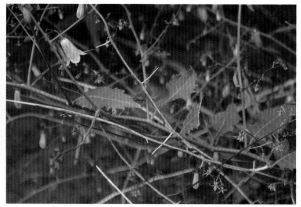

北沙参

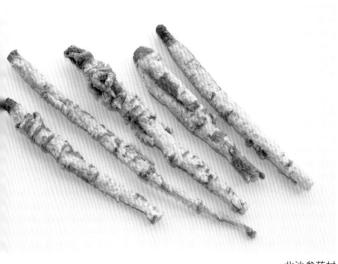
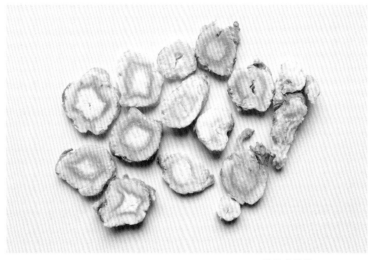

北沙参药材　　　　　　　　　　　　　　　北沙参饮片

药材鉴别 | 本品为细圆柱小段。表面淡黄白色，不去外皮者表面棕黄色，略粗糙，有纵皱纹及棕黄色点状细根痕。切面皮部浅黄白色，木部黄色。质脆。气特异，味微甘。

性味归经 | 甘，微寒。归肺、胃经。

功效主治 | 养阴清肺，生津益胃。本品甘寒，清热养阴，尤长于清肺热、补肺胃之阴。

用法用量 | 10～15 g，煎服，鲜品20～30 g。

精选验方 |

1. 阴虚火炎，咳嗽无痰，骨蒸劳热，肌皮枯燥，口苦烦渴等 北沙参、麦门冬、知母、川贝母、怀熟地、鳖甲、地骨皮各120 g。或作丸，或作膏，每早服15 g，白汤下。

2. 一切阴虚火炎，似虚似实，逆气不降，消气不升，烦渴咳嗽，胀满不食 北沙参15 g。水煎服。

3. 鱼鳞病 北沙参、生地黄、熟地黄、当归各20 g，赤芍、白芍、桃仁各10 g，防风、葛根各8 g，天冬、麦冬、丹参、白僵蚕、黄精各15 g，桂枝6 g。水煎取药汁，隔日1剂，内服。

4. 雀斑 北沙参、生地黄、当归各15 g，酒炒白芍、香附、党参、红花、炒白术各10 g，茯苓、川芎、广木香各6 g。水煎取药汁，每日1剂，分次温服，7日为1个疗程。

5. 慢性咽炎 北沙参、射干、桔梗、赤芍、玄参、麦冬各10 g，板蓝根、山豆根各15 g，甘草6 g。水煎取药汁，每日1剂，分2次服用，2周为1个疗程。

6. 肺热，气喘，咳嗽，痰呈黄色或带血，血热引起肺部作痛，感冒咳嗽 北沙参25 g，甘草15 g，拳参、紫草茸各10 g。制成煮散剂，每次3～5 g，每日2～3次，水煎温服。

7. 肺热咳嗽，感冒咳嗽，痰中带血，胸胁作痛，肺脓痛 北沙参、川楝子各15 g，诃子、栀子、茜草、紫草茸、紫草各25 g。制成煮散剂，每次3～5 g，每日2～3次，水煎温服。

使用禁忌 | 本品性寒，风寒咳嗽、脾胃虚寒及寒饮喘咳忌用。

北沙参

荜茇

BIBO

蒙 药 名 | 荜毕灵。

别 名 | 荜拨、布力颜、希日古勒金。

来 源 | 为胡椒科植物荜茇 *Piper longum* L. 的干燥近成熟或成熟果穗。

识别特征 | 多年生攀缘藤本，茎下部匍匐，枝有粗纵棱，幼时密被粉状短柔毛。单叶互生，叶柄长短不等，下部叶柄最长，顶端近无柄，中部长 1～2 cm，密被毛；叶片卵圆形或卵状长圆形，

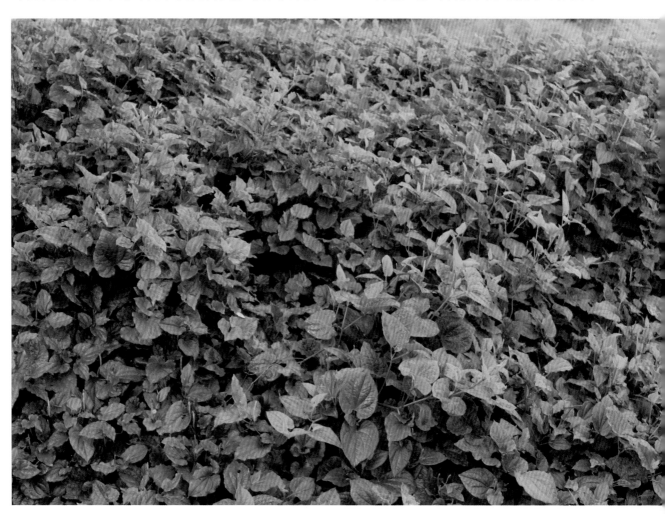

荜茇

长 5 ～ 10 cm，基部心形，全缘，脉 5 ～ 7 条，两面脉上被短柔毛，下面密而显著。花单性异株，穗状花序与叶对生，无花被；雄花序长约 5 cm，直径 3 mm，花小，苞片 1，雄蕊 2；雌花序长约 2 cm，于果期延长，花的直径不及 1 mm，子房上位，下部与花序轴合生，无花柱，柱头 3。浆果卵形，基部嵌于花序轴并与之结合，顶端有脐状突起。果穗圆柱状，有的略弯曲，长 2 ～ 4.5 cm，直径 5 ～ 8 mm。果穗柄长 1 ～ 1.5 cm，多已脱落。果穗表面黄褐色，由多数细小浆果紧密交错排列聚集而成。小果部分陷于花序轴并与之结合，上端钝圆，顶部残存柱头呈脐状突起，小果略呈球形，被苞片，直径 1 ～ 2 mm。质坚硬，破开后胚乳白色，有胡椒样香气，味辛辣。花期 5 ～ 8 月，果期 7 ～ 10 月。

生境分布｜ 生长于海拔约 600 m 的疏林中。分布于海南、云南、广东等地。

采收加工｜ 9 ～ 10 月间果穗由绿变黑时采收，除去杂质，晒干。

药材鉴别｜ 本品呈圆柱状，稍弯曲，由多数小浆果集合而成。表面黑褐色或棕褐色，基部有果穗柄脱落的痕迹。质硬而脆，易折断。有特异香气，味辛辣。

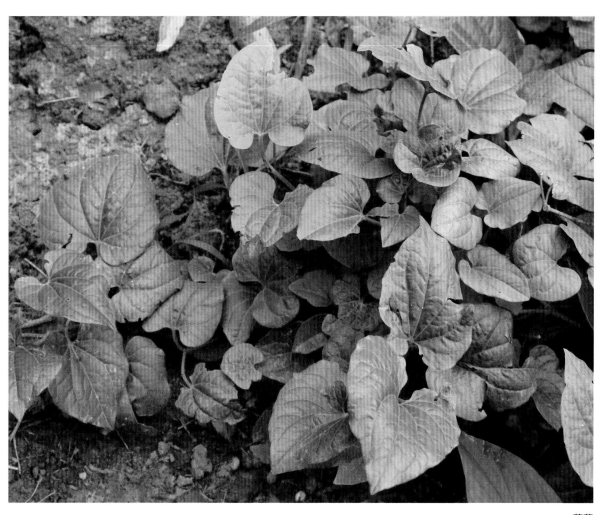

荜茇

荜茇

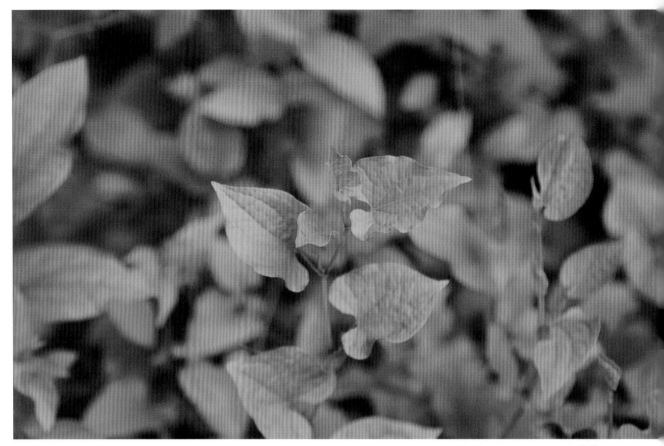

荜茇

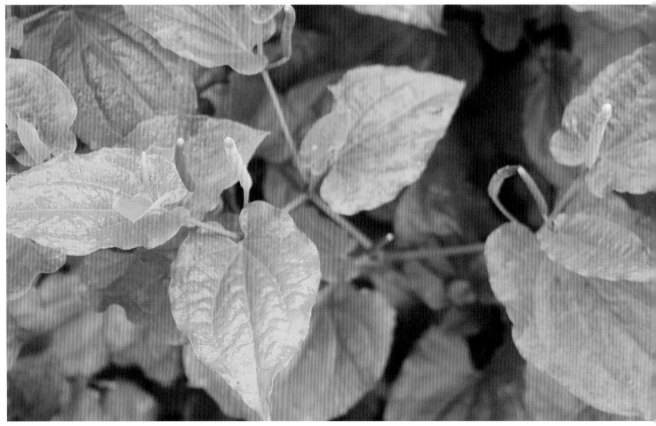

荜茇

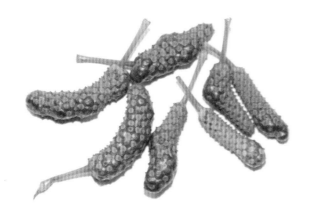
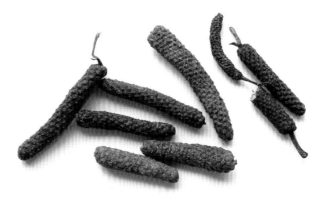

荜茇药材　　　　　　　　　　　　　　　　　　　　　　　荜茇

性味归经 | 辛，热。归胃、大肠经。

功效主治 | 温中散寒。本品辛热，专温散胃肠寒邪，故有温中散寒之效。

药理作用 | 本品所含胡椒碱有抗惊厥作用。以本品提取的精油，对白色及金黄色葡萄球菌和枯草杆菌、痢疾杆菌有抑制作用。荜茇能引起皮肤血管扩张，故服药后可出现全身温热感。

用法用量 | 3～6g，煎汤。外用：适量。

精选验方 |

1. 头痛，鼻渊，流清涕 荜茇适量。研细末吹鼻。

2. 三叉神经痛 荜茇配伍川芎治疗三叉神经痛有增效协同作用。

3. 牙痛 荜茇10g，细辛6g。每日1剂，水煎漱口，每日漱3～5次，每次漱口10～20min，不宜内服。

4. 妇人血气不和，疼痛不止及下血无时，月经不调 荜茇（盐炒）、蒲黄（炒）各等份。共研为细末，炼蜜为丸，如梧桐子大，每次30丸，空心温酒吞下，如不能饮，米汤下。

5. 痰饮恶心 荜茇适量。捣细罗为散，每次2g，饭前清粥饮下。

6. 偏头痛 荜茇适量。研为末，令患者口中含温水，左边痛令左鼻吸0.4g，右边痛令右鼻吸0.4g。

7. 牙痛 荜茇适量。研为细末，外搽痛牙处，每日数次。

使用禁忌 | 阴虚火旺者忌内服。

槟榔

BINGLANG

蒙 药 名 ｜ 高优。

别　　名 ｜ 巴塔、花槟榔、槟榔片、大白片、大腹子。

来　　源 ｜ 为棕榈科常绿乔木植物槟榔 *Areca catechu* L. 的成熟种子。

识别特征 ｜ 羽状复叶，丛生于茎顶，长达 2 m，光滑无毛，小叶线形或线状披针形，先端渐尖，或不规则齿裂。肉穗花序生于叶鞘束下，多分枝，排成圆锥形花序式，外有佛焰苞状大苞片，花后脱落；花单性，雌雄同株，雄花小，着生于小穗顶端。坚果卵圆形或长椭圆形，有宿存的花被片，熟时橙红色或深红色。花期 3 ~ 8 月，冬花不结果，果期 12 月至翌年 2 月。

生境分布 ｜ 生长于阳光较充足的林间或林边。分布于海南、福建、云南、广西、台湾等地。

采收加工 ｜ 春末至秋初采收成熟果实，用水煮后，干燥，剥去果皮，取出种子，晒干。浸透切片或捣碎用。

药材鉴别 ｜ 本品为圆形或类圆形的薄片，直径 1.5 ~ 3 cm。外表皮淡棕色或暗棕色，切面具红棕色种皮与白色相间的大理石样花纹，中间有的呈孔洞。质坚脆。气微，味涩、微苦。

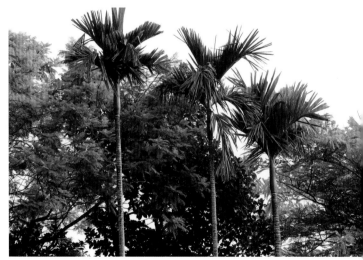

槟榔

性味归经 ｜ 苦、辛，温。归胃、大肠经。

功效主治 ｜ 杀虫消积，降气，行水，截疟。主治绦虫、蛔虫、姜片虫病，虫积腹痛，积滞泻痢，里急后重，水肿脚气，疟疾。

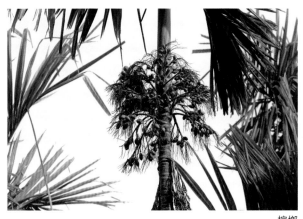
槟榔

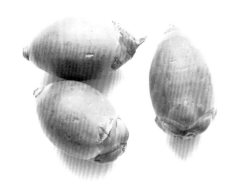
槟榔药材

药理作用 | 本品以驱绦虫为主，对猪肉绦虫的疗效优于牛肉绦虫。绦虫头节与未成熟节片比成熟节片敏感，其麻痹虫体作用部位可能在神经系统而不在肌肉。因南瓜子能麻痹绦虫中段和后段节片，故二者合用有协同作用，可使全虫麻痹而提高疗效。对蛲虫、蛔虫、钩虫、鞭虫、姜片虫等也有驱杀作用，对血吸虫的感染有一定的预防效果。

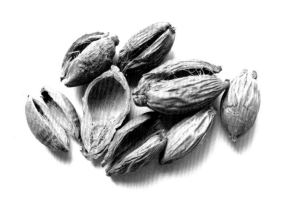
槟榔药材

用法用量 | 6 ~ 15 g，煎服。单用驱杀绦虫、姜片虫时，可用至 60 ~ 120 g，或入丸、散。外用：适量，煎水洗或研末调。

精选验方 |

1. 腰痛 槟榔适量。研为末，酒调服 5 g。

2. 肠道蛔虫 槟榔 25 g（炮）。研为末，每次 10 g，以葱、蜜煎汤调服 5 g。

3. 小儿营养不良 槟榔炭、白术、荷叶、贯众各 10 g，鸡内金、水红花子各 15 g，党参 25 g，山药 20 g，木香、芜荑各 7.5 g。水煎服，每日 1 剂，每日 3 次。

4. 流行性感冒 槟榔、黄芩各 15 g。水煎服。

5. 消化不良 槟榔 10 g，焦山楂、焦神曲、焦麦芽各 15 g。将槟榔洗净，与另三味加水煎汁，代茶饮。

6. 胃下垂 槟榔片、木香、厚朴、大腹皮、枳壳、莱菔子各 30 g，乌药 25 g。水煎取药汁，每日 1 剂，分 2 次服用，24 日为 1 个疗程。

7. 细菌性痢疾 槟榔、苍术（炒）、厚朴（制）、黄连、黄芩、泽泻、木香、陈皮、甘草各 45 g。合研为细末，装瓶备用，用时取药末 9 g，用米汤煎，去渣，温服，每日 2 ~ 3 次。

使用禁忌 | 脾虚便溏或气虚下陷者忌用。

草豆蔻
CAODOUKOU

蒙 药 名 | 乌布森。

别　　名 | 草蔻、草蔻仁。

来　　源 | 为姜科多年生草本植物草豆蔻 *Alpinia katsumadai* Hayata 的干燥近成熟种子。

识别特征 | 多年生草本；高 1 ~ 2 m。叶 2 列；叶舌卵形，革质，长 3 ~ 8 cm，密被粗柔毛；叶柄长不超过 2 cm；叶片狭椭圆形至披针形，长 30 ~ 55 cm，宽 6 ~ 9 cm，先端渐尖；基部楔形，全缘；下面被绒毛。总状花序顶生，总花梗密被黄白色长硬毛；花疏生，花梗长约 3 mm，被柔毛；小苞片阔而大，紧包着花芽，外被粗毛，花后苞片脱落；花萼筒状，白色，长 1.5 ~ 2 cm，先端有不等 3 钝齿，外被疏长柔毛，宿存；花冠白色，先端 3 裂，裂片为长圆形或长椭圆形，上方裂片较大，长约 3.5 cm，宽约 1.5 cm；唇瓣阔卵形，先端 3 个浅圆裂片，白色，前部具红色或红黑色条纹，后部具淡紫色或红色斑点；雄蕊 1，花丝扁平，长约 1.2 cm；子房下位，密被淡黄色绢状毛，上有二棒状附属体，花柱细长，柱头锥状。蒴果圆球形，不开裂，直径约 3.5 cm，外被粗毛，花萼宿存，熟时黄色。种子团呈类圆球形或长圆形，略呈钝三棱状，长 1.5 ~ 2.5 cm，直径 1.5 ~ 2 mm。花期 4 ~ 6 月，果期 6 ~ 8 月。

生境分布 | 生长于林缘、灌木丛或山坡草丛中。分布于广东、广西等地。

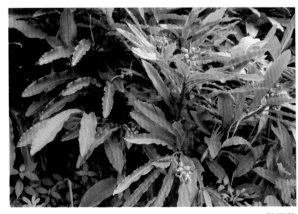

草豆蔻

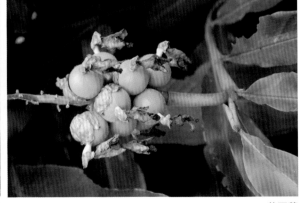

草豆蔻

采收加工 | 夏、秋二季采收。晒干，或用沸水略烫，晒至半干，除去果皮，取其种子团晒干，捣碎生用。

药材鉴别 | 本品为圆球形的种子团。表面灰褐色，中有黄白色隔膜，种子为卵圆形多面体。质硬，破开后可见灰白色种仁。气香，味辛，微苦。

性味归经 | 辛，温。归脾、胃经。

功效主治 | 燥湿行气，温中止呕。本品辛散温燥以燥湿行气，归脾、胃经，温中焦而行胃气，胃气行则呕吐止，故又有温中止呕之效。

药理作用 | 煎剂在试管内对金黄色葡萄球菌、痢疾杆菌及大肠杆菌有抑制作用。煎剂对豚鼠离体肠管低浓度兴奋，高浓度则为抑制作用。挥发油对离体肠管呈抑制作用。

用法用量 | 5～10g，煎服。宜后下。

精选验方 |

1. 心腹胀满 草豆蔻50g。去皮为末，每次2g，以木瓜生姜汤调服。

2. 慢性胃炎 草豆蔻适量。炒黄研末，每次3g，每日3次。

3. 中暑受热，恶心呕吐，腹痛泄泻，胸中满闷，晕车晕船，水土不服 草豆蔻、砂仁、青果、肉桂、槟榔、橘皮、茯苓、小茴香各30g，甘草250g，木香45g，红花、丁香各15g，薄荷冰27g，冰片9g，麝香0.3g。糊丸，每次10粒，温开水送服；平时每次2～3粒，含化。

4. 胸腹胀闷、食欲不振 草豆蔻、陈皮、香附各10g，石菖蒲15g。水煎服。

5. 小儿泄泻不止 草豆蔻1枚。剥开皮，入乳香1块在内，复用白面裹，慢火烧令熟，去面及豆蔻皮不用。同研为细末，以粟米饮和丸如麻子大，每服5～7丸，米汤饮下，不拘时服。

使用禁忌 | 阴虚血少者禁服。

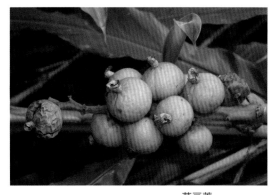
草豆蔻

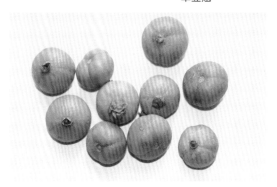
草豆蔻药材

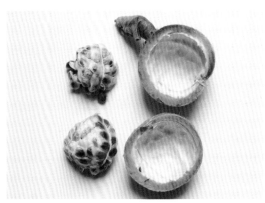
草豆蔻药材

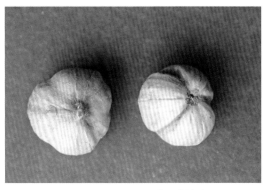
草豆蔻饮片

草豆蔻

草果
CAOGUO

蒙 药 名 | 嘎古拉。

别　　名 | 草果仁、炒草果仁、勃布来占、姜炒草果。

来　　源 | 为姜科多年生草本植物草果 *Amomum tsao-ko* Crevost et Lemaire 的干燥成熟果实。

识别特征 | 多年生草本，丛生，高达 2.5 m。根茎横走，粗壮有节，茎圆柱状，直立或稍倾斜。叶 2 列，具短柄或无柄，叶片长椭圆形或狭长圆形，先端渐尖，基部渐狭，全缘，边缘干膜质，叶两面均光滑无毛，叶鞘开放，包茎。穗状花序从根茎生出。蒴果密集，长圆形或卵状椭圆形，顶端具宿存的花柱，呈短圆状突起，熟时红色，外表面呈不规则的纵皱纹。花期 4 ~ 6 月，果期 9 ~ 12 月。

生境分布 | 生长于山谷坡地、溪边或疏林下。分布于云南、广西、贵州等地。

采收加工 | 秋季果实成熟时采收，晒干或低温干燥。将原药炒至焦黄色并微鼓起，捣碎取仁用；或将净草果仁用姜汁微炒。

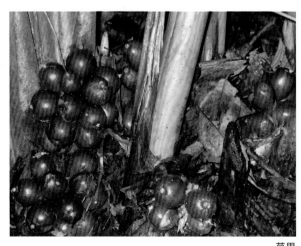

草果

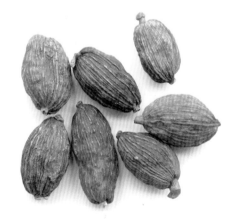

草果药材

药材鉴别 ｜ 本品呈长椭圆形，具三钝棱，长 2 ～ 4 cm，直径 1 ～ 2.5 cm。表面灰棕色至红棕色，具纵沟及棱线，顶端有圆形突起的柱基，基部有果梗或果梗痕。果皮质坚韧，易纵向撕裂。剥去外皮，中间有黄棕色隔膜，将种子团分成 3 瓣，每瓣有种子多为 8 ～ 11 粒。种子呈圆锥状多面体，直径约 5 mm；表面红棕色，外被灰白色膜质的假种皮，种脊为一条纵沟，尖端有凹状的种脐；质硬，胚乳灰白色。有特异香气，味辛、微苦。

性味归经 ｜ 辛，温。归脾、胃经。

功效主治 ｜ 燥湿温中，除痰截疟。主治寒湿内阻，脘腹胀痛，痞满呕吐，疟疾寒热。

药理作用 ｜ 镇咳祛痰作用：本品所含的 a- 和 β- 蒎烯有镇咳祛痰作用；1，8- 桉油素有镇痛、解热、平喘等作用。抗炎、抗菌作用：β- 蒎烯有较强的抗炎作用，并有抗真菌作用；香叶醇有抗细菌和真菌作用，对

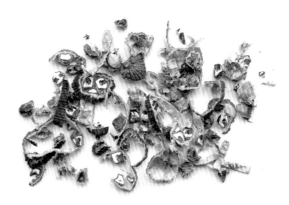

草果饮片

须发癣菌和奥杜安氏小孢子菌的最低抑菌浓度为 0.39 mg/ml。其他作用：小剂量香叶醇能抑制大鼠的自发活动。大鼠口服香叶醇能抑制胃肠运动，小量口服有轻度利尿作用；香叶醇还有驱豚鼠蛔虫作用。

用法用量 ｜ 3 ～ 6 g，煎服。去壳取仁捣碎用。

精选验方 ｜

1. 乙型肝炎 草果 40 g，人中黄 50 g，地骨皮 60 g。水煎服。

2. 斑秃 药用草果 15 g，诃子、山奈、肉桂、樟脑各 5 g。共为细末，用香油 125 ml 调成油浸剂，每次用棉签蘸擦患处 1 ～ 2 min，早、晚各 1 次。

3. 脾胃虚寒，反胃呕吐 草果仁 7.5 g，熟附子、生姜各 10 g，枣肉 20 g。水煎服。

4. 食积，腹痛胀满 草果 10 g，青皮、山楂、麦芽各 15 g。水煎服。

5. 脾脏诸疾 草果仁 10 g，诃子 5 g，紫硇砂 2.5 g。制成散剂，每次 1.5 ～ 3 g，每日 1 ～ 2 次，温开水送服。

6. 胃巴达干赫依，消化不良，寒性泄泻 草果仁、全石榴、白豆蔻、肉豆蔻、蛇床子、干姜、荜茇、胡椒各等量。加适量红糖，制成散剂，每次 1.5 ～ 3 g，每日 1 ～ 2 次，温开水送服。

7. 脾赫依 草果仁、木香各 25 g，丁香、小茴香各 15 g。制成煮散剂，每次 3 ～ 5 g，每日 1 ～ 2 次，水煎服。

使用禁忌 ｜ 体弱者慎用。

草乌

CAOWU

蒙 药 名 | 泵阿。

别　　名 | 曼钦、乌头、毕卡、药羊蒿、草乌头、鸡头草、百步草。

来　　源 | 本品为毛茛科植物北乌头 *Aconitum kusnezoffii* Reichb. 的干燥块根。

识别特征 | 多年生草本，高 70 ～ 150 cm。块根常 2 ～ 5 块连生，倒圆锥形，长 2.5 ～ 5 cm，外皮黑褐色。茎直立，光滑。叶互生，有柄；叶片近于革质，全形为卵圆形，长 6 ～ 14 cm，宽 8 ～ 9 cm，3 全裂，裂片菱形，再作深浅不等的羽状缺刻状分裂，最终裂片线状披针形或披针形，先端尖，两面均光滑，或有时微被毛。总状花序，或有时为紧缩的圆锥花序；花萼 5，紫蓝色，上萼片盔形，长 1.5 ～ 2 cm，侧萼片长 1.4 ～ 1.7 cm；花瓣 2，无毛，有长爪，距长 1 ～ 4 mm；雄蕊多数，无毛；子房 5 个，稀有 3 ～ 4 个，无毛，花柱与子房等长。蓇葖果长 1 ～ 2 cm。种子有膜质翅。花期 7 ～ 8 月，果期 8 ～ 9 月。

生境分布 | 生长于山坡草地或疏林中。主产于山西、河北、内蒙古等地。

采收加工 | 秋季茎叶枯萎时采挖，除去须根及泥沙，干燥。

药材鉴别 | 本品呈不规则长圆锥形，略弯曲。顶端常有残茎和少数不定根残基，有的顶端一侧有一枯萎的芽，一侧有一圆形或扁圆形不定根残基。表面灰褐色或黑棕褐色，皱缩，

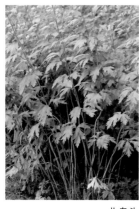
北乌头

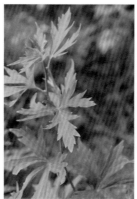
北乌头

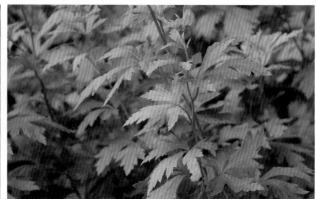
北乌头

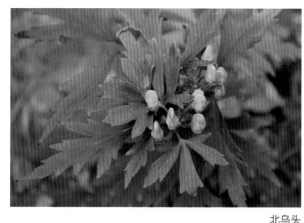
北乌头

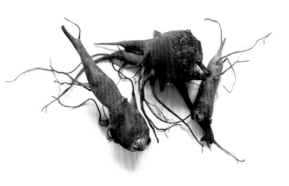
草乌药材

有纵皱纹、点状须根痕和数个瘤状侧根。质硬，难折断，断面灰白色或暗灰色，有裂隙，形成层环纹多角形或类圆形，髓部较大或中空。粉性，气微，味辛辣、麻舌。以个大、质坚实、断面色白、有粉性、残茎及须根少者为佳。

性味归经 | 辛、苦，热；有大毒。归心、肝、肾、脾经。

功效主治 | 祛风除湿，温经止痛。用于治疗风寒湿痹、关节疼痛、心腹冷痛、寒疝作痛等症，还可用于麻醉止痛。一般炮制后用。

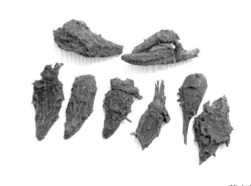
草乌饮片

用法用量 | 1.5 ~ 6 g，煎汤；或入丸、散。外用：生用，研末调敷或醋、酒调涂。

精选验方 |

1. 风寒关节炎 草乌、松节、川乌各 30 g，生半夏、生天南星各 30 g。研粗末酒浸，搽敷患处。

2. 十二指肠溃疡 草乌、川乌各 9 g，白及、白芷各 12 g。研末和面少许，调和成饼，外敷于剑突下胃脘部，一昼夜后除去。

3. 气滞血瘀心痛 草乌 15 g，土木香 10 g，马钱子 9 g，肉豆蔻、广木香各 20 g，沉香 6 g。共研粗末，每次水煎服 3 ~ 6 g，每日 3 次。

4. 淋巴结炎，淋巴结结核 草乌 1 个，烧酒适量。共磨汁，外搽局部，每日 1 次。

5. 表面麻醉 生草乌、生南星、生半夏、土细辛各 10 g，蟾酥、花椒各 4 g。共研细粉，浸于 70% 乙醇 100 ml 内 2 日。用时，在少量浸液内加适量樟脑及薄荷脑，用小棉球蘸浸液贴于手术部位。

6. 牙痛 生草乌 15 g，一枝蒿、冰片各 10 g，小木通 50 g。共研粗粉，置 500 ml 白酒中浸泡 2 日。用药棉蘸药水塞入患牙处，或外搽红肿疼痛处，每日 1 次。

使用禁忌 | 生品内服宜慎。不宜与贝母、半夏、白及、白蔹、天花粉、瓜蒌同用。

草乌

蟾酥
CHANSU

蒙 药 名 | 巴哈音。

别　　名 | 蟾酥、癞格宝、癞虾蟆、莫勒黑音。

来　　源 | 为蟾蜍科动物黑眶蟾蜍 *Bufo melanostictus* Schneider 的分泌物。

原 动 物 | 体长 7 ～ 20 cm，雄性略小。头宽短，上下颌均无齿。头部沿吻棱、眼眶上缘、鼓膜前缘和上下颌缘有十分明显的黑色骨质棱或黑色线，故称"黑眶蟾蜍"。鼓膜大，椭圆形。雄性在咽下有发声的声囊。前脚细长，趾的基部有半蹼。全身满布有大小不等的圆形疣粒。体色一般是黄棕色。头的两侧有长椭圆形的耳后腺，能分泌白色乳状液。

生境分布 | 栖息在田边、住宅、水塘等隐蔽处。分布于贵州、浙江、江苏、福建、广东、广西、云南等省区。

采收加工 | 夏、秋二季捕捉。捕得后，先采去蟾酥，然后将蟾蜍杀死，直接晒干。

药材鉴别 | 全体拘挛抽皱，纵向有棱角，四足伸缩不一，表面黄棕色。除去内脏的腹腔内而为灰黄色，可见到骨骼及皮膜。气微腥，味辛。以个大、身干、完整者为佳。

性味归经 | 味辛、咸，性热。归冷经、慢经、半边经。

功效主治 | 解毒散结，消积利水，杀虫消疳，止痛，强心。主治痈疽，疔疮，发背，瘰疬，恶疮，水肿，小儿疳积，破伤风，慢性咳喘。

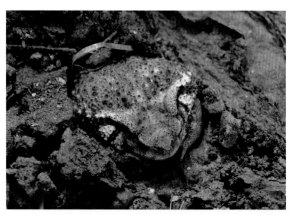

蟾蜍

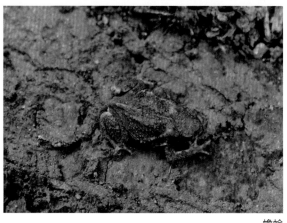

蟾蜍

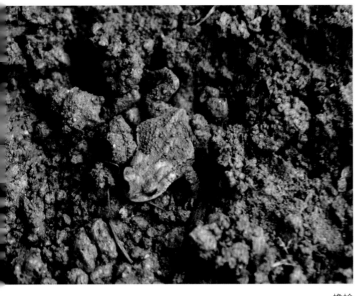
蟾蜍

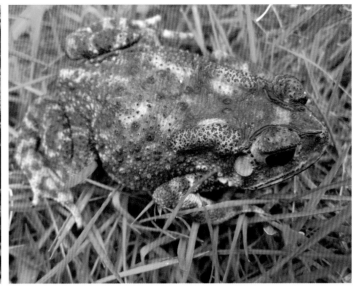
蟾蜍

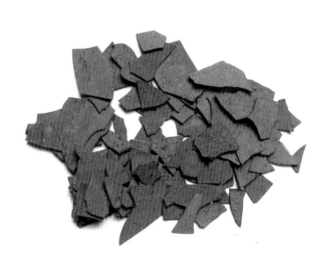
蟾酥药材

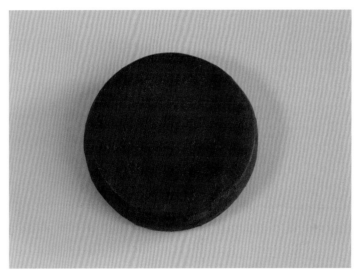
蟾酥饮片

精选验方

1. 胃癌，肝癌，膀胱癌 将活蟾蜍晒干烤酥后研粉，和面粉糊做成黄豆粒大的小丸。面粉与蟾蜍粉比例为1∶3。每100丸用雄磺1.5 g为衣。成人每次5 g，每日3次，饭后开水送服。过量时有恶心、头晕感。

2. 疗毒 蟾酥少量。研细粉，以茶油调，取药液涂疗毒。

3. 小儿百日咳 将活蟾蜍1只。用开水泡死，不去内脏，以黑胡椒7粒填入蟾蜍口腔。瓦上焙干成灰，用温开水冲服，每隔2日1次，分2次服完，5次为1个疗程。

4. 恶性肿瘤 将活蟾蜍晒干后烤酥研细末，过筛，和面粉糊做成黄豆粒大的小丸。面粉与蟾蜍粉之比为1∶3。每100丸用雄黄1.5 g为衣。成人每次5 ~ 7丸，每日3次，饭后开水送服，过量时可有恶心、头昏感。

5. 肺癌 用鹤蟾片（仙鹤草、蟾蜍、人参调匀压制成片，每片含药物0.4 g）。每日3次，每次6片，连续服数月至1年。

蟾酥

菖蒲
CHANGPU

蒙 药 名｜乌莫黑。

别　　名｜扎贡、树达格、臭菖蒲、水菖蒲、泥菖蒲、大叶菖蒲。

来　　源｜本品为天南星科植物水菖蒲 *Acorus calamus* L. 的干燥根茎。

识别特征｜多年水生草本植物。有香气，根状茎横走，粗壮，稍扁，直径 0.5 ~ 2 cm，有多数不定根（须根）。叶基生，叶片剑状线形，长 50 ~ 120 cm，或更长，中部宽 1 ~ 3 cm，叶基部呈鞘状，生抱茎，中部以下渐尖，中助脉明显，两侧均隆起，每侧有 3 ~ 5 条平行脉；叶基部有膜质叶鞘，后脱落。花茎基生出，扁三棱形，长 20 ~ 50 cm，叶状佛焰苞长 20 ~ 40 cm。肉穗花序直立或斜向上生长，圆柱形，黄绿色，长 4 ~ 9 mm，直径 6 ~ 12 cm；花两性，密集生长，花被片 6 枚，条形，长 2.5 mm，宽 1 mm；雄蕊 6 枚，稍长于花被，花丝扁平，花药淡黄色；子房长圆柱形，长 3 mm，直径 1.2 mm，顶端圆锥状，花柱短，胚珠多数。浆果红色，长圆形，有种子 1 ~ 4 粒。花期 6 ~ 9 月，果期 8 ~ 10 月。

生境分布｜生长于海拔 2600 m 以下的水边、沼泽湿地或湖泊浮岛上。南北两半球的温带、亚热带都有分布。原产于中国、日本，北美也有分布。

采收加工｜8 ~ 9 月采挖根茎，除去茎叶及细根，晒干。

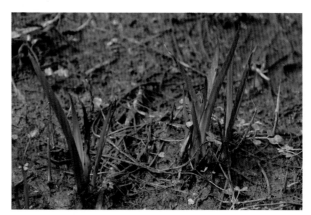

菖蒲

药材鉴别｜本品呈类圆形或椭圆形片状，周边淡黄棕色或暗棕褐色。切面类白色或淡棕色，呈海绵状，有一明显环纹，具筋脉点和小孔。气香特异，味微辛。

性味归经｜辛、苦，温。归心、肝、胃经。

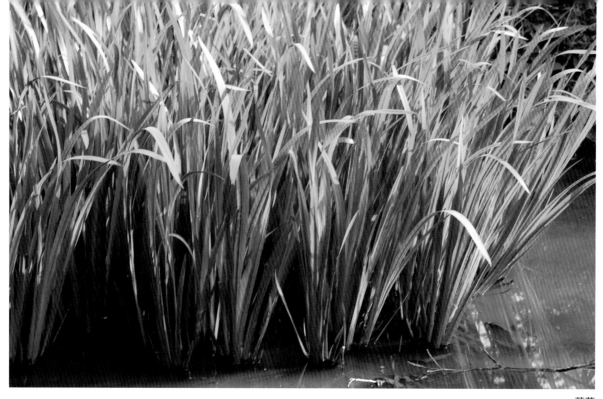

菖蒲

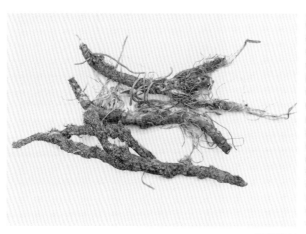

菖蒲药材

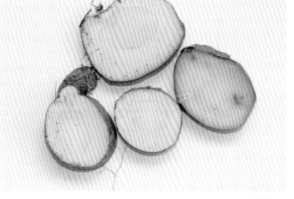

菖蒲饮片

功效主治 | 化痰开窍，除湿健胃，杀虫止痒。主治痰厥昏迷、中风、癫痫、惊悸健忘、耳鸣耳聋、食积腹痛、痢疾泄泻、风湿疼痛、湿疹、疥疮。

用法用量 | 内服：煎汤，3～6 g，或入丸、散。外用：适量，水洗或研末调敷。

精选验方 |

1. 黏性刺痛，炭疽，白喉，协日乌素病 菖蒲45 g，诃子60 g，木香15 g，麝香7.5 g，草乌（制）30 g。制成水丸，每次0.5～1.5 g，每日1次，晚上睡前温开水送服。

2. 巴达干赫依症，呃逆 菖蒲、木香各5 g，干姜20 g，紫硇砂10 g。制成散剂，每次1.5～3 g，每日1～2次，温开水送服。

使用禁忌 | 阴虚阳亢、汗多、精滑者慎服。

车前子

CHEQIANZI

蒙 药 名｜乌和尔。

别　　名｜塔日莫、炒车前子。

来　　源｜为车前科多年生草本植物车前 *Plantago asiatica* L. 或平车前 *Plantago depressa* Willd. 的干燥成熟种子。

识别特征｜多年生草本，连花茎高达 50 cm，具须根。叶根生，具长柄，几乎与叶片等长或长于叶片，基部扩大；叶片卵形或椭圆形，长 4～12 cm，宽 2～7 cm，先端尖或钝，基部狭窄成长柄，全缘或呈不规则波状浅齿，通常有 5～7 条弧形脉。花茎数个，高 12～50 cm，具棱角，有疏毛；穗状花序为花茎的 2/5～1/2；花淡绿色，每花有宿存苞片 1 枚，三角形；花萼 4，基部稍合生，椭圆形或卵圆形，宿存；花冠小，胶质，花冠管卵形，先端 4 裂，裂片三角形，向外反卷；雄蕊 4，着生在花冠筒近基部处，与花冠裂片互生；花药长圆形，2 室，先端有三角形突出物，花丝线形；雌蕊 1，子房上位，卵圆形，2 室（假 4 室），花柱 1，线形，有毛。蒴果卵状圆锥形，成熟后约在下方 2/5 处周裂，下方 2/5 宿存。种子 4～8 枚或 9 枚，近椭圆形，黑褐色。花期 6～9 月，果期 7～10 月。

生境分布｜生长于山野、路旁、沟旁及河边。分布于全国各地。

采收加工｜秋季果实成熟时，割取果穗，晒干后搓出种子，筛去果壳杂质。

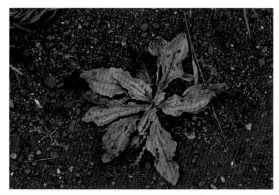

车前草

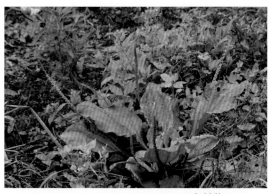

车前草

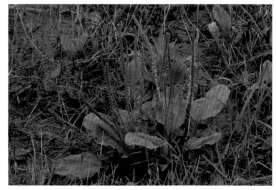

车前草

药材鉴别 | 本品为扁平椭圆形细小种子，表面黑褐色或黄棕色。质硬，断面白色。无臭，味淡，嚼之带黏液性。

性味归经 | 甘，寒。归肾、肝、肺经。

功效主治 | 利尿通淋，渗湿止泻，清肝明目，清肺化痰。本品甘寒滑利，利湿清热，清利湿热而通淋、止泻；入肺清肺化痰止咳，入肝清肝明目，故能利尿通淋、止泻、明目、化痰。

药理作用 | 有显著利尿作用，又能促进呼吸道黏液分泌，稀释痰液，有祛痰作用。对各种杆菌和葡萄球菌均有抑制作用。车前子注射剂关节腔注射有增加关节囊紧张度的作用。

用法用量 | 15 ~ 30 g，煎服，宜布包煎。

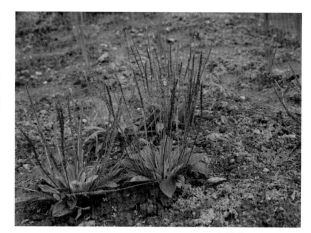

车前草

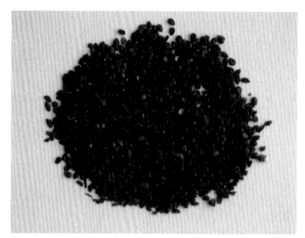

车前子

精选验方 |

1. 高血压 车前子 9 ~ 18 g。水煎 2 次，每日当茶饮。

2. 上消化道出血 车前子 3 g，大黄 120 g。煎为 200 ml，4 ~ 6 次服，每 4 ~ 6 小时服 1 次，首次量加倍。

3. 急、慢性细菌性痢疾 炒车前子 2 份，焦山楂 1 份。共研细末，每日 3 次，每次 10 g，用温开水送服，服药期间忌油腻及生冷食物。

4. 腹泻 炒车前子、枯矾各 10 g。共研细末备用，每次 1 ~ 2 g，每日 2 次，饭前冲服，5 日为 1 个疗程。

5. 小儿单纯性消化不良 车前子炒焦研粉口服。4 ~ 12 个月龄者每次 0.5 g，1 ~ 2 岁小儿每次 2 g，每日 3 ~ 4 次。

6. 泌尿系感染 车前子 20 g，红枣树皮 60 g（洗净）。装入布袋内缝好，置砂锅（或铝锅）内，加水 1500 ml，小火煮沸，将药液煮至 500 ml，倒碗内加 30 g 的白糖，口服，每日 1 次，儿童量酌减。

7. 青光眼 车前子 60 g。加水 300 ml，1 次煮服，每日 1 剂。

8. 胃鸣，消化不良引起的腹泻 车前子、橡子各 10 g，全石榴、肉桂各 25 g，白豆蔻、荜茇各 20 g，五味子、葫芦子各 15 g。制成散剂，每次 1.5 ~ 3 g，每日 1 ~ 3 次，温开水送服。

使用禁忌 | 本品性寒，脾胃虚弱、阴证疮肿者忌用。

车前子

川贝母
CHUANBEIMU

蒙 药 名 | 吉吉格。

别 名 | 尼瓦、川贝、青贝、松贝、炉贝、尼比萨瓦。

来 源 | 本品为百合科植物川贝母 *Fritillaria cirrhosa* D.Don、暗紫贝母 *Fritillaria unibracteata* Hsiao et K.C.Hsia、甘肃贝母 *Fritillaria przewalskii* Maxim. 或梭砂贝母 *Fritillaria delavayi* Franch. 的干燥鳞茎。前三者按性状不同分别习称"松贝"和"青贝"，后者习称"炉贝"。

识别特征 | 川贝母为多年生草本，鳞茎圆锥形，茎直立，高 15 ～ 40 cm。叶 2 ～ 3 对，常对生，少数在中部间有散生或轮生，披针形至线形，先端稍卷曲或不卷曲，无柄。花单生茎顶，钟状，下垂，每花具狭长形叶状苞片 3 枚，先端多弯曲成钩状。花被通常紫色，较少绿黄色，具紫色斑点或小方格，蜜腺窝在背面明显凸出。花期 5 ～ 7 月，果期 8 ～ 10 月。

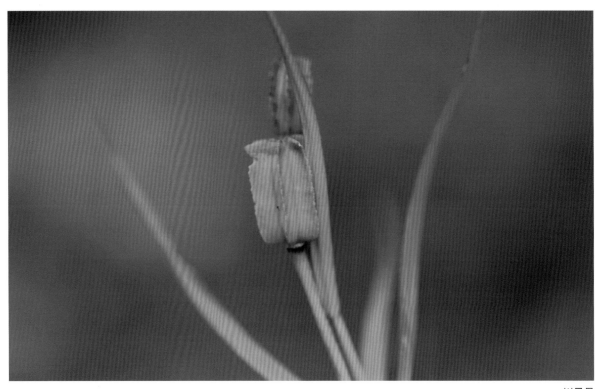

川贝母

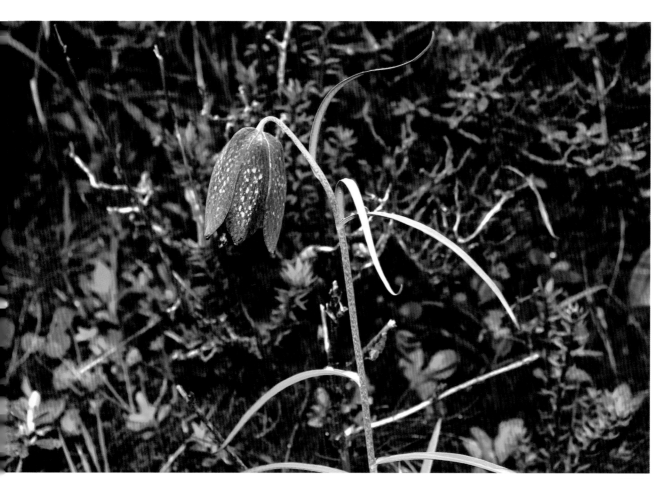

川贝母

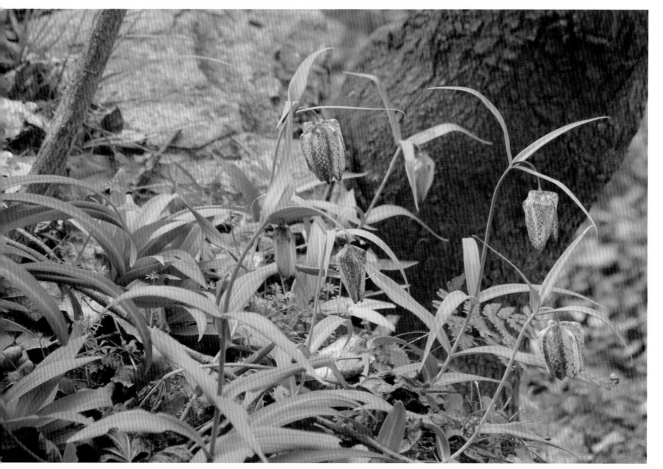

川贝母

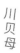川贝母

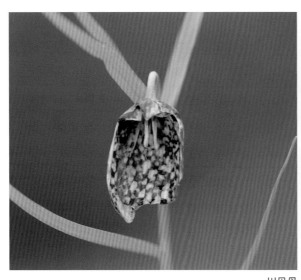

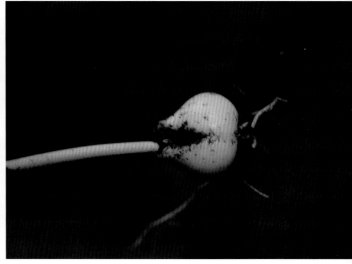

川贝母　　　　　　　　　　　　　　　　　　　川贝母

生境分布 | 生长于高寒地区、土壤比较湿润的向阳山坡。分布于四川、云南、甘肃等地，以四川产量较大。以松贝为贝母之佳品。此外，分布于东北等地的平贝母的干燥鳞茎及分布于青海、新疆等地的伊贝母（新疆贝母或伊犁贝母）的干燥鳞茎，均作为川贝母入药。

采收加工 | 夏、秋二季或积雪融化时，采挖地下鳞茎，除去须根、粗皮及泥沙，晒干或低温干燥。

药材鉴别 | 本品为类圆形、肾形、细条形或不规则形的薄片，直径 0.3 ~ 2.5 cm。外表面类白色至淡棕黄色，有的可见棕褐色基部和稍尖的顶端。切面类白色，粉性，有的可见中间微凹的长条形浅槽。质坚脆。气微，味微苦。

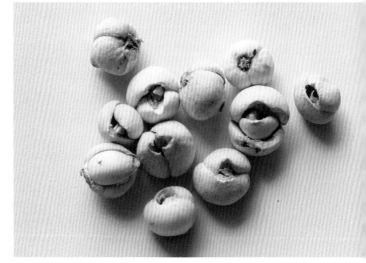

川贝母药材

性味归经 | 甘、苦，微寒。归肺、心经。

功效主治 | 清热化痰，润肺止咳，散结消肿。本品苦泄甘润，微寒清热，能清肺热，润肺燥而化痰止咳；又苦寒泄热降痰火，痰火祛则痈肿瘰疬消。故有清热化痰，润肺止咳，散结消肿之效。

用法用量 | 3 ~ 10 g，煎服；研末服 1 ~ 2 g。

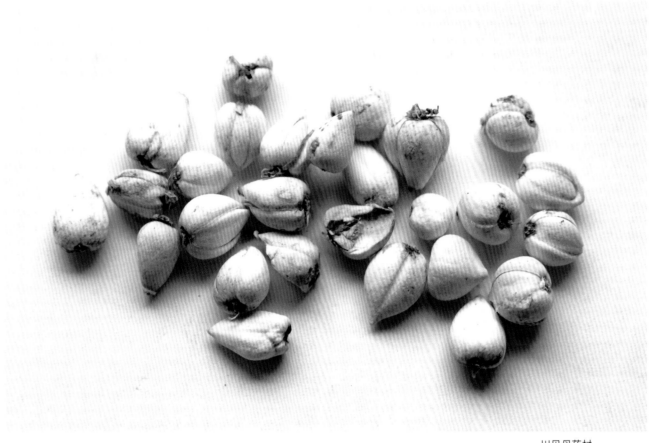

川贝母药材

精选验方 |

1. 百日咳　川贝母、生甘草各 10 g，白花蛇舌草 5 g。共粉碎，过筛，混合均匀，口服，每次 1.5 ~ 3 g，每日 3 次。

2. 下乳　川贝母、牡蛎、知母适量。共研为细末，同猪蹄汤调下。

3. 乳腺炎　川贝母、金银花各 10 g。共研为细末，每次 10 g，好酒调，饭后服。

4. 气管炎　川贝母 5 g，梨 1 个。川贝母研细末，梨切开去核，将贝母粉填入梨空处合紧，蒸或煎水服均可。

5. 婴幼儿消化不良　川贝母适量。研成细末备用，按每日每千克体重 0.1 g 计量，每日 3 次，一般情况下需连用 2 ~ 4 日。

6. 感冒咳嗽，肺热　川贝母、查干泵嘎、石膏、北沙参、麝香、黑云香、草乌芽各等量。制成水丸，每次 1.5 ~ 3 g，每日 1 ~ 2 次，温开水送服。

7. 肺痨，协日或巴达干性咳嗽，肺脓肿　川贝母 20 g，石膏、红花、丁香、远志、北沙参、查干泵嘎、吉勒泽各 10 g。制成散剂，每次 1.5 ~ 3 g，每日 1 ~ 2 次，温开水送服。

使用禁忌 |　本品性质寒润，善化热痰、燥痰，若寒痰、湿痰者则不宜用。反乌头。

川贝母

川楝子
CHUANLIANZI

蒙 药 名 ｜ 巴如拉。

别　　名 ｜ 布和、金铃子、炒川楝。

来　　源 ｜ 本品为楝科植物川楝 *Melia toosendan* Sieb. et Zucc. 的成熟果实。

识别特征 ｜ 核果呈类球形或椭圆形，长 1.9 ~ 3 cm，直径 1.8 ~ 3.2 cm。表面棕黄色或棕色，有光泽，具深棕色小点，微有凹陷和皱缩，顶端有点状花柱残痕，基部凹陷处有果柄痕。外果皮革质，与果肉间常成空隙，果肉松软，淡黄色，遇水润湿显黏性。果核类圆形或卵圆形，木质坚硬，两端平截，有 6 ~ 8 条纵棱，内分 6 ~ 8 室，每室含黑棕色长圆形的种子 1 粒。气特异，味酸、苦。花期 3 ~ 4 月，果期 10 ~ 11 月。

生境分布 ｜ 生长于丘陵、田边；有栽培。我国南方各地均产，以四川产者为佳。

采收加工 ｜ 冬季果实成熟时采收，除去杂质，干燥。

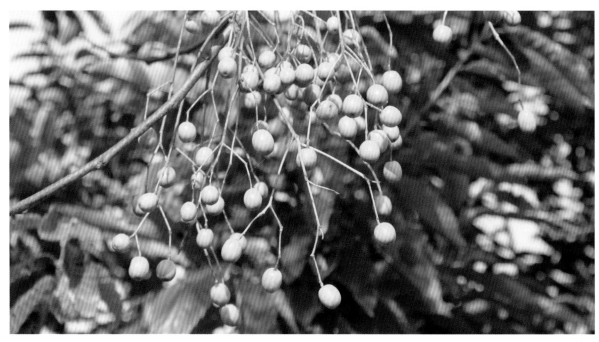

川楝子

药材鉴别 本品呈类圆形。表面黄白色，果核球形或卵圆形。质坚硬。外皮金黄色，革质。气特异，味酸、苦。

性味归经 苦，寒；有小毒。归肝、胃、小肠、膀胱经。

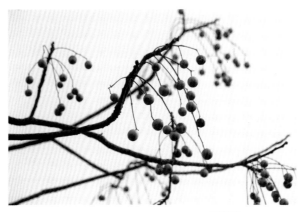

川楝子

功效主治 行气止痛，杀虫疗癣。本品苦寒降泄，主入肝经以清肝火、泄郁热，又燥胃肠湿热，故有行气止痛、杀虫疗癣之效。

用法用量 3～10 g，煎服。外用：适量。炒用寒性减低。

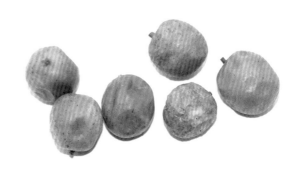

川楝子药材

精选验方

1. 胃病、肝区痛 川楝子、延胡索各等份。研细粉，每服5～15 g，每日2～3次，黄酒为引；亦可水煎服。

2. 胆石症（气滞型） 川楝子、木香、枳壳、黄芩各15 g，金钱草50 g，生大黄10 g。水煎服，有梗阻与感染的肝胆管结石不在此例。

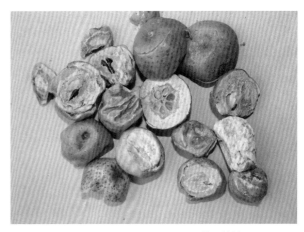

川楝子饮片

3. 胆道蛔虫症 川楝子、乌梅各40 g，川椒、黄连各20 g，生大黄10 g。烘干混合为末，装入胶囊，每粒0.5 g，每日3次，每次10～20粒。

4. 鞘膜积液 川楝子、陈皮各20 g，橘核、车前子、萆薢、猪苓、泽泻、通草各15 g。水煎服。每日1剂，6～9剂为1个疗程。服药前进行一次抽液。

5. 睾丸肿痛 川楝子、橘核、海藻各15 g，桃仁、木通各10 g，木香20 g。水煎服。

6. 血热，视力减退 川楝子、西青果、黄柏、栀子、苏木、木香各10 g。制成煮散剂，每次3～5 g，每日2～3次，水煎，熏眼，温服。

7. 瘟病初期，痘疹 川楝子、诃子、栀子各45 g，土木香、苦参各50 g，胡黄连25 g，当药40 g。制成煮散剂，每次3～5 g，每日1～2次，水煎服。

8. 麻疹，痘疹，血协日热 川楝子、诃子、栀子、黑云香各25 g。制成煮散剂，每次3～5 g，每日1～3次，水煎服。

使用禁忌 本品有毒，不宜过量或持续服用。脾胃虚寒者慎用。

川木香
CHUANMUXIANG

蒙 药 名 | 斯布斯格尔。

别　　名 | 布斯嘎尔木拉、玛奴布斯嘎尔。

来　　源 | 为菊科植物川木香 *Dolomiaea souliei*（Franch.）Shih［*Vladimiria souliei*（Franch.）Ling］的根。

识别特征 | 多年生草本。根粗壮,圆柱形,直径达2.5 cm,外皮褐色,无茎。叶基生,莲座状,长圆状披针形,长10～19 cm,宽3～13 cm,羽状分裂,裂片5～7对,卵状披针形,边缘有锯齿,基部有小裂片,两面被粗伏毛,下面有腺体及蛛丝状毛;叶柄长4～12 cm。头状花序6～8个,直径2～3 cm,生于叶丛中央,密集成半球形;总苞杯状,长2.5～3 cm,总苞片多层,革质,卵形至披针形,宽6～10 cm,先端渐尖,边缘紫色,具缘毛;小花全部管状,紫色,长3.5～4 cm,管部长为檐部的3～4倍,檐部5裂,具腺体;花药基部具长而撕裂的尾部;花柱分枝细长。瘦果具4棱及纵肋,无毛;冠毛刚毛状,多层,淡棕黄色,外层皱曲于果实周围向下,再向上反折,内层直立,与管状花花冠等长。花、果期7～9月。

生境分布 | 生长于海拔3500～4200 m的阳坡草地、山顶草地及灌丛中。分布于西藏盐井、芒康、昌都、江达、米林等地,四川、云南也有分布。

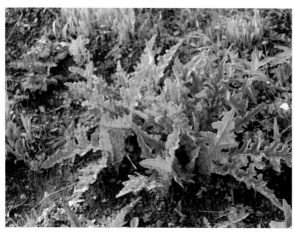
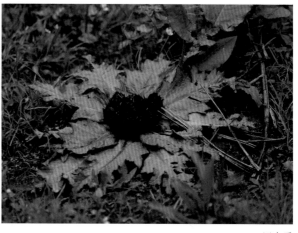

川木香　　　　　　　　　　　　　　　　　　川木香

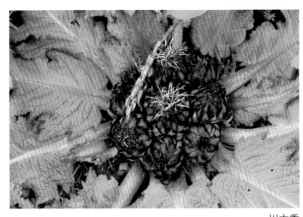

川木香

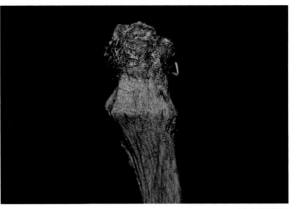

川木香药材

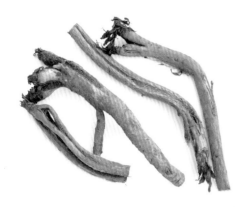

川木香药材

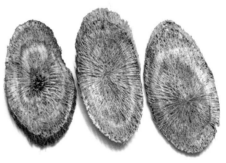

川木香药材

采收加工 | 秋季挖根，除去须根，洗去泥沙，长者横断，粗者纵切，晒干。

药材鉴别 | 根呈圆柱形或有纵槽的半圆柱形，稍弯曲，长 10 ~ 30 cm，直径 1 ~ 3 cm。表面黄褐色或棕褐色，具较细的纵皱纹，外皮脱落处可见丝瓜络状细筋脉；根头偶有黑色发黏的胶状物，习称"油头"。体较轻，质脆易折断，断面黄白或黄色，散在黄色稀疏油点及裂隙，木部宽广，有放射状纹理；有的中心呈腐朽状。气微香，味苦，嚼之粘牙。以条粗、质硬、香气浓者为佳。

性味归经 | 味辛、苦，性温。

功效主治 | 健胃，祛风，止痛，生肌脂。主治食欲不振，胃溃疡，腹胃胀满，风湿疼痛，胁痛，体瘦，培根热症等。

用法用量 | 内服：煎汤，3 ~ 9 g；或入丸、散。

精选验方 |

1. 溃疡病引起的剧痛 川木香 75 g，獐牙菜、木香、婆婆纳、石斛各 50 g。以上五味捣罗为粗粉，每日 2 次，每次取 3 g 加适量水煎服。

2. 呃逆泛酸，胃巴达干病 川木香、土木香各 25 g，寒水石（制）50 g，荜茇、白豆蔻各 10 g，红花 40 g。制成散剂，每次 1.5 ~ 3 g，每日 2 ~ 3 次，温开水送服。

川木香

葱白
CONGBAI

蒙 药 名 | 葱根。

别 名 | 大葱。

来 源 | 本品为百合科植物葱 *Allium fistulosum* L. 近根部的鳞茎。

识别特征 | 多年生草本，高可达 50 cm，通常簇生。须根丛生，白色，鳞茎圆柱形，先端稍肥大，鳞叶成层，白色，上具白色纵纹。叶基生，圆柱形，中空，长约 45 cm，径 1.5 ~ 2 cm，先端尖，绿色，具纵纹；叶鞘浅绿色。花茎自叶丛抽出，通常单一，中央部膨大，中空，绿色，也有纵纹；伞形花序圆球状；总苞膜质，卵形或卵状披针形；花披针形，白色，外轮 3 枚较短小，内轮 3 枚较长大，花被片中央有一条纵脉。蒴果三棱形，种子黑色，三角状半圆形。花期 7 ~ 9 月，果期 8 ~ 10 月。

生境分布 | 生长于肥沃的砂质壤土。全国各地均有出产。

采收加工 | 采挖后除去须根和叶，剥去外膜。鲜用。

药材鉴别 | 本品以鳞茎粗大而长、气味辛烈者为佳。

性味归经 | 辛，温。归肺、胃经。

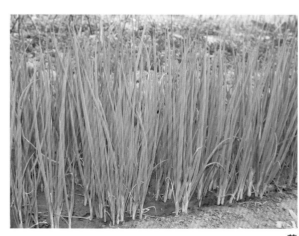

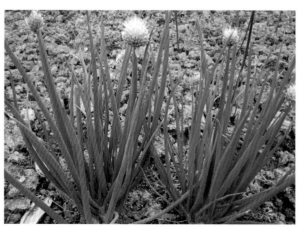

葱　　　　　　　　　　　　　　　　　　　　　　　葱

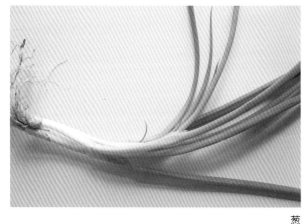
葱

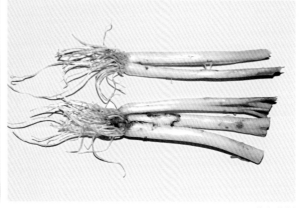
葱白药材

功效主治 发散风寒，发汗解表，通阳。本品辛温通散，能宣通上下，通达表里，外可散风寒发汗以解表，内能散寒凝通阳气以止痛。

用法用量 3～10 g，水煎服。外用：适量。

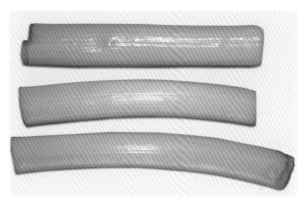
葱白药材

精选验方

1. 小儿消化不良 取生葱1根，生姜25 g。同捣碎，加入茴香粉15 g，混匀后炒热（以皮肤能忍受为度），用纱布包好敷于脐部，每日1～2次，直到治愈为止。

2. 蛔虫性急腹痛 鲜葱白50 g，麻油50 ml。葱白捣烂取汁，用麻油调和，空腹1次服下（小儿酌减），每日2次。

3. 感冒 葱白、生姜各25 g，盐5 g。捣成糊状，用纱布包裹，涂擦五心（前胸、后背、脚心、手心、肘窝）一遍后安卧，次日可完全恢复。

4. 胃痛，胃酸过多，消化不良 葱白4茎，红糖200 g。将葱白捣烂，混入红糖，放在盘里用锅蒸熟，每次15 g，每日3次。

5. 霍乱烦躁、卧不安稳 葱白20茎，大枣20枚，水3000 ml。煮取2000 ml顿服。

6. 上呼吸道感染之风热证 鲜葱白5根，淡豆豉9 g，桔梗、焦栀子、薄荷、生甘草、连翘各6 g，鲜淡竹叶4 g。水煎取药汁。每日1剂，分2次服用。

7. 风寒感冒引起的发热、咳嗽失音、头痛、鼻塞诸症 葱白2根，豆豉10 g，调料适量。先将豆豉倒入锅中，加清水500 ml烧开，沸煮2～3分钟，加入葱白，以调料调味，即成，每日1剂，趁热服用，服后盖被取汗。

8. 外感风寒 葱白（带须）30～50 g，生姜3片。共煮汁，去渣，加红糖适量，温服，每日1剂，服汤后盖被发汗。

使用禁忌 本品辛温，易耗伤气阴，故鼻病见有气虚或阴虚火旺者慎用。

葱白

大风子

DAFENGZI

蒙 药 名 | 巴图。

别 名 | 高哲、大枫子、玛努色兴。

来 源 | 本品为大枫子科常绿乔木大枫子 *Hydnocarpus anthelmintica* Pierre ex Laness.、海南大枫子 *H. hainanensis* (Merr) Sleum. 的成熟种子。

识别特征 | 大枫子科两种植物的种子。泰国大枫子种子略呈不规则卵圆形，或带 3 ～ 4 面形，稍有钝棱，长 1 ～ 2.5 cm，直径 1 ～ 2 cm。表面灰棕色至黑棕色，较小一端有凹纹射出至种子 1/3 处，全体有细的纵纹。种皮坚硬，厚 1.5 ～ 2 cm，内表面浅黄色至黄棕色，种仁与皮分离，种仁外被红棕色或黑棕色薄膜，较小，一端略皱缩，胚乳肥大，乳白色至淡黄色，富油性，子叶 2 枚，浅黄色或黄棕色，心脏形，下接圆柱形胚根。气微，味淡，有油性。海南大枫子种子略呈四面体，一面隆起，三面稍平坦，长 1 ～ 2 cm，宽 0.5 ～ 1 cm。表面灰黄白色至灰棕色，有多数隆起的纵脉纹，种脐位于种子的一端。种皮硬而脆，厚 0.5 mm，易碎。种仁不规则长卵形，外被暗紫褐色薄膜，具微细皱纹，胚乳黑棕色，子叶心脏形，稍尖，色较浅。花期 1 ～ 3 月。

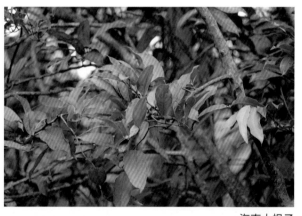

海南大枫子

生境分布 | 大枫子分布于泰国、越南，以及印度尼西亚、印度、柬埔寨等国；我国云南南部及海南省也有少量生产。

采收加工 | 夏、秋二季采收成熟果实，取出种子，洗净，晒干即可。

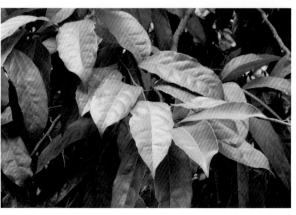

海南大枫子

药材鉴别｜ 种子呈不规则的卵圆形，稍有钝棱，长 1.5 ～ 2.5 cm，直径 1 ～ 2 cm。外皮灰棕色或灰褐色，有细纹，较小的一端有明显的沟纹，皮厚 1 ～ 2 mm。质坚硬，砸破后，种皮内面光滑。浅黄色至黄棕色，种仁与种皮分离，外被一层红棕色或暗紫色薄膜。种仁两瓣，灰白色，陈久变成黄棕色，富油质。气微，味淡。

性味归经｜ 辛，热；有大毒。归肝、脾、肾经。

功效主治｜ 祛风燥湿，攻毒杀虫。本品辛热有毒，有祛风燥湿，攻毒杀虫之功，临床以外用为主。

用法用量｜ 大枫子油外用涂擦；内服和药作丸。

精选验方｜

1. 荨麻疹 大风子 30 g，大蒜 15 g。捣烂并加水 100 ml，煮沸 5 分钟，用时涂患部。

2. 酒渣鼻 大风子、胡桃仁各 9 g，防风、樟脑粉各 6 g，冰片、水银各 1.5 g。共研细末，用两层纱布包裹，在患部扑擦，每日数次，用后置密闭容器保存，以上药物为 1 料，可用 10 日。

3. 绣球风 大风子、山柰、白芷、甘草各等份。以白矾、荆芥为引，剂量一般 10 ～ 15 g，病甚者可增至 15 ～ 20 g，随症加减，每日晚饭后水煎熏洗 1 次。

4. 神经性皮炎 大风子、苍术、黄柏、苦参、防风、独活、五倍子、白鲜皮各等量。上药拌匀后分装两布袋，放蒸笼内蒸熟，敷于皮损处，冷即换另一热袋，交替热敷 1h 左右，每日 1 次，直至痊愈。

5. 肛门湿疹 大风子、苦参各 50 g，苍耳子 30 g，蛇床子、浮萍、豨莶草各 15 g。加水 2000 ～ 3000 ml，煮沸 15 ～ 20 min，倒入面盆，患部对准盆中热气熏蒸，待药液转温时局部湿敷 3 ～ 5 min，待药液凉后坐浴，每日 2 ～ 3 次。

使用禁忌｜ 本品有毒，过量可引起肢体颤动、惊厥、呼吸困难，甚至昏迷等中毒症状，故须严格控制剂量。并注意炮制，孕妇忌服。

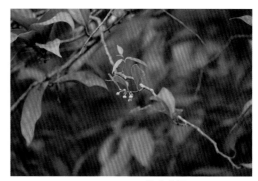
海南大枫子

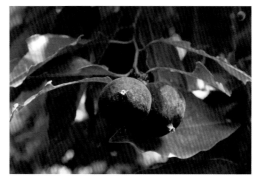
海南大枫子

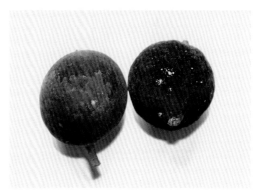
大风子药材

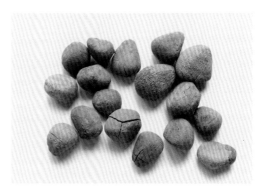
大风子饮片

大风子

大黄

DAHUANG

蒙 药 名 格秀讷。

别　　名 西莫兴、朱木萨、制大黄（熟军）、酒炒大黄（酒军）。

来　　源 为蓼科植物掌叶大黄 *Rheum palmatum* L. 或药用大黄 *Rheum officinale* Baill. 等的干燥根及根茎。

识别特征 多年生高大草本。叶多根生，具长柄，叶片广卵形，3～5深裂至叶片1/2处。茎生叶较小，互生。花小，紫红色，圆锥花序簇生。瘦果，三角形有翅。唐古特大黄与上种相似。不同处：叶片分裂极深，裂片成细长羽状；花序分枝紧密，常向上贴于茎。药用大黄：叶片浅裂达1/4处；花较大，黄色。花期6～7月，果期7～8月。

生境分布 生长于山地林缘半阴湿的地方。分布于四川、甘肃、青海、西藏等地。

采收加工 秋末茎叶枯萎或次春发芽前采挖，除去细根，刮去外皮，切瓣或段，绳穿成串干燥或直接干燥。

药材鉴别 本品呈不规则厚片或块状。除净外皮者，表面黄棕色至红棕色，有的可见类白色网状纹理及星点（异型维管束）散在，微显朱砂点，习称"锦纹"。断面淡红棕色或黄棕色，显颗粒性；根茎髓部宽广，有星点环列或散在；根木部发达，具放射状纹理，形成层环明显，无星点。

性味归经 苦，寒。归脾、胃、大肠、肝、心经。

功效主治 泻热通便，凉血解毒，逐瘀通经。本品苦寒沉降，性猛善走，素有"将军"之称，可荡涤肠胃积滞，为治疗热结便秘之要药。并能泻血分实热，有清热泻火、凉血解毒及活血祛瘀之效。

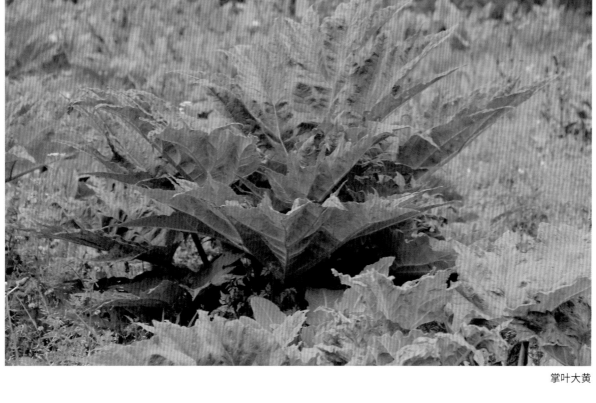

掌叶大黄

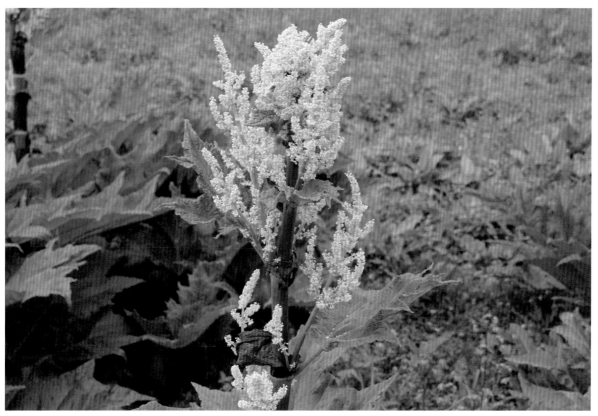

掌叶大黄

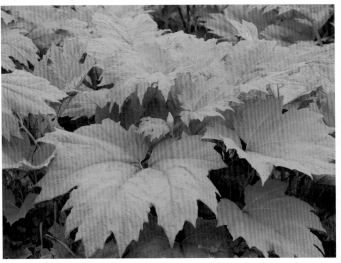

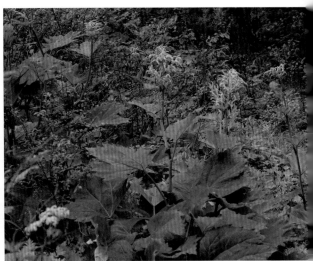

药用大黄

药用大黄

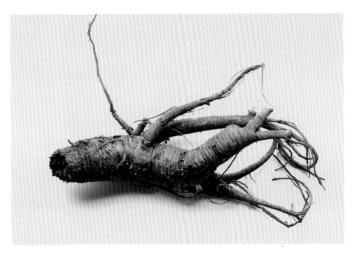

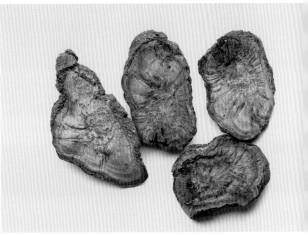

大黄（药用大黄）药材

大黄（药用大黄）饮片

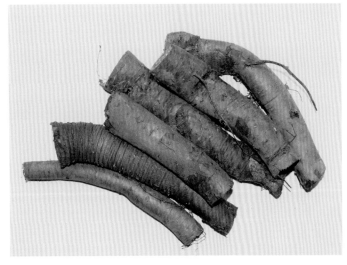

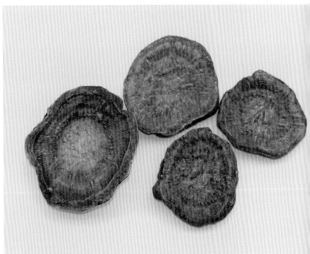

掌叶大黄（大黄）药材

掌叶大黄（大黄）饮片

药理作用 | 大黄有利胆作用,能加强胆囊收缩,奥狄氏括约肌松弛,从而使胆汁排出增加。大黄有解热镇痛作用,能抑制 Na^+-K^+-ATP 酶活性,从而使 ATP 分解减少,产能下降。大黄有止血作用,能缩短凝血时间,降低毛细血管通透性,改善血管脆性。

用法用量 | $3 \sim 12$ g,煎服。外用:适量。生用泻下力强,制用泻下和缓。活血宜酒制,止血则应炒炭用。入汤剂应后下或开水泡服。

精选验方 |

1. 食积腹痛 大黄、砂仁各 9 g,莱菔子 30 g。水煎服,每日 3 次。

2. 胆囊炎,胆石症 大黄、黄连各 9 g,枳壳、黄芩、木香各 12 g。水煎服,每日 3 次。

3. 急性胰腺炎 大黄 12 g,柴胡、白芍各 15 g,胡黄连、延胡索、黄芩、木香、芒硝各 9 g。水煎服,每日 3 次。

4. 脾胃湿热,胸闷腹痛,积滞泄泻 大黄 10 g,枳实、白术、黄芩、泽泻、六曲各 15 g。水煎服。

5. 肺痈,鼻中生疮,肿痛 川大黄(生用)、黄连(去须)各 0.3 g,麝香(细研)6 g。上药捣细罗为散,研入麝香令均匀,以生油旋调,涂入鼻中。

6. 冻疮皮肤溃烂、痛不可忍 川大黄适量。研为末,新汲水调,搽冻疮上。

7. 下行装依功能紊乱,腹胀,便秘,闭经 大黄、诃子、碱花(制)各 50 g。制成煮散剂,每次 $3 \sim 5$ g,每日 $1 \sim 2$ 次,煎服或煎汤灌肠。

8. 便秘,腹胀,积食 大黄 40 g,山奈 45 g,诃子、光明盐、碱花(制)、土木香各 25 g。制成散剂,每次 $1.5 \sim 3$ g,每日 $1 \sim 2$ 次,温开水送服。

9. 闭经,月经不调,腰腿痛 大黄、血竭、刺柏叶各 25 g,当归 50 g。制成散剂,每次 $1.5 \sim 3$ g,每日 $1 \sim 2$ 次,用黄酒服。

使用禁忌 | 本品攻下力量峻猛,易伤正气,非实证者不宜妄用。妇女胎前产后、经期、哺乳期均应慎用或忌用。

丹参

DANSHEN

蒙 药 名 ｜ 乌兰。

别　　名 ｜ 热贡、赤参、热贡巴、紫丹参、酒丹参。

来　　源 ｜ 本品为唇形科多年生草本植物丹参 *Salvia miltiorrhiza* Bge. 的干燥根及根茎。

识别特征 ｜ 多年生草本，高 20 ～ 80 cm，全株密被柔毛及腺毛，根细长、圆柱形，外皮砖红色。茎四棱形，多分枝。叶对生，有长柄，奇数羽状复叶，小叶通常 3 ～ 5 片，卵形或长卵形，顶生的较大，边缘有浅钝锯齿，上面稍皱缩，下面毛较密。总状轮伞花序顶生或腋生，花冠唇形，蓝紫色，上唇稍长，盔状镰形。花期 5 ～ 10 月，果期 6 ～ 11 月。

生境分布 ｜ 生长于气候温暖湿润、日照充足的地方。全国大部分地区均有生产。分布于河北、安徽、江苏、四川等地。

采收加工 ｜ 秋季采挖，除去茎叶，洗净泥土，润透后切片，晒干。生用或酒炒用。

药材鉴别 ｜ 本品呈类圆形或椭圆形的厚片。外表皮棕红色或暗棕红色，粗糙，可见纵皱纹。切面红黄色或黄棕色，可见散在黄白色筋脉点，呈放射状排列，中心略黄，外表皮暗红棕色。气微，味微苦涩。

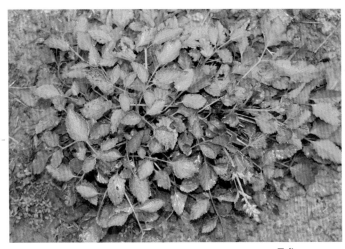

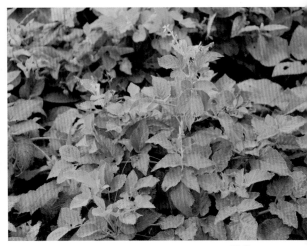

丹参　　　　　　　　　　　　　　　　　　丹参

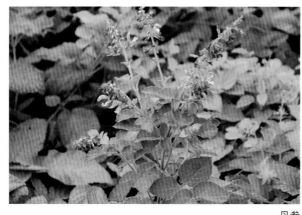

丹参

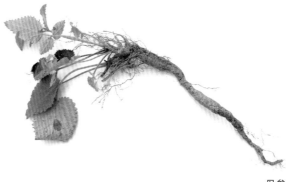

丹参

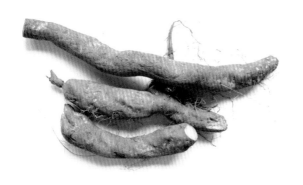

丹参药材

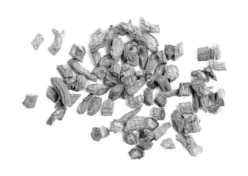

丹参饮片

性味归经｜ 苦，微寒。归心、心包、肝经。

功效主治｜ 活血祛瘀，凉血消痈，安神。本品苦能降泄，微寒清热，入心、肝二经走血分，故有凉血、活血之功；瘀热去则痛肿消，故又有消痈之能。

用法用量｜ 5 ～ 15 g，煎服。活血化瘀宜酒炙用。

精选验方｜

1. 慢性肝炎、肝脾肿大　丹参、板蓝根各 15 g，郁金 12 g。水煎服。

2. 慢性胃炎、胃及十二指肠溃疡、胃神经官能症（对于气滞血瘀，上腹疼痛者）　丹参 30 g，檀香、砂仁各 5 g。水煎服。

3. 盆腔炎　丹参溶液 15 ml。直流电导入，每日 1 次，15 次为 1 个疗程。

4. 复发性口疮　丹参 30 g。水煎服，每日 1 剂。每周前 5 日服药，停药 2 日，连续 2 周为 1 个疗程。

5. 血管性头痛　丹参 30 g，钩藤、牛膝、僵蚕（可用当归代之）、川芎、白芷各 9 g。水煎服。

6. 癫痫（对于青少年初发癫痫，属气滞血瘀者）　丹参、乌药各 100 g。每日 1 剂，水煎服，连服 3 ～ 5 日。

7. 月经不调、腹痛、腰背痛　丹参适量。研细末，每服 6 g，每日 2 次。

使用禁忌｜ 反藜芦。

丹参

当归

DANGGUI

蒙 药 名 | 当棍。

别　　名 | 加归、当归身、额日当棍、查干当棍。

来　　源 | 本品为伞形科多年生草本植物当归 *Angelica sinensis* (Oliv.) Diels 的干燥根。

识别特征 | 多年生草本，茎带紫色，有纵直槽纹。叶为二至三回奇数羽状复叶，叶柄基部膨大呈鞘，叶片卵形，小叶片呈卵形或卵状披针形，近顶端一对无柄，一至二回分裂，裂片边缘有缺刻。复伞形花序顶生，无总苞或有 2 片。双悬果椭圆形，分果有 5 棱，侧棱有翅，每个棱槽有 1 个油管，结合面 2 个油管。花期 6 ~ 7 月，果期 7 ~ 9 月。

生境分布 | 生长于高寒多雨的山区；多系栽培。分布于甘肃省岷县，产量大、质优。四川、云南、湖北、陕西、贵州等地也有栽培。

采收加工 | 甘肃当归秋末采挖，去净泥土，放置，待水分稍蒸发后，当根变软时，捆成小把，架在棚顶上，先以湿木柴火猛烘上色，再以小火熏干，经过翻棚，使色均匀，全部干度达 70% ~ 80%，停火下棚。云南当归一般在立冬前后采挖，去净泥土，勿沾水受潮以免变黑腐烂，摊晒时注意翻动，每晚收进屋内晾于通风处，以免霜冻，至干即可。

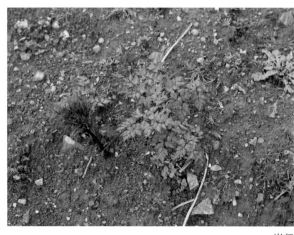

当归

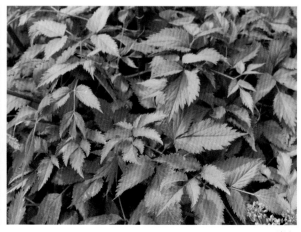

当归

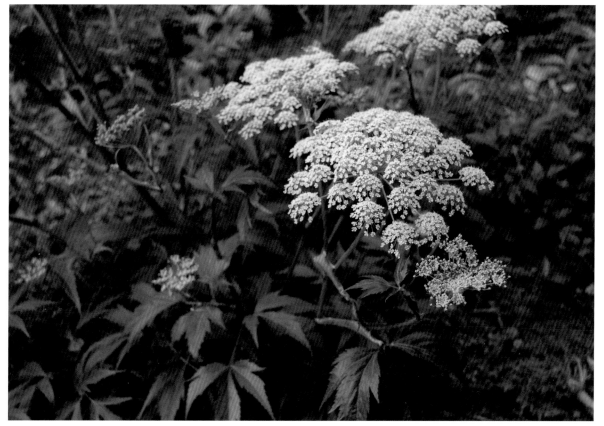

当归

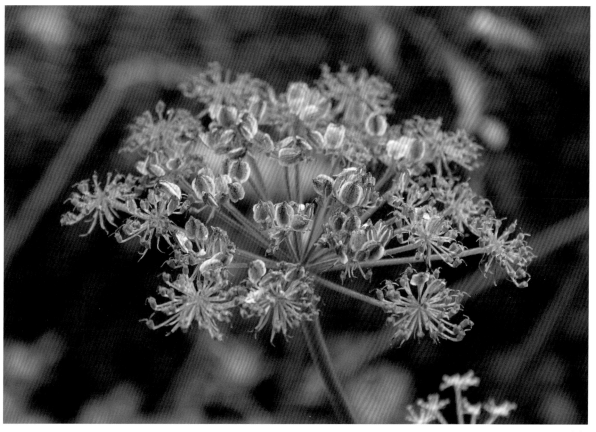

当归

当归

065

药材鉴别丨 本品为类圆形或不规则形的薄片，直径 0.3～2 cm。外表皮黄褐色至黄棕色，具纵皱纹。切面环纹明显，散有众多棕色油点，皮部外侧黄白色，近环纹处淡黄棕色或浅褐色，木部淡黄白色，有放射状纹理，皮木比约 1：1。质柔韧。有浓郁的香气，味甘、辛、微苦。

性味归经丨 甘、辛，温。归心、肝、脾经。

功效主治丨 补血调经，活血止痛，润肠通便。

用法用量丨 5～10 g，煎汤；浸酒，熬膏或入丸、散。外用：适量，多入膏药中。

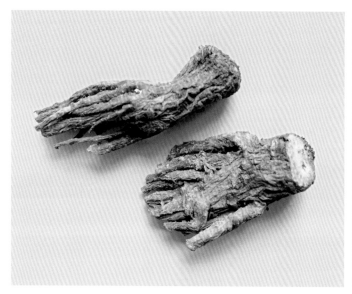

当归头药材

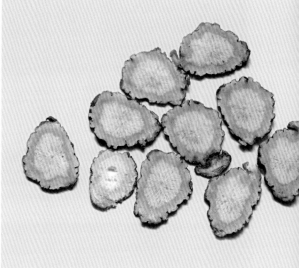

当归头饮片

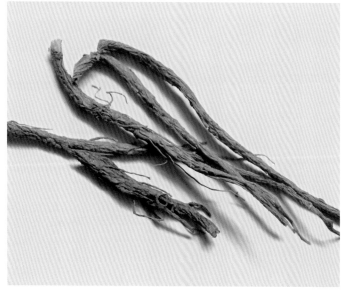

当归尾药材

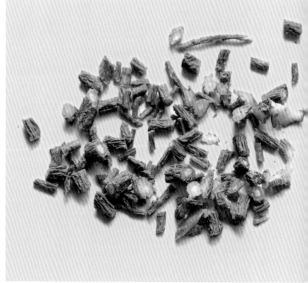

当归尾饮片

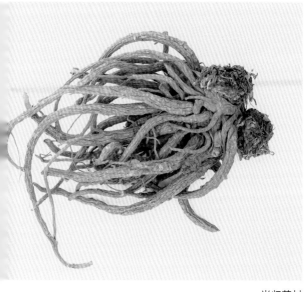

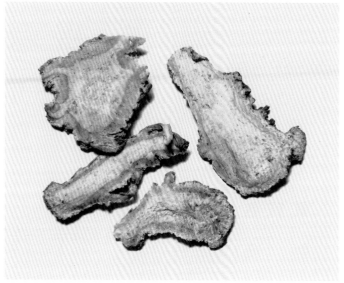

当归药材　　　　　　　　　　　　　　　　当归饮片

精选验方 |

1. 痛经　当归（米醋微炒）、延胡索、红花、没药各等份。研为末，每次 10 g，温酒调下。

2. 经闭　当归、茜草各 30 g，泽兰 15 g。每日 1 剂，水煎，分 3 次服，经来则止后服。

3. 大便不通　当归、白芷各等份。研为细末，每次 10 g，米汤下。

4. 月经前后眩晕、头痛　当归头 12 g，丹参 15 g，土茯苓 20 g。水煎服。

5. 经前小腹胀、月经量少　当归尾、丹参各 15 g，益母草 20 g。水煎服。

6. 孕妇虚燥、心烦腰倦　当归身、白莲须各 10 g，川杜仲 12 g。水煎服。

7. 过敏性鼻炎　当归、赤芍各 15 g，生地黄 24 g，川芎 6 g，苍耳、辛夷各 9 g，徐长卿 30 g。水煎取药汁，每日 1 剂，分 3 次服用，15 日为 1 个疗程。

8. 阴虚肺燥型慢性支气管炎　当归、贝母各 15 g，苦参 10 g。水煎取药汁，每日 1 剂，分 2 次服用。

9. 肺气肿　当归、黑苏子、半夏、陈皮、厚朴、前胡、杏仁（后下）各 9 g，沉香末（冲）、肉桂（后下）各 2.5 g。水煎取药汁，每日 1 剂，分 2 次服用。

10. 闭经，腰腿酸痛　当归 50 g，大黄、血竭、刺柏叶各 25 g。制成散剂，每次 1.5 ～ 3 g，每日 1 ～ 2 次，温开水送服或黄酒送服。

11. 主脉赫依病，赫依性刺痛，心悸，癫狂，失眠　当归、槟榔、肉豆蔻、广枣、葶苈子各 50 g，丁香 40 g，沉香 100 g，干姜、荜茇、白占月各 35 g，皂乌（制）200 g，木香 30 g，紫硇砂 25 g。制成水丸，每次 1 ～ 3 g，每日 1 次，用白酒、牛肉汤或骨汤送服。

使用禁忌 | 本品味甘，滑肠，湿盛中满，大便溏泻者不宜。

当归

党参
DANGSHEN

蒙 药 名 | 宋。

别 名 | 希日、野台党、潞党参、鲁杜德道尔吉。

来 源 | 本品为桔梗科多年生草本植物党参 *Codonopsis pilosula* （Franch.）Nannf. 的干燥根。

识别特征 | 多年生草本，有白色乳汁，根肥大肉质，呈长圆柱形，顶端有膨大的根头，具多数瘤状茎痕；茎缠绕，长而多分枝。叶在主茎及侧枝上互生，在小枝上近对生，叶卵形，全缘或微波状，上面绿色，被糙伏毛，下面粉绿色，密被柔毛。花单生于枝端；花萼贴生至子房中部，花冠阔钟状，黄绿色，内面有紫斑。蒴果短圆锥状，种子细小，多数。花、果期7～10月。

生境分布 | 生长于山地林边及灌丛中。分布于山西、陕西、甘肃及东北等地。以山西产的潞党参、东北产的东党参、甘肃产的西党参品质为佳。

采收加工 | 3年以上者于秋季（9～10月）采挖为佳。洗净泥土，按大小分别用绳穿起，晒至半干，用手或木板搓揉，使皮部与木部紧贴，搓、晒交替，直至全干。

药材鉴别 | 本品为类圆形的厚片。外表皮灰黄色至黄棕色，上部切片有致密的环状横纹，有时可见根头部有多数疣状突起的茎痕和芽。切面皮部淡黄色至淡棕色，木部淡黄色，有裂隙或放射状纹理，质稍硬或略带韧性，有特殊香气，味微甜。均以条粗壮、质柔润、气味浓、嚼之无渣者为佳。

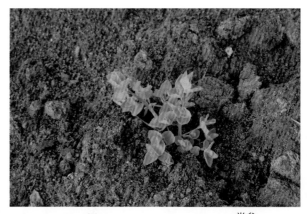

党参

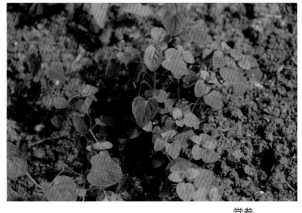

党参

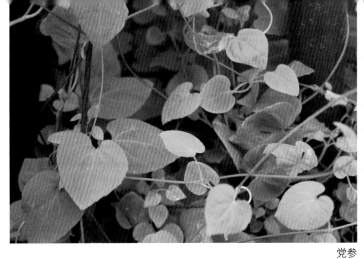

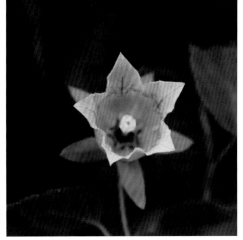

党参

党参

性味归经 甘，平。归脾、肺经。

功效主治 补中益气，生津养血。本品味甘性平，善补中气，润肺生津。尤其可贵者，健脾运而不燥，滋胃阴而不湿，润肺而不犯寒凉，养血而不偏滋腻。故有补中益气、生津养血之功。

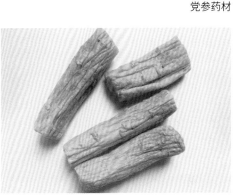

党参药材

用法用量 6～10g，大剂量可用至30g，水煎服；或入丸、散。

精选验方

1. 小儿口疮 党参50g，黄柏25g。共为细末，吹撒患处。

2. 心律失常 党参10g，麦冬8g，五味子3g。同研成细末，每日1剂，分2次服。

3. 肝癌 党参、茯苓、白术、炙黄芪、炒扁豆各9g，薏苡仁15～30g，橘皮6g，炙甘草3g。每日1剂，水煎服。

4. 心绞痛 党参20g，麦冬、黄芪、生地黄各15g，茯苓12g，丹参18g，甘草6g，五味子9g。水煎服。

5. 糖尿病 党参15g，西瓜翠、枸杞子各50g。水煎服。

6. 低血压症 党参、黄精各30g，炙甘草10g。水煎取药汁，每日1剂，顿服。

7. 气血两亏之心悸 党参、五味子、麦冬、枸杞、钩藤、牡蛎、白芍、当归、龙骨、甘草各适量。水煎取药汁，每日1剂。

8. 冠心病 党参25g，麦冬、瓜蒌各20g，五味子、红花、赤芍、丹参、薤白各15g，桂枝10g。水煎取药汁。每日1剂，分2次服用，30日为1个疗程。

使用禁忌 本品虽药性平和，但味甘能补气生热助邪，虚弱无实邪者宜用。气滞者禁用，正虚邪实者不宜单独用。反藜芦，畏五灵脂。

党参

刀豆

DAODOU

蒙 药 名 | 勃仁。

别　　名 | 色勒莫、夏龙朵、刀豆子、哈拉玛芍沙。

来　　源 | 本品为豆科植物刀豆 *Canavalia gladiata* （Jacq.）DC. 的干燥成熟种子。

识别特征 | 一年生半直立缠绕草本，高 60 ~ 100 cm。三出复叶互生，小叶阔卵形或卵状长椭圆形。总状花序腋生，花萼唇形，花冠蝶形，淡红紫色，旗瓣圆形，翼瓣狭窄而分离，龙骨瓣弯曲。荚果带形而扁，略弯曲，长可达 30 cm，边缘有隆脊。种子椭圆形，红色或褐色。花期 6 月，果期 8 月。

生境分布 | 生长于排水良好、肥沃疏松的土壤中。分布于江苏、安徽、湖北、四川等地。

采收加工 | 秋季种子成熟时采收果实，剥取种子，晒干。

药材鉴别 | 本品为不规则形的碎块，表面淡红色至红紫色，碎断面呈黄白色，油润。气微，味淡，嚼之有豆腥味。

性味归经 | 甘，温。归胃、肾经。

功效主治 | 降气止呃，温肾助阳。本品甘温助阳，入胃则温中和胃除虚寒以降气止呃，入肾则温肾助阳，故有降气止呃、温肾助阳之效。

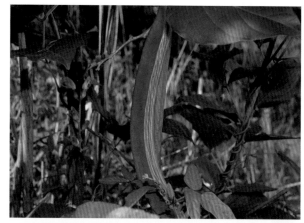

刀豆

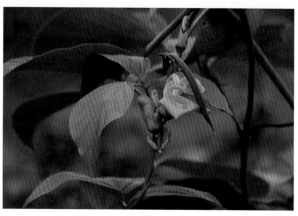

刀豆

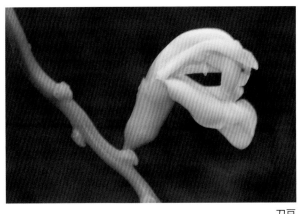
刀豆

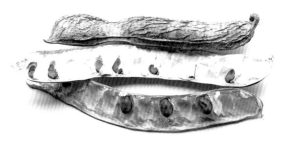
刀豆药材

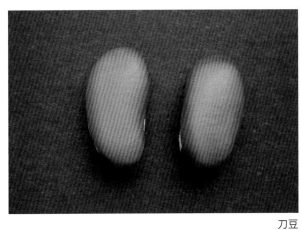
刀豆

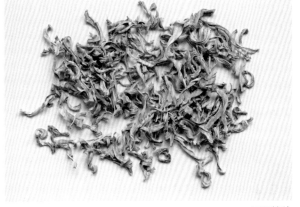
刀豆饮片

用法用量 | 10 ~ 15 g，煎服；或烧存性研末服。

精选验方 |

1. 遗尿，尿频　新鲜猪肾 1 对，洗净去膜，每肾塞入 1 颗刀豆，微火炖熟，放盐少许，早晚空腹连汤各服 1 只。轻者服 2 ~ 4 日，重者 4 ~ 8 日。

2. 落枕　刀豆壳 15 g，羌活、防风各 9 g。每日 1 剂，水煎服。

3. 气滞呃逆、膈闷不舒　刀豆（取老而绽者），每服 6 ~ 9 g。开水下。

4. 百日咳　刀豆子 10 粒（打碎），甘草 5 g。加冰糖适量，水一杯半，煎至一杯，去渣，频服。

5. 肾虚腰痛　刀豆子 2 粒。包于猪腰子内，外裹叶，烧熟食。

6. 鼻渊　老刀豆适量。文火焙干为末，酒服 15 g。

7. 小儿疝气　刀豆子适量。研细粉，每次 7.5 g，开水冲服。

8. 肾赫依病　刀豆 15 g，槟榔、苏格协木勒、冬葵果各 10 g，五灵脂 3 g。制成散剂，每次 1.5 ~ 3 g，每日 2 次，温开水送服。

9. 肾热证　刀豆、蒺藜子、杧果核、大托叶云实、海南蒲桃各 15 g。制成散剂，每次 1.5 ~ 3 g，每日 1 ~ 2 次，温开水送服。

使用禁忌 | 胃热盛者慎服。

地锦草

DIJINCAO

蒙 药 名 | 马拉干。

别 名 | 地锦、乌兰、铺地锦、斑地锦、毕日达萨金。

来 源 | 本品为大戟科一年生草本植物地锦 *Euphorbia humifusa* Willd. 的干燥全草。

识别特征 | 一年生匍匐草本。茎纤细，近基部分枝，带紫红色，无毛。叶对生；叶柄极短；托叶线形，通常 3 裂；叶片长圆形，长 4 ~ 10 mm，宽 4 ~ 6 mm，先端钝圆，基部偏狭，边缘有细齿，两面无毛或疏生柔毛，绿色或淡红色。杯状花序单生于叶腋；总苞倒圆锥形，浅红色，顶端 4 裂，裂片长三角形；腺体 4，长圆形，有白色花瓣状附属物；子房 3 室；花柱 3，2 裂。蒴果三棱状球形，光滑无毛；种子卵形，黑褐色，外被白色蜡粉，长约 1.2 mm，宽约 0.7 mm。花期 6 ~ 10 月，果实 7 月渐次成熟。

生境分布 | 生长于田野路旁及庭院间。全国各地均有分布，尤以长江流域及南方各省（区）为多。

采收加工 | 夏、秋二季采集，洗净，晒干，切段用。

药材鉴别 | 本品呈不规则段状。根表面暗红棕色，断面淡黄白色。茎细带紫红色，光滑无毛或疏生白色细柔毛，质脆易折断，断面黄白色，中空。叶片多皱缩，脱落，绿色带紫红色。气微，味微涩。

性味归经 | 苦、辛，平。归肝、胃、大肠经。

功效主治 | 清热解毒，凉血止血。本品苦能清泻，辛散能行，归肝、胃，既清热解毒，又止血活血，故有清热解毒、凉血止血之功。

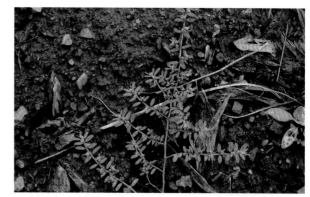

地锦草

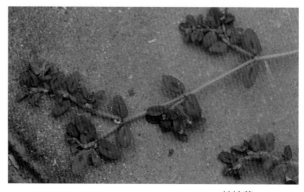

地锦草

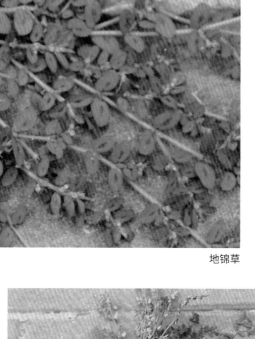

地锦草

用法用量 | 15 ～ 30 g，煎服。外用：适量。

精选验方 |

1. 细菌性痢疾 地锦草、铁苋菜、凤尾草各 50 g。水煎服。

2. 血痢不止 地锦草适量。晒研末，每服 10 g，空心米饮下。

3. 胃肠炎 鲜地锦草 50 ～ 100 g。水煎服。

4. 感冒咳嗽 鲜地锦草 50 g。水煎服。

5. 咳血，吐血，便血，崩漏 鲜地锦草 50 g。水煎或调蜂蜜服。

6. 功能失调性子宫出血 地锦草 1000 g。水煎去渣熬膏，每日 2 次，每服 7.5 g，白酒送服。

7. 湿热黄疸 地锦全草 25 ～ 30 g。水煎服。

8. 小儿疳积 地锦全草 10 ～ 15 g。同鸡肝一具或猪肝 150 g 蒸熟，食肝及汤。

9. 跌打肿痛 鲜地锦草适量。同酒糟捣匀，略加面粉外敷。

10. 蛇咬伤 鲜地锦草适量。捣敷。

11. 带状疱疹 鲜地锦草适量。捣烂，加醋搅匀，取汁涂患处。

使用禁忌 | 血虚无瘀及脾胃虚弱者慎用。

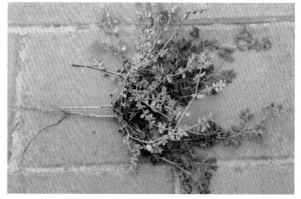

地锦草药材

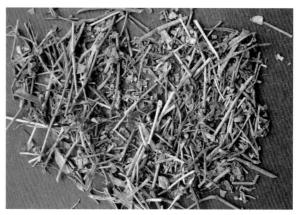

地锦草饮片

地锦草

073

地榆

DIYU

蒙 药 名 | 呼仍。

别　　名 | 苏敦柴、枣儿红、红绣球、楚冲瓦、一枝箭、马猴枣。

来　　源 | 为蔷薇科植物地榆 *Sanguisorba officinalis* L. 的根。

识别特征 | 多年生草本植物。根多呈纺锤形，表面棕褐色或紫褐色，有纵皱纹及横裂纹。茎直立，有棱，无毛或基部有稀疏腺毛。羽状复叶，基生叶小叶 4 ～ 6 对；叶柄无毛或有疏腺毛；小叶片有短柄；卵形或长圆形，长 1 ～ 7 cm，宽 0.5 ～ 3 cm，先端圆钝，稀急尖，基部心形至浅心形，边缘有多数粗大、圆钝的锯齿，两面无毛；基生托叶膜质，褐色；茎生叶较少，小叶片长圆形至长圆状披针形，狭长，先端急尖，基部微心形至圆形，茎生叶托叶大，草质，半卵形，外侧边缘有尖锐锯齿。穗状花序椭圆形，圆柱形或卵球形，直立，长 1 ～ 4 cm，直径 0.5 ～ 1 cm，紫色至暗紫色，从花序顶端向下开放；苞片 2，膜质，披针形，先端渐尖至骤尖，比萼片短或近等长，背面及边缘有柔毛；萼片 4，椭圆形至宽卵形，先端常具短尖头，紫红色；雄蕊 4，花丝丝状与萼片近等长，柱头先端盘形。瘦果包藏在宿存萼筒内，倒卵状长圆形或近圆形，外面有 4 棱。花期 7 ～ 10 月，果期 9 ～ 11 月。

生境分布 | 生长于海拔 30 ～ 3000 m 的草原、草甸、山坡草地、灌木丛中或疏林下。分布于东北、华北、西北、华东、中南及西南各省区。

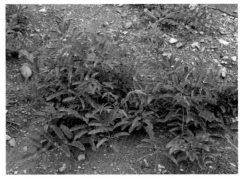

地榆

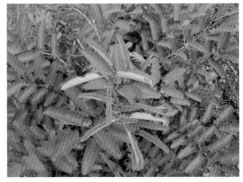

地榆

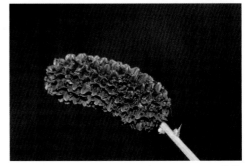

地榆

采收加工 春、秋二季采挖，除去地上茎叶，洗净，晒干。

药材鉴别 根圆柱形，略扭曲状弯曲，长18～22 cm，直径0.5～2 cm。有时可见侧生支根或支根痕。表面棕褐色，具明显纵皱纹。质坚，稍脆，折断面平整，略具粉质。横断面形成层环明显，皮部淡黄色，木部棕黄色或带粉红色，呈放射状排列。气微，味微苦涩。

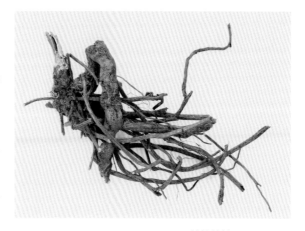

地榆药材

性味归经 味酸、苦，性冷。归热经。

功效主治 凉血止血，清热解毒，消肿敛疮。主治吐血，咯血，衄血，尿血，便血，痔血，血痢，崩漏，赤白带下，疮痈肿痛，湿疹，阴痒，水火烫伤，蛇虫咬伤。

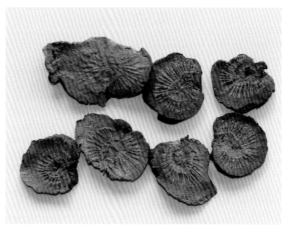

地榆饮片

用法用量 内服：煎汤，6～15 g；鲜品30～120 g；或入丸、散，亦可绞肉内服。外用：适量，煎水或捣汁外涂；也可研末或捣烂外敷。

精选验方

1. 红白痢，噤口痢 地榆6 g，乌梅（炒）5枚，山楂3 g。水煎服，红痢红糖为引，白痢白糖为引。

2. 特发性血小板减少性紫癜 生地榆、太子参各30 g，或加怀牛膝30 g。水煎服，连服2个月。

3. 胃溃疡 地榆炭、煅龙骨、煅牡蛎各9 g。研末，炒面粉60 g，煮成糊状，1次服。

4. 溃疡烂疮及烫伤、火伤 地榆根、侧柏叶各15 g。研末，调蓖麻油外敷患处。

5. 咳血 干地榆3000 g。加水煎煮2次过滤，浓缩至1200 ml，成人每次服30 ml（相当于生药7.5 g），每日4次，儿童酌减。或用干地榆水煎剂制成浸膏片（每片含地榆1.5 g），成人每次服5片，每日4次。

6. 溃疡病出血 ①地榆2 g。煎汤，分2次服。大量失血者配合输血，少数患者并用抗酸药及止痛剂。②以地榆75 g，制成煎剂200 ml，每次服100 ml，每日2次。

7. 细菌性痢疾 地榆片（每片含0.175 g）。每次6片，每日3次，小儿酌减。

8. 皮肤病 地榆适量。用火炙焦黄，研细过筛，以凡士林配成30%地榆膏，外敷患部。敷药前依皮损情况分别以油类或1∶8000高锰酸钾液洗或敷。

9. 各种出血 地榆适量。制成煮散剂，每次3～5 g，每日1～2次，水煎服。

地榆

丁香
DINGXIANG

蒙 药 名 | 高勒都。

别 名 | 额日、利西、公丁香、丁子香、母丁香。

来 源 | 为桃金娘科植物丁香 *Eugenia caryophyllata* Thunb. 的干燥花蕾。

识别特征 | 常绿乔木，高达 12 m。单叶对生，革质，卵状长椭圆形至披针形，长 5 ~ 12 cm，宽 2.5 ~ 5 cm，先端尖，全缘，基部狭窄，侧脉平行状，具多数透明小油点。花顶生，复聚伞花序；萼筒先端 4 裂，齿状，肉质。花瓣紫红色，短管状，具 4 裂片，雄蕊多数，成 4 束与萼片互生，花丝丝状；雄蕊 1 枚，子房下位，2 室，具多数胚珠，花柱锥状，细长。浆果椭圆形，长 2.5 cm，红棕色。顶端有宿萼。稍似鼓槌状，长 1 ~ 2 cm，上端蕾近似球形，下端萼部类圆柱形而略扁，向下渐狭。表面呈红棕色或暗棕色，有颗粒状突起，用指甲刻划时有油渗出。萼片 4，三角形，肥厚，外入，花瓣 4，膜质，黄棕色，覆瓦状抱合成球形，花瓣内有多数向内弯曲的雄蕊。质坚而重，入水则萼管垂直下沉。香气浓郁，味辛辣，后有微麻舌感。花期 3 ~ 6 月，果期 6 ~ 9 月。

生境分布 | 生长于路边、草坪或向阳坡地或与其他花木搭配栽植在林缘。主要分布于坦桑尼亚、马来西亚、印度尼西亚，我国海南省也有栽培。

采收加工 | 9 月至次年 3 月，花蕾由绿转红时采收，晒干。

药材鉴别 | 本品略呈研棒状。花冠近圆球形，花瓣棕褐色或褐黄色。萼筒类圆柱状而略扁，有的稍弯曲，向下渐狭，微具棱，红棕色或棕褐色，表面有颗粒状突起，用指甲刻划时有油渗出。质坚实，富油性。

性味归经 | 辛，温。归脾、胃、肾经。

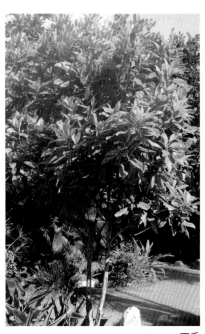

丁香

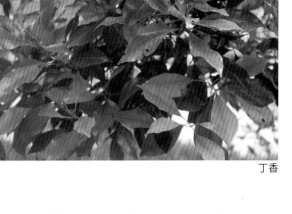

丁香　　　　　　　　　　　　　　　丁香

功效主治 | 温中降逆，散寒止痛，温肾助阳。
本品辛散温通，入脾胃，温中焦降胃气，寒凝散而疼痛止；入肾经，温下焦而助肾阳，故有此效。

用法用量 | 1.5 ～ 6 g，煎服，或入丸、散。

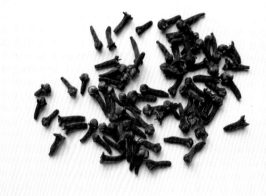

丁香饮片

精选验方 |

1. 慢性胃炎呕吐 丁香、柿蒂各 3 g，党参 12 g，生姜 6 g。水煎服。

2. 头痛 公丁香 3 粒，细辛 0.9 g，瓜蒂 7 个，赤小豆 7 粒，冰片 0.2 g，麝香 0.1 g。共为细末，取黄豆大药末放入患侧鼻腔。

3. 牙痛 丁香、厚朴各 4 g，薄荷 2 g。用开水浸泡 15 min，滤去药渣后含漱。

4. 幼儿腹泻 丁香 30 g，荜茇 10 g，胡椒、肉桂、吴茱萸各 5 g，车前子（炒）20 g。诸药共研极细末，用时取药末 100 ～ 300 mg，置入脐窝内，脐突者以食指轻按使之陷下后再放药，并以胶布固定，1 ～ 2 日换药 1 次，患脐炎或皮肤过敏者忌用。

5. 足癣 丁香 15 g，苦参、大黄、明矾、地肤子各 30 g，黄柏、地榆各 20 g。煎水外洗，每日 1 剂，每剂煎 2 次，每剂可洗 5 ～ 6 次，每次洗 15 min。

6. 口腔溃疡 丁香 9 ～ 15 g。打碎，放入杯或小瓶中，用冷开水浸过药面，约经 4 小时后，便成棕色药液，用此药液涂于口腔溃疡表面，每日 6 ～ 8 次。

7. 咽喉肿痛，音哑症 丁香、木香各 5 g，石膏、甘草各 6 g，玉簪花、诃子各 10 g。制成散剂，每次 1.5 ～ 3 g，每日 1 ～ 2 次，温开水送服。

8. 主脉赫依症，赫依性刺痛，癫狂等 丁香 40 g，槟榔、肉豆蔻、广枣、当归、葶苈子各 50 g，木香 30 g，沉香 100 g，紫硇砂 25 g，干姜、荜茇、白胡椒各 35 g，草乌（制）200 g。制成水丸，每次 1.5 ～ 3 g，温开水送服。

9. 命脉赫依症 丁香、金色诃子、肉豆蔻各等量。制成煮散剂，每次 1.5 ～ 3 g，每日 1 ～ 2 次，水煎服。

使用禁忌 | 畏郁金。

丁香

冬虫夏草
DONGCHONGXIACAO

蒙 药 名 | 浩如海。

别　　名 | 虫草、冬虫草、叶日萨贡布。

来　　源 | 本品为麦角菌科真菌冬虫夏草菌 *Cordyceps sinensis*（Berk.）Sacc. 寄生在蝙蝠蛾科昆虫幼虫上的子座及幼虫尸体的复合体。

识别特征 | 冬虫夏草菌子囊菌之子座出自寄主幼虫的头部，单生，细长如棒球棍状，长 4 ～ 11 cm。上部为子座头部，稍膨大，呈圆柱形，褐色，密生多数子囊壳。子囊壳大部分陷入子座中，先端突出于子座之外，卵形或椭圆形；每一子囊壳内有多数细长的子囊，每一子囊内有 8 个具有隔膜的子囊孢子，一般只有两个成活，线形。寄主为鳞翅目、鞘翅目等昆虫的幼虫，冬季菌丝侵入蛰居于土中的幼虫体内，使虫体充满菌丝而死亡。夏季长出子座。

生境分布 | 生长于海拔 3000 ～ 4500 m 的高山草甸区。分布于四川、青海、西藏等地。云南、甘肃、贵州也有。

采收加工 | 夏初子座出土，孢子未发散时挖取，晒六七成干，除去似纤维状的附着物及杂质，晒干或低温干燥。

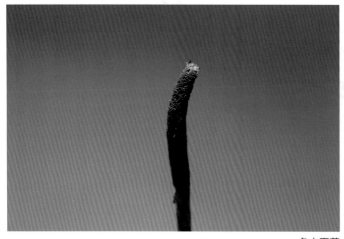

冬虫夏草

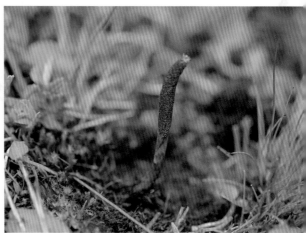

冬虫夏草

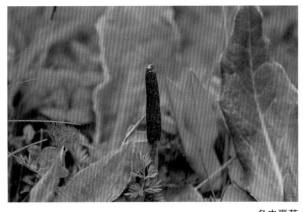

冬虫夏草

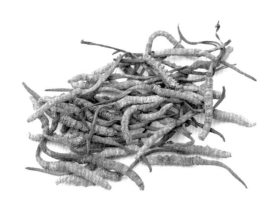

冬虫夏草药材

药材鉴别 | 本品由虫体从虫体头部长出的真菌子座相连而成。虫体似蚕，外表皮深黄色至黄棕色。质脆易断，断面略平坦，淡黄白色。气微腥，味微苦。

性味归经 | 甘，平。归肺、肾经。

功效主治 | 补肾助阳，补肺益阴，止血化痰。本品甘、平，入肾经补肾助阳，归肺经又可养肺阴，还可止血，化痰。为平补

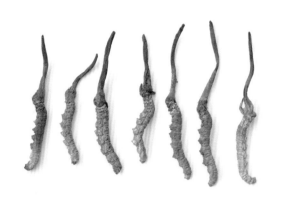

冬虫夏草药材

阴阳之品。药力和缓，也为病后体虚调补佳品。近代食疗、药膳、保健饮品也多采用。

用法用量 | 5～10 g，煎汤；或入丸、散，研末1.5～3 g。

精选验方 |

1. 肺结核咳嗽、咯血，老年虚喘　冬虫夏草30 g，贝母15 g，百合12 g。水煎服。

2. 肾虚腰痛　冬虫夏草、枸杞子各30 g，黄酒1000 ml。浸泡1星期，每次1小盅，每日2次。

3. 阳痿，遗精　冬虫夏草3～9 g，枸杞子、山药、山萸肉各10 g。水煎服，每日1剂。

4. 阳痿，遗精，自汗盗汗，胃寒怕冷　冬虫夏草10 g，公鸡1只。炖熟分次食用。

5. 女性尖锐湿疣　冬虫夏草9 g，黄芪、土茯苓各30 g，紫草根、蒲公英、蜂房、赤芍、板蓝根各20 g，败酱草15 g，蜈蚣2条，甘草6 g。水煎取药汁，每日1剂，分2次服用。

6. 妇女赫依滞血瘀，体虚乏力，浮肿，关节腰膝疼痛　冬虫夏草、硼砂（制）、丁香各5 g，益母草40 g，诃子、赤瓟子、沙棘各25 g，五灵脂、木香、刺柏叶、山柰、红花各15 g，鹿茸、土木香、小白蒿各10 g，朱砂2.5 g，熊胆、牛黄各1.5 g。制成丸剂，每次1.5～3 g，每日1～2次，温开水送服。

使用禁忌 | 有表邪者慎用。

冬葵子

DONGKUIZI

蒙 药 名 | 萨日木格。

别　　名 | 尼嘎、葵子、葵菜子、玛宁占巴。

来　　源 | 为锦葵科一年生草本植物冬葵 Malva verticillata L. 的干燥成熟种子。

识别特征 | 一年生草本，高 30 ～ 90 cm。茎直立，被疏毛或几乎无毛。叶互生；掌状 5 ～ 7 浅裂，圆肾形或近圆形，基部心形，边缘具钝锯齿，掌状 5 ～ 7 脉，有长柄。花小，丛生于叶腋，淡红色，小苞片 3，广线形；萼 5 裂，裂片广三角形；花冠 5 瓣，倒卵形，先端凹入；雄蕊多数，花丝合生；子房 10 ～ 12 室，每室有一个胚珠。果实扁圆形，由 10 ～ 12 心皮组成，果熟时各心皮彼此分离，且与中轴脱离，心皮无毛，淡棕色。花期 6 ～ 9 月。

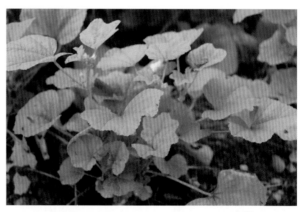

冬葵

生境分布 | 生长于平原、山野等处，多为栽培。全国各地均有产。

采收加工 | 夏、秋二季种子成熟时采收。除去杂质，阴干。

药材鉴别 | 本品呈肾形。中央凹陷，两端凸起。表面灰褐色。质坚。破开外壳，内有黄白色种仁，富有油性。气微，味涩。

性味归经 | 甘，寒。归大肠、小肠、膀胱经。

功效主治 | 利水通淋，下乳润肠。本品甘寒滑利，能通利膀胱、润滑肠道、疏通乳络，故有利水通淋、下乳润肠之功。

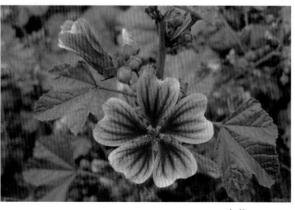

冬葵

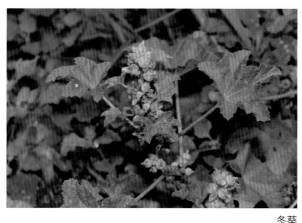
冬葵

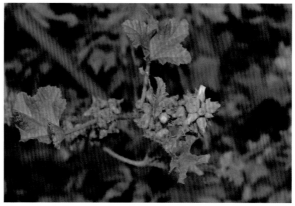
冬葵

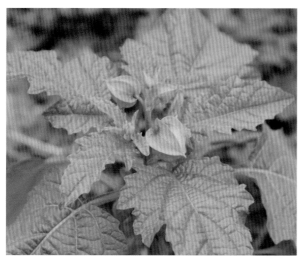
冬葵

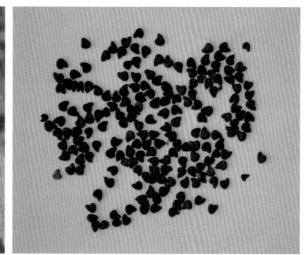
冬葵子饮片

药理作用 | 有降血糖和抗补体活性作用。

用法用量 | 10 ~ 15 g，煎服。

精选验方 |

1. 泌尿系结石 冬葵子、当归、王不留行、陈皮、石韦、滑石各 15 g。水煎服。

2. 乳腺炎，乳少（乳腺炎初期，乳汁稀少或排乳困难、乳房肿痛） 冬葵子 30 g。水、酒各半煎服；或以本品配砂仁各等量。研为细末，热酒冲服。

3. 便秘 冬葵子 15 g，薏苡仁 100 g。冬葵子洗净切碎，煮沸 10 ~ 15 min 后，再放入薏苡仁共煮，熬成粥，空腹服用。

4. 尿路感染，小便不利 冬葵子、泽泻各 15 g，茯苓皮 25 g，车前子 20 g。水煎服。

5. 肾热，膀胱热，遗精 冬葵果 9 g，栀子、苦参各 6 g，枇杷叶、茜草、紫草茸各 3 g。制成煮散剂，每次 3 ~ 5 g，每日 1 ~ 2 次，水煎服。

6. 膀胱热，尿闭，水肿等症 冬葵子、蒺藜（制）、螃蟹各 50 g。制成煮散剂，每次 3 ~ 5 g，每日 1 ~ 2 次，水煎服。

使用禁忌 | 脾虚肠滑者忌用。孕妇慎用。

独活
DUHUO

蒙 药 名 查干。

别 名 大活、布如玛、川独活、山独活、香独活、西独活。

来 源 本品为伞形科多年生草本植物重齿毛当归 *Angelica pubescens* Maxim. f. biserrata Shan et Yuan 的干燥根。

识别特征 多年生草本，高 60 ~ 100 cm，根粗大。茎直立，带紫色。基生叶和茎下部叶的叶柄细长，基部呈鞘状；叶为 2 ~ 3 回 3 出羽状复叶，小叶片 3 裂，最终裂片长圆形，两面均被短柔毛，边缘有不整齐重锯齿；茎上部叶退化成膨大的叶鞘。复伞形花序顶生或侧生，密被黄色短柔毛，伞幅 10 ~ 25，极少达 45，不等长；小伞形花序具花 15 ~ 30 朵；小总苞片 5 ~ 8；花瓣 5，白色，雄蕊 5；子房下位。双悬果背部扁平，长圆形，侧棱翅状，分果槽棱间有油管 1 ~ 4 个，合生面有 4 ~ 5 个。花期 7 ~ 9 月，果期 9 ~ 10 月。

生境分布 生长于山谷沟边或草丛中，有栽培。分布于湖北、四川等地。

采收加工 秋末或春初采挖，洗净泥土，切片晒干，生用。

药材鉴别 本品为类圆形或不规则形的薄片，直径 1.5 ~ 3 cm。外表皮棕褐色或暗褐色，具纵皱纹，有的可见横纹。切面灰黄色至黄棕色，有棕色环纹，散有众多棕色油点，有裂隙，皮部近环纹处色略深。皮木比约 2 ：3。质稍硬。有特异香气，味苦、辛，微麻舌。

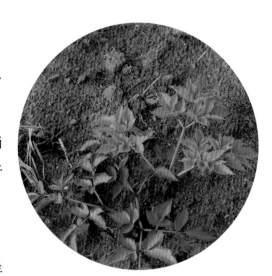

重齿毛当归

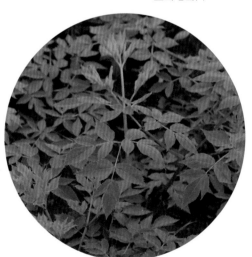

重齿毛当归

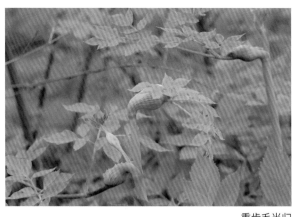
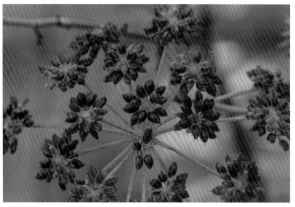

重齿毛当归　　　　　　　　　　　　　　　重齿毛当归

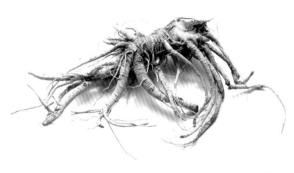
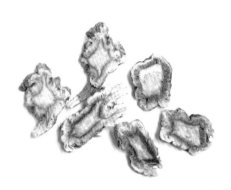

独活药材　　　　　　　　　　　　　　　独活饮片

性味归经 辛、苦，微温。归肝、膀胱经。

功效主治 祛风湿，止痹痛，解表邪。本品辛能散风、苦能燥湿，归肝经走筋脉，故能祛关节筋脉之风湿而有止痹痛之效。温能胜寒，入膀胱经走太阳经主一身之表，故能解肌表风寒之邪。

用法用量 5～15 g，煎服。

精选验方

1. 慢性气管炎 独活 15 g，红糖 25 g。加水煎成 100 ml，分 3～4 次服。

2. 青光眼 独活、羌活、五味子各 6 g，白芍 12 g。水煎服。

3. 面神经炎 独活、薄荷、白芷各 30 g。共研为细末，炼蜜为丸，每丸 3 g，每日 3 丸，口含服。

4. 风湿腰痛 独活 50 g，杜仲、续断各 15 g。米酒一杯为引，水煎服。

5. 阴寒头痛 独活 10 g，细辛 3 g，川芎 12 g。水煎服。

6. 腰腿疼痛 独活、牛膝各 15 g，祖师麻 10 g。水煎服。

7. 产后中风、虚人不可服他药者 独活 90 g。用水 600 ml，煎取 200 ml，分服。

8. 风牙肿痛 独活适量。煮酒热漱。

使用禁忌 本品辛温燥散，凡非风寒湿邪而属气血不足之痹证者忌用。

独活

杜仲
DUZHONG

蒙 药 名 | 曹门。

别　　名 | 曹木兴、玉丝皮、丝连皮、丝棉皮。

来　　源 | 为杜仲科植物杜仲 *Eucommia ulmoides* Oliv. 的树皮。

识别特征 | 落叶乔木，高达 20 m，树皮灰色，折断有银白丝。幼枝有黄褐色毛，后变无毛，老枝有皮孔。单叶互生；叶柄长 1 ～ 2 cm，上面有槽，被散生长毛；叶椭圆形，长 7 ～ 15 cm，宽 4 ～ 6 cm，先端渐尖，基部楔形，边缘有锯齿，下面脉上有毛；侧脉 6 ～ 9 对。花单性，雌雄异株，花生于当年枝基部，雄花无花被，花梗无毛；雄蕊长约 1 cm，无毛，无退化雌蕊；雄花单生，花梗长约 8 mm，子房 1 室，先端 2 裂，子房柄极短。翅果扁平，长椭圆形，先端 2 裂，基部楔形，周围具薄翅；坚果位于中央，与果梗相接处有关节。早春开花，秋后果实成熟。

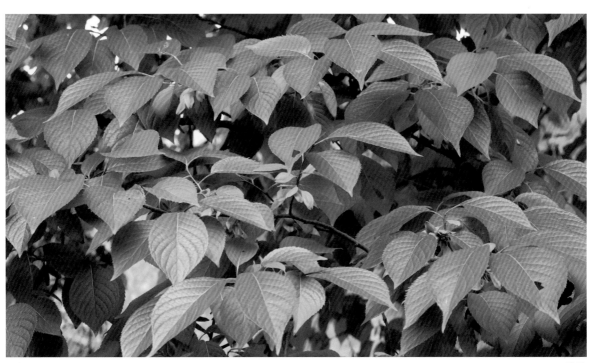

杜仲

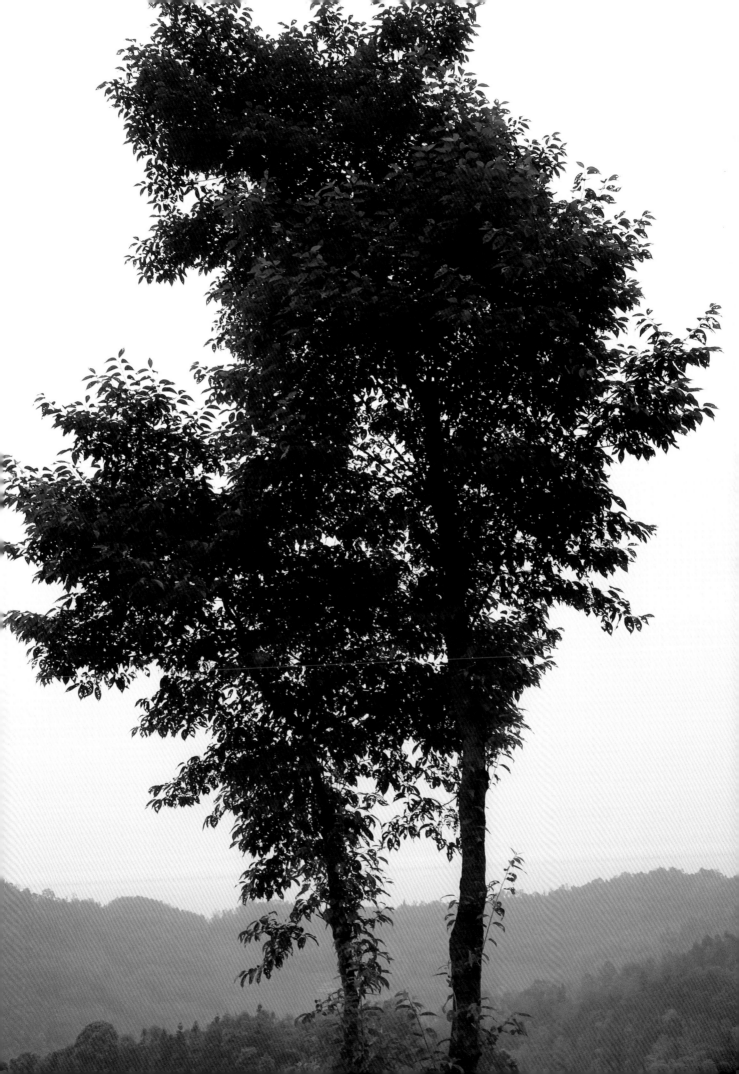

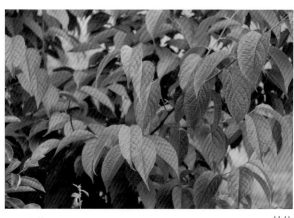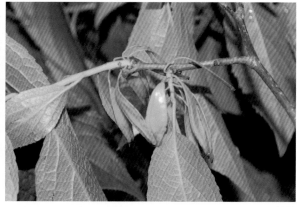

杜仲　　　　　　　　　　　　　　　　　　　　杜仲

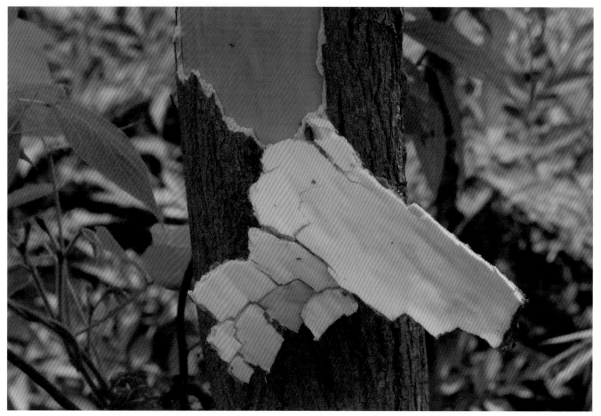

杜仲

生境分布｜生长于海拔 300 ～ 1500 m 的低山、谷地或疏林中。分布于贵州、陕西、甘肃、浙江、河南、湖北、四川、云南等省区。现各地广泛栽种。

药材鉴别｜树皮呈扁平的板块状、卷筒状，或两边稍向内卷的块片，大小不一，厚 2 ～ 7 mm。外表面淡灰棕色或灰褐色，平坦或粗糙，有明显的纵皱纹和不规则的纵裂槽纹，未刮去粗皮者有斜方形、横裂皮孔，有时并可见淡灰色地衣斑。内表面暗紫褐色或红褐色，光滑。质脆，易折断，折断面粗糙，有细密银白色并富弹性的橡胶丝相连。以皮厚而大、粗皮刮净、内表面色暗紫、断面银白色橡胶丝多者为佳。

性味归经｜味甜，性热。归冷经。

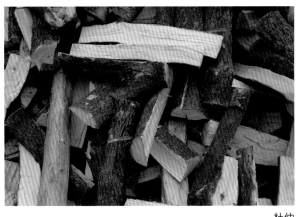

杜仲

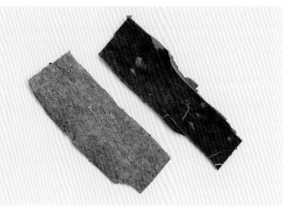

杜仲药材

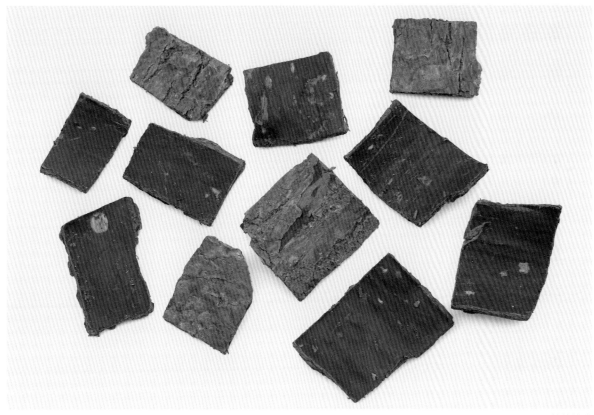

杜仲饮片

功效主治 ┃ 补肝肾，强筋骨。主治腰痛，头晕，胎动不安。

用法用量 ┃ 内服：煎汤，6～15g；或浸酒；或入丸、散。

精选验方 ┃

1. 头晕目眩 杜仲60g，芭蕉根30g。煨水服。

2. 虚劳腰痛 杜仲30g。研末，蒸羊肾2个服。

3. 胎动不安 杜仲、黄芩各15g，艾叶12g，花粉6g，川芎3g。煨水服。

4. 各类骨折，颅骨骨折 杜仲、石决明（制）、赤石脂（制）、代赭石（制）、炉甘石（制）、寒水石（制）各等量。制成散剂，每次1.5～3g，每日1～2次，白酒或温开水送服。

杜仲

儿茶

ERCHA

蒙 药 名 ｜ 干巴日。

别　　名 ｜ 道扎、孩儿茶、乌爹泥。

来　　源 ｜ 为豆科植物儿茶 *Acacia catechu*（L.f.）Willd. 的去皮枝、干的干燥煎膏。

识别特征 ｜ 落叶乔木，皮棕色或灰棕色，常呈条状薄片开裂，不脱落，小枝细，有棘刺。叶为偶数二回羽状复叶，互生。总状花序腋生，花黄色或白色。荚果扁而薄，紫褐色，有光泽，有种子 7 ～ 8 枚。花期 8 ～ 9 月，果熟期 2 ～ 3 月。

生境分布 ｜ 生长于向阳坡地。分布于云南西双版纳傣族自治州，广西等地也有栽培。

采收加工 ｜ 儿茶膏：一般在 12 月至翌年 3 月，采收儿茶的枝干，剥去外皮，砍成碎片，加水煎熬后，过滤，浓缩成糖浆状，冷却，倾于特制的模型中，干后即成。

药材鉴别 ｜ 本品为不规则的块状或颗粒状，表面黑褐色，有胶质亮光。有黏性。质地坚或较松。无臭，味苦、涩。

性味归经 ｜ 苦、涩，微寒。归肺经。

功效主治 ｜ 收湿敛疮，生肌止血，清热化痰。本品苦涩，能燥湿敛疮而用于湿疮、溃疡等证，又能收敛止血用于各种出血证。本品性寒归肺经，故可清肺化痰，用于肺热咳喘。

药理作用 ｜ 本品有收敛、止血作用。体外实验对多种皮肤真菌及金黄色葡萄球菌、多种杆菌有不同程度的抑制作用，能降低肝脏以外其他脏器组织的毛细血管通透性。

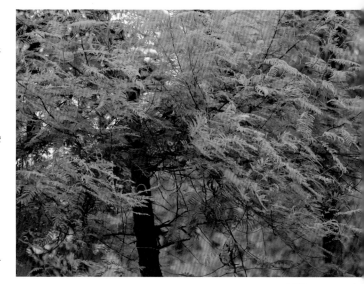

儿茶

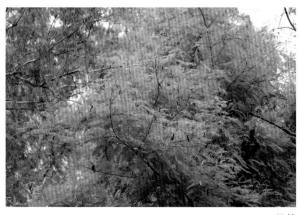
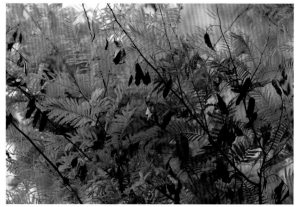

儿茶 儿茶

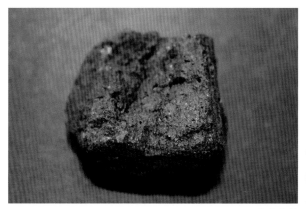
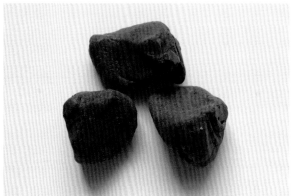

儿茶药材 儿茶药材

用法用量 1～3 g。内服：多入丸、散，煎汤可适当加量。外用：适量，研末撒或调敷。

精选验方

1. 扁桃体炎 儿茶、柿霜各15 g，冰片0.6 g，枯矾10 g。共研细粉，用甘油调成糊状，搽患处。

2. 口疮糜烂 儿茶5 g，硼砂2.5 g。共研细粉，敷患处。

3. 疮疡久不收口、湿疹 儿茶、龙骨各5 g，冰片0.5 g。共研细粉，敷患处。

4. 肺结核咯血 儿茶50 g，明矾40 g。共研细末，水煎服，每次0.1～0.2 g，每日3次。

5. 溃疡性结肠炎 儿茶（另包）、白头翁、黄柏、地榆各16 g。加水500 ml，煎取药汁150 ml。每日1剂，药温保持在35℃，灌肠。病重者早、晚各灌1次，病轻者每晚1次，15日为1个疗程。

6. 结节型子宫颈癌 儿茶、血竭、铜绿、穿山甲、炉甘石、黄柏各9 g，蜈蚣、冰片各3 g，麝香适量。研细末和匀备用，每日1剂，分2次服用。

7. 协日乌素疮、疖、外伤 儿茶3 g，轻粉、滑石粉各1.5 g，冰片0.15 g，龙骨3 g。制成散剂，外用，适量撒患处。

使用禁忌 寒湿之证者忌用。

儿茶

茯苓
FULING

蒙 药 名 | 那日松。

别　　名 | 云苓、玛格、白茯苓、赤茯苓。

来　　源 | 本品为多孔菌科真菌茯苓 *Poria cocos*（Schw.）Wolf 的干燥菌核。多寄生于松科植物赤松或马尾松等的树根上。

识别特征 | 寄生或腐寄生。菌核埋在土内，大小不一，表面淡灰棕色或黑褐色，断面近外皮处带粉红色，内部白色。子实体平伏，伞形，直径 0.5～2 mm，生长于菌核表面成一薄层，幼时白色，老时变浅褐色。菌管单层，孔多为三角形，孔缘渐变齿状。

生境分布 | 生长于松科植物赤松或马尾松等树根上，深入地下 20～30 cm。分布于湖北、安徽、河南、云南、贵州、四川等地。

采收加工 | 7～9 月采挖。除去泥土，堆积，上覆草垫使"发汗"，析出水分。然后取出摊放于通风阴凉处，待其表面干燥后再行"发汗"。如此反复 3～4 次，至表面皱缩，皮色变为褐色，再置阴凉处晾至全干，即为"茯苓个"。切制：于"发汗"后趁湿切制，也可取干燥茯苓个以水浸润后切制。将茯苓菌核内部的白色部分切成薄片或小方块，即为白茯苓；削下来的黑色外皮部即为茯苓皮；茯苓皮层下的赤色部分，即为赤茯苓；带有松根的白色部分，切成正方形的薄片，即为茯神。切制后的各种成品，均需阴干，不可炕干，并宜放置阴凉处，不能过于干燥或通风，以免失去黏性或发生裂隙。

药材鉴别 | 本品为不规则形的薄片，大小不一。表面白色，淡红色或淡棕色。体重，质坚实，切面颗粒状。无臭，味淡，嚼之粘牙。

性味归经 | 甘、淡，平。归心、脾、肾经。

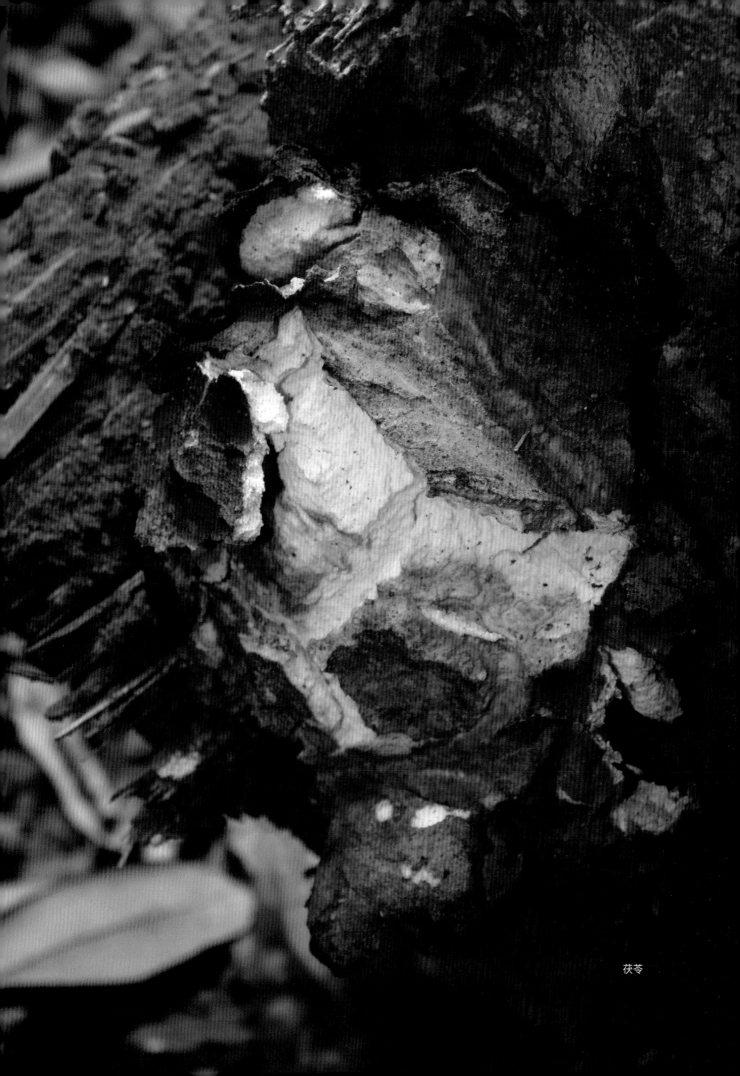

茯苓

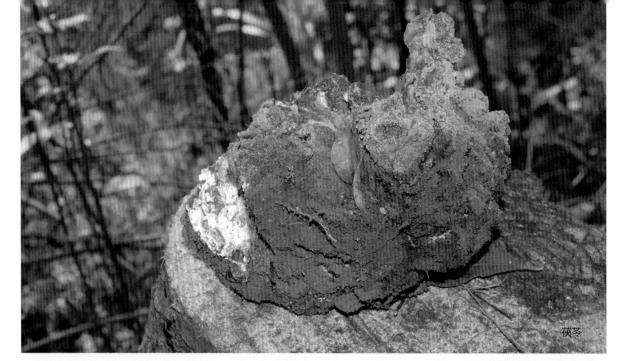

茯苓

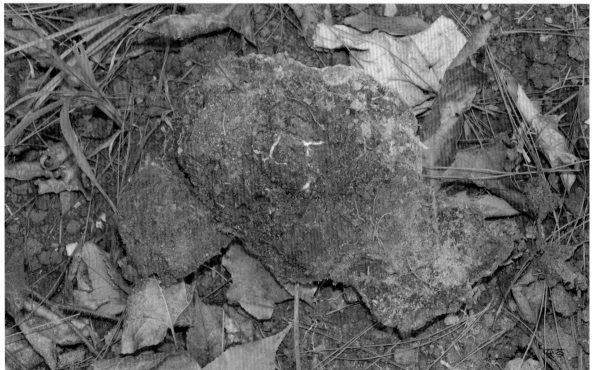

茯苓

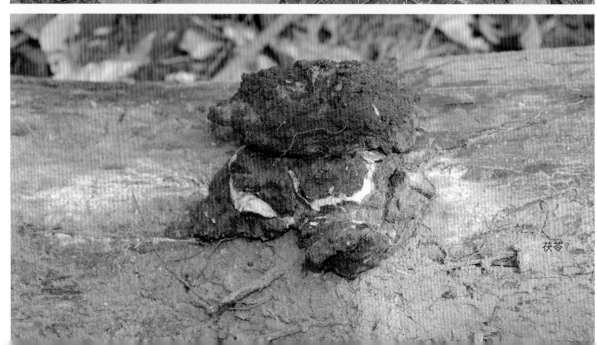

茯苓

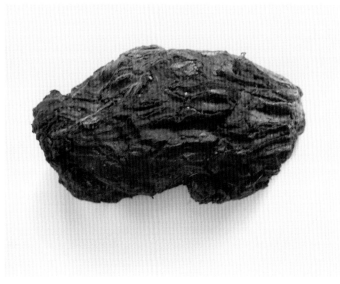

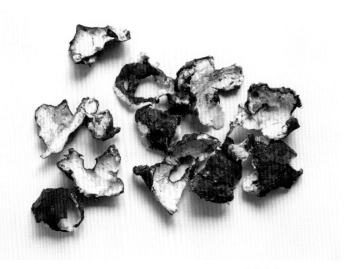

茯苓药材　　　　　　　　　　　　　　　茯苓饮片

功效主治 | 利水渗湿，健脾安神。本品甘补淡渗，既能渗泄水湿，又能健脾补中。中气旺、气血充，心神得养则自安，故有利水渗湿、健脾安神之效。其性平力缓，无寒热之偏，故为临床所常用。

用法用量 | 10～15 g，煎服。

精选验方 |

1. 喉癌，痰浊凝聚　茯苓 25 g，山豆根 15 g，橘红 12 g，枳实、党参各 10 g，制胆南星、制半夏、菖蒲、僵蚕、莪术、甘草各 9 g，竹茹 6 g。水煎取药汁，每日 1 剂，分 2 次服用。

2. 急性细支气管炎　茯苓、山药各 13 g，子芩、全虫（全蝎）、川贝母、地龙、白术各 7 g，胆南星、甘草各 5 g。水煎取药汁，每日 1 剂，分 2 次服用。

3. 小儿支气管炎　茯苓 9 g，前胡 5 g，半夏、枳壳各 4.5 g，紫苏叶、薄荷、陈皮、甘草、白芷各 3 g。水煎取药汁，每日 1 剂，分 2 次服用。

4. 老年性慢性支气管炎证属痰湿壅肺型者　茯苓 12 g，川贝母 9 g，陈皮、半夏、枳实、知母各 6 g，紫苏子 5 g，炙甘草、生姜各 3 g，天南星 1.5 g。水煎取药汁，每日 1 剂，分 2 次服用，连服 15 剂为 1 个疗程。

5. 急性胃肠炎　茯苓、佩兰、藿香、苍术、刺黄连各 15 g。水煎服。

6. 脾虚湿盛、小便不利　茯苓、猪苓、泽泻、白术各 20 g，桂枝 10 g。水煎服。

7. 脾虚食少脘闷　茯苓 25 g，白术、党参各 15 g，枳实、陈皮、生姜各 10 g。水煎服。

使用禁忌 | 虚寒精滑、气虚下陷者宜慎用。入药宜切制成薄片，以利药力溶出。

茯苓

甘草
GANCAO

蒙 药 名 | 希和日。

别　　名 | 毛敦乃、兴阿日、生甘草、甘草梢、苏达勒杜。

来　　源 | 为豆科植物甘草 *Glycyrrhiza uralensis* Fisch. 的干燥根及根茎。

识别特征 | 甘草为多年生草本植物，高 30 ~ 80 cm，根茎多横走，主根甚发达。外皮红棕色或暗棕色。茎直立，有白色短毛和刺毛状腺体。奇数羽状复叶互生，小叶 7 ~ 17 对，卵状椭圆形，全缘，两面被短毛及腺体。总状花序腋生，花密集。花萼钟状，外被短毛或刺状腺体，花冠蝶形，紫红色或蓝紫色。荚果扁平，呈镰刀形或环状弯曲，外面密被刺状腺毛，种子扁卵圆形，褐色。花期 6 ~ 8 月，果期 7 ~ 10 月。

生境分布 | 生长于干旱、半干旱的荒漠草原及沙漠边缘和黄土丘陵地带。分布于内蒙古、山西、甘肃、新疆等地。

采收加工 | 春、秋二季均可采挖，但以春季为佳。将挖取的根和根茎，切去茎基的幼芽串条、枝杈、须根，洗净。截成适当的长短段，按粗细、大小分等，晒至半干，打成小捆，再晒至全干，去掉栓皮者，称"粉甘草"。

药材鉴别 | 本品为类圆形或椭圆形厚片，或斜片。表面黄白色，略显纤维性，中间有一较明显的棕色环纹及放射状纹理，有裂隙。周边棕红色、棕色或灰棕色，粗糙，具纵皱纹。质坚，有粉性。气微，味甜而特殊。粉甘草表面淡黄色，显菊花纹，周边光洁，淡黄色，有刀削痕迹，质坚实，粉性，气味同甘草。

性味归经 | 甘，平。归心、肺、脾、胃经。

功效主治 | 补脾益气，祛痰止咳，清热解毒，缓急止痛，调和诸药。本品甘平，为治脾胃要药。生用偏凉，能清热解毒，祛痰止咳，炙用偏温，能补中益气。其甘缓之性又可缓急止痛，调和药性。

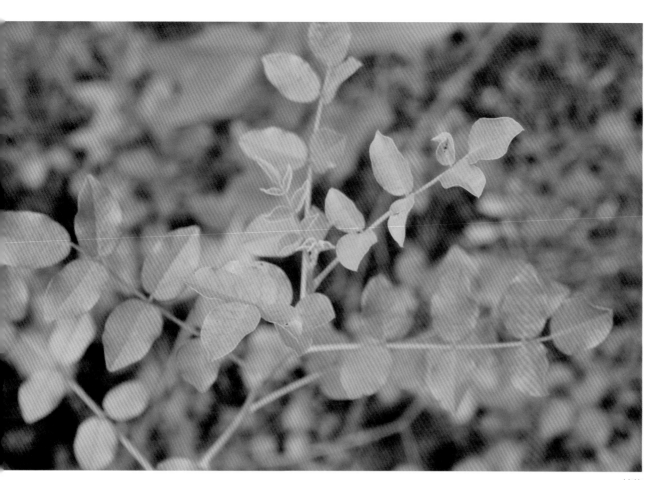

甘草

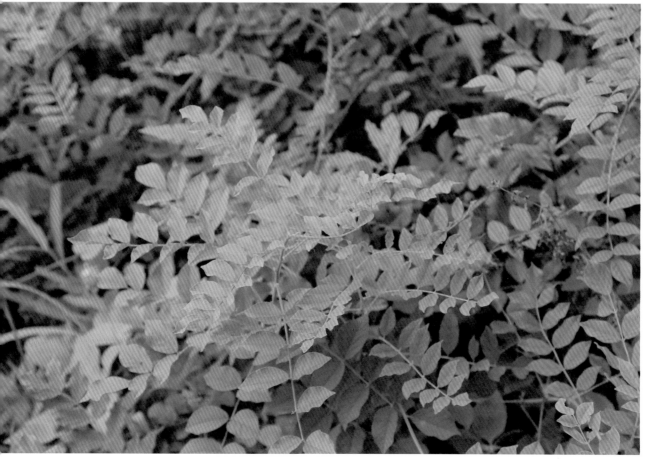

甘草

甘草

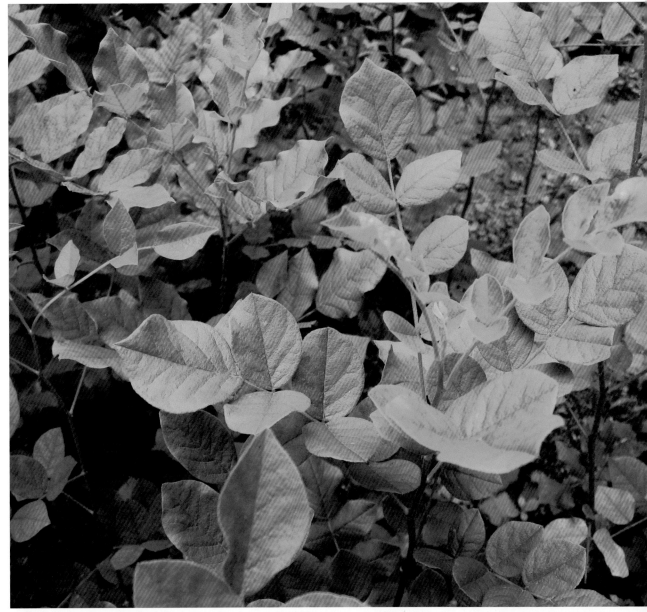

甘草

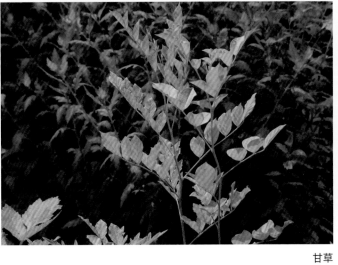

甘草

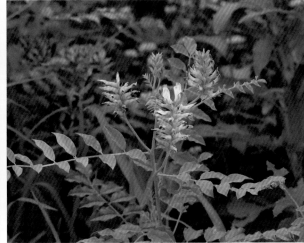

甘草

药理作用 | 具有盐皮质激素及糖皮质激素样作用。有抗炎、抗变态反应作用，有抗消化道溃疡作用，解毒作用，解痉作用。

用法用量 | 3～10 g，煎服。生用：清热解毒。炙用：补中益气。

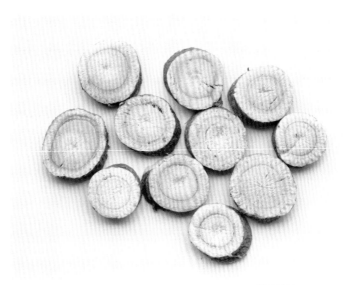

甘草饮片

精选验方 |

1. 消化性溃疡 甘草粉适量。口服，每次 3～5 g，每日 3 次。

2. 特发性血小板减少性紫癜 甘草 12～20 g。水煎，早、晚分服。

3. 室性早搏 生甘草、炙甘草、泽泻各 30 g。水煎服，每日 2 剂，早、晚分服。

4. 肺结核 甘草 50 g。每日 1 剂，煎汁分 3 次服用。

5. 胃及十二指肠溃疡 甘草、海螵蛸各 15 g，白术、延胡索各 9 g，白芍 12 g，党参 10 g。水煎服。

6. 癔症 甘草 25 g，大枣 50 g，浮小麦 20 g。水煎服。

7. 暑热烦渴 甘草 5 g，西瓜翠衣 50 g，滑石 30 g。水煎服。

8. 过敏性鼻炎 甘草 8 g，乌梅、柴胡、防风、五味子各 12 g。水煎取药汁，每次饮用时加 15 g 蜂蜜，每日 1 剂，分 2 次服用。

9. 流行性感冒 甘草 15 g，贯众、板蓝根各 30 g。用开水冲泡，代茶饮用，每日 1 剂，不拘时频饮。

10. 急性咽炎 甘草 3 g，桔梗 6 g，葱白 2 根。将桔梗、甘草放入适量清水中煎煮 6 min，再放入葱白，焖 2 min，即成。趁热服用，早、晚各 1 次。

11. 肺腑血热，胸背刺痛，咳嗽 甘草 5 g，北沙参 25 g，紫草茸 14 g，拳参 7.5 g。制成煮散剂，每次 3～5 g，每日 1～3 次，水煎服。

12. 陈旧性肺热，肺脓疡，气管病 甘草 15 g，沙棘 30 g，葡萄干 20 g，栀子 10 g，木香 25 g。制成散剂，每次 1.5～3 g，每日 1～3 次，温开水送服。

使用禁忌 | 恶心呕吐者忌用。各种水肿、肾病、高血压、低血钾、充血性心力衰竭不宜服。不宜与洋地黄、利尿药、水杨酸、磺酰脲类降糖药合用。

甘草

干姜
GANJIANG

蒙 药 名 | 嘎。

别　 名 | 札嘎、哈伦、曼嘎、淡干姜、白干姜。

来　 源 | 为姜科植物姜 *Zingiber officinale* Rosc. 的干燥根茎。

识别特征 | 本品呈扁平块状，长 3 ~ 6 cm。表皮皱缩，灰黄色或灰棕色。质硬，断面粉性和颗粒性，白色或淡黄色，有黄色油点散在。气香，味辣。去皮干姜表面平坦，淡黄白色。花期 6 ~ 8 月，果期 12 月至翌年 1 月。

生境分布 | 生长于阳光充足、排水良好的沙质地。分布于四川、广东、广西、湖北、贵州、福建等地。

采收加工 | 冬季采挖，除去须根及泥沙，晒干或低温干燥。

药材鉴别 | 本品为不规则的厚片或段片。表面灰棕色或浅黄棕色，粗糙；切面黄白色或灰白色，内皮层环明显，具筋脉点。质坚脆。香气特异，味辛辣。

性味归经 | 辛，热。归脾、胃、心、肺经。

功效主治 | 温中散寒，回阳通脉，温肺化饮。本品辛热燥烈，为温中散寒之主药。

药理作用 | 有镇呕、镇静、镇痛、祛风健胃、止咳等作用。姜的乙醇提取液能直接兴奋心脏，对血管运动中枢有兴奋作用。

用法用量 | 3 ~ 10 g，煎服。

精选验方 |

1. 中寒水泻　干姜（炮）适量。研细末，饮服 10 g。

2. 崩漏、月经过多　干姜（炮）10 g，艾叶 15 g，红糖适量。水煎服。

3. 脾寒疟疾　干姜、高良姜等量。研细末，每次 6 g，水冲服。

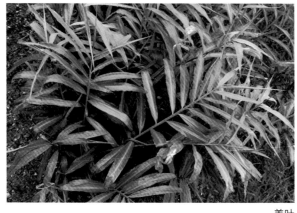

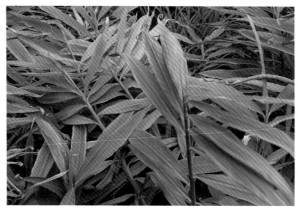

姜叶 姜叶

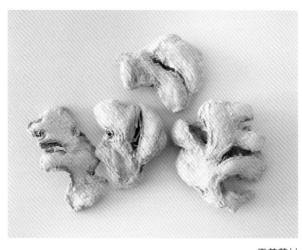

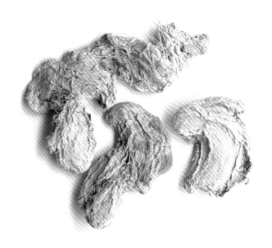

干姜药材 干姜饮片

4. 赤痢 干姜适量。烧黑存性，候冷为末，每次 3 g，用米汤送饮。

5. 痛经 干姜、红糖、大枣各 30 g。将大枣去核洗净，干姜洗净切片，加红糖同煎汤服，每日 2 次，温热服。

6. 小儿腹泻 干姜、艾叶、小茴香各 20 g，川椒 15 g。共为细末，然后以鲜姜 30 g 捣烂拌匀，敷于脐部并以热水袋保持温度，昼夜持续，5 日为 1 个疗程。

7. 妊娠呕吐 干姜、人参各 50 g，半夏 100 g。研细末，以生姜糊为丸，如梧桐子大，每次 10 丸，每日 3 次。

8. 胃寒痛 小茴香、干姜、木香各 15 g，甘草 10 g。水煎服。

9. 胃火衰败，消化不良，巴达干赫依病 干姜、全石榴、白豆蔻、肉桂、荜茇、光明盐各等量。制成散剂，每次 1.5 ~ 3 g，每日 2 ~ 3 次，温开水送服。

10. 呕吐，腹泻，哮喘，痔疮，浮肿 干姜 1.5 g，冬青叶 10 g，白胡椒 15 g，肉桂 6.5 g，白豆蔻 5 g，荜茇 1 g。制成散剂。每次 1.5 ~ 3 g，每日 2 ~ 3 次，温开水送服。

使用禁忌 ┃ 阴虚内热、血热妄行者忌用。孕妇慎用。

干姜

高良姜

GAOLIANGJIANG

蒙 药 名 | 乌兰。

别　　名 | 东拉、宝日、良姜、嘎玛尔、道格新。

来　　源 | 为姜科植物高良姜 *Alpinia officinarum* Hance 的干燥根茎。

识别特征 | 多年生草本，高 30～110 cm，根茎棕红色或紫红色。叶互生，叶片线状披针形，先端渐尖或尾尖，基部渐窄，全缘或具不明显的疏钝齿，两面颓净；叶鞘开放抱茎，叶舌膜质，长达 3 cm，棕色。总状花序顶生，花序轴被绒毛，小苞片极小，花萼先端不规则 3 浅圆裂，外被短毛；花冠管漏斗状。蒴果球形，不开裂，被绒毛，熟时橙红色。花期 4～9 月，果期 5～11 月。

生境分布 | 生长于山坡、旷野的草地或灌木丛中。分布于广东、广西、台湾等地。

采收加工 | 夏末秋初采挖生长 4～6 年的根茎，除去地上茎、须根及残留鳞片，洗净，切段，晒干。

药材鉴别 | 本品为类圆形或不规则形的薄片。外皮棕红色至暗褐色。切面灰棕色或红棕色，纤维性，中柱约占三分之一。质坚韧。气香，味辛辣。

性味归经 | 辛，热。归脾、胃经。

功效主治 | 散寒止痛，温中止呕。本品辛热散寒，专祛脾胃之寒邪，故有温中散寒、止呕、止痛之效。

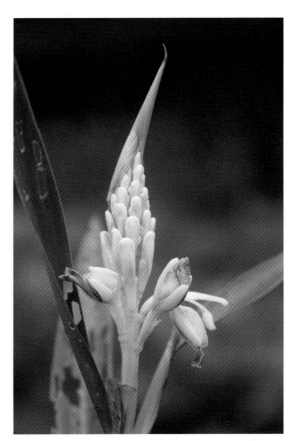

高良姜

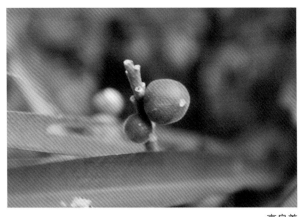
高良姜

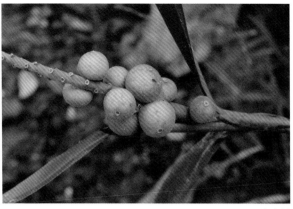
高良姜

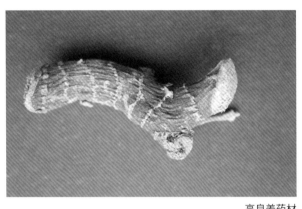
高良姜药材

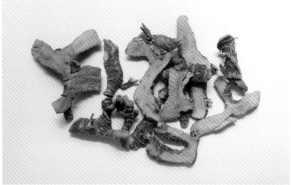
高良姜饮片

药理作用 有促进胃酸分泌和小肠收缩，抑制前列腺素合成，抑制炭疽杆菌、白喉杆菌、溶血性链球菌、枯草杆菌、肺炎双球菌、金黄色葡萄球菌、人型结核杆菌等作用。

用法用量 3～10 g，煎服；研末服，每次3 g。

精选验方

1. 消化不良，呃逆，巴达干赫依症 高良姜、紫硇砂各20 g，石菖蒲50 g，木香30 g。制成散剂，每次1.5～3 g，每日2～3次，温开水送服。

2. 肺病 高良姜、西红花、丁香、天门冬、全石榴、甘草、胡椒各等量。制成散剂，每次1.5～3 g，每日1～2次，温开水送服。

3. 寒性肾病 高良姜、大托叶云实、芡实、刀豆各25 g，白豆蔻100 g，荜茇15 g，螃蟹12.5 g。制成散剂，每次1.5～3 g，每日1～2次，温开水送服。

4. 胃痛 高良姜、制香附、元胡、乌贼骨各30 g，姜半夏10 g。上药研末，每次3 g，每日3次，饭前温开水送服。

5. 胃寒病、吐清水 高良姜、延胡索各15 g。水煎服。

6. 胃寒气滞作痛 高良姜、制香附各100 g。共研细粉，水泛为丸，每次5 g，每日3次。

7. 胸胁胀痛 高良姜、厚朴、当归各15 g，桂心5 g，生姜10 g。水煎服。

使用禁忌 阴虚有热者忌服。

钩藤

GOUTENG

蒙 药 名 | 嘎日迪音。

别　　名 | 冲德日、钓钩藤、钓藤勾、金钩藤、双钩藤。

来　　源 | 为茜草科植物钩藤 *Uncaria rhynchophylla*（Miq.）Jacks. 的带钩茎枝。

识别特征 | 常绿木质藤本植物，长可达 10 m。小枝四棱柱形，褐色，秃净无毛。叶腋有成对或单生的钩，向下弯曲，先端尖，长 1.7 ~ 2 cm。叶对生；具短柄；叶片卵形、卵状长圆形或椭圆形，长 5 ~ 12 cm，宽 3 ~ 7 cm，先端渐尖，基部宽楔形，全缘，上面光亮，下面在脉腋内常有束毛，略呈粉白色，干后变褐红色；托叶 2 深裂，裂片条状钻形，长 6 ~ 12 mm。头状花序单个腋生或为顶生的总状花序式排列，直径 2 ~ 2.5 cm；总花梗纤细，长 2 ~ 5 cm；花黄色，花冠合生，上部 5 裂，裂片外被粉状柔毛；雄蕊 5；子房下位。蒴果倒卵形或椭圆形，被疏柔毛，有宿存萼。种子两端有翅。

生境分布 | 生长于山谷溪边的疏林中。分布于陕西、安徽、浙江、江西、福建、湖北、湖南、广东、广西、四川、贵州、云南等省区。

采收加工 | 栽后 3 ~ 4 年采收，在春季发芽前，或在秋后嫩枝已长老时，把带有钩的枝茎剪下，再用剪刀在着生钩的两头平齐或稍长剪下，每段长 3 cm 左右，晒干，或蒸后晒干。

药材鉴别 | 茎枝圆柱形或类方柱形，直径 2 ~ 6 mm。表面红棕色至紫棕色或棕褐色，上有细纵纹，无毛。茎上具略突起的环节，对生两个向下弯曲的钩或仅一侧有钩，钩长 1 ~ 2 cm，形如船锚，先端渐尖，基部稍圆。钩基部的枝上可见叶柄脱落后的凹点及环状的托叶痕。体轻，质硬。横切面外层棕红色，髓部淡棕色或淡黄色。气微，味淡。

性味归经 | 味甜，性冷。归热经。

功效主治 | 息风止痉，清热平肝。主治小儿惊风，夜啼，热盛动风，子痫，眩晕，头胀痛。

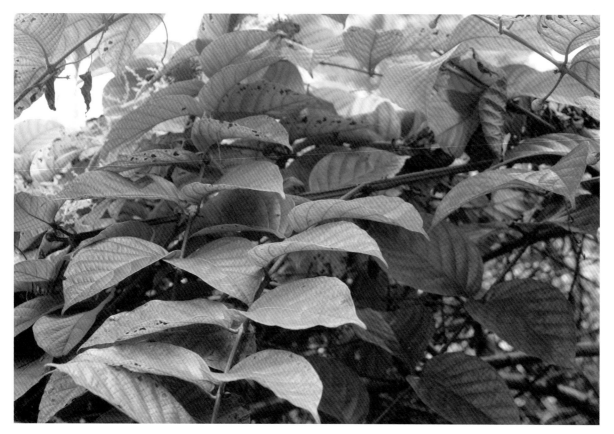

钩藤

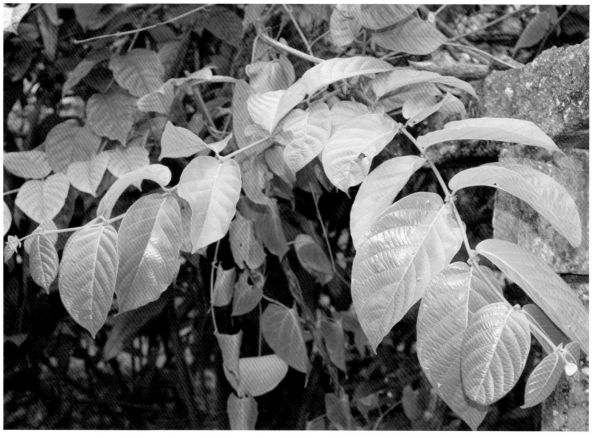

钩藤

钩
藤

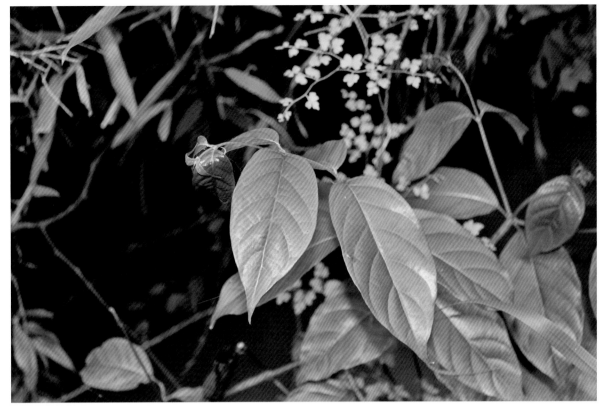

钩藤

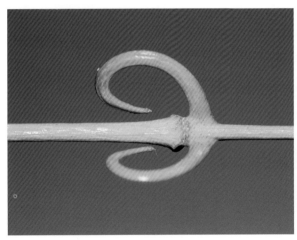

钩藤

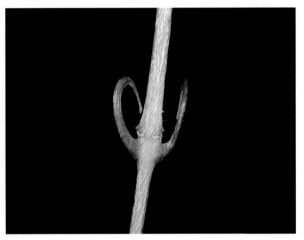

钩藤药材

用法用量 内服：煎汤，6 ~ 30 g，不宜久煎；或入散剂。

精选验方

1. 头痛久不愈 钩藤 21 g，鸡蛋 2 个。先煮鸡蛋后放钩藤，服时趁热气熏头部。

2. 惊风 钩藤 6 ~ 15 g，六月雪 9 g。水煎服。

3. 关节痛 钩藤叶、蛇含、蛇莓、生姜各适量。共捣烂，用桐油炒热，敷痛处；或鲜钩藤根 250 g，晒干，煮米饭吃。

4. 小儿惊风 钩藤茎枝、排风藤、五匹风各 9 g，大过路黄、金银花、天麻各 6 g，水竹叶 20 张。煨水服，每日 3 次。

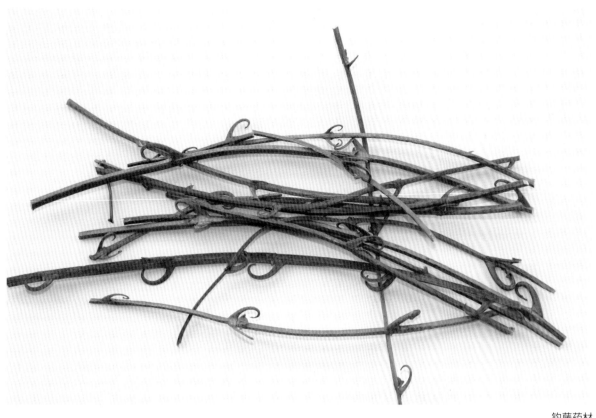

钩藤药材

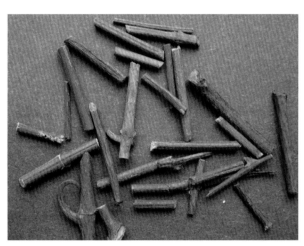

钩藤药材　　　　　　　　　　　　　　　　钩藤药材

5. 面神经麻痹　钩藤 60 g，鲜何首乌藤 125 g。水煎服。

6. 呕血　钩藤、隔山消、鸟不落各 10 g。水煎服。

7. 高血压　①钩藤 30 g。加水 1000 ml，煎煮 10 min，早、晚分服，30 日为 1 个疗程。②钩藤 20 g。剪碎，加入少量冰片，布包，于每日晚睡前和晨起放入盆（或桶）内，加温水浴脚，每次 30 ～ 45 min，可不断加水，以保持水温。每包用 1 日，10 日为 1 个疗程。

8. 百日咳　钩藤、薄荷各 6 g。水煎服，每日 1 剂。

使用禁忌｜脾胃虚寒者慎服。

枸杞子

GOUQIZI

蒙 药 名｜侵瓦音。

别　　名｜西润、西杞果、甘枸杞、枸杞豆、旁巴来、赫日亚齐。

来　　源｜为茄科植物宁夏枸杞 *Lycium barbarum* L. 的干燥成熟果实。

识别特征｜为灌木或小乔木状。主枝数条，粗壮，果枝细长，先端通常弯曲下盘，外皮淡灰黄色，刺状枝短而细，生于叶腋。叶互生或丛生于短枝上。叶片披针形或卵状长圆形，花腋生，花冠漏斗状，粉红色或深紫红色。果实熟时鲜红，种子多数。花、果期较长，一般从5月到10月边开花边结果。

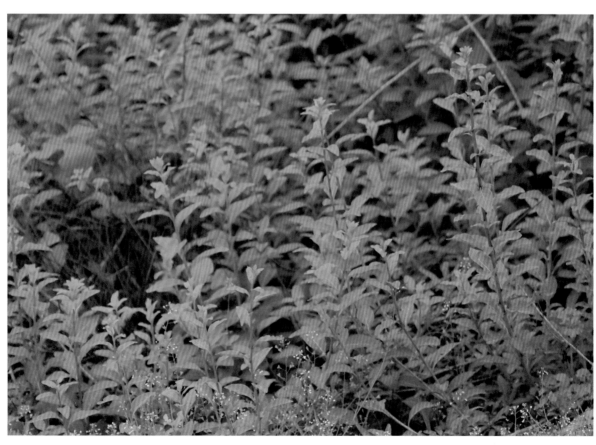

枸杞

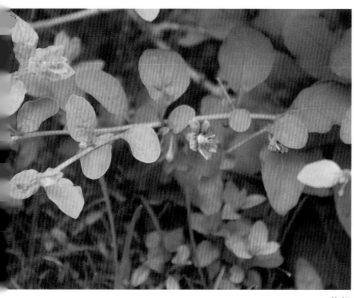

枸杞

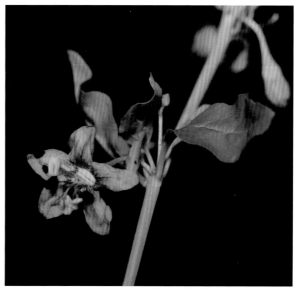

枸杞

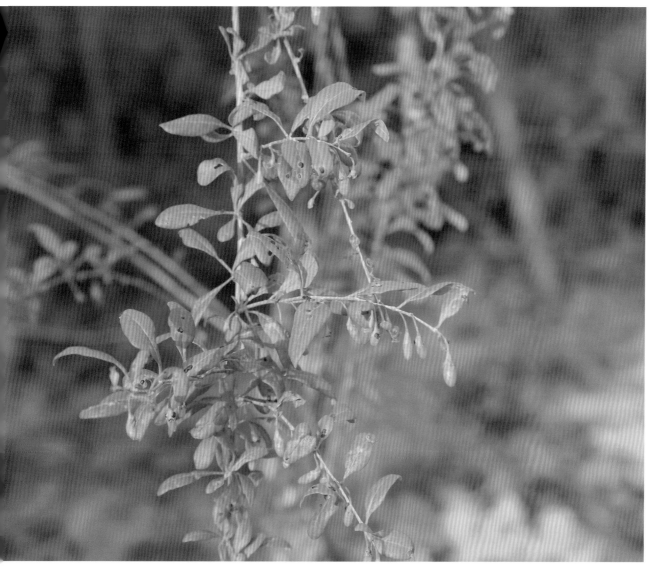

枸杞

枸杞子

107

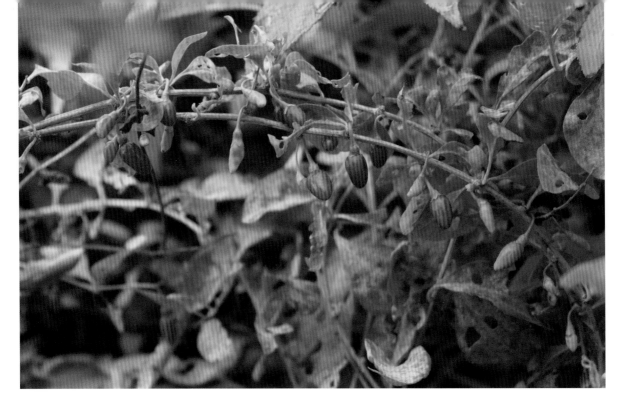

枸杞

生境分布 | 生长于山坡、田野向阳干燥处。分布于宁夏、内蒙古、甘肃，新疆等地也有少量生产，以宁夏产者质地最优，有"中宁枸杞甲天下"之美誉。

采收加工 | 夏、秋二季果实呈橙黄色时采收，晾至皮皱后，再曝晒至外皮干硬，果肉柔软为度，除去果梗，生用或鲜用。

药材鉴别 | 本品呈扁长卵形或类纺锤形，有皱纹，色鲜红或暗红。顶端有小突起的花柱痕，基部有白色的果梗痕，质柔，肉厚，有黏性，内具多数黄色肾形种子20～50粒。气微，味酸甜。

性味归经 | 甘，平。归肝、肾、肺经。

功效主治 | 滋肾，润肺，补肝明目。本品甘平质润，药性平和，药食兼用，平补肝肾，为滋肾、润肺、补肝明目要药。

药理作用 | 本品有降低血糖及胆固醇的作用。有轻微的抑制脂肪在肝细胞内沉积和促进肝细胞新生的作用。能显著增加血清及肝中磷脂含量。有中枢性及末梢性的副交感神经兴奋作用，对心脏有抑制作用，能够使血压下降。甜菜碱可扩张血管。对造血功能有促进作用，对环磷酰胺引起的抑制白细胞生成作用，也有保护的作用，对小鼠S180实体瘤有一定的抑制作用。

用法用量 | 9～12 g，大剂量可用至30 g，煎服；或入丸、散、酒剂。

精选验方 |

1. 疔肿 枸杞子15 g，凡士林50 g。枸杞子烘脆研末，加凡士林制成软膏，外涂患处，

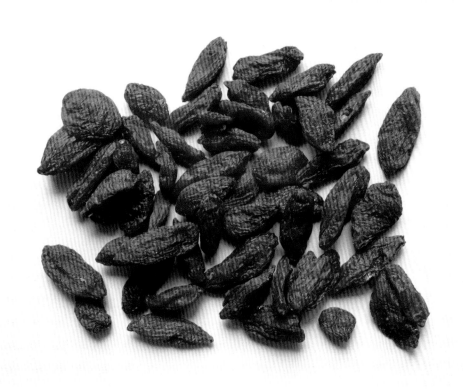

枸杞子

每日 1 次。

2. 妊娠呕吐 枸杞子、黄芩各 50 g。置于带盖大瓷杯内，用沸水冲泡，频频饮服。

3. 男性不育症 枸杞子 15 g。每晚嚼服，连服 1 个月为 1 疗程，待精液常规检查正常后再服 1 疗程，服药期间应戒房事。

4. 肥胖病 枸杞子 15 g。用沸水冲泡当茶饮服，早、晚各 1 次。

5. 老人夜间口干 枸杞子 30 g。每晚嚼服，10 个月为 1 疗程。

6. 身体虚弱，腰膝酸软 枸杞子、旱莲草、桑椹各 20 g，女贞子 15 g。水煎服。

7. 早期高血压病 枸杞子、白菊花各 15 g，生杜仲 20 g，桑寄生 25 g，生牡蛎 30 g。水煎服。

8. 遗精，滑精 枸杞子、芡实各 20 g，补骨脂、韭菜子各 15 g，牡蛎 40 g（先煎）。水煎服。

9. 肝肾不足，头晕盗汗，迎风流泪 枸杞子、菊花、熟地黄、怀山药各 20 g，山茱萸肉、牡丹皮、泽泻各 15 g。水煎服。

10. 肾虚腰痛 枸杞子、金毛狗脊各 20 g。水煎服。

11. 妇女月经不调，赤白带下 枸杞子、沙棘、紫茉莉各 50 g，栀子、肉桂、荜茇、当归、红花各 15 g，血竭、火硝、玉竹、黄精、天门冬各 9 g。制成散剂，每次 1.5 ～ 3 g，每日 1 ～ 2 次，用白酒或白开水送服。

12. 闭经，妇女血症，血痞 枸杞子 165 g，沙棘、木香、山柰、朴硝、肉桂、硼砂（制）各 15 g。制成散剂，每次 1.5 ～ 3 g，每日 1 ～ 2 次，温开水送服，孕妇禁服。

使用禁忌 | 外有表邪，内有实热、脾胃湿盛肠滑者忌用。

枸
杞
子

骨碎补

GUSUIBU

蒙 药 名 | 勃钦。

别　　名 | 查日森、勃哲热拉勒。

来　　源 | 为槲蕨科植物槲蕨 *Drynaria fortunei*（Kunze）J. Smith 的根茎。

识别特征 | 附生草本植物，植株高达 25～40 cm，根状茎横生，粗状肉质，密被钻状披针形鳞片，有绿毛。叶二型；槲叶状的营养叶灰棕色，卵形，无柄，干膜质，长 5～7 cm，宽约 3.5 cm，基部心形，背面有疏短毛，边缘有粗浅裂；孢子叶高大，纸质，绿色，无毛，长椭圆形，宽 14～18 cm，向基部变狭而成波状，下延成有翅膀的短柄，中部以上深羽裂；裂片 7～13 对，略斜上，长 7～10 cm，宽 2～3 cm，短尖头，边缘有不明显的疏钝齿；网状脉，两面均明显。孢子囊群圆形，着生于内藏小脉的交叉点上，沿中脉两侧排成 2～3 行，每个长方形的叶脉网眼中着生 1 枚，无囊群盖。

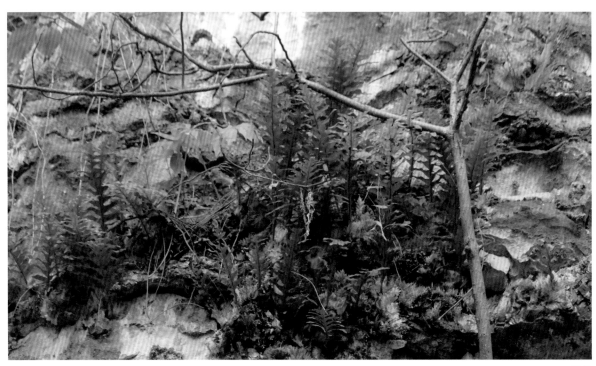

槲蕨

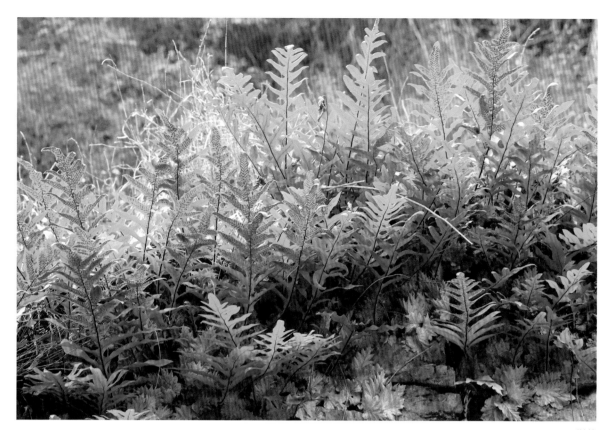

槲蕨

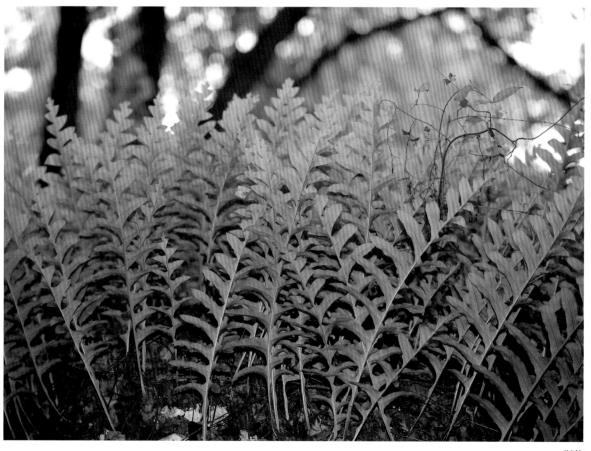

槲蕨

骨碎补

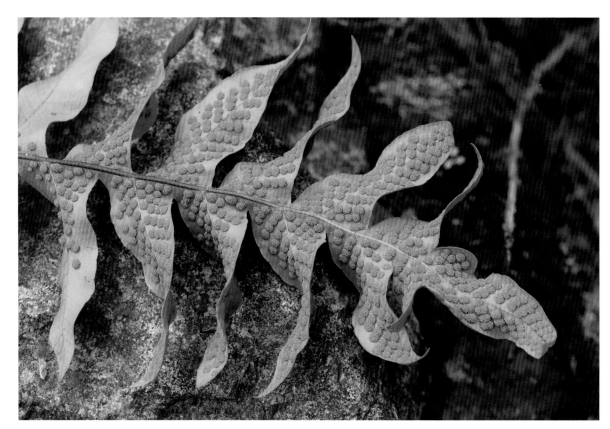

槲蕨

生境分布 | 生长于海拔 200 ~ 1800 m 的林中岩石或树干上。分布于西南及浙江、江西、福建、湖北、湖南、广东、广西、贵州等省区。

采收加工 | 全年均可采挖，除去泥沙，干燥，或燎去毛状鳞片。

药材鉴别 | 根茎为不规则背腹扁平的条状、块状或片状，多弯曲，两侧常有缢缩和分枝，长 3 ~ 20 cm，宽 0.7 ~ 1.5 cm。表面密被棕色或红棕色细小鳞片，紧贴者呈膜质盾状；直伸者披针形，先端尖，边缘流苏状（睫毛），并于叶柄基部和根茎嫩端较密集。鳞片脱落处显棕色，可见细小纵向纹理和沟脊。上面有叶柄痕，下面有纵脊纹及细根痕。质坚硬，断面红棕色，有白色分体中柱，排成长扁圆形。气香，味微甜、涩。以条粗大、棕色者为佳。

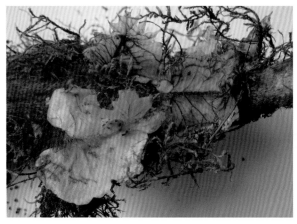

骨碎补

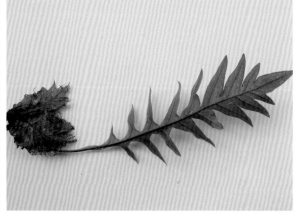

骨碎补

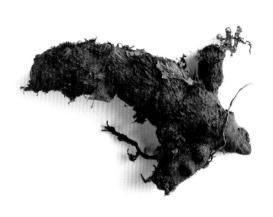

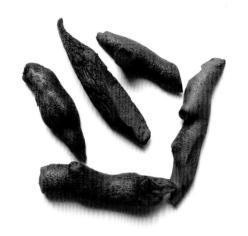

骨碎补药材

骨碎补药材

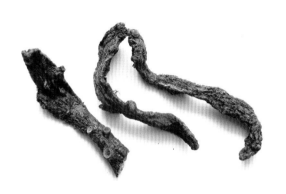

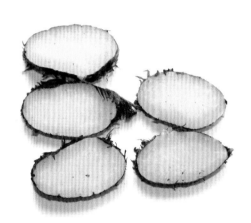

骨碎补药材

骨碎补（炒制）饮片

性味归经 | 味苦、甜，性冷。归热经。

功效主治 | 强筋骨，活血止痛。主治腰痛，五劳七伤，伤风感冒，足膝萎弱，耳鸣耳聋，牙痛，久泻，遗尿，跌仆骨折及斑秃。

用法用量 | 内服：煎汤，10～20 g；或入丸、散。外用：适量，捣烂敷或晒干研末敷；也可浸酒搽。

精选验方 |

1. 强筋健骨 骨碎补 15 g，续断、淫羊藿各 10 g，熟地黄 8 g。煎水服。

2. 伤风感冒 骨碎补 30 g，马兰 5 g。煎水服。

3. 风湿骨痛 骨碎补 15 g，附子、木瓜各 9 g，虎骨（在火上用菜油烤焦）3 g。泡酒 500 ml，每日 2 次，每次服 15～20 ml。

4. 腰痛 骨碎补 30 g。炖肉吃，每日 2 次。

骨碎补

113

广酸枣

GUANGSUANZAO

蒙 药 名 珠如很。

别　　名 珠如很、宁苟沙。

来　　源 为漆树科植物南酸枣 *Choerospondias axillaris*（Roxb.）Burtt et Hill 的果实。

识别特征 落叶乔木，高 8 ~ 20 m。树皮片状剥落，小枝无毛，有皮孔，奇数羽状复叶互生，有小叶 3 ~ 6 对，叶柄纤细，基部膨大；小叶膜质至纸质，卵形或卵状披针形或卵状长圆形，长 2 ~ 5 mm。雄花序长 4 ~ 10 cm，雌花单生上部叶腋；花萼 5 裂，裂片阔三角形，边缘有红色腺状睫毛，两面被白色微柔毛；花瓣长圆形，长 2.5 ~ 3 mm，无毛，具褐色脉纹，开花后外卷；雄蕊 10，与花瓣等长，花丝线形；子房卵圆形或倒卵状椭圆形，成熟后黄色，长 2.5 ~ 3 cm，径约 2 cm。果核与果同形，长 2 ~ 2.5 cm，径约 1.5 cm，顶端有 5 个小孔。花期 3 ~ 4 月。

生境分布 生长于海拔约 1100 m 的低山林缘。分布于西藏、云南、贵州、湖北、湖南、浙江、广东、广西等地。

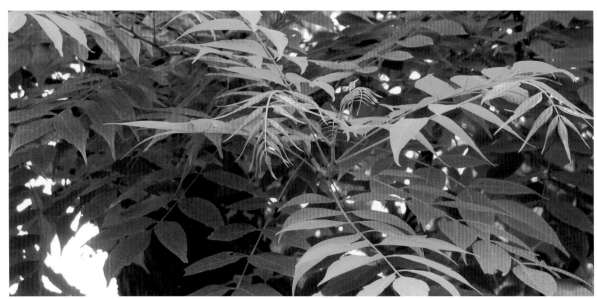

南酸枣

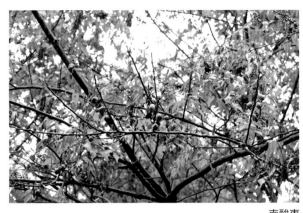
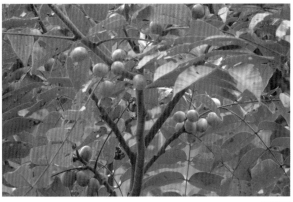

南酸枣　　　　　　　　　　　　　　　　　　　南酸枣

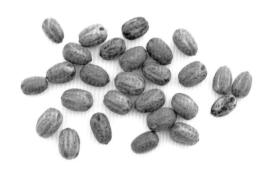
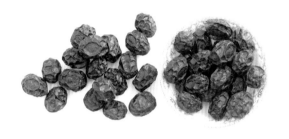

广酸枣　　　　　　　　　　　　　　　　　　　广酸枣

采收加工 ｜ 秋季果实成熟时采收，鲜用或晒干。

药材鉴别 ｜ 果实呈椭圆形或近卵形，长 2 ～ 3 cm，直径 1.4 ～ 2 cm。表面黑褐色或棕褐色，稍有光泽，具不规则的皱褶；基部有果梗痕。果肉薄，棕褐色，质硬而脆，核近卵形，黄棕色，顶端有 5 个（偶有 4 或 6 个）明显的小孔，每孔各含种子 2 枚，无臭，味酸。以个大、肉厚、黑褐色、油润者为佳。

性味归经 ｜ 味甘、酸。性平。

功效主治 ｜ 清热、养心，安神。主治心热病，心脏病，心跳气短，心神不安。

用法用量 ｜ 内服：煎汤，3 ～ 9 g；或入丸、散。

精选验方 ｜

1. 心脏病，尤其是龙热上燥者　广酸枣、槟榔各 15 g，荜茇、胡椒各 2.5 g，赞土 0.5 g，阿卡如、肉豆蔻、木香、阿魏、紫硇砂、加嘎、丁香各 0.25 g。以上十二味相混匀，研细末，每日 3 次，每次 5 g。

2. 各种龙病及血痛　广酸枣、肉豆蔻、丁香各 10 g，阿卡如 15 g。均捣罗为细散，每日 3 次，每次 1 ～ 2 g。

3. 多种心脏疾病及眼突症　广酸枣、诃子、宽筋藤各 20 g。将三味切细，煎汤，每日 2 次，每次 3 g。

广酸枣

蛤蚧

GEJIE

蒙 药 名 | 哈担。

别 名 | 仙蟾、蚧蛇、大壁虎、那格巴拉、脏瓦卡日勒。

来 源 | 为壁虎科动物蛤蚧 *Gekko gecko* Linnaeus 的干燥尸体。

识别特征 | 陆栖爬行动物。形如大壁虎，全长 34 cm。体尾等长。头呈三角形，长大于宽，吻端凸圆。鼻孔近吻端，耳孔椭圆形，其直径为眼径之半。头及背面鳞细小，呈多角形，尾鳞不甚规则，近于长方形，排成环状；胸腹部鳞较大，均匀排列呈复瓦状。指、趾间具蹼；指趾膨大，底部具有单行劈褶皮瓣，第一指趾不是特别短小但无爪，余者末端均具小爪。体背为紫灰色，有砖红色及蓝灰色斑点。

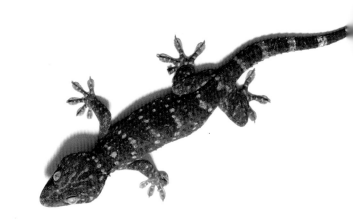

蛤蚧

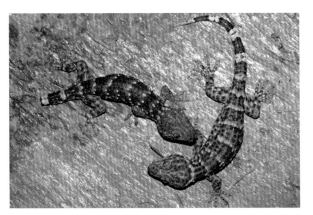

蛤蚧

生境分布 | 多栖于山岩及树洞中，或居于墙壁上。分布于广西南宁、梧州，广东肇庆地区以及贵州、云南，越南也产。

采收加工 | 全年均可捕捉，除去内脏，拭净血液，切开眼睛，放出汁液。然后用竹片撑开，使全体扁平顺直，烘干（低温）。

药材鉴别 | 本品为不规则的片状小块。表面灰黑色或银灰色，有棕黄色的斑点及鳞甲脱落的痕迹。切面黄白色或灰黄色。脊椎骨和肋骨突起。气腥，味微咸。

性味归经 | 咸，平。归肺、肾经。

功效主治｜ 补肺益肾，定喘止嗽。主治虚劳，肺痿，喘嗽，咯血，消渴，阳痿。

药理作用｜ 本品具雄性激素和雌性激素样作用。其提取物对小鼠遭受低温、高温、缺氧等应激刺激有明显的保护作用及免疫增强作用。有抗炎及促肾上腺皮质激素样作用，并有一定的降糖活性。

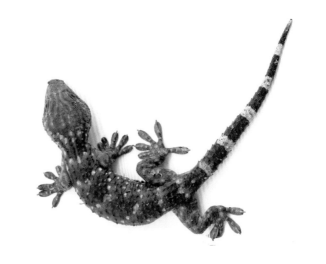

蛤蚧

用法用量｜ 3 ～ 7 g，煎汤，研末服，每次 1 ～ 2 g，也可浸酒服。

精选验方｜

1. 小儿慢性支气管炎 蛤蚧 4 对，人参、三七粉各 30 g，紫河车 2 具，蜂蜜 250 g。将洗净的紫河车置在花椒汤中煮 2 ～ 3 min，捞出沥水，剪成碎块，瓦上焙干，研末；其他各药也烘干研末，炼蜜为丸，每丸约重 3 g。4 ～ 8 岁每次服 1 丸，9 ～ 12 岁服 2 丸，13 ～ 16 岁服 3 丸，每日 2 次，30 日为 1 个疗程。

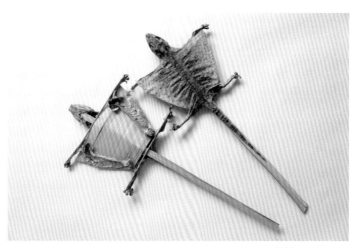

蛤蚧

2. 夜尿频多 蛤蚧、茯苓、巴戟天、白术、狗脊、黄芪、杜仲、熟地、黄精、续断、当归、枸杞子、女贞子、淮山药、炙草等各适量。每服 4 粒，每日 2 次，40 日为 1 个疗程。

3. 阳痿 蛤蚧 2 对，鹿茸 20 g。将蛤蚧置清水中浸透，捞起后去头、足、黑皮（不要损坏尾部），隔纸微火烤干，鹿茸切片，微烤后共研粉，临睡前黄酒适量，送服 2 g，每晚 1 次，服完为止。

4. 男性不育症 蛤蚧 2 对，枸杞子、龟板、菟丝子各 200 g，仙茅、淫羊藿各 150 g，柴胡 120 g，五味子、白芍、蛇床子各 10 g，黄精 250 g。小火烘干，研细末，每日 2 次，每次 3 g，30 日为 1 个疗程。

5. 小儿哮喘 蛤蚧 1 对（约 80 g），海螵蛸 10 g。焙干研细末，每次 6 g，每日 3 次，连服 4 个月。

6. 老年慢性喘息性支气管炎 蛤蚧 2 对（去头足），冬虫夏草、川贝母各 60 g，海螵蛸 80 g，冰糖 80 ～ 120 g。早、晚各服 1 次，每次 8 g，在秋末、春初服用。

蛤蚧

使用禁忌｜ 风寒及实热咳喘均忌。

117

海金沙

HAIJINSHA

蒙 药 名 ｜ 阿拉坦。

别　　名 ｜ 金沙藤、左转藤、竹园荽、斯日吉哲玛。

来　　源 ｜ 本品为海金沙科多年生攀缘蕨类植物海金沙 *Lygodium japonicum* （Thunb.）Sw. 的干燥成熟孢子。

识别特征 ｜ 多年生攀缘草本。根茎细长，横走，黑褐色或栗褐色，密生有节的毛。茎无限生长；海金沙叶多数生于短枝两侧，短枝长 3 ~ 8 mm，顶端有被毛茸的休眠小芽。叶 2 型，纸质，营养叶尖三角形，2 回羽状，小羽片宽 3 ~ 8 mm，边缘有浅钝齿；孢子叶卵状三角形，羽片边缘有流苏状孢子囊穗。孢子囊梨形，环带位于小头。孢子期 5 ~ 11 月。

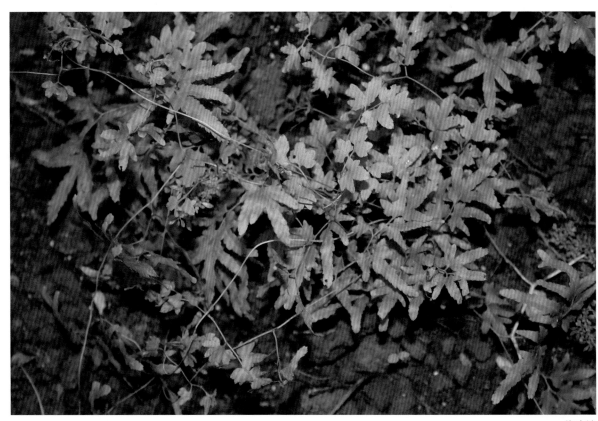

海金沙

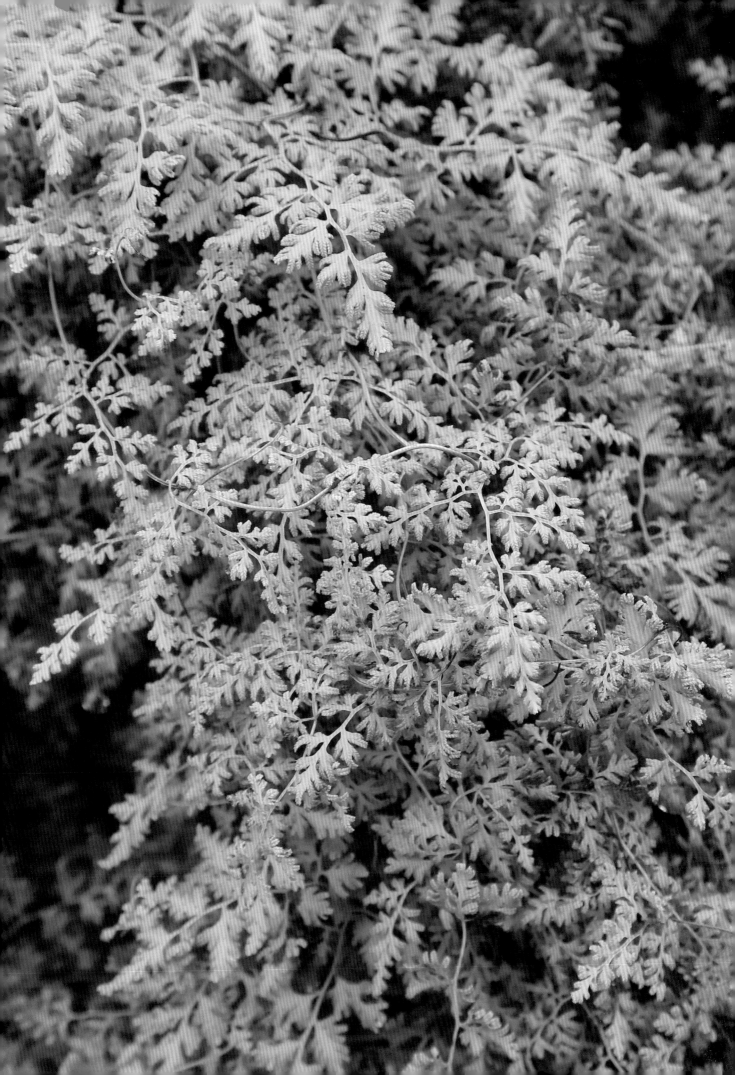

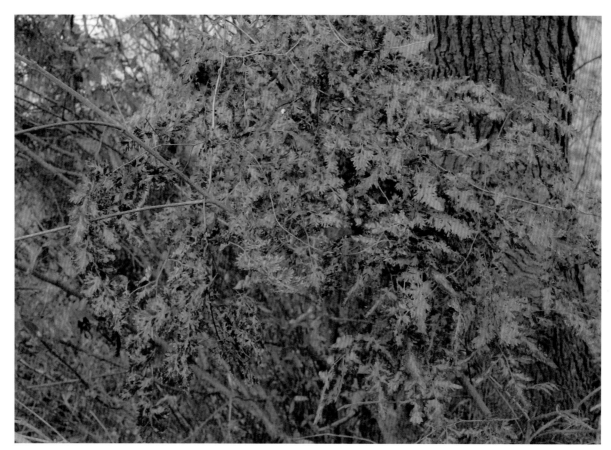

海金沙

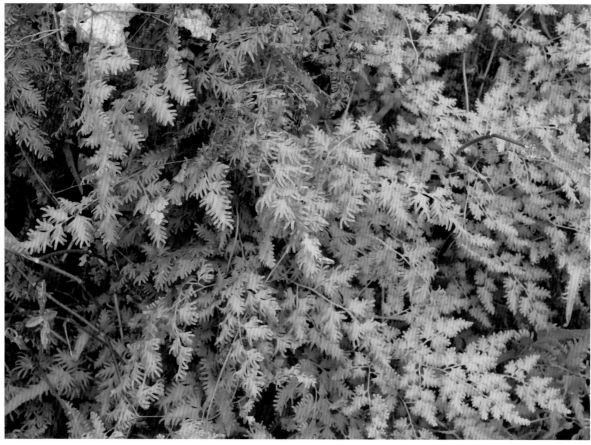

海金沙

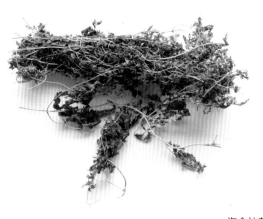
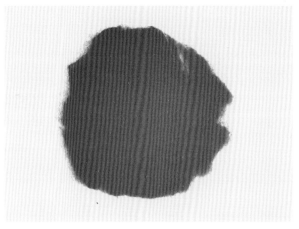

海金沙药材　　　　　　　　　　　　海金沙饮片

生境分布 生长于阴湿山坡灌木丛中或路边林缘。分布于广东、浙江等地。

采收加工 立秋前后孢子成熟时采收，过早过迟均易脱落。选晴天清晨露水未干时，割下茎叶，放在衬有纸或布的筐内，于避风处晒干。然后用手搓揉、抖动，使叶背之孢子脱落，再用细筛筛去茎叶即可。

药材鉴别 本品呈浅棕黄色或棕黄色粉末状。体轻，用手捻之有光滑感，置手中容易从指缝滑落。气微，味淡。

性味归经 甘，寒。归膀胱、小肠经。

功效主治 利水通淋。

用法用量 6～12 g，煎服；宜布包。

精选验方

1. 胆石症 海金沙、金钱草各30 g，柴胡、枳实、法半夏、陈皮各10 g，鸡内金、郁金、姜黄、莪术各15 g。水煎服，晨起空腹服300 ml，午饭后服300 ml。

2. 沙石淋 海金沙10 g，琥珀40 g，芒硝100 g，硼砂20 g。共研细末，每次服5～10 g，每日3次。

3. 肾盂肾炎 海金沙、穿心莲各15 g，车前草、马兰根、蒲公英、金钱草、萹蓄各6 g，生甘草3 g。水煎服。

4. 泌尿系感染 海金沙、车前草、金银花各15 g，广金钱草24 g。水煎服，每日1剂。

5. 麻疹并发肺炎 海金沙、大青木叶、地锦草（或金银花）、野菊花各15 g。水煎服，每日1剂。

6. 尿路结石 海金沙、天胡荽、石韦、半边莲各50 g。水煎服。

使用禁忌 气阴两虚、内无湿热者及孕妇慎用。

诃子
HEZI

蒙 药 名 | 阿如拉。

别 名 | 额莫音、诃子肉、诃子皮、诃黎勒、浩日音。

来 源 | 本品为使君子科落叶乔木植物诃子 *Terminalia chebula* Retz. 的干燥成熟果实。

识别特征 | 诃子为落叶乔木，新枝绿色，被褐色短柔毛。单叶互生或近对生，革质，椭圆形或卵形，全缘，叶基两边各有 1 枚腺体。圆锥花序顶生，有数个穗状花序组成；花小，两性，无柄，淡黄色，萼杯状。核果，倒卵形或椭圆形，无毛，干时有 5 纵棱，呈黑褐色。花期 6 ~ 8 月，果期 8 ~ 10 月。

生境分布 | 生长于疏林中或阳坡林缘。分布于云南、广东、广西等地。

采收加工 | 秋末冬初果实成熟时采摘，将诃子掏净，晒干，生用或炒用。

药材鉴别 | 药用部分为果皮。诃子肉为类纺锤形或长瓢形，除去果核。长 2 ~ 4 cm，直径 2 ~ 2.5 cm。外表面深褐色，有光泽，有 5 ~ 6 条纵横线及不规则皱纹，基部有圆形果梗痕。内表面色浅，粗糙。质地坚实，气香味酸而涩。

性味归经 | 苦、酸、涩，平。归肺、大肠经。

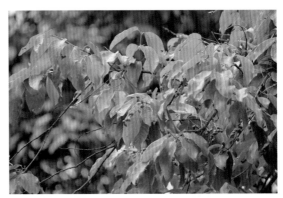

诃子

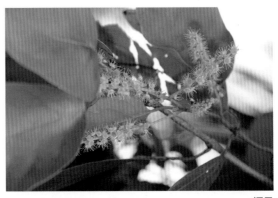

诃子

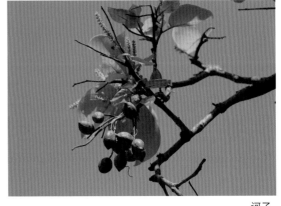

诃子

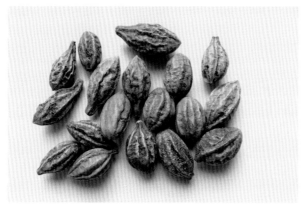
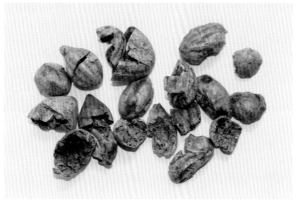

词子药材   词子饮片

功效主治| 涩肠止泻,敛肺利咽。本品味苦、酸,性质平和,入肺与大肠经,酸涩收敛为功,故可敛肺止咳,涩肠止泻。又味苦,故也可下气利咽。

用法用量| 3～9 g,煎服。涩肠止泻宜煨用;敛肺利咽宜生用。

精选验方|

1. 大叶性肺炎 词子肉、瓜蒌各 15 g,百部 9 g。为每日量,水煎分 2 次服。

2. 急、慢性湿疹 词子 10 g。捣烂,加水 1500 ml,小火煎至 500 ml,再加米醋 500 ml,煮沸即可,取药液浸渍或湿敷患处,每次 30 min,每日 3 次,每日 1 剂。

3. 失音 词子肉 12 g,桔梗 15 g,甘草 5 g,射干 10 g。前三味一半炒一半生用,和射干共水煎服。

4. 食管癌 词子、菱角、紫藤、薏苡仁各 10 g。将菱角、紫藤、词子、薏苡仁放入砂锅中,加水煎汤。上、下午分别服用。

5. 痢疾不止、矢气多、脉濡 词子肉(煨)500 g。研为细末。每次取 9 g 药末,每日 3 次,用米汤送服。

6. 食积不化,毒症 词子 19.5 g,土木香 6.5 g,山奈 13 g,大黄 9 g,寒水石(制)7 g,碱花(制)9.5 g。制成散剂,每次 1.5～3 g,每日 1～2 次,温开水送服。

7. 血热,协日热 词子、川楝子、栀子各 200 g。制成煮散剂,每次 3～5 g,每日 1～3 次,水煎服。

8. 胃火衰败,消化不良,巴达干寒症 词子、光明盐、高良姜、荜茇各等量。制成煮散剂,每次 3～5 g,每日 1～3 次,水煎服。

9. 赫依、协日合并症 词子 66 g,石榴 16 g,木鳖子(制)7 g,黑冰片 51.5 g,五灵脂 18.5 g。制成散剂,每次 1.5～3 g,每日 1～3 次,温开水送服。

10. 协日乌素症,黏症,虫疾 词子 50 g,草乌(制)25 g,荜茇 15 g。制成丸剂,每次 0.5～1.5 g,每日 1 次,每晚睡前温开水送服。妇、婴幼儿禁服,老年、体弱者慎用。

使用禁忌| 咳嗽、泻痢初起者不宜用。

核桃仁

HETAOREN

蒙 药 名｜胡西嘎音。

别　　名｜达日嘎、胡桃仁、胡西嘎、胡桃肉。

来　　源｜为胡桃科植物胡桃 *Juglans regia* L. 的干燥成熟种子。

识别特征｜落叶乔木，高 20～25 m。树皮灰白色，幼时平滑，老时浅纵裂。小枝被短腺毛，具明显的叶脉和皮孔；冬芽被芽鳞；髓部白色，薄片状。奇数羽状复叶，互生。花单性，雌雄同株，与叶同时开放，雄花序腋生，下垂，花小而密集，雄花有苞片 1，长圆形，小苞片 2，长卵形，

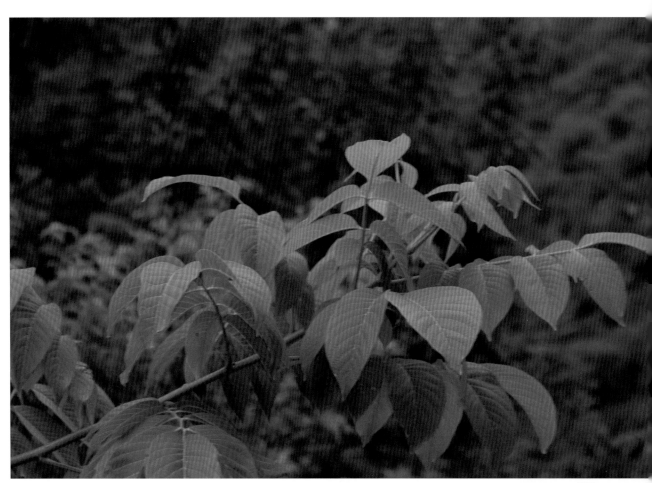

胡桃

花被片 1 ~ 4，均被腺毛，雄蕊 6 ~ 30；雌花序穗状，直立，生于幼枝顶端，通常有雌花 1 ~ 3 朵，总苞片 3 枚，长卵形，贴生于子房，花后随子房增大；花被 4 裂，裂片线形，高出总苞片；子房下位，2 枚心皮组成，花柱短，柱头 2 裂，呈羽毛状，鲜红色。果实近球形，核果状，外果皮绿色，由总苞片及花被发育而成，表面有斑点，中果皮肉质，不规则开裂，内果皮骨质，表面凹凸不平，有 2 条纵棱，先端具短尖头，内果皮壁内具空隙而有皱折，隔膜较薄，内里无空隙。花期 5 ~ 6 月，果期 9 ~ 10 月。

生境分布 ｜ 各地均有栽培。分布于华北、东北、西北地区。

采收加工 ｜ 9 ~ 10 月果实成熟时采收。除去果皮，敲破果核（内果皮），取出种子。

药材鉴别 ｜ 本品为不规则的碎块。淡黄色或棕黄色。质脆，切面类白色，富油性。无臭，味甘。

性味归经 ｜ 甘，温。归肾、肺、大肠经。

功效主治 ｜ 补肾固精，温肺定喘，润肠通便。主治腰痛脚弱，尿频，遗尿，阳痿，遗精，久咳喘促，肠燥便秘，石淋及疮疡瘰疬。

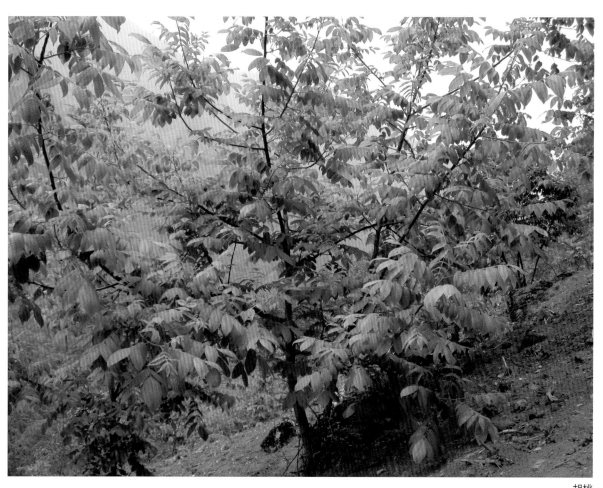

核桃仁

胡桃

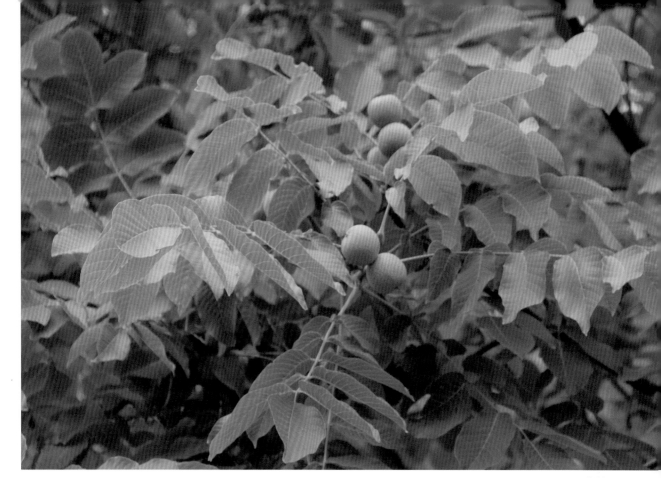

胡桃

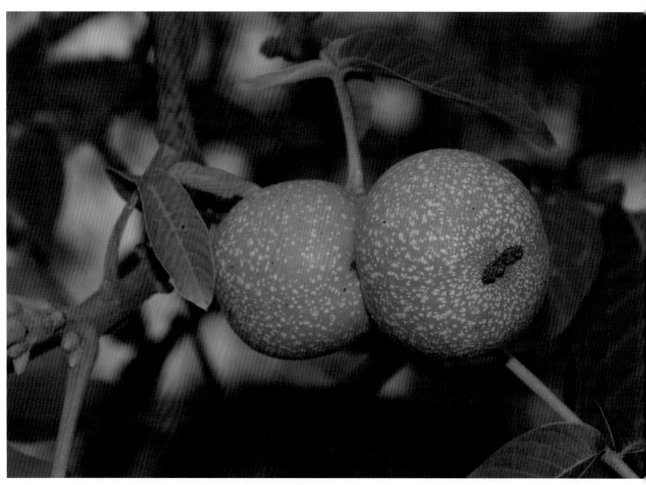

胡桃

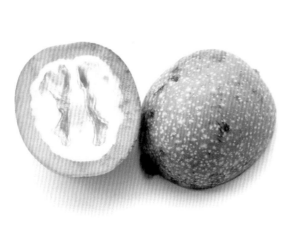

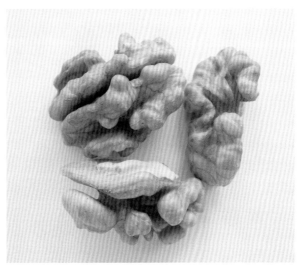

核桃　　　　　　　　　　　　　　　　　　　　　　　　核桃仁

药理作用 给犬喂食含胡桃油的混合脂肪饮食，可使其体重增长很快，并能使血清白蛋白增加，而血胆固醇水平升高则较慢，它可能影响胆固醇的体内合成及氧化、排泄。

用法用量 内服：9～30 g，入汤、丸、散、膏、粥等。

精选验方

1. 低血压症 核桃仁 20 g，陈皮 15 g，甘草 6 g。水煎取药汁，每日 2 剂，连服 3 日。

2. 肾阳虚型骨质疏松症 核桃仁、蜂蜜各 20 g，牛奶 250 ml。核桃仁洗净，晒干（或烘干）后研成粗末，备用。牛奶倒入砂锅中，用小火煮沸，调入胡桃粉，再煮沸时停火，加入蜂蜜，搅匀即成。早餐时食用。

3. 小儿百日咳恢复期 核桃仁 15 g，党参 9 g。加水煎取药汁，每日 1 剂，分 1～2 次食用。

4. 化脓性中耳炎 核桃仁 3 个，冰片 3 g。将胡桃仁挤压出油，加入冰片，调匀备用。用时洗净耳内外，拭干耳道，将药油滴于耳内。每日 1 或 2 次，5～10 日可愈。

5. 酒渣鼻 大枫子、木鳖子、樟脑粉、核桃仁、蓖麻子、水银各等份。共研成细末，以水银调成糊状，药膏即成，先清洗鼻患处，然后取二子水银膏薄薄涂上一层，晚上用药，第二天早晨洗去，隔日 1 次，连用 2 周为 1 个疗程。

6. 神经衰弱 核桃仁 12 g，丹参 15 g，佛手片 6 g，白糖 50 g。核桃仁捣烂，加白糖混合均匀，将丹参、佛手共煎汤，加入核桃仁、白糖泥，沸煮 10 min，即成。每日 1 剂，分 2 次服用。

使用禁忌 肺热咳嗽、阴虚有热者忌服。

核
桃
仁

红花

HONGHUA

蒙 药 名 | 古日古木。

别　　名 | 额布森、杜红花、杭嘎格其、额力根乃赛音。

来　　源 | 为菊科植物红花 *Carthamus tinctorius* L. 的干燥花。

识别特征 | 一年生或二年生草本，高 30 ~ 90 cm。叶互生，卵形或卵状披针形，长 4 ~ 12 cm，宽 1 ~ 3 cm，先端渐尖，边缘具不规则锯齿，齿端有锐刺；几无柄，微抱茎。头状花序顶生，直径 3 ~ 4 cm，总苞片多层，最外 2 ~ 3 层叶状，边缘具不等长锐齿，内面数层卵形，上部边缘有短刺；全为管状花，两性，花冠初时黄色，渐变为橘红色。瘦果白色，倒卵形，长约 5 mm，具四棱，无冠毛。花、果期 5 ~ 8 月。

生境分布 | 生长于向阳、土层深厚、中等肥力、排水良好的砂质壤土上。分布于河南、浙江、四川、江苏、新疆等地，全国各地多有栽培。

采收加工 | 夏季花色由黄变红时采摘。多在早晨太阳未出，露水干前采摘管状花，摊晾阴干或弱日光下晒干。

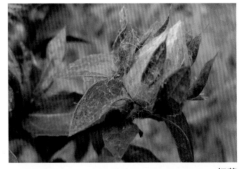

红花

药材鉴别 | 本品为干燥管状花，不带子房。表面鲜艳橙红色或橙黄色。花冠筒细长；雄蕊 5 枚，花药聚合成筒状，黄白色；柱头长圆柱形，顶端微分叉。质地柔软。香气特殊，味微苦。

性味归经 | 辛，温。归心、肝经。

功效主治 | 活血通经，祛瘀止痛。本品辛散温通，入心肝经血分，行血散瘀，血行则经脉通，瘀祛则疼痛止，故能活血通经，祛瘀止痛。

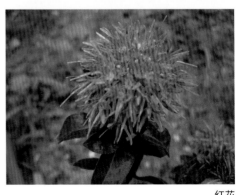

红花

药理作用 红花水提取物有轻度兴奋心脏、增加冠脉流量作用，红花对犬急性心肌缺血有减轻作用，并使心率减慢，心电图 ST 段抬高的幅度显著下降。红花黄素对乌头碱所致心律失常有一定对抗作用；对麻醉动物有不同程度的降压作用；有抑制血小板聚集和增加纤溶作用。煎剂对各种动物，不论已孕及未孕子宫均有兴奋作用，甚至发生痉挛，对已孕子宫尤为明显。此外，红花油还有降低血脂作用。

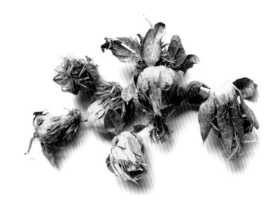

红花药材

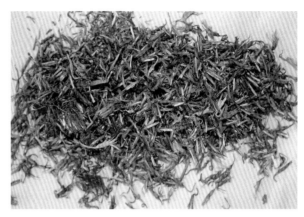

红花饮片

用法用量 3～9 g，煎服，外用：适量。

精选验方

1. 痛经 红花 6 g，鸡血藤 24 g。水煎，调黄酒适量服。

2. 关节炎关节肿痛 红花适量。炒后研末，加入等量的地瓜粉，盐水或烧酒调敷患处。

3. 产后腹痛 红花、川芎、炙甘草、炮姜各 10 g，桃仁、蒲黄（包煎）各 15 g，五灵脂 20 g（包煎）。水煎服。

4. 喉痛，音哑 红花、枳壳、柴胡各 5 g，桃仁、桔梗、甘草、赤芍各 10 g，生地黄 20 g，当归、玄参各 15 g。水煎服。

5. 冻疮 红花 10 g，川椒、苍术、侧柏叶各 20 g。泡酒，用药酒擦手足。

6. 肝郁气滞型脂肪肝 红花、青皮各 10 g。将青皮、红花去杂质，洗净，青皮晾干后切成丝，与红花同入砂锅，加水浸泡 30 min，煎煮 30 min，用洁净纱布过滤，去渣取汁即成。代茶饮，可连续冲泡 3～5 次，当日饮完。

7. 肝区疼痛，肝肿大，肝瘀血，黄疸 红花、诃子、瞿麦、栀子、川楝子各 25 g，五灵脂 45 g，木通 30 g，熊胆 15 g。制成煮散剂，每次 3～5 g，每日 1～3 次，水煎服。

8. 心热，心悸，心刺痛 红花、石膏各 30 g，牛黄 10 g，肉豆蔻、沉香、广枣、木香各 50 g。制成散剂，每次 1.5～3 g，每日 1～3 次，温开水送服。

9. 协日性头痛，目赤红肿，亚玛性头痛 红花、诃子、瞿麦各 15 g，木香、黑云香、麝香各 7.5 g。制成水丸，每次 1.5～3 g，每日 1～2 次，饭后温开水送服。

10. 呕血，鼻衄，伤口出血，尿血，月经过多，便血等 红花 15 g，熊胆 2.5 g，栀子 1 g，银朱、五灵脂、甘草各 0.5 g。制成散剂，每次 1.5～3 g，每日 2～3 次，温开水送服。

使用禁忌 孕妇忌服。

红花

胡椒

HUJIAO

蒙 药 名 | 胡珠。

别　　名 | 炮瓦日、黑胡椒、白胡椒、那勒沙木。

来　　源 | 为胡椒科植物胡椒 *Piper nigrum* L. 的干燥近成熟果实或成熟果实。

识别特征 | 常绿藤本。茎长达 5 m 多，多节，节处略膨大，幼枝略带肉质。叶互生，叶柄长 1.5 ～ 3 cm，上面有浅槽；叶革质，阔卵形或卵状长椭圆形，长 8 ～ 16 cm，宽 4 ～ 7 cm，先端尖，基部近圆形，全缘，上面深绿色，下面苍绿色，基出脉 5 ～ 7 条，在下面隆起。花单性，雌雄异株，成为杂性，成穗状花序，侧生茎节上；总花梗与叶柄等长，花穗长约 10 cm；每花有一盾状或杯状苞片，陷入花轴内，通常具侧生的小苞片；无花被；雄蕊 2，花丝短，花药 2 室；雌蕊子房圆形，1 室，无花柱，柱头 3 ～ 5 枚，有毛。浆果球形，直径 4 ～ 5 mm，稠密排列，果穗圆柱状，幼时绿色，熟时红黄色。种子小。花期 4 ～ 10 月，果期 10 月至次年 4 月。

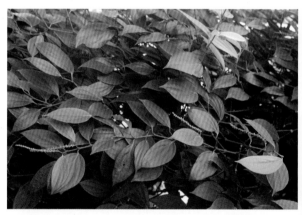

胡椒

生境分布 | 生长于荫蔽的树林中。分布于海南、广东、广西、云南等地。

采收加工 | 秋末至次春果实呈暗绿色时采收，晒干，为黑胡椒；果实变红时采收，水浸，擦去果肉，晒干，为白胡椒。

药材鉴别 | 本品呈圆球形。表面灰白色，平滑，一端有一小突起，另一端有一微凹陷的圆脐，表面有浅色脉纹。质硬而脆。破开面微有粉性，黄白色，外皮薄，中间有细小空心。气芳香，味辛辣。

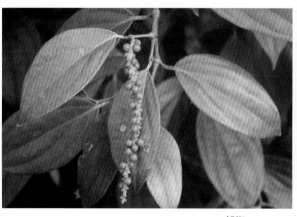

胡椒

性味归经 | 辛，热。归胃、大肠经。

功效主治 | 温中止痛，下气消痰。本品辛热，温中散寒以止痛，中焦无寒则升降有序而气下痰消，故有此功。

药理作用 | 有祛风健胃、抗惊厥、镇静，使皮肤血管扩张产生温热感等作用。

用法用量 | 2～4 g，煎服；0.5～1 g，研末服。外用：适量。

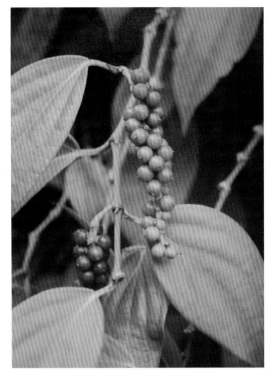

胡椒

精选验方 |

1. 婴幼儿腹泻 吴茱萸6 g，苍术7 g，白胡椒2 g，肉桂、枯矾各3 g。共为细末，分3等份，每次取1份，以醋适量调匀，置于神厥穴（脐孔），外用麝香止痛膏或胶布固定，每日换药1次。

2. 子宫脱垂 白胡椒、附片、肉桂、白芍、党参各20 g。研末加红糖60 g，和匀分30包，每日早、晚各服1包（服药前先饮少量酒），15日为1个疗程。

3. 小儿消化不良性腹泻 白胡椒、葡萄糖粉各1 g。研粉混匀，1岁以下每次服0.3～0.5 g；3岁以上每次服0.5～1.5 g，一般不超过2 g，每日3次。连服1～3日为1个疗程。

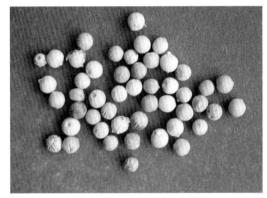

胡椒

4. 慢性气管炎 将白胡椒放入75%酒精中泡30 min，取出切成2瓣或4瓣，用于穴位埋藏。

5. 感冒咳嗽 胡椒8粒，暖脐膏1张。将胡椒研碎，放在暖脐膏中央，贴于第2和第3胸椎之间，贴后局部发痒，为药物反应，不要剥去。

6. 胃腑火衰，胃巴达干积聚，消化不良，胃腹胀痛，呕吐，寒性泄泻 胡椒、苏格木勒、荜茇、肉桂、寒水石（制）各30 g，诃子、山奈各10 g，石榴60 g，光明盐、五灵脂各20 g。制成散剂，每次1.5～3 g，每日1～2次，温开水送服。

7. 大肠赫依，腹胀 胡椒、肉桂、光明盐、干姜各10 g，石榴、苏格木勒各30 g，荜茇、草果仁、红花、诃子、菖胜子、黑种草子各20 g，紫硇砂2 g。制成散剂，每次1.5～3 g，每日1～2次，温开水送服，孕妇慎服。

使用禁忌 | 胃热或胃阴虚者忌用。

胡椒

131

葫芦

HULU

蒙 药 名 | 葫芦。

别 名 | 陈葫芦、嘎布德、陈壶卢瓢。

来 源 | 为葫芦科一年生攀缘草本植物葫芦 *Lagenaria siceraria* （Molina） Standl. 的干燥果皮和种子。

识别特征 | 一年生攀缘草本，有软毛；卷须2裂。叶片心状卵形至肾状卵形，长 10～40 cm，宽与长近相等，稍有角裂或3浅裂，顶端尖锐，边缘有腺点，基部心形；叶柄长 5～30 cm，顶端有2腺点。花生于叶腋，雄花的花梗较叶柄长，雌花的花梗与叶柄等长或稍短；花萼长2～3 cm，落齿锥形；花冠白色，裂片广卵形或倒卵形，长3～4 cm，宽2～3 cm，边缘皱曲，顶端稍凹陷或有细尖，有5脉；子房椭圆形，有绒毛。果实光滑，初绿色，后变白色或黄色，中间缢细，下部大于上部；种子白色，倒卵状椭圆形，顶端平截或有2角。花期6～7月，果期7～8月。

生境分布 | 全国大部分地区均有栽培。

采收加工 | 秋末或冬初，采取老熟果实，打碎，除去果瓤及种子，晒干。

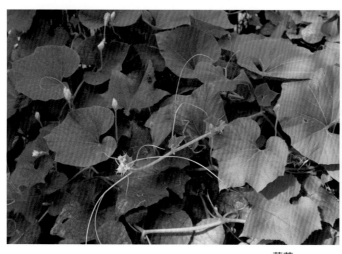

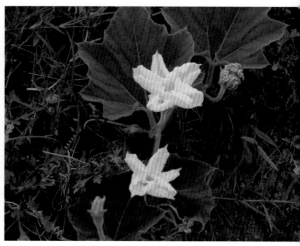

葫芦   葫芦

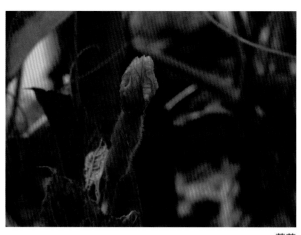

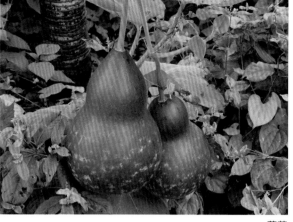

葫芦

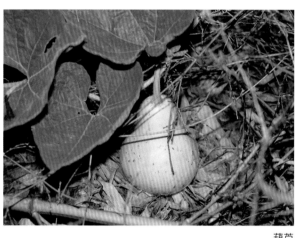

葫芦

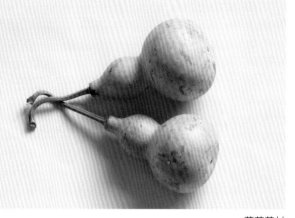

葫芦药材

药材鉴别 ｜ 本品呈瓢状，多碎成块片。外表面黄棕色，较光滑。内表面黄白色或灰黄色，松软。体轻，质硬，断面黄白色。气微，味淡。

性味归经 ｜ 甘，平。归肺、小肠经。

功效主治 ｜ 利尿，消肿，散结。主治水肿，腹水，颈淋巴结结核。

药理作用 ｜ 其煎剂内服，有显著利尿作用。

用法用量 ｜ 15 ～ 30 g，煎服。

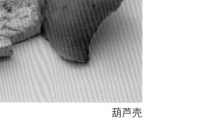

葫芦壳

精选验方 ｜

1. 肾炎及心脏病水肿、脚气水肿 葫芦 15 g，粳米 100 g，冰糖 20 g。将葫芦磨成细粉待用，将粳米、冰糖加水放入砂锅内，煮至米开时，加入葫芦粉，再煮片刻，至粥稠即可。

2. 重症水肿及腹水 葫芦 15 ～ 30 g。水煎服，每日 3 次。

使用禁忌 ｜ 中寒者忌服。

葫
芦

琥珀

HUPO

蒙药名 | 浩伯。

别　名 | 布日论、血琥珀、老琥珀、博衣舍勒。

来　源 | 为古代松科植物的树脂埋藏地下经年久转化而成的化石样物质。

识别特征 | 本品多呈不规则的粒状、块状、钟乳状及散粒状。有时内部包含着植物或昆虫的化石。颜色为黄色、棕黄色及红黄色，条痕白色或淡黄色。具松脂光泽，透明至不透明。断口贝壳状极为显著。硬度 2～2.5。比重 1.05～1.09。性极脆，摩擦带电。

生境分布 | 生长于黏土层、沙层、煤层及沉积岩内。分布于云南、广西、辽宁、河南、福建等地。

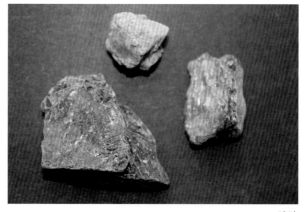

琥珀

采收加工 | 全年可采，从地下或煤层挖出后，除去沙石、泥土等杂质，研粉用。分布于煤中者，称"煤珀"。

药材鉴别 | 本品为不规则的块状。表面血红色或黄棕色。不平坦，有光泽，质松脆，捻之易成粉末。

性味归经 | 甘，平。归心、肝、膀胱经。

功效主治 | 镇惊安神，活血散瘀，利尿通淋。本品质重降下而镇惊安神，归心、肝走血分而活血散瘀，入膀胱则利尿通淋。

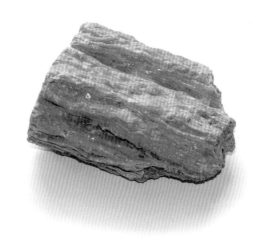

琥珀药材

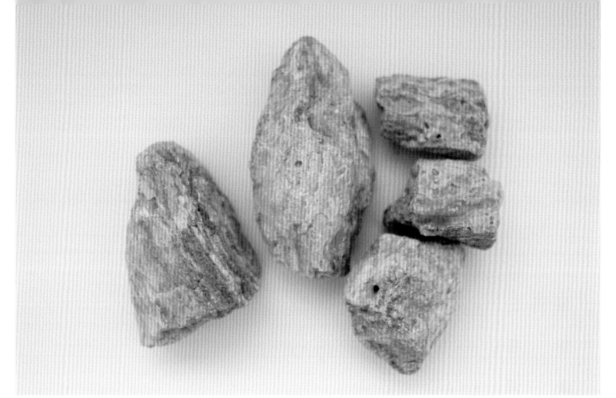

药理作用 | 琥珀酸具有中枢抑制作用，能明显减少小鼠自主活动时间；对大鼠听源性惊厥、小鼠电惊厥以及士的宁引起的动物性惊厥，均具有对抗作用。

用法用量 | 1.5 ～ 3 g，研末冲服，不入煎剂，多入丸、散用。外用：适量。

精选验方 |

1. 心绞痛气虚血瘀型　琥珀末 2 g，人参、川芎、郁金、枳壳、决明子 10 g，丹参、鸡血藤、石菖蒲 15 g，黄芪 30 g，藏红花 1.5 g，三七 3 g。水煎取药汁，每日 1 剂，分 2 次服用。

2. 湿热下注型淋病　琥珀粉 3 g，甘草 6 g，栀子、黄柏、车前子、金银花、连翘、石韦、冬葵子、当归各 10 g，白花蛇舌草 30 g。水煎取药汁，每日 1 剂，分 2 次服用，药渣再煎水外洗局部。

3. 前列腺增生　琥珀、滑石各 30 g，生黄芪 100 g。生黄芪、滑石两味加水先煎，煎 2 次，取药液和匀，再将琥珀研粉兑入，即成，每日 1 剂，分 2 次空腹服下。

4. 梅毒　琥珀 18 g，钟乳石 60 g，朱砂 12 g，冰片 3 g，土茯苓 100 g。将前 4 味药研粉后分成 4 包，每次 1 包，每日 2 次，用 25 g 土茯苓水煎，送服。

5. 白内障　琥珀末、生蒲黄各 15 g，磁石 60 g，朱砂 30 g，神曲 120 g。共研为细末，炼蜜为丸，每日 3 次，每次服 9 g。

6. 膀胱热，尿频　琥珀、滑石各 5 g，甘草 2.5 g。制成散剂，每次 1.5 ～ 3 g，每日 2 次，温开水送服。

使用禁忌 | 阴虚内热及无瘀滞者忌服。

黄柏
HUANGBAI

蒙 药 名｜协日。

别　　名｜黄檗、哲日瓦、黄皮树、哲日顺。

来　　源｜为芸香科黄檗属植物黄皮树 *Phellodendron chinese* Schneid. var. *glabriusculum* Schneid. 的树皮。

识别特征｜落叶乔木，高 10 ～ 12 m。树皮外观棕褐色，可见唇形皮孔，外层木栓较薄。奇数羽状复叶对生；小叶 7 ～ 15，披针形至长圆状卵形，长 9 ～ 15 cm，宽 3 ～ 5 cm，先端长渐尖，基部宽楔形或圆形，不对称，近全缘，上面中脉上具有锈色短毛，下面密被锈色长柔毛，小叶厚纸质。雌雄异株，排成顶生圆锥花序，花序轴密被短毛，花紫色；雄花有雄蕊 5 ～ 6，长于花瓣，退化雌蕊钻形；雌花有退化雄蕊 5 ～ 6，子房上位，有短柄，5 室，花柱短，柱头 5 浅裂。果轴及果皮粗大，常密被短毛；浆果状核果呈球形，直径 1 ～ 1.5 cm，密集成团，熟后黑色，内有种子 5 ～ 6 颗。花期 5 ～ 6 月，果期 10 ～ 11 月。

生境分布｜生长于杂木林中。分布于陕西、浙江、江西、湖北、四川、贵州、云南、广西等省区。

采收加工｜定植 15 ～ 20 年采收，5 月上旬至 6 月上旬，用半环剥或环剥、砍树剥皮等方法剥皮。目前多用环剥，可在夏初的阴天日平均温度在 22℃ ～ 26℃ 左右，此时形成层活动旺盛，再生树皮容易。选健壮无病虫害的植株，用刀在树段的上下两端分别围绕树干环割一圈，再纵割一刀，切割深度以不损伤形成层为度，然后将树皮剥下，喷 0.01μmol/L 吲哚乙酸，再把略长于树段的小竹竿缚在树段上，以免塑料薄膜接触形成层，外面再包塑料薄膜两层，可促使再生新树皮；第 2、3 年连续剥皮，但产量略低于第 1 年。注意剥皮后一定要加强培育管理，使树势很快复壮，否则会出现衰退现象。剥下的皮，趁鲜刮掉粗皮，晒至半干，再叠成堆，用石板压平，再晒至全干。

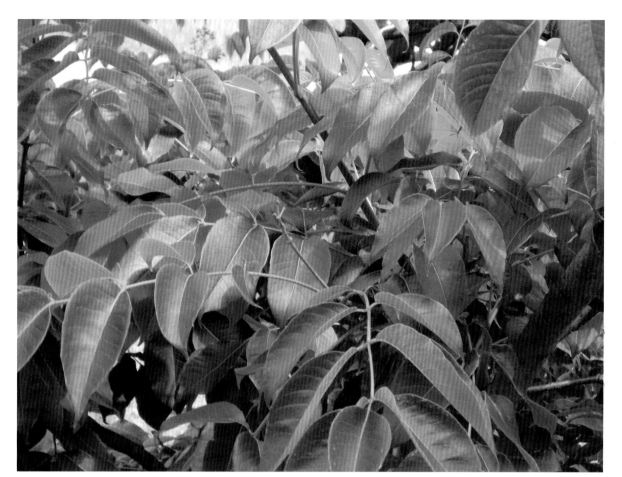

黄皮树

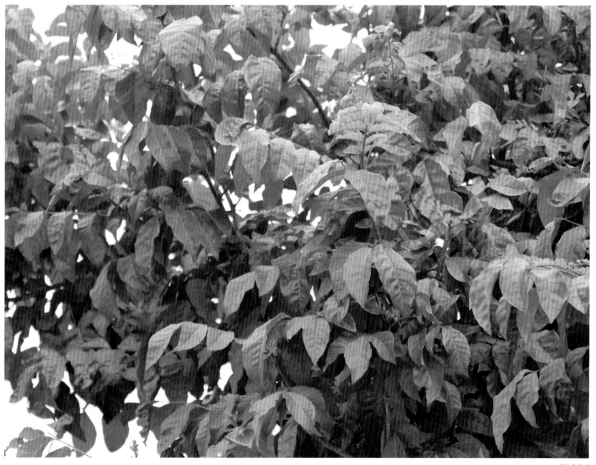

黄皮树

137

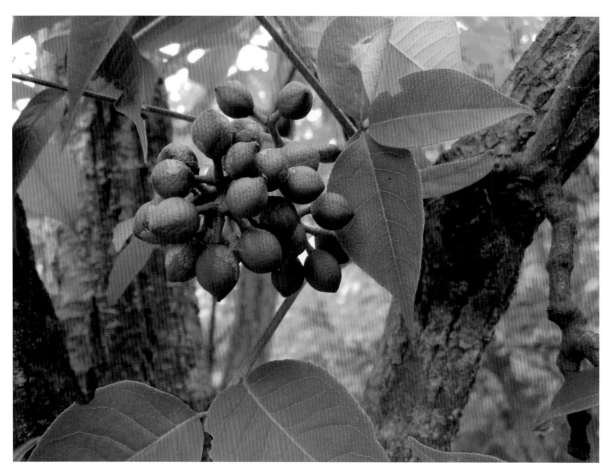

川黄柏

药材鉴别 树皮呈浅槽状或板片状，略弯曲，长宽不一，厚 1 ~ 6 mm。外表面黄褐色或黄棕色，平坦，具纵沟纹残存栓皮厚约 0.2 mm，灰褐色，无弹性，有唇形横生皮孔，内表皮暗黄色或淡棕色，具细密的纵棱纹。体轻、质硬，断面皮层略成粒状，韧皮部纤维状，成裂片状分层，鲜黄色。气微，味极苦，嚼之有黏性。以皮厚、断面色黄者为佳。

性味归经 味苦，性冷。归热经。

功效主治 清热燥湿，泻火解毒。主治湿热痢疾，泄泻，黄疸，梦遗，淋虫，带下，骨蒸劳热，口舌生疮，目赤肿痛，痈疖疮毒，皮肤湿疹。

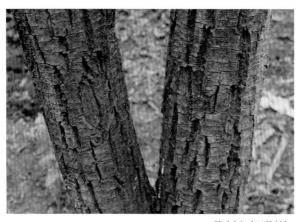

黄皮树（川黄柏）

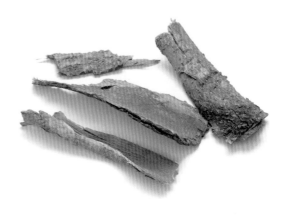

黄柏药材

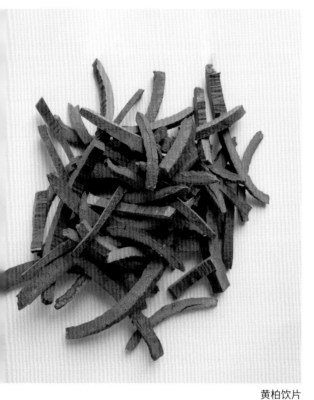

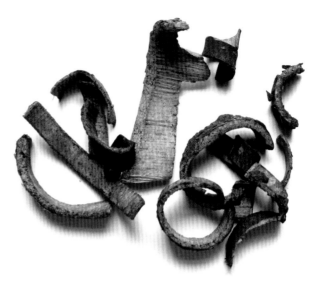

黄柏饮片　　　　　　　　　　　　　　　　黄柏（盐炒）饮片

用法用量 ｜ 内服：煎汤，3～9 g；或入丸、散。外用：适量，研末调敷；或煎水浸洗。

精选验方 ｜

1. 肉毒入脉　黄柏、马先蒿、白芥各 15 g，红牛血干 25 g。制成散剂，每次 1.5～3 g，每日 1～2 次，温开水送服。

2. 呕血，上冲包如溃破，鼻衄　黄柏、小白蒿各 25 g，熊胆 5 g。制成汤剂，每次 3～5 g，每日 1～3 次，水煎服。

3. 热盛，出血，遗精　黄柏 100 g，熊胆、香墨各 75 g，西红花 25 g，荜茇、甘草、麝香各 40 g。制成散剂，每次 1.5～3 g，每日 1～2 次，温开水送服。

4. 烧伤　黄柏、榆树皮内皮各适量。分别研粉，按 1∶2 混合，以 80% 乙醇浸泡 48 h 以上，滤取浸液备用。将浸液喷或涂于创面，2～4 h 涂 1 次。

5. 面部隐翅虫皮炎　黄柏 3～5 g，玄明粉 3 g。水煎，冷后湿敷局部，每日 4～6 次，每日 1 剂。

6. 闭合性软组织损伤　黄柏、生半夏、五倍子、面粉各等份。先将面粉、五倍子共炒至熟，冷却后与余药共研细末，瓶贮备用。使用时加食醋调成糊状，武火熬熟成膏，涂于损伤的皮肤上，范围略大于损伤面积，上盖白麻纸 4～5 层，再用胶布或棚带固定 1～2 日换药 1 次。

使用禁忌 ｜ 脾虚泄泻，胃弱食少者禁服。

黄柏

黄精
HUANGJING

蒙 药 名 | 查干。

别 名 | 日阿尼、日阿毛沙格。

来 源 | 为百合科植物黄精 *Polygonatum sibiricum* Delar.ex Redoute 的根茎。

识别特征 | 多年生草本，高 50～120 cm，全株无毛。根茎黄白色，味稍甜，肥厚而横走，直径达 3 cm，由数个或多个形如鸡头的部分连接而成为大头小尾状，生茎的一端较肥大，且向一侧分叉，茎枯后留下圆形茎痕如鸡眼，节明显，节部生少根。茎单一，稍弯曲，圆柱形。叶通常 5 枚轮生，无柄，叶片条状披针形，长 7～11 cm，宽 5～12 mm，先端卷曲，下面有灰粉，主脉平行，中央脉粗壮在下面隆起。5～6 月开白绿色花，花腋生，下垂，总花梗长 1～2 cm，其顶端通常 2 分叉，各生花 1 朵，苞片小且比花梗短或几等长。花被筒状，6 裂，雄蕊 6，花丝短，着生花被上部，浆果球形，熟时紫黑色。花期 5～6 月，果期 6～7 月。

生境分布 | 生长于海拔 2300～4200 m 的田野、山坡、林区、灌丛中及河谷、溪边上。分布于西藏、青海、四川、云南、甘肃等地。

采收加工 | 8～10 月挖取根茎，除去地上部分及须根，洗去泥土。切片，晒干。

药材鉴别 | 根茎呈肥厚肉质的结节块状，结节长可达 10 cm 以上，宽 3～6 cm，厚 2～3 cm，常数个块状结节相连。表面灰黄色或黄褐色，粗糙，结节上侧有突出的圆盘状茎痕，直径 0.8～1.5 cm。

性味归经 | 味甘、涩、苦。消化后味甘，性温，效轻、干。

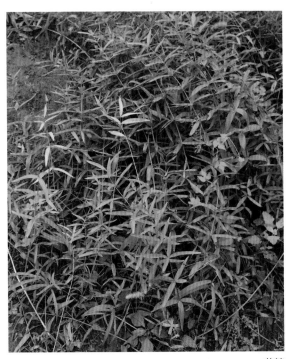

黄精

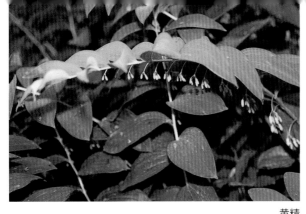
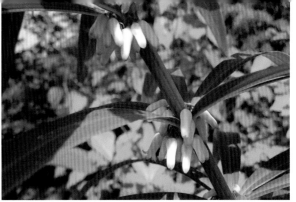

黄精　　　　　　　　　　　　　　　　　　　　　黄精

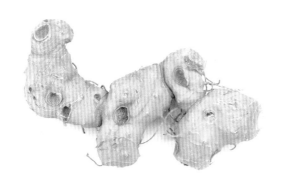
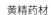
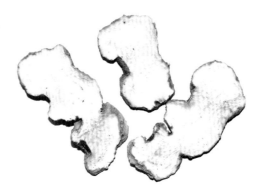

黄精药材　　　　　　　　　　　　　　　　　　黄精饮片

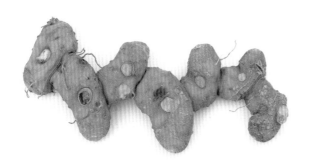
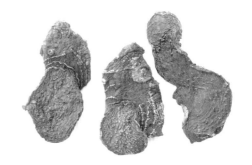

黄精（蒸制）药材　　　　　　　　　　　　　黄精（蒸制）饮片

功效主治 | 滋补强身，延年益寿，益肾补精，润肺。主治寒热引起的水肿，精髓内亏，衰弱无力，虚劳咳嗽。

用法用量 | 内服：煎汤，6～9g；或入丸、散。

精选验方 |

1. 下寒　黄精、紫茉莉、蒺藜（制）各等量。制成煮散剂，每次3～5g，每日1～2次，水煎服。

2. 排寒性胀　黄精、细叶铁线莲、沙棘、寒水石（制）、照山白、天冬、鹿角（制）各等量。制成水丸，每次1.5～3g，每日1～2次，白糖水送服。

3. 胃寒，消化不良，浮肿，肾寒腰痛，宫寒带多　黄精、冬葵果、天门冬、天花粉、蒺藜（制）、红花各30g，全石榴100g，苏格木勒50g，荜茇、玉竹各40g，肉桂10g。制成水丸，每次11～13粒，每日1～2次，红糖水送服。

黄连
HUANGLIAN

蒙 药 名 | 协日。

别　　名 | 乌苏、额日、王连、云连、协日拉哈刚。

来　　源 | 为毛茛科多年生草本植物黄连 *Coptis chinensis* Franch. 和三角叶黄连 *Coptis deltoidea* C.Y.Cheng et Hsiao 的根茎。

识别特征 | 多年生草本，高 15 ~ 25 cm。根茎黄色，成簇生长。叶基生，具长柄，叶片稍带革质，卵状三角形，三全裂，中央裂片稍呈棱形，具柄，长为宽的 1.5 ~ 2 倍，羽状深裂，边缘具锐锯齿；侧生裂片斜卵形，比中央裂片短，叶面沿脉被短柔毛。花葶 1 ~ 2，二歧或多歧聚伞花序，有花 3 ~ 8 朵，萼片 5，黄绿色，长椭圆状卵形至披针形，长 9 ~ 12.5 mm；花瓣线形或线状披针形，长 5 ~ 7 mm，中央有蜜槽；雄蕊多数，外轮比花瓣略短；心皮 8 ~ 12。蓇葖果具柄。三角叶黄连，与上种不同点为：叶的裂片均具十分明显的小柄，中央裂片三角状卵形，4 ~ 6 对羽状深裂，2 回裂片彼此密接；雄蕊长为花瓣之半，种子不育。花期 2 ~ 4 月，果期 3 ~ 6 月。

生境分布 | 生长于海拔 1000 ~ 1900 m 的山谷、凉湿荫蔽密林中。黄连多系栽培。分布于我国中部及南部各省。四川、云南产量较大。

采收加工 | 秋季采挖，除去苗叶、须根及泥沙，干燥，撞去残留须根。生用或炒用。

药材鉴别 | 本品呈不规则的薄片。外表皮暗黄色，粗糙，有细小的须根。切面或碎断面皮部棕色至暗棕色，木部鲜黄色或红黄色，具放射状纹理，髓部红棕色，有时中央有空隙。质地坚实，不易折。气微，味极苦。

性味归经 | 苦，寒。归心、肝、胃、大肠经。

功效主治 | 清热燥湿，泻火解毒。主治湿热痞满，呕吐吞酸，泻痢，黄疸，高热神昏，心火亢盛，心烦不寐，血热吐衄，目赤，牙痛，消渴，痈肿疔疮；外治湿疹，湿疮，耳道流脓。

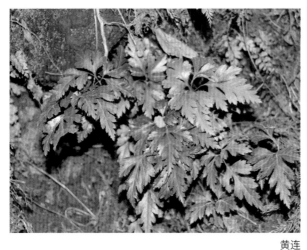
黄连

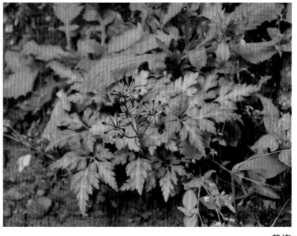
黄连

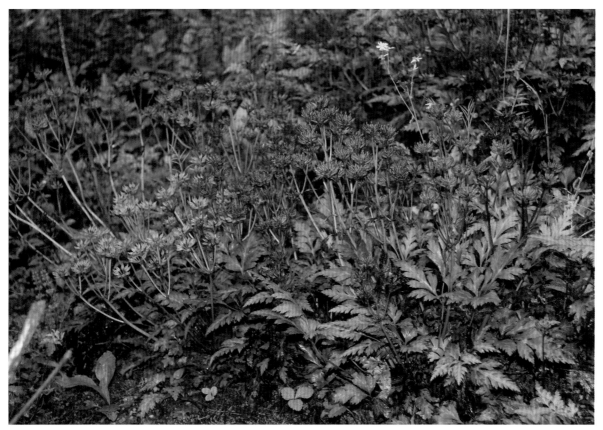
黄连（味莲，鸡爪黄连）

酒黄连善清上焦火热，主治目赤、口疮。姜黄连清胃和胃止呕，主治寒热互结、湿热中阻、痞满呕吐。萸黄连舒肝和胃止呕，主治肝胃不和、呕吐吞酸。

药理作用 | 本品具广谱抗菌作用，并能抑制钩端螺旋体、阿米巴原虫、流感病毒及各种致病性真菌。小檗碱在体内可增强白细胞的吞噬功能，具扩张末梢血管、降低血压、利胆、解热、利尿、局部麻醉、镇静、镇痛及抗肿瘤作用。

用法用量 | 煎服，2～10 g；或1～1.5 g，入丸、散。外用：适量。炒用制其寒性，姜汁炒清胃止呕，酒炒清上焦火，吴茱萸炒清肝胆火。

黄连

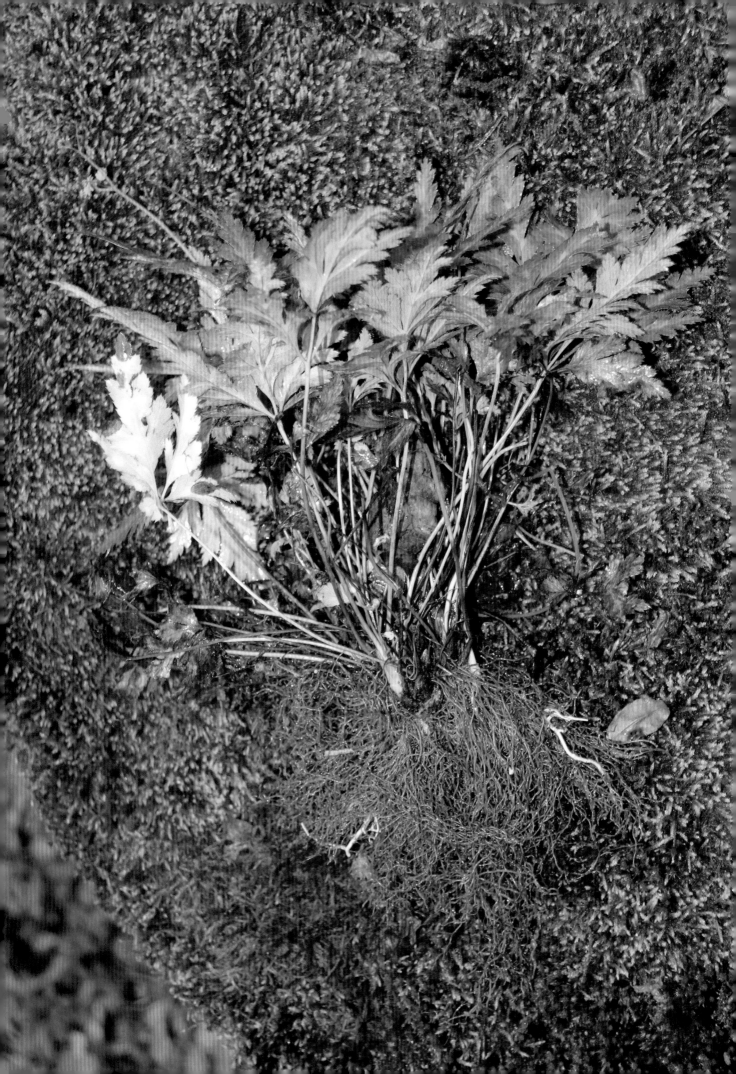

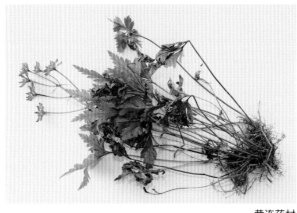
黄连药材

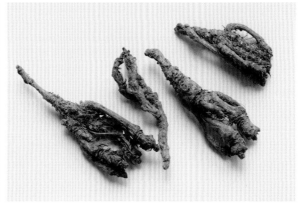
黄连药材

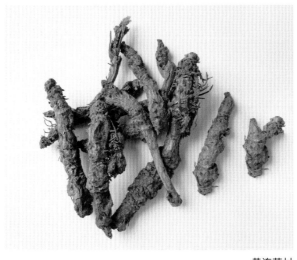
黄连药材

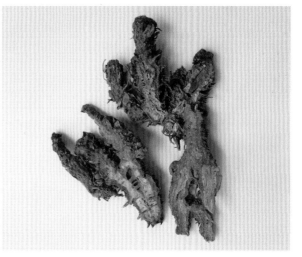
黄连饮片

精选验方

1. 痔疮 黄连 100 g。煎膏，加入等份芒硝、冰片 5 g，痔疮敷上即消。

2. 黄疸 黄连 5 g，茵陈 15 g，栀子 10 g。水煎服。

3. 痈疮、湿疮、耳道流脓 黄连适量。研细末，茶油调涂患处。

4. 颈痈、背痈 黄连、黄芩、炙甘草各 6 g，栀子、枳实、柴胡、赤芍、金银花各 9 g。水煎取药汁。

5. 心肾不交失眠 黄连、肉桂各 5 g，半夏、炙甘草各 20 g。水煎服。

6. 肺炎咳喘 黄连、甘草各 6 g，金银花、沙参、芦根、枇杷叶、薏苡仁各 30 g，天冬、百合各 12 g，橘皮 10 g，焦三仙各 9 g，三七粉 3 g。水煎取药汁，每日 1 剂，分 2 次服用。

7. 浸润性肺结核 黄连 19 g，蛤蚧 13 g，白及 40 g，百部 10 g，枯矾 8 g。共研细末，水泛为丸，阴干后备用，每次 10 g，每日 3 次，温开水送服，儿童量酌减。

8. 目赤肿痛，流泪 黄连、红花、熊胆、鱼胆、雁胆、兔胆各等量。制成眼药水，滴眼用。

9. 脓肿，溃烂 黄连、甘草、杜仲各 15 g，香附 10 g，文冠木 20 g。制成煮散剂，每次 3 ~ 5 g，每日 2 ~ 3 次，水煎服。

使用禁忌 苦寒易伤脾胃，故脾胃虚寒者慎用。

黄芩
HUANGQIN

蒙 药 名 | 浑钦。

别　　名 | 协日、滇黄芩、土黄芩、巴布斯日布。

来　　源 | 为唇形科植物滇黄芩 *Scutellaria amoena* C.H.Wright 的根。

识别特征 | 多年生草本植物。根状茎肥厚，斜行，下部分叉，上部分枝生茎，茎高 20 ~ 35 cm，锐四棱形，略具槽，沿棱角被疏毛，分枝或不分枝，常带紫色。叶对生；叶柄短，长 1 ~ 2 mm；叶片草质，长圆状卵形，常对折，长 1.4 ~ 3.5 cm，宽 7 ~ 14 mm，先端钝，基部圆形或楔形至浅心形，边缘有不明显的圆齿至全缘，上面暗绿色，无毛或被疏柔毛，下面淡绿色，密被下陷的腺点，沿中脉被柔毛。花对生，排列成顶生长 5 ~ 14 cm 的总状花序；苞片叶状，披针状长圆形，长 5 ~ 10 mm；花萼二唇形，常带紫色，背部盾片膜质，果时增大；花冠二唇形，紫色或蓝紫色，长 2.4 ~ 3 cm，外被腺毛，雄蕊 4，花丝扁平；子房无毛，花柱细长，柱头微裂。小坚果卵球形，棕褐色，具瘤。花期 5 ~ 9 月，果期 7 ~ 10 月。

生境分布 | 生长于海拔 1300 ~ 3000 m 的草地或松林下。分布于贵州、四川、云南等省区。

采收加工 | 栽培 2 ~ 3 年收获，于秋后茎叶枯黄时，选晴天挖取。将根部附着的茎叶去掉，抖落泥土，晒至半干，撞去外皮，晒干或烘干。

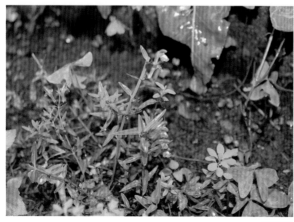

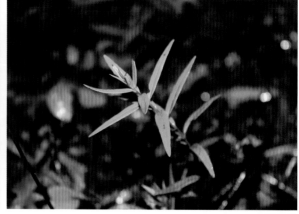

滇黄芩　　　　　　　　　　　　　　　　　　　滇黄芩

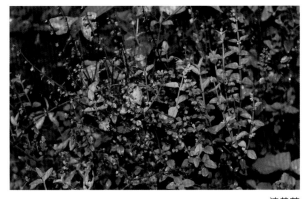
滇黄芩

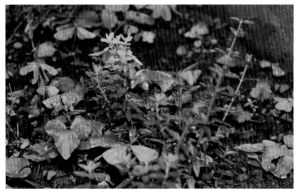
滇黄芩

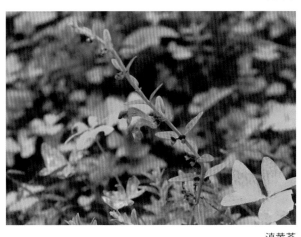
滇黄芩

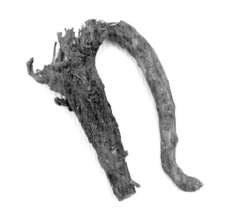
黄芩药材

药材鉴别 | 根茎横生或斜生，粗 1 cm 以上。根呈圆锥形的不规则条状，带有分枝，长 5 ～ 20 cm，直径 1 ～ 1.6 cm。表面黄棕色或棕黄色，常有粗糙的栓皮，有皱纹。下端有支根痕，断面纤维状，鲜黄色或微带绿色。

性味归经 | 味苦，性冷。归热经。

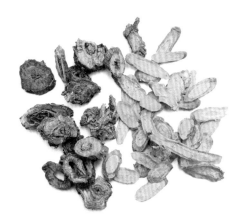
黄芩饮片

功效主治 | 清热泻火，燥湿解毒，止血，安胎。主治肺热咳嗽，热病高热神昏，肝火头痛，目赤肿痛，湿热黄疸，泻痢，热淋，崩漏，胎热不安，痈肿疔疮。

用法用量 | 内服：煎汤，3 ～ 9 g；或入丸、散。外用：适量，煎水洗；或研末调敷。

精选验方 |

1. 妇人月水过多，将成暴崩 黄芩（酒炒）、黄柏（炒黑色）、土艾叶（炒）、白芍各 3 g，香附 4.5 g（童便浸），龟板（酥炙）、臭椿皮各 6 g。水煎服。

2. 吐血、血痢 黄芩、鸢头鸡各 15 g。煨水服。

使用禁忌 | 脾胃虚寒，少食便溏者禁服。

黄芩

鸡冠花
JIGUANHUA

蒙 药 名 | 塔黑颜。

别　名 | 鸡髻花、鸡角枪、鸡公花、鸡冠头、鸡骨子花。

来　源 | 为苋科植物鸡冠花 *Celosia cristata* L. 的花序。

识别特征 | 一年生直立草本植物，高 30 ~ 80 cm。全株无毛，粗壮。分枝少，近上部扁平，绿色或带红色，有棱纹凸起。单叶互生，具柄；叶片长椭圆形至卵状披针形，长 5 ~ 13 cm，宽 2 ~ 6 cm，先端渐尖或长尖，基部渐窄成柄，全缘。穗状花序顶生，呈扁平肉质鸡冠状、卷冠状或羽毛状，中部以下多花；花被片淡红色至紫红色、黄白或黄色；苞片、小苞片和花被片干膜质，宿存；花被片 5，椭圆状卵形，端尖，雄蕊 5，花丝下部合生成杯状。胞果卵形，长约 3 mm，熟时盖裂，包于宿存花被内。种子肾形，黑色，光泽。花期 5 ~ 8 月，果期 8 ~ 11 月。

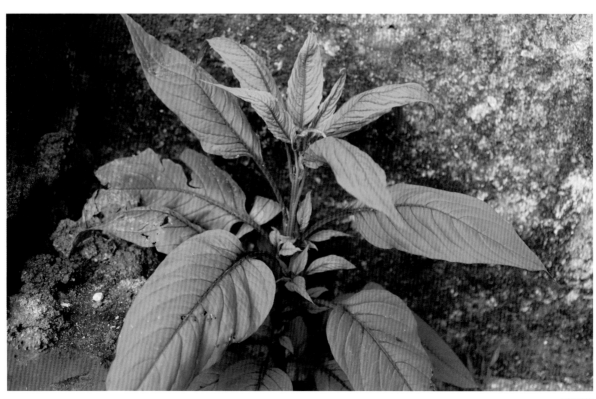

鸡冠花

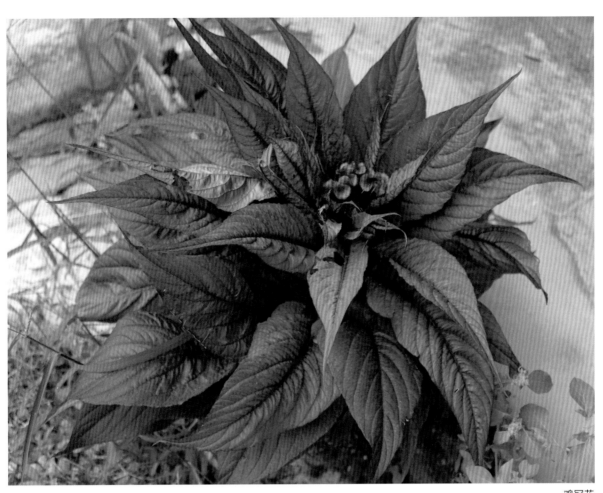

鸡冠花

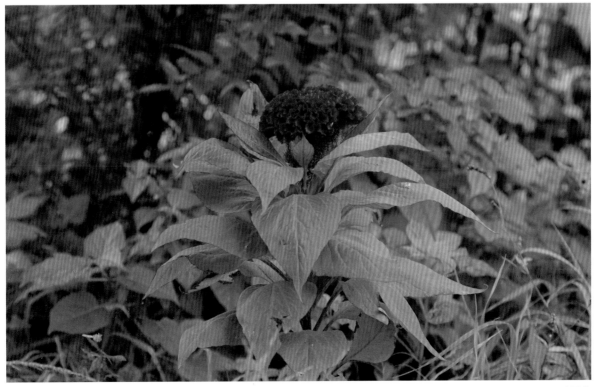

鸡冠花

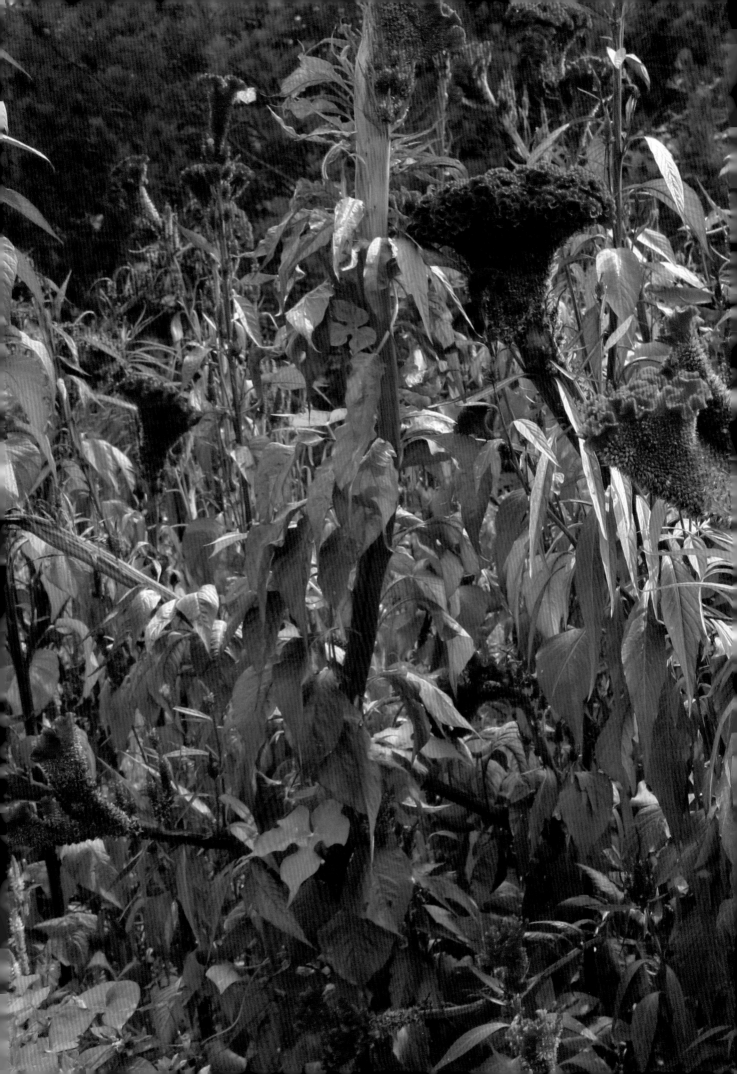

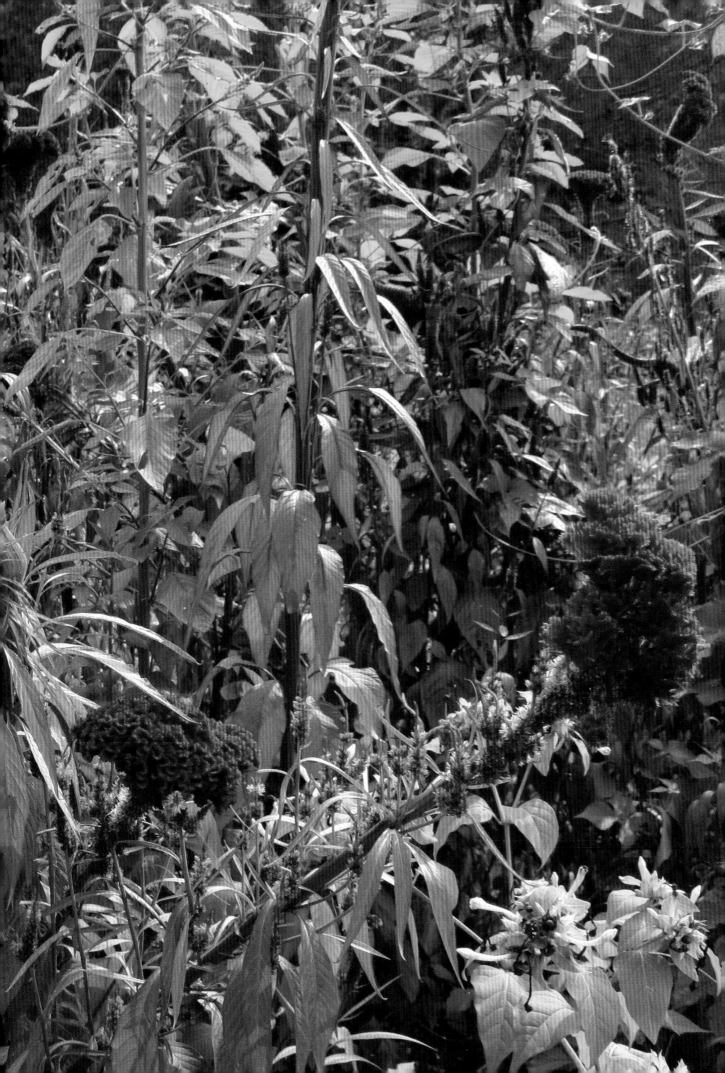

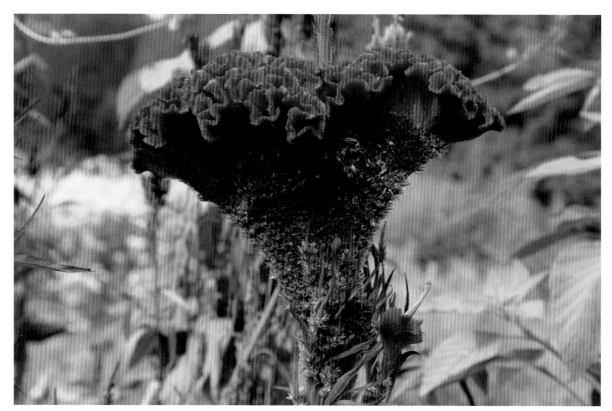

鸡冠花

生境分布 | 全国各地普遍栽培。

采收加工 | 当年 8 ~ 9 月采收。把花序连同一部分茎秆割下，捆成小把晒干或晾干后，剪去茎秆即成。

药材鉴别 | 穗状花序多扁平而肥厚，似鸡冠状。长 8 ~ 25 cm，宽 5 ~ 20 cm。上缘宽，具皱褶，密生线状鳞片，下端渐狭小，常残留扁平的茎。表面红色、紫红色或黄白色；中部以下密生多数小花，各小花有角质苞片及花被片。果实盖裂，种子圆肾形，黑色，有光泽。体轻，质柔韧。气无，味淡。以朵大而扁、色泽鲜艳者为佳。习惯以白色者质优。

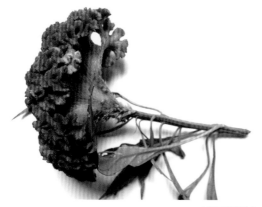

鸡冠花药材

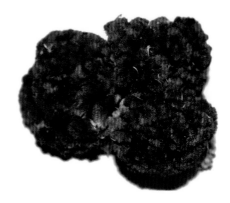

鸡冠花药材

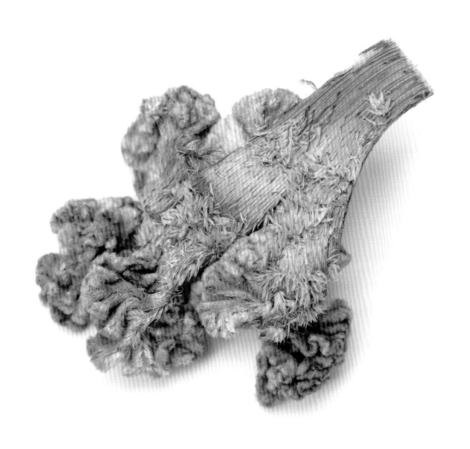

鸡冠花药材

性味归经 | 味涩，性冷。归热经。

功效主治 | 凉血止血，止带，止泻。主治诸出血证，带下，泻泄，痢疾。

用法用量 | 内服：煎汤，9～15 g；或入丸、散。外用：适量，煎汤熏洗；或研末调敷。

精选验方 |

1. 妇女崩漏 鸡冠花、紫茉莉根各 10 g。水煎服。

2. 妇科慢性炎症 用 10% 鸡冠花注射液。每日 1 次，每次 2 ml，肌肉注射。

3. 带下病 白鸡冠花、白果仁各 15 g，白菊花、白扁豆各 12 g，白莲子 30 g，白母鸡 1 只（1000 g 左右）。先将鸡处理好，然后再将诸药填入鸡腹，用荷叶包裹置砂锅内，用文火蒸 3 小时后，食肉喝汤，分 2～3 次食完，每日早、晚各 1 次。治疗期间忌辛辣、禁房事，勤换内裤。

4. 月经淋漓 鸡冠花、紫草茸、蜀葵花、熊胆各等量。制成散剂，每次 1.5～3 g，每日 1～2 次，温开水送服。

蒺藜

JILI

蒙 药 名 | 亚蔓章古。

别　　名 | 色玛、蒺藜、白蒺藜、蒺藜子、色玛拉高。

来　　源 | 为蒺藜科草本植物蒺藜 *Tribulus terrestris* L. 的成熟果实。

识别特征 | 一年生或多年生草本，全株密被灰白色柔毛。茎匍匐，由基部生出多数分枝，枝长 30 ～ 60 cm，表面有纵纹。双数羽状复叶，对生，叶连柄长 2.5 ～ 6 cm；托叶对生，形小，卵形至卵状披针形；小叶 5 ～ 7 对，具短柄或几无柄，小叶片长椭圆形，长 5 ～ 16 mm，宽 2 ～ 6 mm，先端短尖或急尖，基部常偏斜，上面仅中脉及边缘疏生细柔毛，下面毛较密。花单生叶腋间，直径 8 ～ 20 mm，花梗丝状；萼片 5，卵状披针形，边缘膜质透明；花瓣 5，黄色，倒广卵形；花盘环状；雄蕊 10，生于花盘基部，其中 5 枚较长且与花瓣对生，在基部的外侧各有 1 小腺体，花药椭圆形，花丝丝状；子房上位，卵形，通常 5 室，花柱短，圆柱形，柱头 5，线形。果五角形，直径约 1 cm，由 5 个果瓣组成，成熟时分离，每果瓣呈斧形，两端有硬尖刺各 1 对，先端隆起，具细短刺。每分果有种子 2 ～ 3 枚。花期 5 ～ 7 月，果期 7 ～ 9 月。

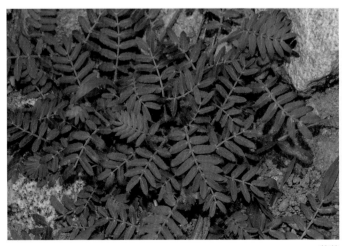
蒺藜

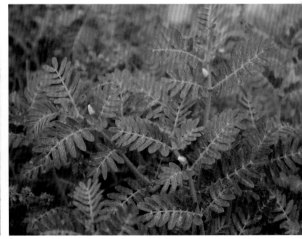
蒺藜

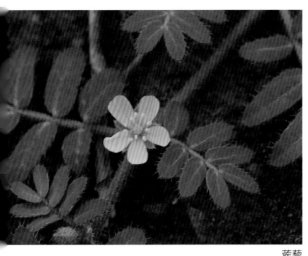
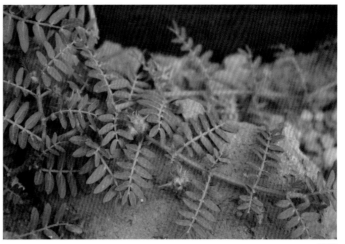

蒺藜　　　　　　　　　　　　　　　　　　　蒺藜

生境分布 ｜ 生长于沙丘、路旁。分布于河南、河北、山东、安徽等地。

采收加工 ｜ 秋季果实成熟时采割植株，晒干，打下果实，碾去硬刺，簸净杂质。

药材鉴别 ｜ 本品呈放射状五棱形。表面绿白色或灰白色，背部隆起，有许多网纹及小刺。质坚硬，破面可见白色而有油性的种仁。无臭，味苦、辛。

性味归经 ｜ 苦、辛，平。归肝经。

功效主治 ｜ 平肝疏肝，祛风明目。本品苦泄辛散，主入肝经，能平肝阳、解肝郁，兼能疏散肌肤及肝经风热，故有平肝疏肝、祛风明目之效。

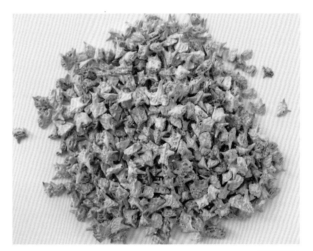

蒺藜药材

用法用量 ｜ 6 ~ 15 g,煎服。外用: 适量。

精选验方 ｜

1. 白癜风　蒺藜、补骨脂、白鲜皮、生地黄各 15 g，白芷、菟丝子、赤芍、防风各 10 g，僵蚕 6 g，红花 6 ~ 10 g，丹参 15 ~ 20 g。水煎服，每日或隔日 1 剂。

2. 肝虚视物模糊　蒺藜、女贞子、枸杞子、生地黄、菊花各 10 g。水煎服，每日 1 剂。

3. 尿频　蒺藜（制）35 g，黄柏、姜黄各 25 g，栀子 30 g。制成煮散剂，每次 3 ~ 5 g，每日 1 ~ 2 次，水煎温服。

4. 膀胱热，尿闭，水肿　蒺藜（制）、蜀葵、螃蟹各 50 g。制成煮散剂，每次 3 ~ 5 g，每日 1 ~ 3 次，水煎温服。

使用禁忌 ｜ 孕妇慎用。

姜黄
JIANGHUANG

蒙 药 名 | 协日。

别　　名 | 永瓦、广姜黄、嘎斯尔、色姜黄、片子姜黄。

来　　源 | 为姜科多年生草本植物姜黄 *Curcuma longa* L. 的干燥根茎。

识别特征 | 多年生宿根草本。根粗壮，末端膨大呈长卵形或纺锤状块根，灰褐色。根茎卵形，内面黄色，侧根茎圆柱状，红黄色。叶根生；叶片椭圆形或较狭，长 20 ~ 45 cm，宽 6 ~ 15 cm，先端渐尖，基部渐狭；叶柄长约为叶片之半，有时几与叶片等长；叶鞘宽，约与叶柄等长。穗状花序稠密，长 13 ~ 19 cm；总花梗长 20 ~ 30 cm；苞片阔卵圆形，每苞片内含小花数朵，顶端苞片卵形或狭卵形，腋内无花；萼 3 钝齿；花冠管上部漏斗状，3 裂；雄蕊药隔矩形，花丝扁阔，侧生退化，雄蕊长卵圆形；雌蕊 1，子房下位，花柱丝状，基部具 2 棒状体，柱头 2 唇状。蒴果膜质，球形，3 瓣裂。种子卵状长圆形，具假种皮。花期 8 月。

生境分布 | 生长于排水良好、土层深厚、疏松肥沃的砂质壤土。分布于四川、福建等地。

采收加工 | 冬季茎叶枯萎时采挖，煮或蒸至透心，晒干，除去须根，切厚片，生用。

药材鉴别 | 本品为不规则或类圆形的厚片。外表皮深黄色，棕色纹理，粗糙，有时可见环节。切面棕黄色至金黄色，角质样，皮心易离，内皮层环纹明显，维管束呈点状散在。气香特异，味苦、辛。

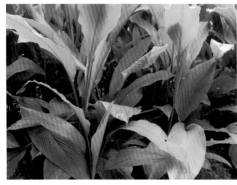 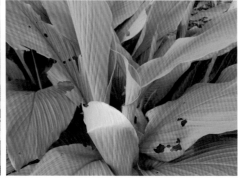 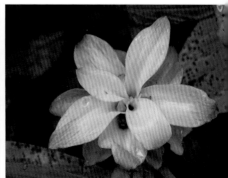

姜黄　　　　　　　　　　　姜黄　　　　　　　　　　　姜黄

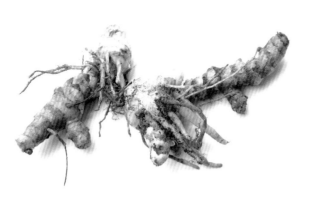
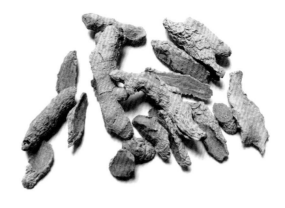

姜黄药材   姜黄饮片

性味归经 | 辛、苦，温。归肝、脾经。

功效主治 | 活血行气，通经止痛。姜黄辛苦而温，归肝、脾经，走气分又入血分，辛温相合可内行气血，苦温相合可活血通经，故有此功。

药理作用 | 姜黄能降血脂和抗心绞痛，并能抑制血小板聚集和增强纤溶活性，对大鼠和小鼠足肿有与可的松、保泰松相近似的抗炎作用；姜黄煎剂腹腔注射，对小鼠各期妊娠和兔早期妊娠有明显的终止作用。此外，还有兴奋子宫、利胆、抗病原微生物等作用。

用法用量 | 生用。内服：煎汤，3～10 g；或入丸、散。外用：适量，研末调敷。

精选验方 |

1. 心绞痛 口服姜黄浸膏片或服姜黄散（与当归、木香和乌药配伍），可缓解心绞痛。

2. 高脂血症 口服姜黄浸膏片（每片相当于生药3.5 g）5片。每日3次。

3. 胆囊炎、肝胆结石、上腹痛 姜黄、郁金各9 g，茵陈15 g，黄连、肉桂各3 g，延胡索6 g。水煎服。

4. 跌打损伤及体表胀肿疼痛属阳证者 姜黄、大黄、黄柏、陈皮、白芷、天南星、苍术、厚朴、花粉、甘草各适量。研末外敷。

5. 风湿肩臂关节肌肉疼痛及腰痛 姜黄、羌活、白术、当归、赤芍、海桐皮、甘草各适量。水煎服。

6. 产后腹痛 姜黄1～6 g。研末或煎汤分服。

7. 疢疽，痈疽 姜黄50 g，巴豆（制）25 g，雄黄（制）15 g。制成糊丸，每次1～1.5 g，晚睡前温开水送服。年迈、婴幼儿、体虚及孕妇禁服。

8. 尿黄，尿浊，膀胱热，梅毒，淋病 姜黄、蒺藜（制）各25 g，栀子20 g，黄柏15 g。制成煮散剂，每次3～5 g，每日1～3次，水煎服。

使用禁忌 | 孕妇慎服。

姜黄

降香

JIANGXIANG

蒙 药 名 | 乌兰。

别　　名 | 阿嘎如、紫降香、降香片、阿日玛尔。

来　　源 | 本品为豆科植物降香檀 *Dalbergia odorifera* T. Chen 树干和根的干燥心材。

识别特征 | 高大乔木，树皮褐色，小枝具密集的白色小皮孔。叶互生，近革质，单数羽状复叶，小叶 9 ～ 13 片，叶片卵圆形或椭圆形，长 4 ～ 7 cm，宽 2 ～ 3 cm，小叶柄长 4 ～ 5 cm。圆锥花序腋生，花小，长约 5 mm，萼钟状，5 齿裂，花冠淡黄色或乳白色，雄蕊 9 枚一组，子房狭椭圆形，花柱短。荚果舌状椭圆形，长 4.5 ～ 8 cm，宽 1.5 ～ 2 cm，种子 1 枚，稀 2 枚。花期 3 ～ 4 月，果期 10 ～ 11 月。

生境分布 | 生长于中海拔地区的山坡疏林中、林边或村旁。分布于广东、广西、云南等地。

采收加工 | 全年均可采收，除去边材，阴干。

药材鉴别 | 本品为不规则的小碎块。表面紫红色或红褐色，有致密的纹理。质硬。有油性。气香，味微苦。

性味归经 | 辛，温。归肝、脾经。

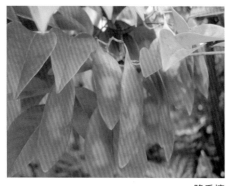
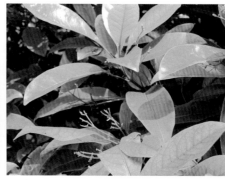
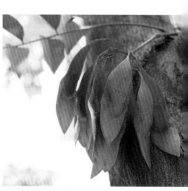

降香檀　　　　　　　　　　降香檀　　　　　　　　　　降香檀

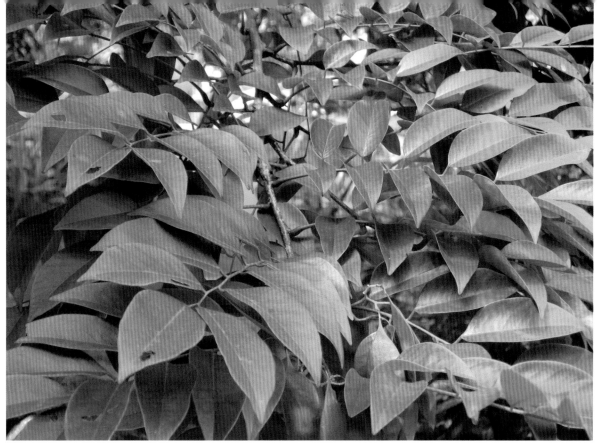

降香檀

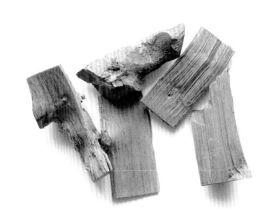

降香药材

功效主治｜ 理气止痛，化瘀止血。本品辛行温通，既能行气，又能行血，气血无滞瘀则痛止，瘀血化而出血止，故有理气止痛、化瘀止血之效。

用法用量｜ 3～6g，煎服，宜后下。研末服每次1～2g。外用：适量。

精选验方｜

1. 跌打损伤所致的体内出血、瘀滞疼痛　降香末、五倍子末、铜末各等份或随证加减用之。拌匀调敷。

2. 刀伤出血　降香、五味子、铜绿各适量。为末敷患处。

3. 心脑血管病　降香、川芎、赤芍、丹参、红花各等份。水煎服。

4. 外伤性吐血　降香、花蕊石各3g，没药、乳香各1.5g。共研极细末，每服0.3g，黄酒1杯送服。

5. 食管癌吞咽困难　降香24g，乌梅、夏枯草各15g，陈皮、粉防己、旋覆花、半夏各10g，佩兰12g，炮穿山甲6g，山慈菇20g，半枝莲30g。水煎取药汁，每日1剂，分2次服用。

使用禁忌｜ 血热妄行、色紫浓厚，脉实便秘者禁用。

降
香

159

接骨木

JIEGUMU

蒙 药 名 宝根。

别　　名 续骨木、接骨草。

来　　源 本品为忍冬科灌木状草本植物接骨木 *Sambucus williamsii* Hance 的干燥茎枝。

识别特征 落叶灌木或小乔木，高达 6 m。老枝有皮孔，皮淡黄棕色。奇数羽状复叶对生，小叶 2 ～ 3 对，有时仅 1 对或多达 5 对，托叶狭带形或退化成带蓝色的突起；侧生小叶片卵圆形、狭椭圆形至倒长圆状披针形，长 5 ～ 15 cm，宽 1.2 ～ 7 cm，先端尖，渐尖至尾尖，基部楔形或圆形，边缘具不整齐锯齿，基部或中部以下具 1 至数枚腺齿，最下一对小叶有时具长 0.5 cm 的柄，顶生小叶卵形或倒卵形，先端渐尖或尾尖，基部楔形，具长约 2 cm 的柄，揉碎后有臭气。花与叶同出，圆锥聚伞花序顶生，长 5 ～ 11 cm，宽 4 ～ 14 cm；具总花梗，花序分枝多成直角开展；花小而密；萼筒杯状，长约 1 mm，萼齿三角状披针形，稍短于萼筒；花蕾时带粉红色，开后白色或淡黄色，花冠辐状，裂片 5，长约 2 mm；雄蕊与花冠裂片等长，花药黄色；子房 3 室，花柱短，柱头 3 裂。浆果状核果近球形，直径 3 ～ 5 mm，黑紫色或红色；分核 2 ～ 3 颗，卵形至椭圆形，长 2.5 ～ 3.5 mm，略有皱纹。花期 4 ～ 5 月，果期 9 ～ 10 月。

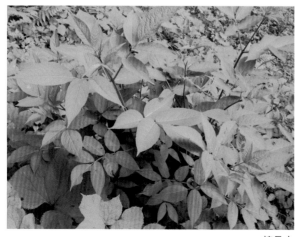

接骨木

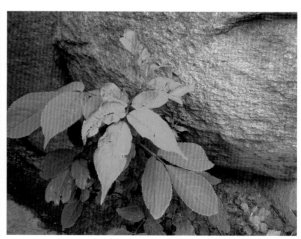

接骨木

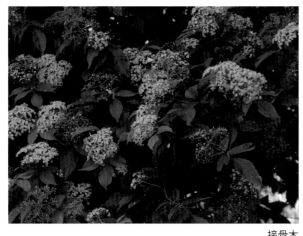
接骨木

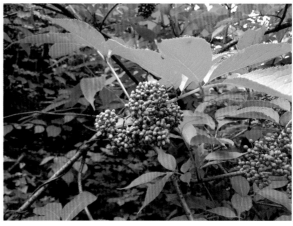
接骨木

生境分布 生长于山坡或丛林中。分布于东北、华北、华中、华东，西至甘肃、四川、云南等地。

采收加工 秋末采收，晒干，切片生用。

药材鉴别 本品多为长椭圆状薄片，皮部完整或剥落，表面绿褐色；木部黄白色，年轮呈环状，质地细致；髓部通常褐色，完整或枯心成空洞，海绵状，易开裂。质轻，气味均弱。

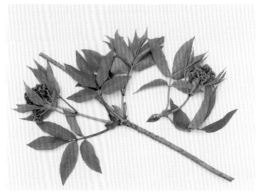
接骨木药材

性味归经 甘、苦，平。归肝、肾经。

功效主治 祛风除湿，活血止痛。本品甘苦气平，为缓和之祛风湿、活血止痛药，归肝肾而有强壮筋骨之效。

用法用量 10～15 g，煎服；或入丸、散。外用：适量，捣敷或煎水熏洗。

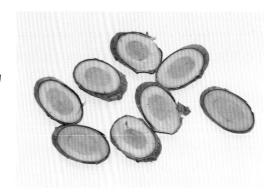
接骨木（枝）饮片

精选验方

1. 打损接骨 接骨木25 g，好乳香0.25 g，赤芍药、川当归、川芎、自然铜各50 g。共研为末，用黄蜡200 g溶入前药末，搅匀，候温软，用手做丸如大龙眼，如打伤筋骨及闪挫疼痛不堪忍者，用药1丸，无灰酒一盏浸药，候药渍溶开，趁热呷之，痛绝便止。

2. 肾炎水肿 接骨木15～25 g。水煎服。

3. 创伤出血 接骨木适量。研粉外敷。

4. 四肢闭合性骨折与关节损伤、急性腰扭伤 接骨木750 g，透骨草、茜草、穿山龙各500 g，丁香250 g。共熬成膏，涂敷患处（有骨折者应先整复）。每日或隔日换药1次。

5. 创伤出血 接骨木适量。研粉，高压消毒后，外敷伤处，用干纱布压迫2～5 min。

使用禁忌 孕妇忌服。

接骨木

京大戟

JINGDAJI

蒙药名｜巴格。

别　名｜大戟、塔日琼、吉吉格、醋京大戟。

来　源｜本品为大戟科多年生草本植物大戟 *Euphorbia pekinensis* Rupr. 的干燥根。

识别特征｜多年生草本，全株含乳汁。茎直立，被白色短柔毛，上部分枝。叶互生，长圆状披针形至披针形，长 3 ~ 8 cm，宽 5 ~ 13 mm，全缘。伞形聚伞花序顶生，通常有 5 伞梗，伞梗顶生 1 杯状聚伞花序，其基部轮生卵形或卵状披针形苞片 5，杯状聚伞花序总苞坛形，顶端 4 裂，腺体椭圆形；雄花多数，雄蕊 1；雌花 1，子房球形，3 室，花柱 3，顶端 2 浅裂。蒴果三棱状球形，表面有疣状突起。花期 4 ~ 5 月，果期 6 ~ 7 月。

生境分布｜生长于山坡、路旁、荒地、草丛、林缘及疏林下。分布于江苏、四川、江西、广西等地。

采收加工｜秋、冬二季采挖，除去残茎及须根，洗净，晒干。

药材鉴别｜本品为不规则短段，呈圆柱形或圆锥形。表面棕褐色或灰棕色，粗糙，有纵皱纹。质坚，不容易折断。断面淡黄色或类白色。气微，味微苦。

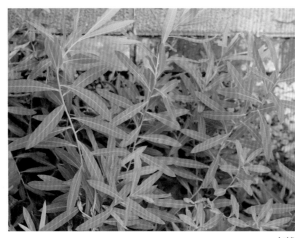

大戟

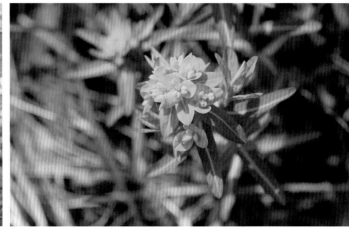

大戟

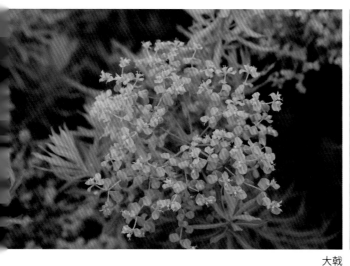

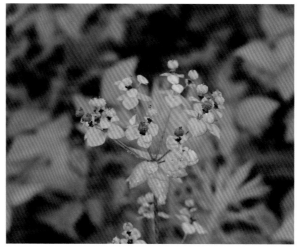

大戟 大戟

性味归经 苦、辛，寒。归肺、肾、大肠经。

功效主治 泻水逐饮，消肿散结。本品苦辛寒，性善走泻下行，故能通利二便，为泻水逐饮之峻剂。

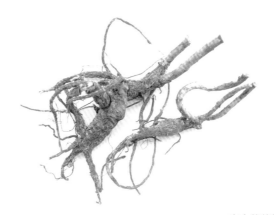

京大戟药材

用法用量 1.5 ～ 3 g，煎服；入丸、散服，每次 1 g。外用：适量，生用。

精选验方

1. 腹胀如石，阴囊肿大 京大戟、芫花、甘遂、海藻各等份。研细末，醋调服，或用白酒调药敷于肚下。

2. 热毒痈肿疮毒 鲜京大戟适量。捣烂外敷。

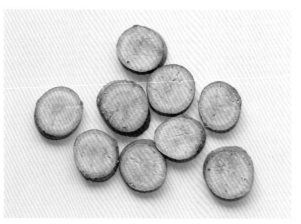

京大戟切片

3. 痰火凝聚的瘰疬痰核 京大戟适量，鸡蛋 1 枚。同煮，食鸡蛋。

4. 黄疸小水不通 京大戟 50 g，茵陈 100 g。水浸，空腹服。

5. 扁桃体炎 京大戟 2.5 ～ 5 g。含服。

6. 牙齿摇痛 京大戟适量。咬于痛处。

使用禁忌 虚弱者及孕妇忌用。不宜与甘草同用。

荆芥

JINGJIE

蒙 药 名 | 哈日。

别　　名 | 吉如格、炒荆芥、荆芥炭、吉如格巴。

来　　源 | 本品为唇形科植物荆芥 *Schizonepeta tenuifolia* Briq. 的干燥地上部分。

识别特征 | 一年生草本，有香气。茎直立，方形，有短毛。基部带紫红色。叶对生，羽状分裂，裂片 3～5，线形或披针形，全缘，两面被柔毛。轮伞花序集成穗状顶生。花冠唇形，淡紫红色，小坚果三棱形。茎断面纤维性，中心有白色髓部。叶片大多脱落或仅有少数残留。枝的顶端着生穗状轮伞花序，花冠多已脱落，宿萼钟形，顶端 5 齿裂，淡棕色或黄绿色，被短柔毛，内藏棕黑色小坚果。花期 6～8 月，果期 7～9 月。

生境分布 | 全国各地均产，其中以江苏、浙江、江西、湖北、河北为主要产区。

采收加工 | 秋季花开到顶、穗绿时割取地上部分，晒干或阴干。或先单取花穗，再割茎枝，分别晒干，前者即"荆芥穗"。

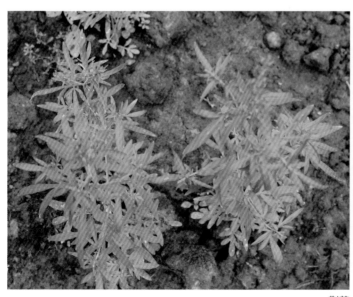 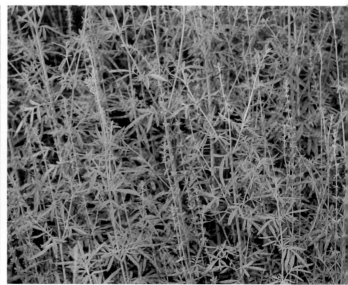

荆芥　　　　　　　　　　　　　　　　　　　　　　　　　荆芥

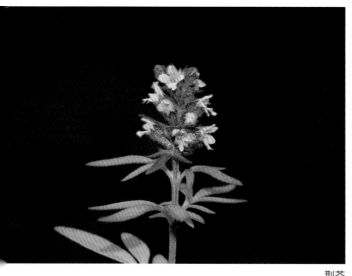
荆芥

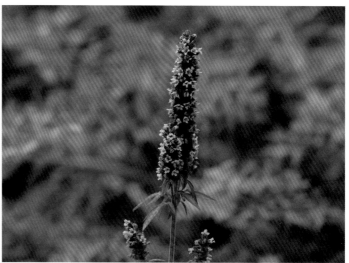
荆芥

药材鉴别 | 本品呈不规则的段。茎长 1～2 cm，呈方柱形，表面淡黄绿色或淡紫红色，被短柔毛。体轻，质脆，切面类白色。叶多已脱落。穗状轮伞花序，呈黄色或绿色，且脆易碎。气芳香，味微涩而辛凉。

性味归经 | 辛，微温。归肺、肝经。

功效主治 | 散风解表，透疹消疮，炒炭止血。本品质轻芳香，以辛散见长，善疏散肌表皮肤之风，而有发汗解表、透疹止痒、消疮之功效。炒炭后，辛散之性消失，入血分而止血。

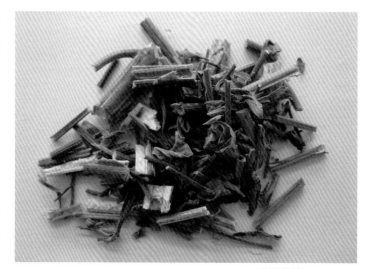
荆芥饮片

用法用量 | 3～10 g，水煎服。本品宜轻煎。发表透疹消疮宜生用，止血宜炒炭用。

精选验方 |

1. 皮肤瘙痒 荆芥、薄荷各 6 g，蝉蜕 5 g，白蒺藜 10 g。水煎服，每日 1 次。

2. 风寒型荨麻疹 荆芥、防风各 6 g，蝉衣、甘草各 3 g，金银花 10 g。水煎服，每日 1 剂，分 2 次服。

3. 足部湿烂 荆芥叶适量。捣烂涂敷。

4. 痔疮肿痛 荆芥 30 g。煎汤熏洗。

5. 预防流行性感冒 荆芥 9 g，紫苏 6 g。水煎服，每日 1 剂。

6. 感冒发热、头痛 荆芥、防风各 8 g，川芎、白芷各 10 g。水煎服。

使用禁忌 | 表虚自汗、阴虚火旺者禁服。

荆芥

桔梗
JIEGENG

蒙 药 名 | 胡尔敦。

别　　名 | 宝日、苏格拉、苦桔梗、白桔梗、玉桔梗、炙桔梗。

来　　源 | 本品为桔梗科植物桔梗 *Platycodon grandiflorum* （Jacq.）A. DC. 的干燥根。

识别特征 | 一年生草本，体内有白色乳汁，全株光滑无毛。根粗大，圆锥形或有分叉，外皮黄褐色。茎直立，有分枝。叶多为互生，少数对生，近无柄，叶片长卵形，边缘有锯齿。花大形，单生于茎顶或数朵成疏生的总状花序；花冠钟形，蓝紫色，蓝白色，白色，粉红色。蒴果卵形，熟时顶端开裂。花期 7～9 月，果期 8～10 月。

生境分布 | 适宜在土层深厚、排水良好、土质疏松而含腐殖质的沙质壤土上栽培。我国大部分地区均产。以华北、东北地区产量较大，华东地区、安徽产品质量较优。

采收加工 | 春、秋二季采挖，以深秋采者为佳。洗净，除去须根，趁鲜刮去外皮或不去外皮，干燥或切片晒干。

药材鉴别 | 本品为椭圆形或不规则厚片，外表面白色或淡黄白色，外皮多已除去或偶有残留，未去净外面栓皮的黄棕或灰褐色。切面皮部类白色，较窄，有颗粒性，有一浅棕色环纹，木质部淡黄色，较松软。质硬脆，易折断。气微，味微甜后苦。

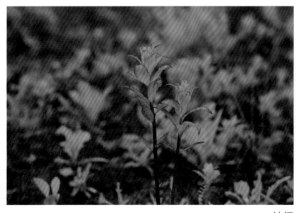

桔梗

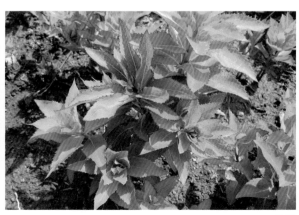

桔梗

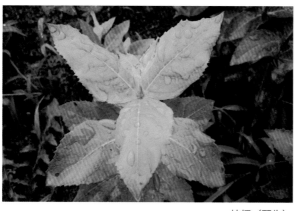
桔梗（野生）

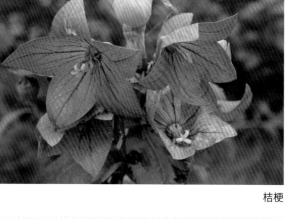
桔梗

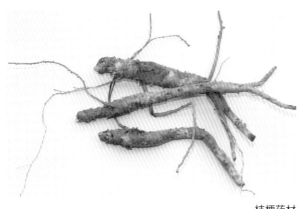
桔梗药材

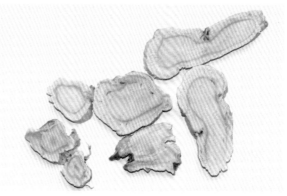
桔梗饮片

性味归经 ｜ 甘、辛，平。归肺经。

功效主治 ｜ 宣肺化痰，利咽，排脓。本品苦泄辛散，气平性浮，善于开提宣散。入肺经，能宣肺导滞而止咳嗽，通肺气而利咽喉，决壅滞而排痈脓，为"诸药舟楫，载药上行之剂"，具有宣肺化痰、利咽、排脓之功。

用法用量 ｜ 3 ~ 10 g，煎服。

精选验方 ｜

1. 小儿喘息性肺炎 桔梗、枳壳、半夏、陈皮各 4 g，神曲、茯苓各 5 g，甘草 1.5 g。以上为 3 岁小儿用量，每日 1 ~ 2 剂。

2. 肺痈唾脓痰 桔梗 15 g，冬瓜仁 12 g，鱼腥草 30 g，甘草 6 g。加水煎汤服。

3. 咽喉肿痛 桔梗、生甘草各 6 g，薄荷、牛蒡子各 9 g。水煎服。

4. 风热咳嗽痰多，咽喉肿痛 桔梗、甘草各 9 g，桑叶 15 g，菊花 12 g，杏仁 6 g。水煎服。

5. 热咳痰稠 桔梗 6 g，桔梗叶、桑叶各 9 g，甘草 3 g。水煎服，每日 1 剂，连服 2 ~ 4 日。

6. 咳痰不爽 桔梗 30 g，甘草 60 g。加水煎汤，分 2 次温服。

7. 慢性气管炎 桔梗 15 g，鲜飞扬草 200 g。水煎 2 次，每次煎沸 2 h，过滤，两次滤液混合浓缩至 60 ml，加白糖适量，每次服 20 ml，每日 3 次，10 日为 1 个疗程，连服 2 个疗程。

使用禁忌 ｜ 本品辛散苦泄，凡阴虚久咳及有咯血倾向者均不宜用。

桔梗

167

卷柏

JUANBAI

蒙 药 名 | 玛塔日音。

俗 名 | 回阳草、不死草、还魂草、九死还魂草、巴拉巴拉克巴。

来 源 | 为卷柏科植物垫状卷柏 *Selaginella pulvinata*（Hook.et Grev.）Maxim. 的全草。

识别特征 | 多年生常绿草本植物，高 5 ~ 15 cm，全株成莲座状，干后内卷如拳。主茎短，下着须根。侧根丛生在顶端，各枝为二叉式扇状分枝到二至三回羽状分枝。叶二型，在枝两侧及中间各 2 行；侧叶斜展，长卵圆形，长 2 ~ 2.5 mm，宽 1 mm，先端突尖呈芒状，远轴的一边全缘，宽膜质，近轴的一边膜质缘极狭，有微锯齿；中叶 2 行，卵圆状披针形，长 1.5 ~ 2 mm，宽 0.6 ~ 0.8 mm，先端有长芒，斜向，左右两侧不等，边缘有微锯齿，中脉在叶上面下陷，孢子囊穗单生于枝顶，长约 5 mm，四菱形；孢子叶卵状三角形，先端有长芒，边缘有宽的膜质；孢子囊原肾形，大、小孢子的排列不规则。

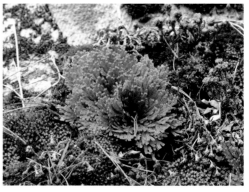

垫状卷柏

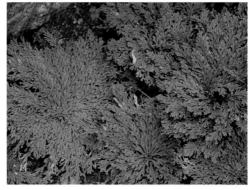

垫状卷柏

生境分布 | 生长于向阳山坡或岩石缝内。分布于东北、华北、华东、中南及陕两、四川、贵州等省区。

采收加工 | 全年均可采收，去根洗净，晒干。

药材鉴别 | 全体紧缩如拳形，基部的须根大多已剪除，或剪短，仅留须根残基，或簇生众多棕色至棕黑色须根，长短不一，长者可达 10 cm。枝丛

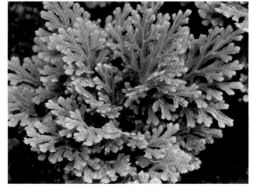

垫状卷柏

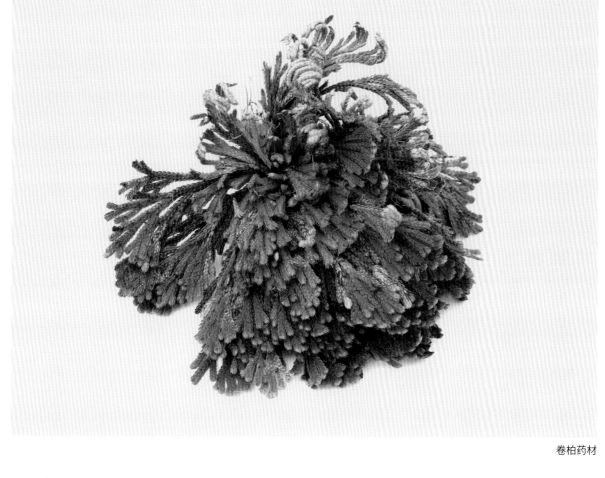

卷柏药材

生，扁而有分枝，绿色或棕黄色，向内蜷曲，枝上密生鳞片状小叶，叶片卵形，长1.5 ~ 2.5 cm，宽1 mm，先端锐尖，有浅绿色至浅棕色长芒，叶缘膜质，有不整齐的细锯齿，中叶斜列。质脆，易折断。无臭，味淡。

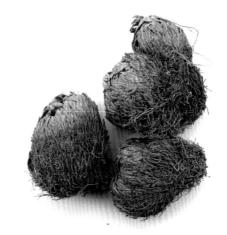

卷柏

性味归经 | 味辣，性冷。归热经。

功效主治 | 生用活血通经，主治经闭，癥瘕，跌仆损伤。炒炭用化瘀止血，主治吐血，衄血，尿血。

用法用量 | 内服：煎汤，4.5 ~ 10 g。外用：适量，研末敷。

精选验方 |

1. **打伤** 卷柏、山枇杷、白薇、红牛膝、薯草各6 g。水煎服。

2. **肺出血** 卷柏25 g，茜草15 g。水煎服。

3. **背疽** 卷柏20 g。水煎服。

决明子
JUEMINGZI

蒙 药 名 | 塔拉嘎道尔吉。

别　　名 | 哈斯雅、草决明、敖其尔、生决明。

来　　源 | 为豆科草本植物决明 *Cassia obtusifolia* L. 的干燥成熟种子。

识别特征 | 一年生半灌木状草本；高 1～2 m，上部多分枝，全体被短柔毛。双数羽状复叶互生，有小叶 2～4 对，在下面两小叶之间的叶轴上有长形暗红色腺体；小叶片倒卵形或倒卵状短圆形，长 1.5～6.5 cm，宽 1～3 cm，先端圆形，有小突尖，基部楔形，两侧不对称，全缘。幼时两面疏生柔毛。花成对腋生，小花梗长 1～2.3 cm；萼片 5，分离；花瓣 5，黄色，倒卵形，长约 12 mm，具短爪，最上瓣先端有凹，基部渐窄；发育雄蕊 7，3 枚退化。子房细长弯曲，柱头头状。荚果 4 棱柱状，略扁，稍弯曲，长 15～24 cm，果柄长 2～4 cm。种子

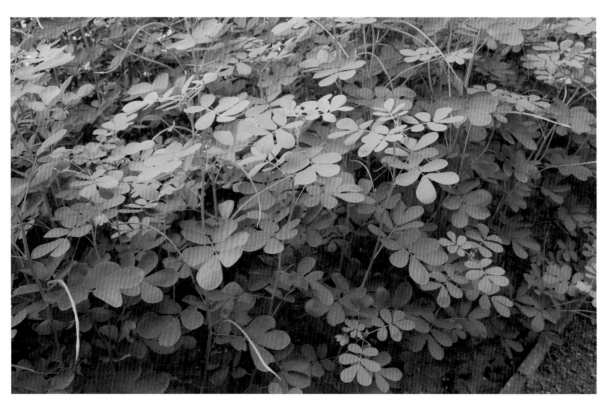

决明

多数，菱状方形，淡褐色或绿棕色，有光泽，两侧面各有一条线形浅色斜凹纹。小决明：与决明形态相似，但植株较小，通常不超过 130 cm。下面两对小叶间各有 1 个腺体；小花梗、果实及果柄均较短；种子较小，两侧各有 1 条宽 1.5 ～ 2 mm 的绿黄棕色带。具臭气。花期 6 ～ 8月，果期 9 ～ 10 月。

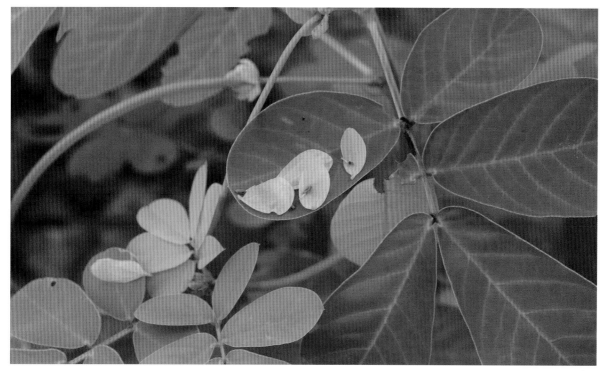

决明

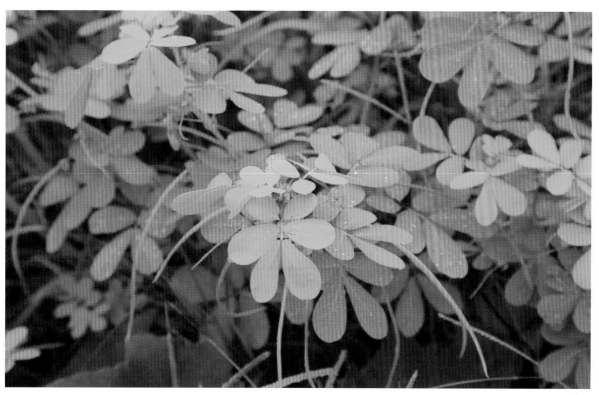

决明

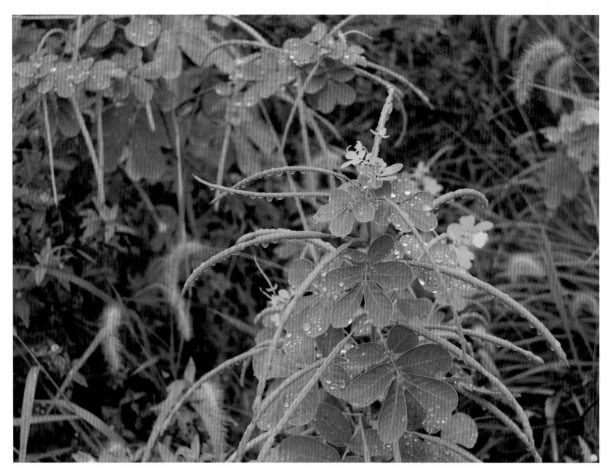

决明

生境分布 | 生长于村边、路旁和旷野等处。分布于安徽、广西、四川、浙江、广东等省或自治区，南北各地均有栽培。

采收加工 | 秋季果实成熟后，将全株割下或摘下果荚晒干，打出种子，扬净荚壳及杂质，再晒干。

药材鉴别 | 本品呈棱方形或短圆柱形，两端平行倾斜，形似马蹄，长 3 ~ 7 mm，宽 2 ~ 4 mm。表面绿棕色或暗棕色，平滑有光泽，有突起的棱线和凹纹。种皮薄，质坚硬。气微，味微苦，口嚼稍有豆腥气味。入水中浸泡时，由一处胀裂，手摸有黏性。

性味归经 | 甘、苦、咸，微寒。归肝、肾、大肠经。

功效主治 | 清肝明目，润肠通便。本品苦寒可降泄肝经郁热，清肝明目作用好，而为眼科常用药；味甘质润而有润肠通便之功。

药理作用 | 有降压及轻度泻下作用。其醇提取物对葡萄球菌、白喉杆菌，以及伤寒、副伤寒、大肠杆菌等均有抑制作用，其 1 ：4 水浸剂对皮肤真菌有抗菌作用。

用法用量 | 10 ~ 15 g，煎服。

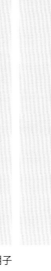
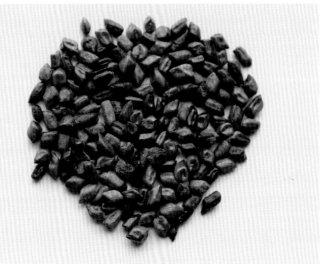

决明子　　　　　　　　　　　　　　　　　　　　决明子药材

精选验方

1. 急性结膜炎　决明子、菊花、蝉蜕、青葙子各 15 g。水煎服。

2. 夜盲症　决明子、枸杞子各 9 g，猪肝适量。水煎，食肝服汤。

3. 雀目　决明子 100 g，地肤子 50 g。上药捣细罗为散，每于食后，以清粥饮调。

4. 习惯性便秘　决明子、郁李仁各 18 g。沸水冲泡代茶。

5. 外感风寒头痛　决明子 50 g。用火炒后研成细粉，然后用凉开水调和，涂在头部两侧太阳穴处。

6. 口腔炎　决明子 20 g。煎汤，一直到剩一半的量为止，待冷却后，用来漱口。

7. 妊娠合并高血压　决明子、夏枯草、白糖各 15 g，菊花 10 g。水煎取汁，加入白糖，煮沸即可，随量饮用。

8. 肝郁气滞型脂肪肝　决明子 20 g，陈皮 10 g。切碎，放入砂锅，加水浓煎 2 次，每次 20 min，过滤，合并 2 次滤汁，再用小火煨煮至 300 g 即成，代茶饮，可连续冲泡 3 ~ 5 次，当日饮完。

9. 热结肠燥型肛裂　决明子 30 g，黄连 3 g，绿茶 2 g。放入大号杯中，用沸水冲泡，加盖焖 10 min 即成，代茶频饮，可冲泡 3 ~ 5 次，当日饮完。

10. 肥胖症　决明子、泽泻各 12 g，番泻叶 1.5 g。水煎取药汁，每日 1 剂，分 2 次服用。

11. 协日乌素病　决明子、文冠木、茼麻子、白云香各 50 g。制成散剂，每次 1.5 ~ 3 g，每日 1 ~ 2 次，温开水送服。

12. 白脉病，脚巴木病　决明子、白云香、茼麻子各 15 g，肉豆蔻、苦参各 12.5 g，黑冰片 50 g，丁香 10 g。制成散剂，口服，每次 1.5 ~ 3 g，每日 1 ~ 2 次，温开水送服。

使用禁忌　气虚便溏者慎用。

决
明
子

苦参
KUSHEN

蒙 药 名 | 道古勒。

别 名 | 地骨、野槐、好汉枝、山槐子、利德瑞。

来 源 | 为豆科植物苦参 *Sophora flavescens* Ait. 的根。

识别特征 | 小灌木，高达 3 m。幼枝青色，有疏毛。后变无毛。羽状复叶；小叶 25 ～ 29，披针形，长 2 ～ 3 cm，宽 1 ～ 3 cm，先端渐尖，基部圆形，下面密被平贴柔毛。总状花序顶生；花萼钟形，花冠淡黄色，旗瓣匙形，翼瓣无耳；雄蕊 10，仅基部愈合；雌蕊 1，子房柄被毛。荚果成熟时不开裂。于种子间微缢缩，呈不明显串珠状，有种子 1 ～ 5 粒。花期 5 ～ 7 月，果期 7 ～ 9 月。

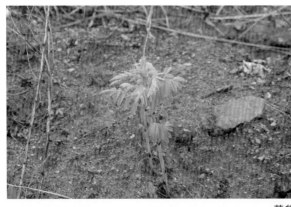
苦参

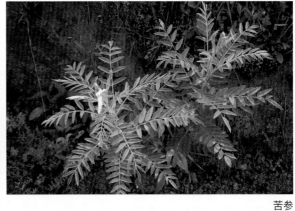
苦参

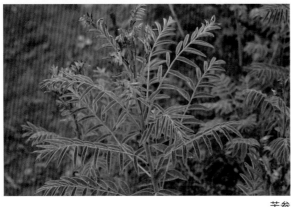
苦参

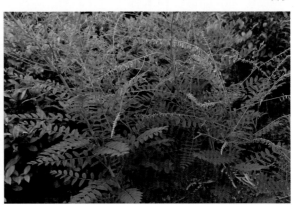
苦参

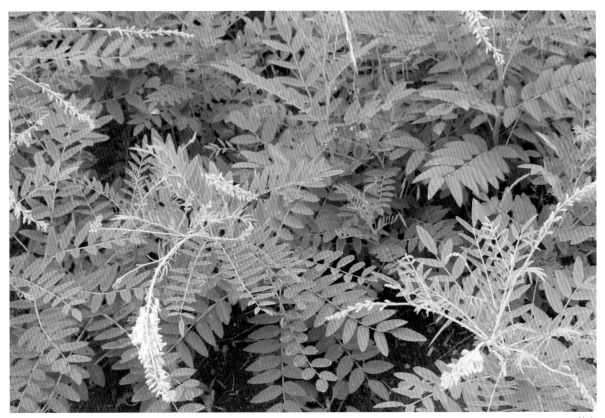

苦参

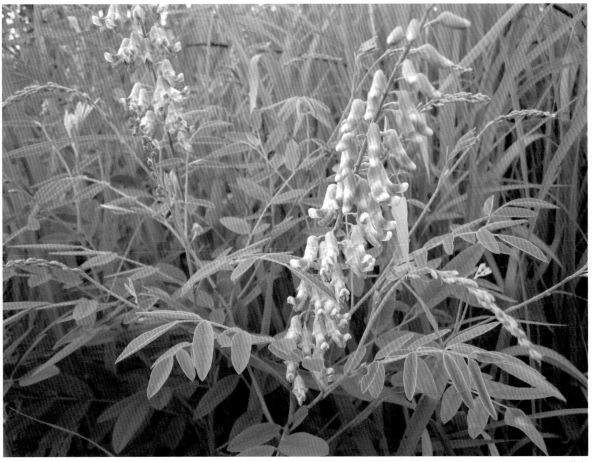

苦参

苦参

生境分布 生长于山坡、灌丛中。分布于山西、湖北、河南、河北、贵州等省。

采收加工 秋季挖根，鲜用或晒干备用。

药材鉴别 根长圆柱形，下部常分枝，长 10 ～ 30 cm，直径 1 ～ 2.5 cm。表面棕黄色至灰棕色，具纵皱纹及横生皮孔。栓皮薄，破裂反卷，易剥落，露出黄色内皮。质硬，不易折断，折断面纤维性。切片厚 3 ～ 6 mm，切面黄白色，具放射状纹理。气微，味苦。

性味归经 味苦，性冷。归热经。

功效主治 清热燥湿，杀虫，利尿。主治热痢，便血，黄疸，赤白带下，阴肿阴痒，湿疹，湿疮，皮肤瘙痒；外治滴虫性阴道炎。

用法用量 内服：煎汤，3 ～ 15 g；或入丸、散。外用：适量，煎水熏洗；或研末敷，或泡酒搽。

精选验方

1. 皮肤瘙痒 苦参根粉末适量。以香油或菜油调搽患处；亦可用适量药材切片煎水洗全身皮肤。

2. 红痢，赤白带下 苦参 30 g。水煎服。

3. 外阴瘙痒，阴道滴虫 苦参 30 g，蛇床子 15 g，川椒 6 g。水煎洗。

4. 肠风下血 苦参 10 g（用酒喷火烤，再喷再烤，直至焦黄）。煨水服。

5. 肝炎 苦参、赤小豆各 1 g。研细末，用少许吹鼻孔，每日 1 次。

6. 驱蛔虫 苦参、苦楝皮、隔山消、大火草根、川谷根各 2 g。研细末，加红糖制成丸，每次 5 粒，晨服，连服 3 日。

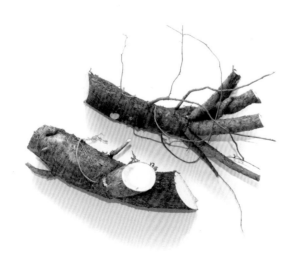

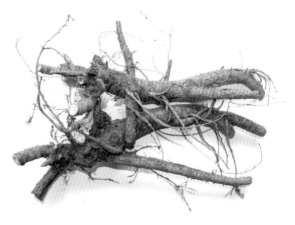

苦参药材　　　　　　　　　　　　　　　　苦参药材

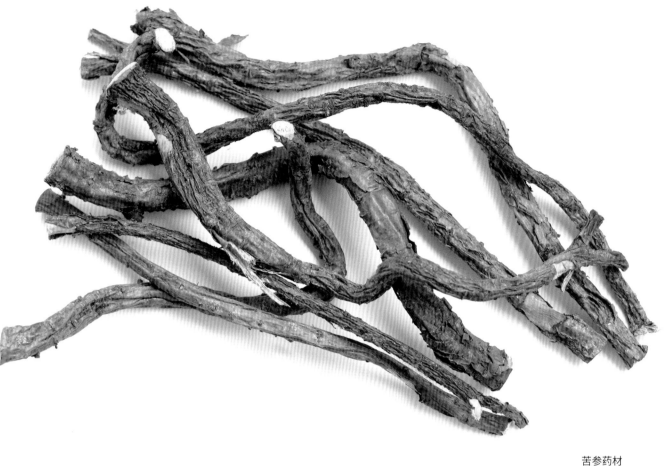

苦参药材

7. 梅毒，麻风 苦参、苍耳草、马鞭草各 40 g。泡酒 1500 ml，早、晚各服 10 ml。

8. 阴痒（阴道滴虫），毒疮 苦参适量。煨水洗患处。

9. 风热感冒 苦参 5 ～ 10 g。研细末，温水吞服。

10. 未成熟热，流感 苦参、土木香各 50 g，珍珠杆 25 g，山柰 12.5 g。制成煮散剂，每次 3 ～ 5 g，每日 1 ～ 2 次，水煎服。

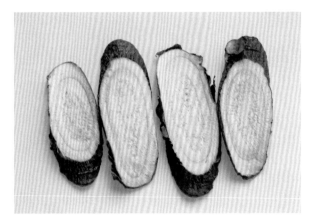

苦参饮片

11. 疫热，感冒，麻疹 苦参、土木香各 50 g，诃子、川楝子、栀子各 45 g，地格达 40 g，胡黄连 25 g。制成煮散剂，每次 3 ～ 5 g，每日 1 ～ 3 次，水煎服。

12. 陶赖，赫如虎，协日乌素病 苦参、栀子各 25 g，诃子、川楝子各 15 g，地格达 10 g。制成煮散剂，每次 3 ～ 5 g，每日 1 ～ 3 次，水煎服。

使用禁忌 | 脾胃虚寒者禁服。

款冬花
KUANDONGHUA

蒙 药 名 | 温都森。

别　　名 | 款花、冬花、炙冬花、岗嘎冲、蜜炙款冬花。

来　　源 | 本品为菊科多年生草本植物款冬 *Tussilago farfara* L. 的干燥花蕾。

识别特征 | 本品为多年生草本，高 10 ～ 25 cm。叶基生，具长柄，叶片圆心形，先端近圆或钝尖，基部心形，边缘有波状疏齿，下面密生白色茸毛。花冬季先叶开放，花茎数个，被白茸毛；鳞状苞叶椭圆形，淡紫褐色；头状花序单一顶生，黄色，外具多数被茸毛的总苞片，边缘具多层舌状花，雌性，中央管状花两性。花期 2 ～ 3 月，果期 4 月。

生境分布 | 栽培或野生于河边、沙地。分布于河南、甘肃、山西、陕西等地。甘肃灵台产者称"灵台冬花"，品质最优。

采收加工 | 12 月或地冻前当花尚未出土时采挖，除去花梗及泥沙，阴干。本品不宜日晒，不可见雾、露、雨和雪，否则不易保持色泽鲜艳。

药材鉴别 | 本品呈长圆棒状。单生或 2 ～ 3 个基部连生。上端较粗，下端渐细或带有短梗，外面被有多数鱼鳞状苞片。苞片外表面淡红色或紫红色，内表面密被白色絮状茸毛。体轻，撕开后可见白色茸毛。气香，味微苦而辛带黏性，嚼之呈棉絮状。

性味归经 | 辛、微苦，温。归肺经。

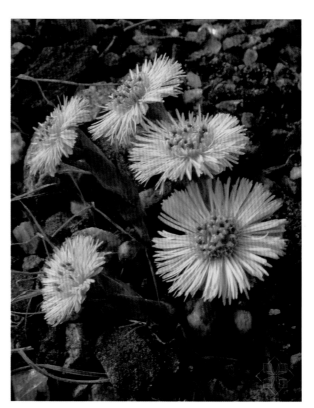

款冬花

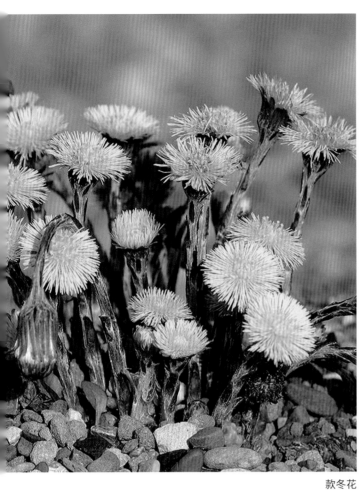

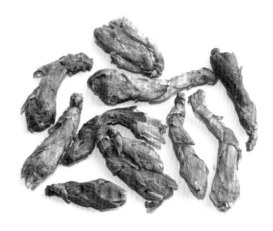

款冬花

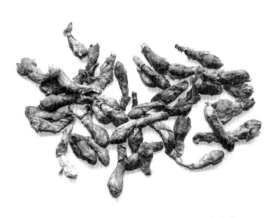

款冬花

款冬花

功效主治 | 润肺止咳化痰。本品辛散而润，温而不燥。功同紫菀，为止嗽要药。凡咳嗽上气喘促，不论内伤外感、寒嗽热咳，均可选用。

用法用量 | 5～10 g，煎服（也可烧烟吸之）。外感暴咳宜生用，内伤久咳宜炙用。

精选验方 |

1. 肺痈（肺脓肿） 款冬花、薏苡仁各 10 g，桔梗 15 g，炙甘草 6 g。水煎服。

2. 久嗽不止 款冬花、紫菀各 150 g。粗捣罗为散，每次 15 g，以水一中盏，入生姜 0.5 g，煎至 3 g，去滓温服，每日 3～4 次。

3. 肺结核久咳不已、咳嗽痰血 款冬花 12 g，百合 30 g。水煎服。

4. 阴虚肺燥、咳嗽喘急、痰中带血、津少音哑 款冬花、百合各等份。共研粉，炼蜜为丸，每次 9 g，食后细嚼，姜汤咽下。

5. 肺气肿 麻黄 30 g，款冬花 40 g，地龙 20 g，乌梅 60 g。加水煎，煎成浓汁后，放入冰糖适量收汁成膏，即成，每次服用 6～9 g，每日 3 次。

使用禁忌 | 大便溏泄者不宜用。

莱菔子
LAIFUZI

蒙 药 名 | 老泵。

别　　名 | 拉普克、萝卜子、炒莱菔子。

来　　源 | 为十字花科植物萝卜 *Raphanus sativus* L. 的干燥成熟种子。

识别特征 | 根肉质。茎高 1 m，多分枝，稍有白粉。基生叶大头状羽裂，侧生裂片 4 ~ 6 对，向基部渐缩小，有粗糙毛；茎生叶长圆形至披针形，边缘有锯齿或缺刻，很少全缘。总状花序顶生，花淡紫红色或白色，直径 15 ~ 20 mm。长角果肉质，圆柱形。花期 3 ~ 6 月，果期 5 ~ 8 月。

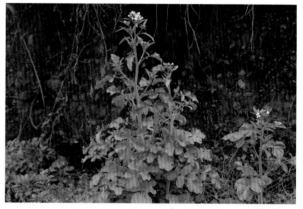

萝卜植株

生境分布 | 以栽培为主。全国各地均产。

采收加工 | 夏季果实成熟时采割植株，晒干，搓出种子，除去杂质晒干。生用或炒用。

药材鉴别 | 本品呈类卵形或椭圆形，稍扁。表面黄棕色、红棕色和灰棕色，一端有深棕色圆形种脐，一侧有数条纵沟。种皮薄而脆，破开后可见黄白色折叠的子叶，有油性。

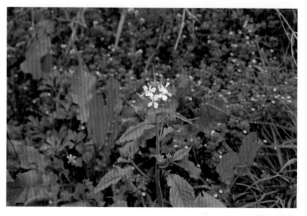

萝卜植株

性味归经 | 辛、甘，平。归脾、胃、肺经。

功效主治 | 消食除胀，降气化痰。本品归脾、胃经，辛能行散，可行滞消食、化积除胀。归肺经，辛散质重，长于降气，质润而滑，善于化痰，故能降气定喘、化痰止咳。

药理作用 本品生用或炒用均能增强兔离体回肠的节律收缩，抑制小白鼠的胃排空作用，提高幽门部环行肌紧张和降低胃底纵行肌紧张性，炒用作用大于生用。炒莱菔子能明显对抗肾上腺素对兔离体回肠节律收缩的抑制。本品水提物对链球菌、痢疾杆菌、肺炎球菌、大肠杆菌有一定的抑制作用，对多种皮肤真菌有不同程度的抑制作用。

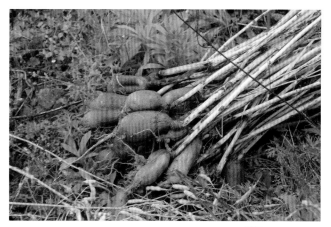

萝卜

用法用量 5～9g，水煎服。生用治风痰，炒用消食下气化痰。

精选验方

1. 食积、脘腹饱胀 炒莱菔子、炒神曲、焦山楂各9g，陈皮6g。水煎服。

2. 肺热咳嗽 萝卜汁10g，冰糖（溶化）15g。煎服，每日1剂，分2次服。

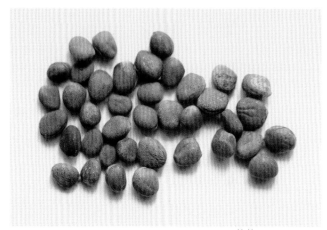

莱菔子

3. 慢性气管炎（咳嗽痰多者） 炒莱菔子、紫苏子各9g，白芥子4.5g。水煎服；或炒莱菔子、苦杏仁、牛蒡子各9g。水煎服。

4. 百日咳 莱菔子、紫苏子、罂粟壳、百部根、茯苓、南沙参、浙贝母、杏仁各10g，葶苈子3～5g，法半夏5～10g，陈皮5g，生姜3片，大枣5枚。水煎服，每日1剂。

5. 支气管哮喘 莱菔子、紫苏子、白芥子各9g。水煎服，每日3次。

6. 崩漏症 莱菔子120～150g。水煎服，分3次服，每日1剂，连服1～2剂，血止后改归脾丸巩固疗效。

7. 肠梗阻 炒莱菔子12g，大黄、木香各9g。加水300ml，莱菔子先煎15min，再放入木香、大黄煎10min，取药液150ml，分2次服（或从胃管注入），两次间隔6～8小时，每日1剂，重者每日2剂，轻者1剂即愈，一般需服3～5剂。

8. 赫依血相搏，气喘，主脉赫依病 莱菔子、苦参、广枣各7.5g，沉香20g，诃子、川楝子、栀子、黑云香、木香、野牦牛心各5g，旋覆花3.5g，刀豆2.5g，草乌（制）15g，肉豆蔻、丁香、马钱子（制）、兔心各10g。制成散剂，每次1.5～3g，每日1～2次，根据病情用白酒、牛肉汤或温开水送服。孕妇、体弱者忌用。

9. 耳胀 莱菔子10g，角蒿20g，磁石（制）15g，木香、孔雀翎炭各5g，硇砂2.5g。制成散剂，每日3～4次，每次取适量用奶油煎，取上清液滴患耳。

使用禁忌 本品辛散耗气，气虚及无积滞者忌用。不宜与人参同用。

莱菔子

181

狼毒
LANGDU

蒙 药 名 | 塔日努。

别　　名 | 伊和、协日、白狼毒、浩日特、川狼毒。

来　　源 | 本品为大戟科植物狼毒大戟 *Euphorbia fischeriana* Steud. 或月腺大戟 *Euphorbia ebracteolata* Hayata 的干燥根。

识别特征 | 多年生草本，高 30 ~ 60 cm。植物体具白色乳汁。根肉质，长圆锥形，外皮红褐色或褐色。茎直立，单一，疏生白色柔毛，尤以节间较多。叶互生；近无柄；茎中部以上的叶 3 ~ 5 枚轮生；叶片长圆形。总花序多歧聚伞花序，顶生，通常具 5 伞梗，每伞梗又生出 3 小梗或 3、4 小伞梗；杯状总苞外面有柔毛，内面近无毛，边缘有睫毛，腺体 4 个，肾形。总苞内有多数雄花，每花仅有 1 雄蕊；雌花 1 朵生于总苞中央，仅具 1 雌蕊，常伸出总苞而下垂，子房 3 室，花柱 3，柱头 2 裂。蒴果密生短柔毛或无毛。花期 5 ~ 6 月，果期 6 ~ 7 月。

生境分布 | 前者分布于内蒙古、山西、四川、青海、甘肃、陕西、河南等地；后者分布于安徽、河南、辽宁、黑龙江、吉林、江苏等地。均系野生。

采收加工 | 春、秋二季采挖，除去茎叶、泥沙，晒干。

药材鉴别 | 月腺大戟：多为横、斜或纵切片，呈类圆形、长圆形或块状，直径 1.5 ~ 6 cm，厚 0.5 ~ 1 cm。栓皮灰褐色，呈重叠的薄片状，易剥落而显棕黄色。切面黄白色，

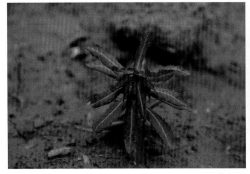

狼毒大戟

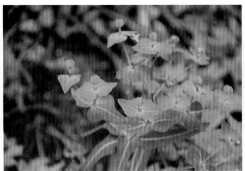

狼毒大戟

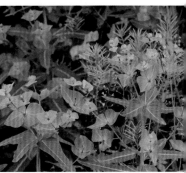

狼毒大戟

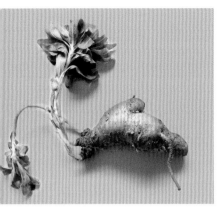
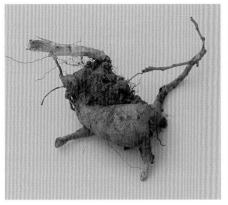
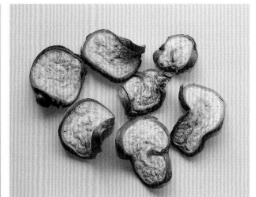

狼毒大戟药材　　　　　　　　　狼毒大戟药材　　　　　　　　狼毒大戟饮片

有异形维管束，形成黄褐色或黄色的大理石样纹理或环纹，黄褐色或黄色部分常为凝聚的分泌物。质轻，折断面有粉性。气微，味甘。狼毒大戟：栓皮灰棕色，易剥落而显棕黄色或棕红色；切面黄白色，可见异形维管束形成较明显的同心环纹。花、果期 5 ～ 7 月。

性味归经 ｜ 辛、苦，平；有毒。归肝、脾、肺经。

功效主治 ｜ 攻毒散结，破积杀虫，祛痰逐水。本品辛散有大毒，能以毒攻毒，又可散结消肿而治瘰疬疮毒。取其攻毒散结杀虫之功，又可用于疥癣。本品性味辛苦平，辛以宣肺平喘，苦能燥湿利水，故可用于咳喘、痰饮、水饮等证。

用法用量 ｜ 0.5 ～ 3 g。内服：煎汤或入丸、散。外用：适量，磨汁涂，研末调敷或煎汁收膏敷。

精选验方 ｜

1. 皮肤病 狼毒适量。加水煎煮至用手一捻即成碎末为止，用纱布过滤，滤液继续煎煮浓缩至一定黏度，冷却后，用以涂抹患处，每日或隔日 1 次。

2. 结核病 狼毒与大枣按 3：4 的比例。狼毒入锅煎煮，大枣放于笼屉，约蒸煮 2.5h 即成狼毒枣，成人每日 3 次，开始服狼毒枣每次 10 粒，视其有无副作用，逐渐递增或减少，每次最多 20 粒，连服 3 个月为 1 个疗程。

3. 肿瘤 狼毒、鸡血藤、薏苡仁、半枝莲各等份。配伍制成复方狼毒注射液，每日 1 次，每次 20 ～ 40 ml 加于 5% 葡萄糖液中静脉滴注，或制成复方狼毒片内服。

4. 慢性气管炎 用狼毒煎剂或丸剂。每次 0.5 g，每日 3 次，饭后服。

使用禁忌 ｜ 本品有毒，内服宜慎；体弱者及孕妇忌服。

狼
毒

藿香

HUOXIANG

蒙 药 名 | 阿斯图。

别　　名 | 合香、山茄香。

来　　源 | 本品为唇形科多年生草本植物藿香 *Agastache rugosa*（Fisch. et Mey.）O. Ktze. 的干燥地上部分。

识别特征 | 多年生草本，高达 1 m，茎直立，上部多分枝，老枝粗壮，近圆形；幼枝方形，密被灰黄色柔毛。叶对生，圆形至宽卵形，长 2 ~ 10 cm，宽 2.5 ~ 7 cm，先端短尖或钝，基部楔形或心形，边缘有粗钝齿或有时分裂，两面均被毛，脉上尤多；叶柄长 1 ~ 6 cm，有毛。轮伞花序密集成假穗状花序，密被短柔毛；花萼筒状，花冠紫色，前裂片向前伸。小坚果近球形，稍压扁。花期 6 ~ 9 月，果期 9 ~ 11 月。

生境分布 | 生长于向阳山坡。分布于广东、海南，有广东广藿香及海南广藿香之分。

采收加工 | 每年可采收 2 次，第一次在 5 ~ 6 月间枝叶茂盛时采收，第二次在 9 ~ 10 月间采收，日晒夜闷，反复至干。

药材鉴别 | 本品常对折或切断扎成束。茎方柱形，多分枝，四角有棱脊，四面平坦或凹入成宽沟状；表面暗绿色，有纵皱纹，稀有毛茸；节明显，常有叶柄脱落的疤痕；老茎坚硬、质脆，易折断，断面白色，髓部中空。叶对生；叶片深绿色，多皱缩或破碎，完整者展平后呈

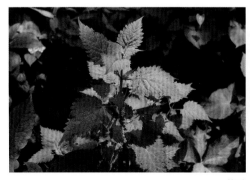
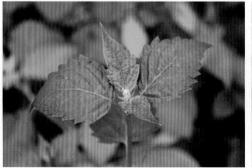
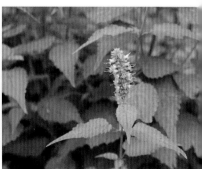

藿香　　　　　　　　　　　　　　藿香　　　　　藿香

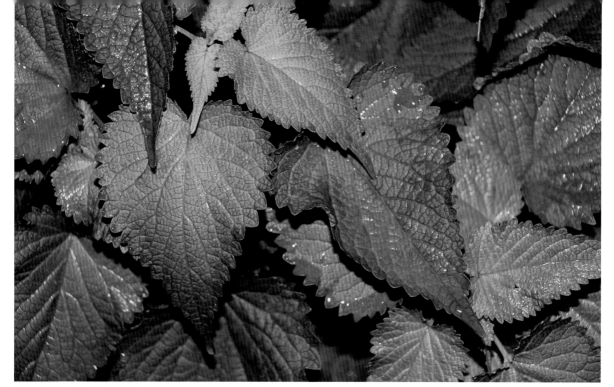

藿香

卵形，先端尖或短渐尖，基部圆形或心形，边缘有钝锯齿，上表面深绿色，下表面浅绿色，两面微具茸毛。茎顶端有时有穗状轮伞花序，呈土棕色。气芳香，味淡而微凉。

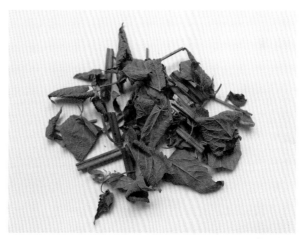

藿香药材

性味归经 | 辛，微温。归脾、胃、肺经。

功效主治 | 化湿，解暑，止呕。本品辛散，芳香化湿解暑，温助脾胃之阳以健脾和胃而止呕吐，故有化湿、解暑、止呕之效。

用法用量 | 5～10g，煎服。鲜品加倍。

精选验方 |

1. 高血压，血热，肺热，感冒 藿香、土木香、苦参、诃子、川楝子、茜草、枇杷叶各25g，珍珠杆20g，栀子25g，橡子15g，紫草、山柰各2.5g，紫草茸10g。制成煮散剂，每次3～5g，每日1～3次，煎汤温服。

2. 伤热，毒热，药物中毒等 藿香、黑云香、北沙参、香青兰、红花各15g，土茯苓40g，菝葜、文冠木、冬青叶、绿豆各25g，诃子、甘草、拳参各10g。制成煮散剂，每次3～5g，每日1～2次，煎汤温服。

使用禁忌 | 本品性偏辛散，故暑热之症以及阴虚火旺、舌燥光滑、津液不布者，不宜应用。入煎剂宜后下，不宜久煎。

藿香

藜芦

LILU

蒙 药 名 | 阿嘎西日嘎。

别　　名 | 山葱、鹿葱、黑藜芦、杜日吉德。

来　　源 | 为百合科多年生草本植物藜芦 *Veratrum nigrum* L. 的根及根茎。

识别特征 | 多年生草本，高 60 ～ 100 cm。植株粗壮，基部的鞘枯死后残留为有网眼的黑色纤维网。叶互生；无叶柄或茎上部叶具短柄；叶片薄革质，椭圆形、宽卵状椭圆形或卵状披针形，长 22 ～ 25 cm，宽约 10 cm，先端锐尖或渐尖，两面短毛。圆锥花序 30 ～ 25 cm，宽约 10 cm，先端锐尖或渐尖，两面短毛。侧生总状花序常具雄花，顶生总状花序常较偶生花序长 2 倍以上，几乎全部为两性花，总轴和枝轴密被白色绵状毛；花被片 6，开展或略反折，长圆形，长 5 ～ 8 mm，宽约 3 mm，全缘，黑紫色；雄蕊 6，花药肾形，背着，汇合为 1 室；子房卵形，3 室，无毛，花柱 3。蒴果卵圆形，具三钝棱，长 1.5 ～ 2 cm，宽 1 ～ 1.3 cm。种子扁平，具膜质翅。花、果期 7 ～ 9 月。

生境分布 | 分布于山西、河南、河北、山东、辽宁等地，均为野生。

采收加工 | 5 ～ 6 月未抽花茎时采挖，除去苗叶，晒干或用开水浸烫后晒干。

药材鉴别 | 本品呈圆柱形或不规则中段，直径 0.7 ～ 1.5 cm，外被残留的棕色叶基维管束，形同蓑衣。下部簇生众多的须根。表面褐色，具有细而密的横皱纹，质脆，易折断，断面类白色，粉性。中心有淡黄色的木质部，易于皮部分离。气微，味辛苦，粉末有强烈的催嚏性。以根粗壮、无杂质者为佳。

性味归经 | 辛、苦，寒；有毒。归肺、胃、肝经。

功效主治 | 吐风痰，杀虫毒。主治中风痰涌，风痫癫疾，黄疸，久疟，泄痢，头痛，喉痹，鼻息肉，疥癣，恶疮。

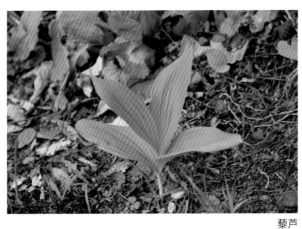
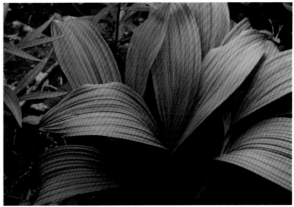

藜芦　　　　　　　　　　　　　　　　　　　　藜芦

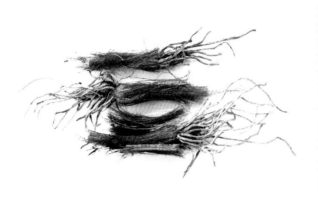
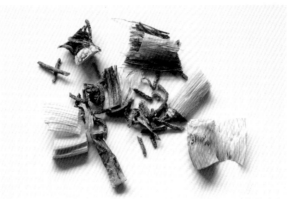

藜芦药材　　　　　　　　　　　　　　　　　　藜芦药材

药理作用｜　有降压作用，降压作用持久而显著，无急速耐受现象，在降压的同时伴有心率减慢、呼吸抑制或暂停。对家蝇有强大的毒杀效力。

用法用量｜　0.3 ～ 0.9 g，宜作丸、散。外用：适量，研末，油调涂。

精选验方｜

1. 食物中毒　藜芦粉 1.5 ～ 3 g。口服，可催吐，排出胃中毒物，作用较强，不可多服。

2. 疥疮　藜芦、大枫子、蛇床子、硫黄各 20 ～ 30 g，川椒 8 ～ 10 g。随证加减，每剂加水约 4000 ml，煎 2 次，至药液 3000 ml 左右，以桶盛之，先用清水、肥皂洗净，后用药液稍加力擦洗患处，以致将皮损擦破，每次洗 20 min，每日 1 次，连洗 2 ～ 4 日。

3. 足癣　藜芦、蜀椒、蛇床子、白附子、煅明矾、水银各 10 g。将上药共研细末，过筛，瓶装备用。将瘟疮散撒布于患处（水疱挑破），反复加药用手指揉搓。

4. 斑秃　藜芦、蛇床子、黄柏、百部、五倍子各 4.5 g，斑蝥 3 g。用 95％酒精 100 ml 浸泡 1 周后，用棉签蘸药酒涂搽皮损处，每日 1 ～ 2 次。

5. 寻常疣　藜芦、乌梅、千金子、急性子各 30 g。加入 75％酒精 500 ml 浸泡 1 周。同时以药液涂患处，一般 3 ～ 5 日疣体消失。若一次未愈则继续应用。

使用禁忌｜　本品毒性强烈，内服宜慎。体弱、失血患者及孕妇忌服。反细辛、芍药及五参。

藜芦

连翘

LIANQIAO

蒙 药 名 | 协日。

别　　名 | 空壳、空翘、落翘、黄花条、旱莲子。

来　　源 | 本品为木犀科落叶灌木植物连翘 *Forsythia suspensa* （Thunb.）Vahl 的干燥果实。

识别特征 | 落叶灌木，高 2 ～ 3 m。茎丛生，小枝通常下垂，褐色，略呈四棱状，皮孔明显，中空。单叶对生或 3 小叶丛生，卵形或长圆状卵形，长 3 ～ 10 cm，宽 2 ～ 4 cm，无毛，先端锐尖或钝，基部圆形，边缘有不整齐锯齿。花先叶开放，一至数朵，腋生，金黄色，长约 2.5 cm。花萼合生，与花冠筒约等长，上部 4 深裂；花冠基部联合成管状，上部 4 裂；雄蕊 2 枚，着生花冠基部，不超出花冠；子房卵圆形，花柱细长，柱头 2 裂。蒴果狭卵形，稍扁，木质，长约 1.5 cm，成熟时 2 瓣裂。种子多数，棕色、扁平，一侧有薄翅。花期 3 ～ 4 月，果期 7 ～ 9 月。

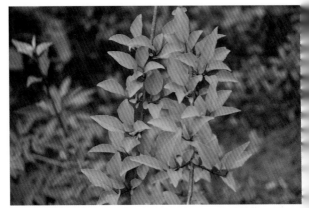

连翘

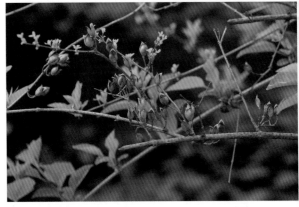

连翘

生境分布 | 生长于山野荒坡或栽培。分布于我国东北、华北及长江流域。

采收加工 | 秋季果实初熟尚带绿色时采收，除去杂质，蒸熟，晒干，习称青翘；果实熟透时采收，晒干，除去杂质，习称老翘。以青翘为质佳，生用。

药材鉴别 | 本品呈长卵形至卵形，稍扁，顶端尖锐，基部有小果梗或已脱落。青翘多不开裂，表面绿褐色，突起的灰白色小斑点较少，质硬；种子多数，黄绿色，细长，一侧有翅。老翘自顶端开裂或裂成两瓣，表面黄棕色或红棕色，内表面多为浅黄棕色，平滑，具一纵隔；质脆；种子棕色，多已脱落。气微香，味苦。

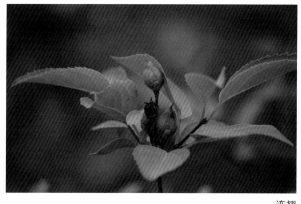
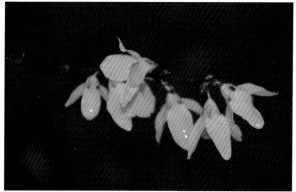

连翘 连翘

性味归经 | 苦，微寒。归肺、心、胆经。

功效主治 | 清热解毒，消痈散结，疏散风热。本品味苦性寒则清热解毒，质轻上浮以散上焦风热；入心经则清心火而有消痈散结之功。

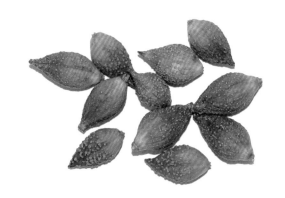

连翘药材

用法用量 | 3～15 g，煎服。

精选验方 |

1. 肠痈 连翘 15 g，黄芩、栀子各 12 g，金银花 18 g。水煎服。

2. 舌破生疮 连翘 25 g，黄柏 15 g，甘草 10 g。水煎含漱。

3. 麻疹 连翘 6 g，牛蒡子 5 g，绿茶 1 g。研细末，沸水冲泡。

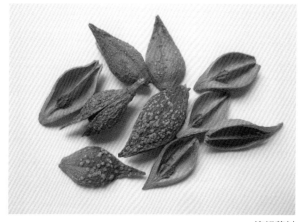

连翘药材

4. 阴道滴虫 连翘 100 g。放砂锅中加水 600～700 ml，煎取 200 ml，过滤去渣，温度适宜时用小块无菌纱布浸药汁后塞入阴道，每日 1 次，每次保留 3～4 h，连用至愈。

5. 风热感冒 连翘、金银花各 10 g，薄荷 6 g。水煎服。

6. 乳腺炎 连翘、蒲公英、川贝母各 6 g。水煎服。

7. 上呼吸道感染之风热证 连翘、金银花各 15 g，牛蒡子 9 g，桔梗、薄荷、生甘草、荆芥、淡豆豉各 6 g，淡竹叶 4 g。水煎取药汁，每日 1 剂，分 2 次服用。

8. 上呼吸道感染 连翘、金银花、蒲公英、菊花各 15 g，青蒿、黄芩、牛蒡子、柴胡、芦根、蔓荆子各 12 g，桔梗、荆芥各 10 g，板蓝根 20 g，甘草 6 g。加水煎取药汁 600 ml，每日 1 剂，分 3 次服用。

使用禁忌 | 脾胃虚寒及气虚脓清者不宜用。

连翘

189

硫黄
LIUHUANG

蒙 药 名 | 呼胡日。

别　　名 | 硫黄、石硫黄、木色依。

来　　源 | 为自然元素类矿物硫族自然硫，采挖后，加热熔化，除去杂质；或用含硫矿物经加工制得。

识别特征 | 斜方晶系。晶体的锥面发达，偶尔呈厚板状。常见者为致密块状、钟乳状、被膜状、土状等。颜色有黄、浅黄、淡绿黄、灰黄、褐色和黑色等。条痕白色至浅黄色。晶面具金刚光泽，断口呈脂肪光泽，半透明，解理不完全，断口呈贝壳状或参差状。硬度 1 ～ 2，比重 2.05 ～ 2.08，性脆，易碎。用手握紧置于耳旁，可闻轻微的爆裂声，体轻，有特异的臭气，味淡。

生境分布 | 常见于温泉、喷泉、火山口区域；沉积岩中也常有之。分布于山西、陕西、河南、山东、湖北、湖南、江苏、四川、广东等地。

采收加工 | 将泥块状的硫黄及矿石，在坑内用素烧罐加热熔化，取其上层之硫黄溶液，倒入模型内，冷却后，取出。

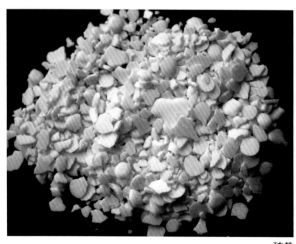

硫黄　　　　　　　　　　　　　　　　　　　　硫黄药材

药材鉴别 | 本品为不规则块状。略呈绿黄色或黄色，外表皮不平坦，呈脂肪光泽，常有多数小孔。体轻，质松易碎，断面常呈针状结晶形。有特异的臭气，味淡。

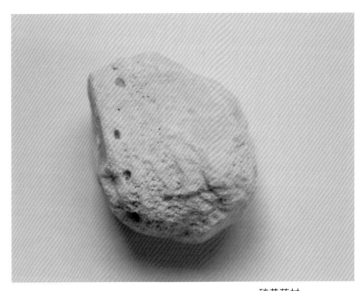

硫黄药材

性味归经 | 酸，温；有毒。归肾、大肠经。

功效主治 | 外用杀虫止痒；内服壮阳通便。本品温热有毒，能以毒攻毒。外用解毒杀虫；其质纯阳，内服能益火助阳、疏利大肠。

药理作用 | 外用与皮肤接触后形成硫化物，有软化表皮和杀霉菌、疥虫的作用；内服在肠内部分可分解为硫化氢及硫化砷，刺激肠壁而促进蠕动，使粪便软化而缓泻。对氯丙嗪及硫喷妥纳的中枢抑制作用有明显的加强作用。

用法用量 | 1～3 g。内服：入丸、散。外用：适量，研末撒，或油调涂，或烧烟熏。

精选验方 |

1. **疥** 硫黄适量。研为细末，麻油调涂。

2. **疮疽** 硫黄、白面、荞麦面各适量。研为细末贴敷患处。

3. **老年性肥胖** 硫黄、肉桂、艾叶各 15 g（后入），淫羊藿 50 g，藿香叶、二丑各 30 g，麻黄、磁石各 10 g（后入）。上药除磁石、硫黄外，煎煮后提取、烘干研成粉；将磁石、硫黄研成细末，与前面的药粉拌匀，装入用薄布制成的 8 cm×8 cm 的药蕊，外用绸缎布制成肚兜。将药肚兜穿在身上，紧贴肚脐处。药蕊每隔 15～30 日更换 1 次，更换 3 个药蕊为 1 个疗程。

4. **鼠疮，皮肤协日乌素疮** 硫黄（制）、草乌（制）、诃子、木香、石菖蒲、文冠木膏、青金石（制）、水银（制）各等量。制成糊丸，每次 2～3 g，每日 1 次，晚睡前用温开水送服。

5. **乌雅曼病** 硫黄（制）、文冠木膏、苘麻子各等量。制成散剂，每次 1.5 g，每日 2 次，温开水送服。

使用禁忌 | 阴虚火旺者及孕妇忌服。不宜过量或久服。

漏芦

LOULU

蒙 药 名 | 洪格勒珠尔。

别　　名 | 勃道、毛头、道布、大头翁、大花蓟、鬼油麻、龙葱根。

来　　源 | 本品为菊科植物祁州漏芦 *Rhaponticum uniflorum*（L.）DC. 或禹州漏芦 *Echinps latifolius* Tausch. 的干燥根。

识别特征 | 本植物为多年生草本，高 30 ～ 80 cm，全体密被白色柔毛。主根粗大，上部密被残存叶柄。基生叶丛生；茎生叶互生。叶长椭圆形，长 10 ～ 20 cm，羽状全裂至深裂，裂片矩圆形，边缘具不规则浅裂，两面密被白色茸毛。头状花序，总苞多列，具干膜质苞片，多列，花全为管状花，淡紫色，雄蕊 5，聚药。瘦果卵形，有 4 棱，棕褐色，冠毛刚毛状。根呈圆锥形，多扭曲，长短不一，完整者长 10 ～ 30 cm，直径 1 ～ 2 cm。花、果期 4 ～ 9 月。

生境分布 | 生长于向阳的草地、路边、山坡。祁州漏芦分布于河北、辽宁、山西等地；禹州漏芦分布于湖北、安徽、河南等地。

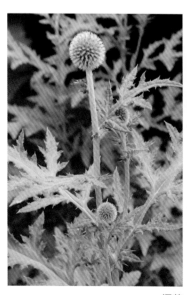
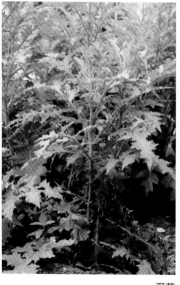
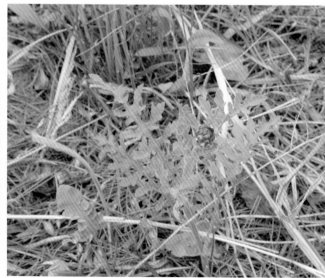

漏芦　　　　　　　　　　漏芦　　　　　　　　　　　　　祁州漏芦

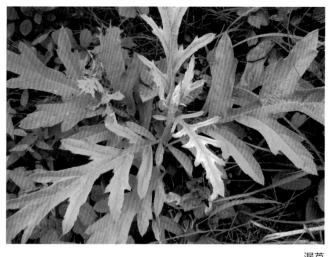

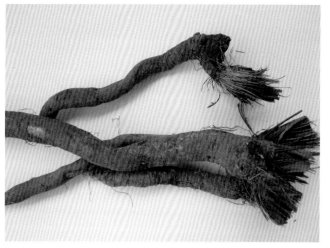

漏芦 漏芦药材

采收加工 | 春、秋二季采挖，除去须根及泥沙，晒干。

药材鉴别 | 本品为类圆形或不规则形的厚片。外表皮暗棕色至黑褐色，粗糙，有网状裂纹，外皮易剥落。切面黄白色至灰黄色，有放射状裂隙。质脆，易折断。气特异，味微苦。

性味归经 | 苦，寒。归胃经。

功效主治 | 清热解毒，消痈散结，通经下乳。本品苦寒，主入胃经，具有清热解毒、消痈的功效。又能通下乳汁，用于乳汁不下，故有此功，为治乳痈的良药。

用法用量 | 3～12g，煎服。

精选验方 |

1. 产后乳汁不下 漏芦15g，王不留行、炮甲珠各9g，路路通12g，通草6g。水煎服。或漏芦12g，鸡蛋2枚。水煎冲蛋服。

2. 痈肿疮疡 漏芦、金银花、蒲公英各15g，连翘9g，黄柏12g，甘草6g。水煎服。

3. 肥胖症 漏芦、决明子、泽泻、荷叶、汉防己各15g。水煎浓缩至100ml，每日2次。

4. 乳腺炎 漏芦、白芷、当归、青皮、柴胡各9g，金银花、蒲公英各30g，全瓜蒌15g，橘核12g，甘草6g。水煎服。

5. 甲状腺腺瘤 漏芦、蒲公英、刘寄奴、双花、紫花地丁、连翘各30g，柴胡13g，玄参、香附、大贝各12g，海藻15g，皂刺10g。水煎取药汁，每日1剂，分2次服用。

6. 急性乳腺炎 蒲公英30g，漏芦、橘子仁各20g，银花、白芷、瓜蒌、连翘各15g，青皮、当归、柴胡各12g，甘草6g。水煎取药汁，每日1剂。

7. 瘀毒内阻型乳腺癌 天葵子、芸苔子、木馒头各30g，漏芦15g，八角莲、地鳖虫、白蔹、金雀花各9g。水煎取药汁，每日1剂，分2次服用。

使用禁忌 | 气虚、疮疡平塌者及孕妇忌服。

漏芦

鹿茸
LURONG

蒙 药 名 | 楚松。

别　　名 | 挂道尔、鹿茸片、鹿茸粉、鹿茸血片。

来　　源 | 为鹿科动物梅花鹿 *Cervus nippon* Temminck 雄鹿未骨化密生茸毛的幼角。

识别特征 | 　一种中型的鹿。体长约 1.5 m，肩高约 90 cm。雄鹿有角，生长完全的共有四叉，眉叉斜向前伸；第二叉与眉叉相距较远，主干末端再分一叉。雌鹿无角。眶下腺明显，呈裂缝状。耳大直立。颈细长，颈和胸部下方有长毛。尾短，臀部有明显白斑。四肢细长，后肢外侧踝关节下有褐色腺体，名为跖腺；主蹄狭尖，侧蹄小。冬毛厚密，棕灰色或棕黄色，有白色斑点，夏季白斑更明显。腹部毛白色，四肢毛色较淡，背部有深棕色的纵纹。

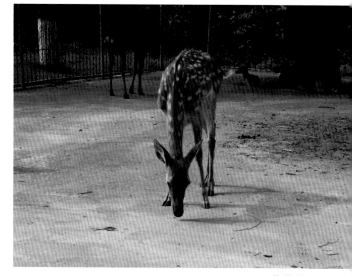

梅花鹿

生境分布 | 分布于吉林、辽宁、黑龙江、新疆、甘肃等地。

采收加工 | 　分锯茸和砍茸两种方法。锯茸，一般从第三年的鹿开始锯茸。二杠茸每年可采收两次，第一次在清明后 45 ～ 50 日（头茬茸），采后 50 ～ 60 日再采第二次（二茬茸），三茬茸则采 1 次，在 7 月下旬。锯时应迅速将茸锯下，伤口敷上止血药。将锯下的鹿茸立即进行烫炸等加工，至积血排尽为度，阴干或烘干。砍茸，将鹿头砍下，再将茸连头盖骨锯下，刮净残肉，绷紧头皮，进行烫炸等加工，阴干。

药材鉴别 | 　本品为圆形或类圆形厚片。表面粉白色或浅棕色，中间有蜂窝状细孔，外皮无骨质或略具骨质，周边粗糙，红棕色或棕色。质坚脆。气微腥，味微咸。

性味归经 | 甘、咸，温。归肾、肝经。

功效主治 | 壮肾阳，补精髓，强筋骨，调冲任，托疮毒。主治肾虚，头晕，耳聋，目暗，阳痿，滑精，宫冷不孕，羸瘦，神疲，畏寒，腰脊冷痛，筋骨痿软，崩漏带下，阴疽不敛及久病虚损等症。

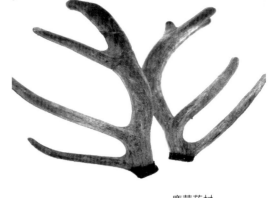

鹿茸药材

药理作用 | 鹿茸的粉、精、酊均有强壮作用，可使家兔红细胞、血红蛋白增加，使小白鼠体重增加，促进物质代谢，增进食欲。所含的氨基酸对人体有强壮作用。

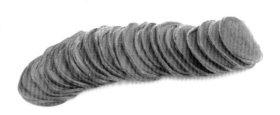

鹿茸药材

用法用量 | 1 ~ 3 g，研末服；或入丸、散。

精选验方 |

1. 精血耗涸 鹿茸（酒蒸）、当归（酒浸）各50 g。焙为末，乌梅肉煮膏捣为丸如梧桐子大，每次饮服50丸。

2. 饮酒成泄 嫩鹿茸（酥炙）、肉苁蓉（煨）各50 g，生麝香1.5 g。研为末，陈白米饮丸如梧桐子大，每米饮下50丸。

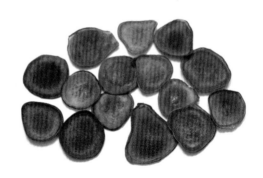

鹿茸饮片

3. 病久体虚 鹿茸、人参各30 g，续断、骨碎补各60 g。研细冲服，每日2次，每次3 ~ 5 g。

4. 腰脚痛 鹿茸不限多少。搽酥炙紫色为末，温酒调下5 g。

5. 老人腰痛及腿痛 鹿茸（炙）、山楂各等份。研为末，加蜜做成丸子，如梧桐子大，每次100丸，每日2次。

6. 血栓闭塞性脉管炎疼痛较剧者 鹿茸、大蒜各5 g，全蝎3 g，蜈蚣4条，白酒100 ml。前4味放入白酒中浸泡并密封，14日后即成。饮酒，每次热饮40 ml，15日为1个疗程。

7. 阳痿 鹿茸（去毛，涂酥，炙令微黄）60 g，羊踯躅（酒拌，炒令干）、韭菜子（微炒）、附子（炮裂，去皮和脐）、桂心、泽泻各30 g。捣研为极细末，装瓶备用。空腹服用，每次用粥汤送服6g。

使用禁忌 | 本品甘温助阳，肾虚有火者不宜。阴虚阳亢、血分有热、胃火炽盛、肺有痰热、外感热病均忌用。本品宜从小剂量开始，缓缓增加，不宜骤用大量，以免风阳升动，头晕目赤，或伤阴动血。高血压、肝炎、肾炎忌用。不宜与降糖药、水杨酸类药合用。

鹿茸

麻黄
MAHUANG

蒙 药 名｜哲日根。

别　　名｜卑相、狗骨、麻黄绒、策都木、炙麻黄。

来　　源｜为麻黄科草本状小灌木草麻黄 *Ephedra sinica* Stapf 等的草质茎。

识别特征｜小灌木，常呈草本状，木质茎短小，匍匐状；小枝圆，对生或轮生，节间长 2.5 ～ 6 cm，叶膜质鞘状，上部 1/3 ～ 2/3 分离，2 裂（稀 3 裂），裂片锐三角形，反曲。雌雄异株；雄球花有多数密集雄花，或成复穗状，雄花有 7 ～ 8 枚雄蕊，雌球花单生枝顶，有

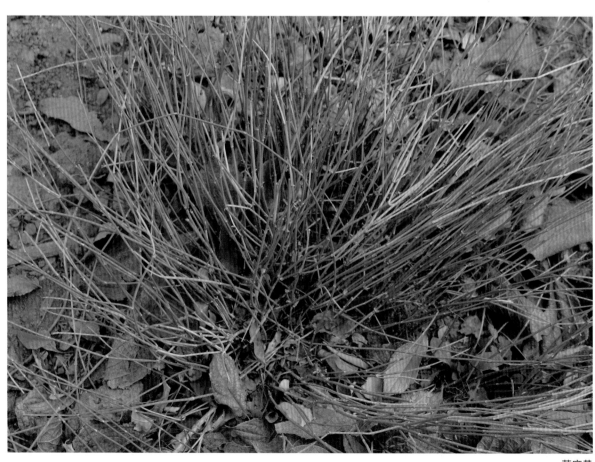

草麻黄

苞片4～5对，上面一对苞片内有雌花2朵，雌球花成熟时苞片肉质，红色；种子藏于苞片内，通常为2粒。中麻黄：茎高达1m以上，叶上部约1/3分裂，裂片通常3（稀2裂），三角形或三角形状披针形；雄球花常数个密集于节上，呈团状；雌球花2～3朵生于茎节上，仅先端一轮苞片生有2～3朵雌花。种子通常3粒（稀2粒）。木贼麻黄：直立灌木，高达1m，节间短而纤细，长1.5～2.5cm，叶膜质鞘状，仅上部约1/4分离，裂片2，呈三角形，不反曲；雌花序常着生于节上成对，苞片内有雌花1朵。种子通常为1粒。花期5～6月，果期8～9月。

生境分布｜ 生长于干燥的山冈、高地、山田或干枯的河床中。分布于吉林、辽宁、内蒙古、河北、河南、山西等省或自治区。

采收加工｜ 8～10月割取地上绿色草质茎，通风处晾干或晒干。

药材鉴别｜ 本品呈圆柱形的段，段长10～20mm，直径1～2mm。表面淡黄色至黄绿色，粗糙，有细纵脊线，节上有细小鳞叶，节间长2～6cm。切面中心显红黄色。质脆，易折断，折断面纤维状。切面中心红棕色，边缘绿黄色，气微香，味涩、微苦。

性味归经｜ 辛、微苦，温。归肺、膀胱经。

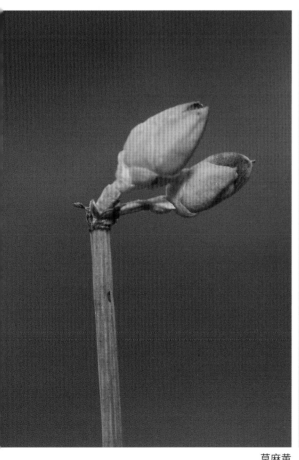

草麻黄

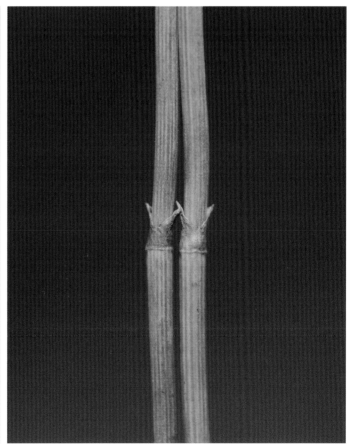

草麻黄

麻黄

功效主治 发汗散寒，宣肺平喘，利水消肿。主治风寒感冒，胸闷喘咳，风水浮肿；支气管哮喘。蜜麻黄润肺止咳。多用于表证已解，气喘咳嗽。

药理作用 麻黄碱、伪麻黄碱能舒张支气管平滑肌而有平喘作用。伪麻黄碱有明显利尿作用。挥发油有发汗解热作用。麻黄碱并能收缩血管，使血压升高，兴奋中枢神经系统，引起兴奋、不安、失眠。

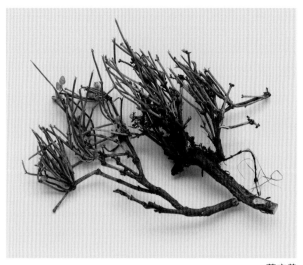

草麻黄

用法用量 3～10g，水煎服。发汗解表常用生麻黄，止咳平喘多用炙麻黄。

精选验方

1. 小儿腹泻 麻黄 2～4g，前胡 4～8g。水煎，加少量白糖送服，每日 1 剂。

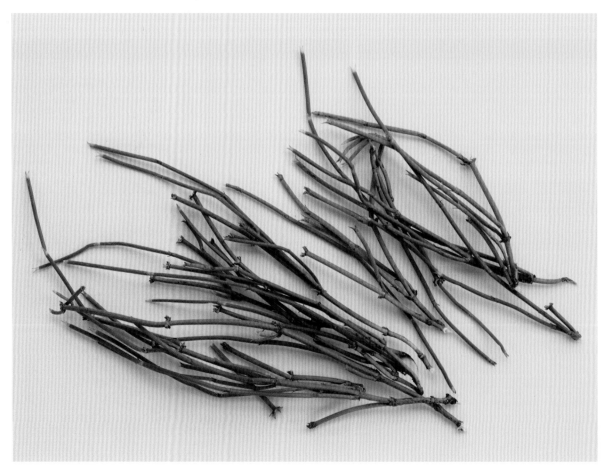

麻黄药材

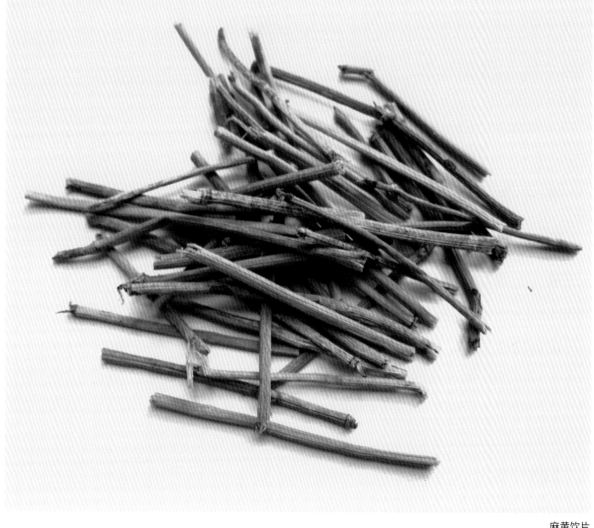

麻黄饮片

2. 过敏性鼻炎　麻黄（先煎）5 g，桂枝、杏仁各 10 g，葛根 20 g，炙甘草 6 g，细辛 3 g，白芷 15 g。水煎服。

3. 小儿百日咳　麻黄、甘草各 3 g，橘红 5 g，杏仁、百部各 9 g。水煎服。

4. 荨麻疹　麻黄、蝉蜕、槐花、黄柏、乌梅、板蓝根、甘草、生大黄各 10 g。水煎服。

5. 头痛发热（恶风无汗而喘）　麻黄 9 g，桂枝 6 g，炙甘草 3 g，杏仁 10 g。煎服发汗。

6. 支气管哮喘　麻黄、前胡、杏仁、黄芩、炙桑白皮、炙枇杷叶各 10 g，生甘草 6 g。共同加水煎煮两次，将两次药液混合起来，分早、晚 2 次温服，每日 1 剂。

7. 喘息型支气管炎　生麻黄、细辛各 3 g，半夏、桔梗、五味子、桂枝各 9 g，生石膏 30 g。水煎服，每日 1 剂。

使用禁忌｜　本品发散力强，多汗、虚喘病人当慎用。能升高血压、兴奋中枢神经系统，故高血压、失眠患者也需慎用。

麻黄

199

马勃

MABO

蒙 药 名 | 都力。

别　　名 | 乌力、灰包、热沙芒、马粪包、希他森贵。

来　　源 | 本品为灰包科真菌脱皮马勃 *Lasiosphaera fenzlii* Reich.、大马勃 *Calvatia gigantea* (Batsch ex Pers.) Lloyd 或紫色马勃 *Calvtia lilacina* (Mont.et Berk.) Lloyd 的干燥子实体。

识别特征 | 子实体球形至近球形，直径 15 ～ 45 cm 或更大，基部或很小，由粗菌索与地面相连。包被白色，老后污白色。初期有细纤毛，渐变光滑，包被两层，外包被膜状，内包被较厚，成熟后块状脱落，露出浅青褐色孢体。孢子形，具微细小疣，淡青黄色，抱丝分枝，横隔稀少。

生境分布 | 生长于旷野草地上。分布于内蒙古、甘肃、吉林、辽宁等省或自治区。

采收加工 | 夏、秋二季子实体成熟时及时采收，除去泥沙及外层硬皮，干燥。

药材鉴别 | 本品呈不规则的小块，包被灰棕色至黄褐色，纸质，多破碎成片块状，或已全部脱落。孢体灰褐色，紧密，有弹性，撕开内有灰褐色棉絮状丝状物，触之则孢子尘土样飞扬，手捻有细腻感。气似尘土，无味。

性味归经 | 辛，平。归肺经。

功效主治 | 清热解毒，利咽，止血。本品味辛质轻，专入肺经，既能宣散肺经风热，又能清泻肺经实火，长于解毒利咽，为治咽喉肿痛之常用药。此外，还有止血之功。

用法用量 | 3 ～ 6 g，煎服。外用：适量。

精选验方 |

1. 外伤出血，鼻衄，拔牙后出血 马勃适量。撕去皮膜，取内部海绵绒样物压迫出血部位或塞入鼻孔，填充牙龈处。

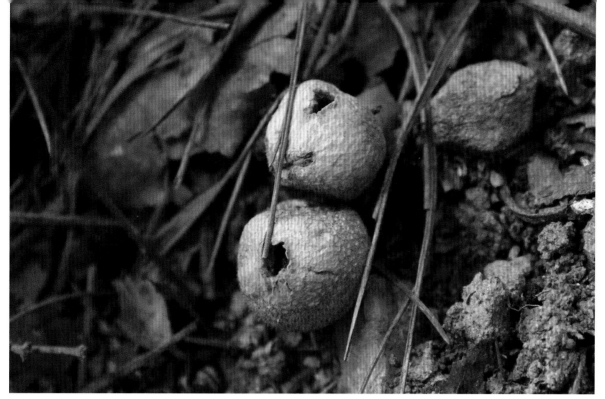

马勃

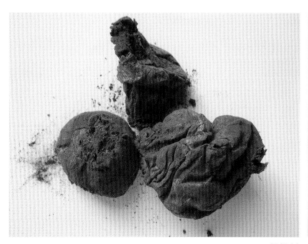

马勃药材　　　　　　　　　　　　　　　　　　　　　　　马勃药材

2. 痈疽疮疖　马勃孢子粉适量。以蜂蜜调和涂敷患处。

3. 妊娠吐血及鼻血　马勃适量。研为细末，浓米汤送服 2.5 g。

4. 病毒性心肌炎　马勃、紫草、白薇、玉竹、苦参、防风、白术各 10 g，黄芪 30 g，炙甘草 40 g，蒲公英 20 g，板蓝根、大青叶各 15 g，龙齿 12 g，琥珀 3 g（冲服）。水煎取药汁，每日 1 剂，分 2 次服用。

5. 失音　马勃、芒硝等份。研为细末，加砂糖和成丸子，如芡子大，噙口内。

6. 久咳　马勃适量。研为细末，加蜜做成丸子，如梧桐子大。每次服 20 丸，白汤送下。

7. 月经淋漓，外伤出血　马勃、蜀葵花、红花、石韦、猪胆粉各等量。制成水丸，每次 1.5 ～ 3 g，每日 1 ～ 3 次，温开水送服。

使用禁忌｜风寒伏肺、咳嗽失音者禁服。

马钱子
MAQIANZI

蒙 药 名 | 浑齐勒。

别　　名 | 马前子、都木达克、制马钱子、普日勒布、油马钱子。

来　　源 | 为马钱科植物马钱 *Strychnos nux-vomica* L. 的干燥成熟种子。

识别特征 | 乔木，高 10 ～ 13 m。树皮灰色，具皮孔，枝光滑。叶对生，叶柄长 4 ～ 6 mm；叶片草质，广卵形或近于圆形，长 6 ～ 15 cm，宽 3 ～ 8.5 cm，先端急尖或微凹，基部广楔形或圆形，全缘，两面均光滑无毛，有光泽，主脉 5 条罕 3 条，在背面凸起，两侧者较短，不达叶端，细脉成不规则的网状，在叶的两面均明显；叶腋有短卷须。聚伞花序顶生枝端，长 3 ～ 5 cm，直径 2.5 ～ 5 cm，被短柔毛；总苞片及小苞片均小，三角形，先端尖，被短柔毛；花白色，几无梗，花萼绿色，先端 5 裂，被短柔毛；花冠筒状，长 10 ～ 12 mm，先端 5 裂，裂片卵形，长 2.5 ～ 4 mm，内面密生短毛；雄蕊 5，花药黄色，椭圆形，无花丝；子房卵形，光滑无毛，花柱细长，柱头头状。浆果球形，直径 6 ～ 13 cm，幼时绿色，成熟时橙色，表面光滑。种子 3 ～ 5 粒或更多，圆盘形，直径 1.5 ～ 2.5 cm，表面灰黄色，密被银色茸毛，柄生于一面的中央，另一面略凹入，有丝光。花期春、夏二季，果期 8 月至翌年 1 月。

生境分布 | 生长于山地林中。前者主要分布于印度、越南、缅甸、泰国等地，后者分布于云南、广东、海南等地。

采收加工 | 冬季采取成熟果实，取出种子，晒干。

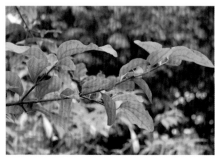 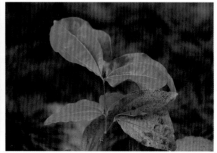 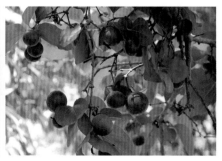

马钱子　　　　　　　　　　马钱子　　　　　　　　　　马钱子

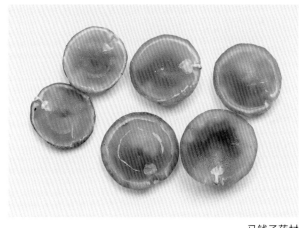

马钱子药材

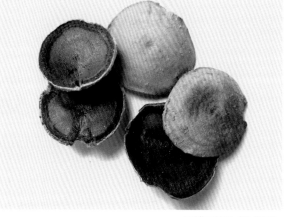

马钱子饮片（烘烤品）

药材鉴别｜ 本品呈扁圆状，中间略鼓起，棕褐色或深棕色。质松脆，味苦。

性味归经｜ 苦，寒；有毒。归肝、脾经。

功效主治｜ 消肿散结，通络止痛。本品味苦性寒，其毒强烈，开通经络，透达关节之力甚捷，兼可攻毒。故具有消肿散结，通络止痛之功。

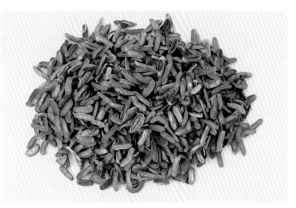

马钱子饮片

药理作用｜ 本品对中枢神经系统有兴奋作用，首先兴奋脊髓的反射机能，其次兴奋延髓的呼吸中枢及血管运动中枢，能提高大脑皮层的感觉中枢机能，大剂量引起惊厥；士的宁刺激味觉感受器反射性增加胃酸分泌；马钱子碱有明显的镇咳作用，对感觉神经末梢有麻痹作用；水煎剂对皮肤真菌有抑制作用。

用法用量｜ 内服：0.3 ~ 0.6 g，入丸、散。外用：适量，研末，吹喉或调涂。

精选验方

1. 喉炎肿痛 马钱子、青木香、山豆根各等份。研为末，吹入喉中。

2. 面神经麻痹 马钱子适量。湿润后切成薄片，6 g 可切 18 ~ 24 片，排列于橡皮膏上，贴敷于患侧面部（向左歪贴右，向右歪贴左），7 ~ 10 日调换 1 张，至恢复正常为止。

3. 胸背刺痛，胸闷气喘 马钱子（制）25 g，木香、白云香、天竺黄、红花各 10 g，诃子 15 g，沉香 20 g。制成散剂，每次 1.5 ~ 3 g，每日 1 ~ 2 次，温开水送服。

4. 黏刺痛，赫依刺痛，血刺痛 马钱子（制）、草乌芽各 25 g，土木香 20 g，肉豆蔻 15 g，木香、沉香各 10 g。制成散剂，每次 1.5 ~ 3 g，每日 1 ~ 2 次，温开水送服。

使用禁忌｜ 为行血散瘀之品，不宜久服。凡阴虚火旺、阴虚无瘀者，均应慎用。

麦冬
MAIDONG

蒙 药 名 | 阿日佰力格。

别　　名 | 不死药、禹余粮、麦门冬、沿阶草。

来　　源 | 为百合科植物麦冬 *Ophiopogon japonicus*（L.f.）Ker.-Gawl. 的块根。

识别特征 | 多年生草本植物，高 15 ～ 40 cm。须根常膨大成肉质块根。叶丛生，窄线形，长 15 ～ 40 cm，宽 2 ～ 4 mm，先端锐尖；基部狭，叶柄鞘状。花葶长达 30 cm；总状花序，有花 8 ～ 10 朵，1 ～ 2 朵生于苞片腋；花梗长，关节位于中部以上；花被片 6，白色或淡紫色；雄蕊 6，花丝短，花药三角状；花柱粗，向上渐狭，顶端钝，子房 3 室。浆果球状，成熟时深绿色或蓝色。花期 5 ～ 8 月，果期 8 ～ 9 月。

生境分布 | 生长于山坡林下较阴湿处。全国大部分省区有分布或栽培。

采收加工 | 栽种后第 2 年 4 月下旬收获。选晴天挖取块根，抖去泥土，除去须根，洗净泥土，晒干水气后，揉搓，再晒，再搓，反复 4 ～ 5 次，直到去净须根后，干燥即得。

药材鉴别 | 块根纺锤形，较短小，表面乳白色。质较坚硬，香气小，味淡，少黏性。

性味归经 | 味微苦，性冷。归热经。

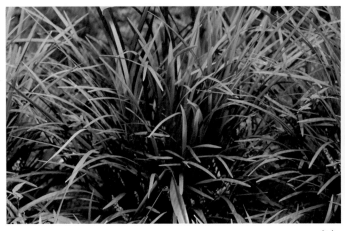

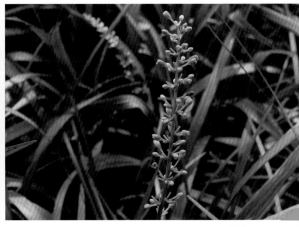

麦冬　　　　　　　　　　　　　　麦冬

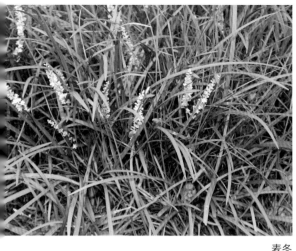

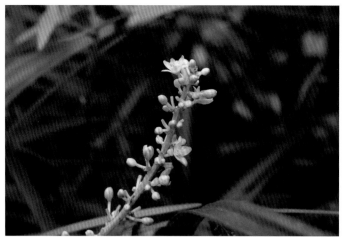

麦冬　　　　　　　　　　　　　　　　　　　　　　麦冬

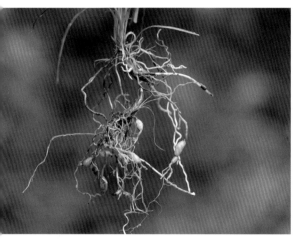

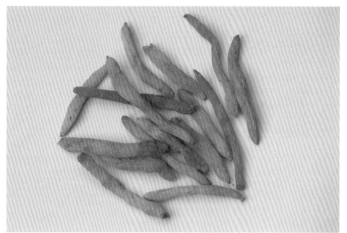

麦冬　　　　　　　　　　　　　　　　　　　　　　麦冬饮片

功效主治｜滋阴润肺，益胃生津，清心除烦。主治肺燥干咳，肺痈，阴虚劳嗽，津伤口渴，消渴，心烦失眠，咽喉疼痛，肠燥便秘，血热吐衄。

用法用量｜内服：煎汤，6～15；或入丸、散、膏。外用：适量，研末调敷；煎汤涂；或鲜品捣汁搽。

精选验方｜

1. 肺热咳嗽　麦冬、桑白皮各 15 g。煎水服。

2. 中耳炎　鲜麦冬块根适量。捣烂取汁，滴耳。

3. 防治鼻咽癌放疗所致口腔黏膜反应　麦冬 10 g，太子参、生黄芪各 20 g，北沙参、玄参、天花粉、女贞子、丹参、生地黄、金银花各 15 g，百合、鸡内金各 12 g，陈皮 8 g，山豆根、川芎、红花各 9 g，生甘草 5 g。水煎服，直至全程放疗结束后 1 周。

4. 协日热症　麦冬、地格达、木鳖子（制）、吉勒泽、瞿麦各等量。制成煮散剂，每次3～5 g，每日 1～2 次，水煎服。

5. 黏性肠刺痛及胃肠腑热证　麦冬、止泻木、拳参、木通各等量。制成煮散剂，每次3～5 g，每日 1～2 次，水煎服。

曼陀罗子

MANTUOLUOZI

蒙 药 名 | 达杜拉。

别　　名 | 图布德、唐普日木。

来　　源 | 为茄科植物白曼陀罗 *Datura metel* L. 或毛曼陀罗 *D.innoxia* Mill. 的种子。

识别特征 | 一年生草本，高 0.5 ~ 2 m，全体近于无毛。茎上部呈二歧分枝。单叶互生，上部常近对生，叶片卵形至广卵形，先端尖，基部两侧不对称，全缘或有波状短齿。花单生于枝的分叉处或叶腋间；花萼筒状，黄绿色，先端 5 裂，花冠大漏斗状，白色，有 5 角棱，各角棱直达裂片尖端；雄蕊 5 枚，贴生于花冠管；雄蕊 1 个，柱头棒状。蒴果表面具刺，斜上着生，成熟时由顶端裂开，种子宽三角形。花常干缩成条状，长 9 ~ 15 cm，外表面黄棕或灰棕色，花萼常除去。完整的花冠浸软后展开，呈喇叭状，顶端 5 浅裂，裂开顶端有短尖。质脆易碎，气特异，味微苦。花期 6 ~ 10 月，果期 7 ~ 11 月。

生境分布 | 生长于山坡草地或住宅附近。多为栽培，也有野生。白曼陀罗的花称南洋金花，分布于江苏、福建、广东。毛曼陀罗的花称北洋金花，分布于河北、山东、河南。

采收加工 | 8 ~ 11 月间，花初开放时采下，阴干、晒干或烘干；采叶多在 7 ~ 8 月间，晒干或烘干；采种子多在夏、秋果实成熟期。

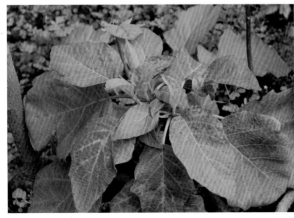

白曼陀罗

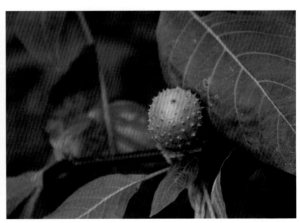

白曼陀罗子

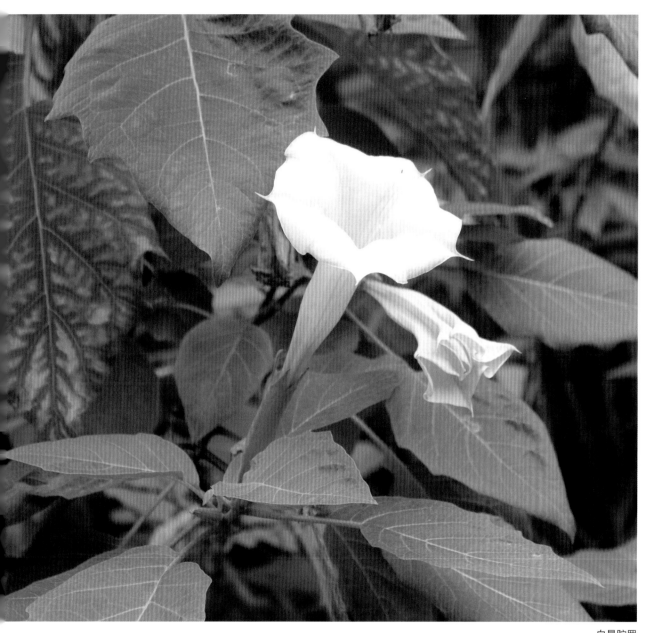

白曼陀罗

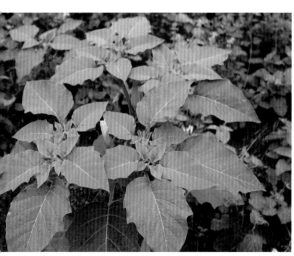

毛曼陀罗

毛曼陀罗

曼陀罗子

207

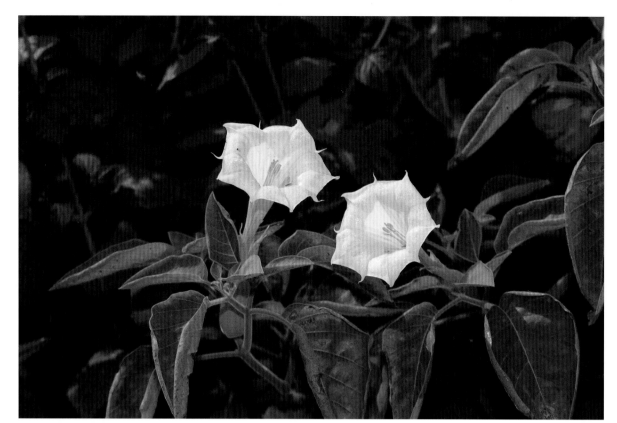

毛曼陀罗

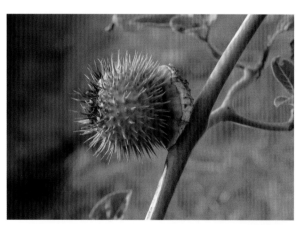

毛曼陀罗子

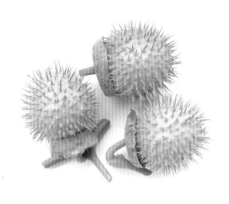

毛曼陀罗子药材

药材鉴别｜白曼陀罗子，蒴果近球形或扁球形，直径约 3 cm，茎部有浅盘状宿萼及短果柄。表面黄绿色，疏生粗短刺。果皮木质化，成熟时作不规则 4 瓣裂。种子多数，扁平，三角形，宽约 3 mm，淡褐色。气特异，味微苦。有毒。毛曼陀罗子，蒴果近珠形或卵球形，直径 3～4 cm，基部宿萼略呈五角形，向处刺细而有韧性。果皮由上部作不规则形裂。种子扁肾形，长约 5 mm，宽约 3 mm，淡褐色。以果实饱满、种子数多、成熟者为佳。

性味归经｜辛，温；有毒。归心、肺、肝、脾经。

功效主治｜平喘，祛风，止痛。主治喘咳，惊痫，风寒湿痹，泻痢，脱肛，跌打损伤。

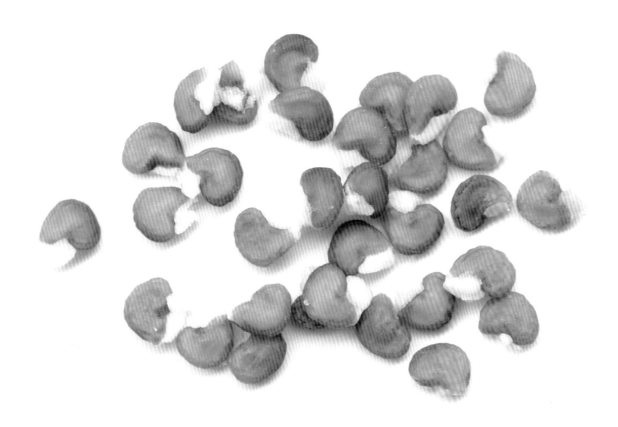

毛曼陀罗子药材

药理作用 ｜ 本品有显著的中枢镇静作用，可使动物进入麻醉状态，但对呼吸中枢则有兴奋作用。

用法用量 ｜ 花 0.3 ～ 0.6 g，果实 0.9 ～ 2.4 g，根 1.5 ～ 3 g，煎服；入丸、散或酒剂时酌减。外用：适量。

精选验方 ｜

1. 慢性气管炎 曼陀罗子 0.15 g，金银花、远志、甘草各 0.8 g（每丸含量）。共研细末，加适量蜂蜜制成蜜丸。每次服 1 丸，每日 2 次，连服 30 日。

2. 哮喘 曼陀罗子、烟叶各等份。搓碎，作烟吸，喘止即停。此法限于成年人、老年人哮喘。作为临时平喘用，用量为 0.01 ～ 0.04 g，不可过量，以防中毒。儿童忌用。

3. 风湿性关节痛 曼陀罗子 5 g，白酒 500 ml。泡半个月，一次饮半小酒盅，每日 2 次。

4. 骨折疼痛，关节疼痛 曼陀罗子适量。晒干研末，每服 0.05 g 或配伍用。

使用禁忌 ｜ 本品剧毒，应严格控制剂量。青光眼患者忌用；心脏病、高血压、体弱、孕妇、表证未解、热痰咳嗽、咯痰稠黏不利者慎用。

蔓荆子

MANJINGZI

蒙 药 名｜ 推邦音。

别　　名｜ 京子。

来　　源｜ 本品为马鞭草科植物单叶蔓荆 *Vitex trifolia* L. var. *simplicifolia* Cham. 或蔓荆 *Vitex trifolia* L. 的干燥成熟果实。

识别特征｜ 为落叶灌木，高约 3 m，幼枝方形，密生细柔毛。叶为 3 小叶，小叶倒卵形或披针形；叶柄较长。顶生圆锥形花序；花萼钟形；花冠淡紫色。核果球形，大部分为宿萼包围。花期 7 月，果期 9 ～ 11 月。

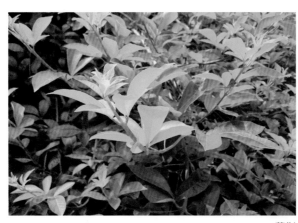
蔓荆

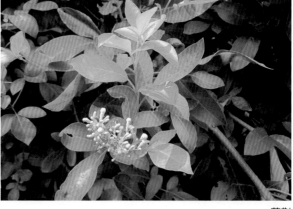
蔓荆

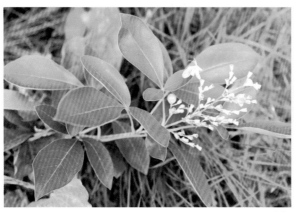
蔓荆

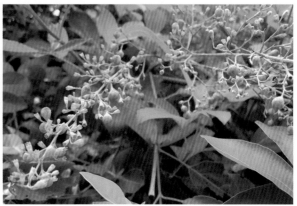
蔓荆

生境分布 生长于海边、河湖沙滩上。分布于山东、江西、浙江、福建等省。

采收加工 秋季果实成熟时采收，除去杂质，晒干。

药材鉴别 本品呈圆球形，表面黑褐色有纵浅沟4条，基部有果柄痕。质坚韧，体轻，不易破碎。气香，味淡，微辛。

性味归经 辛、苦，微寒。归膀胱、肝、胃经。

功效主治 疏散风热，清利头目。本品味辛质轻，行于表，走于头，善于发散；其性寒，能清热，故有疏散风热、清利头目之功效。

用法用量 5～10 g，煎服。

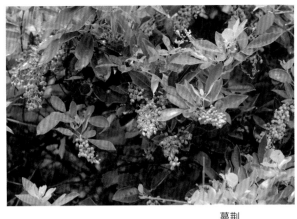

蔓荆

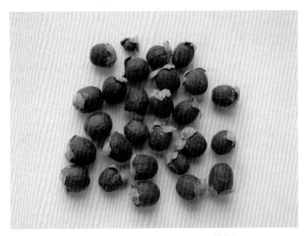

蔓荆子

精选验方

1. 风寒侵目，肿痛出泪，涩胀畏光 蔓荆子15 g，荆芥、白蒺藜各10 g，柴胡、防风各5 g，甘草2.5 g。水煎服。

2. 头屑 蔓荆子、侧柏叶、川芎、桑白皮、细辛、旱莲草各50 g，菊花100 g。水煎去渣滓后洗发。

3. 急性虹膜炎 蔓荆子、决明子、菊花各10 g，木贼6 g。水煎2次，混合后分上、下午服，每日1剂。

4. 劳役饮食不节，内障眼病 蔓荆子10.5 g，黄芪、人参各50 g，炙甘草40 g，白芍药、黄柏各15 g（酒拌炒4遍）。上几味药捣散为末，每服15～25 g，水煎服。

5. 急、慢性鼻炎 蔓荆子15 g，葱须20 g，薄荷6 g。加水煎，取汁即可，代茶饮用，每日1剂。

6. 上呼吸道感染 蔓荆子、青蒿、黄芩、牛蒡子、柴胡、芦根各12 g，金银花、蒲公英、连翘、菊花各15 g，桔梗、荆芥各10 g，板蓝根20 g，甘草6 g。加水煎取药汁600 ml，每日1剂，分3次服用。

7. 梅尼埃病 半夏、蔓荆子各12 g，柴胡、枳壳、龙胆草、竹茹、苍耳子、栀子、青皮各9 g，黄芩、大青叶各15 g。加水煎2次，混合两煎所得药汁，每日1剂。

使用禁忌 青光眼患者禁服。

芒硝
MANGXIAO

蒙 药 名 | 亚巴恰惹。

别 名 | 朴硝、皮硝、杂瓦卡惹。

来 源 | 本品为含有硫酸钠的天然矿物芒硝 Mirabilite 经精制而成的结晶体。

识别特征 | 芒硝是一种分布很广泛的硫酸盐矿物，经加工精制而成的结晶体。单斜晶系。晶体为短柱状，通常为致密粒状、被膜状，无色透明，但常带浊白、浅黄、淡绿等色。条痕为白色，玻璃样光泽。断口贝壳状，硬度 1.5 ~ 2。比重 1.5。性脆，形成于含钠离子和硫酸根离子饱和溶液的内陆盐湖中。

生境分布 | 分布于河北、河南、山东、山西、江苏及安徽等省的碱土地区。

采收加工 | 在秋冬之季，碱质地面出现白霜，扫集后用锅煮炼，溶解后过滤，除去泥沙及不溶性杂质，将滤液放冷析出结晶，通称"皮硝"。再取萝卜洗净切片，置锅内加水与皮硝共煮，取上层液，放冷析出结晶，即芒硝。

药材鉴别 | 本品为棱柱状长方形，或不规则块状、粒状。类白色半透明或无色透明。质脆易碎，断面呈玻璃样光泽。气微，味咸。

性味归经 | 咸、苦，寒。归胃、大肠经。

功效主治 泻热通便，润燥软坚，清热消肿。本品味咸苦而性寒，咸以软坚，苦以降泄，寒能清热，故能泻热通便、润燥软坚，为治实热积滞、大便燥结之要药。

用法用量 | 10 ~ 15 g，冲入药汁或开水溶化后服。外用：适量。

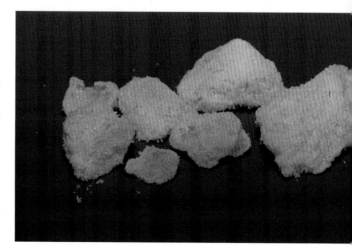

芒硝

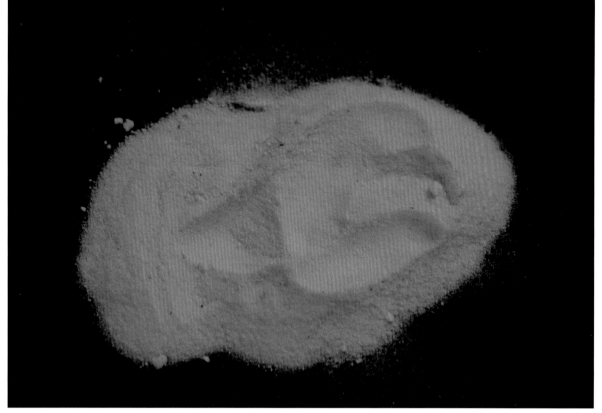

芒硝

精选验方

1. 急、慢性肾小球肾炎水肿、少尿 芒硝 60 g，大蒜 120 g。共捣烂呈泥糊状，外敷于双侧肾区。每日敷药 2～4 h，3 日为 1 个疗程，连续敷药 2～3 个疗程。一般敷药 12 h 后，尿量即开始增多，7 日后水肿消退。

2. 咽喉肿痛，口舌生疮 以芒硝置西瓜中制成西瓜霜外用。

3. 目赤肿痛 可用芒硝置豆腐上化水或用玄明粉配制眼药水，外用滴眼。

4. 乳痈初起 芒硝化水或用纱布包裹外敷。

5. 肠痈初起 芒硝与大蒜、大黄同用。捣烂外敷。

6. 痔疮肿痛 芒硝适量。煎汤外洗。

7. 大小便不通、胀满欲死 芒硝 90 g。纸裹三四层，炭火烧之，另放入 200 ml 汤中，服完，吐出后，再服之。

8. 湿疹，荨麻疹 芒硝、白矾各 30 g。开水溶化，趁热洗疹块，洗时应谨避风寒，以免疹毒内闭。

9. 肛门刺痛，脓血便 芒硝、阿魏、石榴、干姜、荜茇、沙棘、光明盐各等量。制成散剂，每次 1.5～3 g，每日 2 次，温开水送服。

10. 胃脘痞，子宫痞，血痞 芒硝、光明盐、硇砂、楮娘萨、角盐、紫硇砂、人造香盐、肉桂、灰盐各 50 g，干姜、诃子、荜茇、栀子、胡椒、川楝子各 150 g。制成糊丸，每次 1.5～3 g，每日 2 次，温开水送服。孕妇禁服。

使用禁忌 孕妇及哺乳期妇女忌用或慎用。不宜与三棱同用。

没药

MOYAO

蒙 药 名 | 毛劳木勒。

别　　名 | 末药、醋制没药。

来　　源 | 为橄榄科植物没药树 *Commiphora myrrha* Engl. 或其他同属植物皮部渗出的油胶树脂。

识别特征 | 本植物为灌木或矮乔木，高 3 m。树干粗，具多数不规则尖刺状粗枝；树皮薄，光滑，常有片状剥落。叶单生或丛生，多为 3 出复叶，小叶倒长卵形或倒披针形，中央 1 片较大；叶柄短。总状花序腋生或丛生于短枝上，花杂性，萼呈杯状，宿存；花冠 4 瓣，白色，雄蕊 8；子房 3 室。核果卵形，棕色。种子 1 ～ 3 枚。本品呈不规则颗粒状或黏结成团块，状似红砂糖。大小不一，一般直径为 2.5 cm。表面红棕色或黄棕色，凹凸不平，被有粉尘。花期夏季。

生境分布 | 生长于海拔 500 ～ 1500 m 的山坡地。分布于非洲索马里、埃塞俄比亚以及印度等地。

采收加工 | 每年 11 月至翌年 2 月，采集由树皮裂缝处渗出于空气中变成红棕色坚块的油胶树脂，去净树皮及杂质，打碎后炒用。

药材鉴别 | 本品呈颗粒状或不规则块状。红棕色或黄棕色，表面粗糙，附有粉尘。质坚脆。气特殊，味苦而微辛。

性味归经 | 苦、辛，平。归心、肝、脾经。

功效主治 | 活血止痛，消肿生肌。本品味辛芳香，能走窜而善行，故能活血行气，血行气利则疼痛止，肿疡消，故有此功。

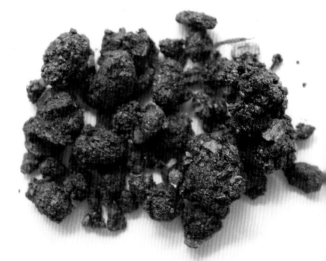

没药

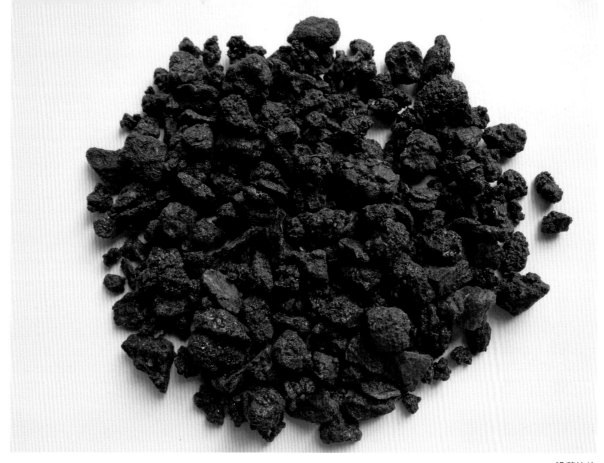

没药饮片

药理作用｜能抑制多种致病性真菌局部刺激作用，并能降血脂。

用法用量｜炒用。内服，煎汤，3 ～ 9 g；或入丸、散。外用：适量，研末调敷。

精选验方｜

1. 高脂血症 以没药胶囊（每粒含没药浸膏 0.1 g）。每次 2 ～ 3 次，每日 3 次，全日量相当于原生药 2 ～ 3 g，2 个月为 1 个疗程。

2. 急性腰腿扭伤 用乳没糊剂（乳香、没药等分为末，30%乙醇调糊）外敷。每日 1 ～ 2 次，连用 3 ～ 5 日。

3. 宫外孕（包块型） 没药、赤芍、乳香、桃仁各 10 ～ 15 g，丹参 15 ～ 25 g，三棱、莪术各 5 ～ 10 g。水煎服。

4. 心绞痛 赤槐丸：没药 5 g，赤芍、槐花各 20 g，丹参 15 g，桃仁 10 g。为每日量，制成水丸，每日 20 ～ 30 g。

5. 疮，创伤 没药、石膏各 15 g，乳香、血竭各 9 g，儿茶、轻粉（制）各 6 g，冰片 3 g。制成散剂，取适量敷于患处。

6. 跌打伤 没药、朱砂、土虫、乳香、血竭各 15 g，当归、马钱子（制）各 10 g，红花 7 g，儿茶、三七各 6 g，冰片 1.5 g，麝香 0.15 g。制成散剂，每次 1.5 ～ 2 g，每日 1 ～ 2 次，温开水送服。

使用禁忌｜孕妇及血虚无瘀者禁服。本品气浊味苦，易致呕吐，胃弱者不宜多服。

没药

玫瑰花
MEIGUIHUA

蒙 药 名 | 札莫尔。

别　　名 | 淖海、色毕莫德格。

来　　源 | 为蔷薇科植物玫瑰 *Rosa rugosa* Thunb. 的干燥花蕾。

识别特征 | 直立灌木，茎丛生，有茎刺。单数羽状复叶互生，椭圆形或椭圆形状倒卵形，先端急尖或圆钝，叶柄和叶轴有绒毛，疏生小茎刺和刺毛。花单生于叶腋或数朵聚生，苞片卵形，边缘有腺毛，花冠鲜艳，紫红色，芳香。花期 5～6 月，果期 8～9 月。

生境分布 | 均为栽培。分布于江苏、浙江、福建、山东、四川等地。

采收加工 | 春末夏初花将要开放时分批采摘，及时低温干燥。

药材鉴别 | 本品略呈半球形或不规则形的团状，直径 1～2.5 cm。花托半球形，与花萼基部合生；萼片 5，披针形，黄绿色或棕绿色；花瓣多皱缩，展平后宽卵形，紫红色，有的为黄棕色。体轻，质脆。气芳香浓郁，味微苦涩。

性味归经 | 甘、微苦，温。归肝、脾经。

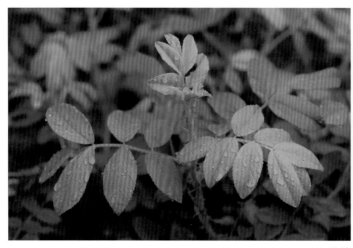

玫瑰

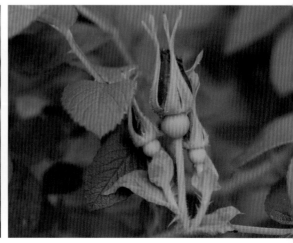

玫瑰

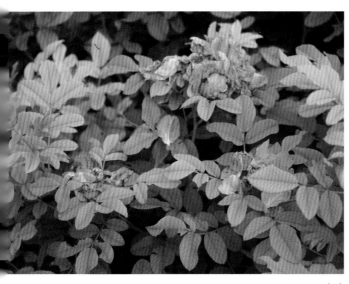

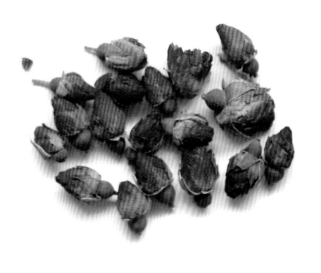

玫瑰 玫瑰花

功效主治 行气解郁，活血止痛。本品甘缓苦泄温通，芳香走散，能疏解肝郁，缓和肝气，醒脾和胃，活血散瘀以止痛，故有行气解郁、活血止痛之功。

药理作用 玫瑰油对大鼠有促进胆汁分泌的作用。

用法用量 3～6g，煎服。

精选验方

1. 功能失调性子宫出血 玫瑰花蕊（初开放者）300朵。去心蒂，新汲水砂锅内煎取浓汁，滤去渣，再煎，白冰糖500g收膏，早晚开水冲服。

2. 乳腺炎 玫瑰花（初开放者）30朵。阴干，去蒂，陈酒煎，饭后服。

3. 慢性胃炎 玫瑰花适量。阴干，冲汤代茶服。

4. 慢性肠炎 玫瑰花（干花）6g，大黄3g。每日1剂，水煎分3次服。

5. 胃癌 玫瑰花瓣10g，茉莉花、绞股蓝、绿茶各5g。合置一大杯中，沸水冲泡即成。每日频饮。

6. 肥胖症 玫瑰花、茉莉花、荷叶、川芎各5g。用沸水冲泡15min，代茶饮，晚上服用。

7. 气滞血瘀型急性子宫颈炎 玫瑰花、佛手各10g，败酱草40g。洗净后一起放入药煲中，加水300ml，水煎取汁。代茶饮，每日2次。

8. 气滞血瘀型子宫肌瘤 干玫瑰花瓣、干茉莉花各5g，绿茶9g。用冷水500ml，煮沸后把绿茶、玫瑰花、茉莉花放在大茶壶内，将开水徐徐冲入，等茶叶沉底后，先把茶汁倒出冷却，再续泡2次，待冷后一并装入玻璃瓶，放入冰箱冷冻，成为冰茶。经常饮用。

9. 协日病 玫瑰花、木鳖子（制）、金色诃子各等量。制成丸剂，每次1.5～3g，每日1～2次，温开水送服。

使用禁忌 阴虚火旺者慎服。

木鳖子

MUBIEZI

蒙 药 名 | 陶木。

别 名 | 木蟹、壳木鳖、木鳖瓜、色日吉莫德格。

来 源 | 为葫芦科植物木鳖 *Momordica cochinchinensis*（Lour.）Spreng. 的种子。

识别特征 | 多年生粗壮大藤本植物，长达 15 m。根块状。卷须较粗壮，光滑无毛，不分歧。叶互生；叶柄粗壮，长 5 ~ 10 cm，初时被黄褐色柔毛，后近无毛，顶端或叶片基部有 2 ~ 4 个腺体；叶片卵状心形或宽卵状圆形，质较硬，长、宽均为 10 ~ 20 cm，3 ~ 5 中裂至深裂，叶脉掌状。雌雄异株；花单生于叶腋，花梗粗壮，长 6 ~ 12 cm，顶端有 1 圆肾形大苞片，花萼筒漏斗状，裂片宽披针形或长圆形，花冠淡黄色，5 裂，裂片卵状长圆形，密被长柔毛，基部有齿状黄色腺体，雄蕊 3，2 枚 2 室，1 枚 1 室；雌花，花梗长 5 ~ 10 cm，近中部生 1 苞片，苞片兜状，花冠花萼同雄花，子房下位卵状长圆形，密生刺状毛。果实卵球形，成熟时红色，肉质，密生刺状突起。种子多数，卵形，黑褐色，边缘有微齿。花期 6 ~ 8 月，果期 8 ~ 10 月。

生境分布 | 生长于海拔 450 ~ 1100 m 的山沟、林缘和路旁。分布于安徽、浙江、江西、福建、台湾、广东、广西、湖南、四川、贵州、云南、西藏等省区。

采收加工 | 冬初采集果实，沤烂果肉，洗净种子，晒干备用。

药材鉴别 | 种子呈扁平圆板状或略三角状，两侧多不对称，中间稍隆起或为凹下，长 2 ~ 4 cm，宽 1.5 ~ 3.5 cm，厚约 5 mm。表面灰棕色至棕黑色，粗糙，有凹陷的网状花纹或仅有细皱纹。周边有数十个排列不规则的粗齿，有的波状，种脐端稍窄缩，端处近长方形。外壳质硬而脆，内种皮甚薄，其内为 2 片肥大子叶，黄白色，富油质。有特殊的油腻气，味苦。以饱满、外壳无破裂、种仁黄白色者为佳。

性味归经 | 味苦，性冷；有毒。归热经。

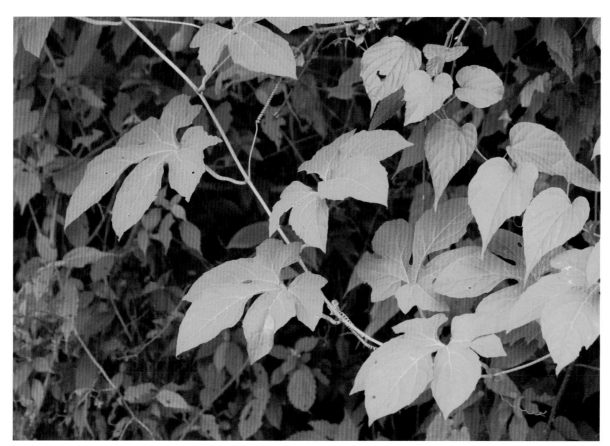

木鳖

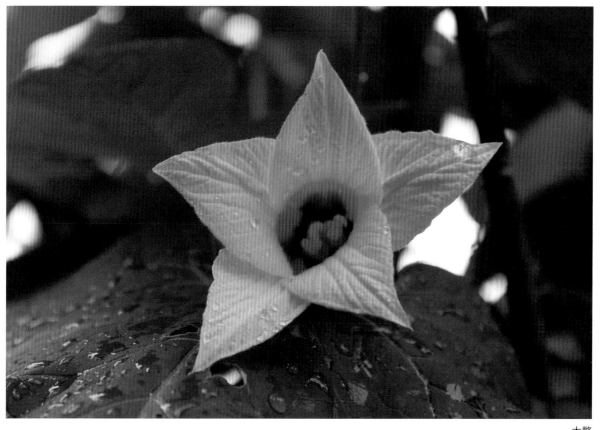

木鳖

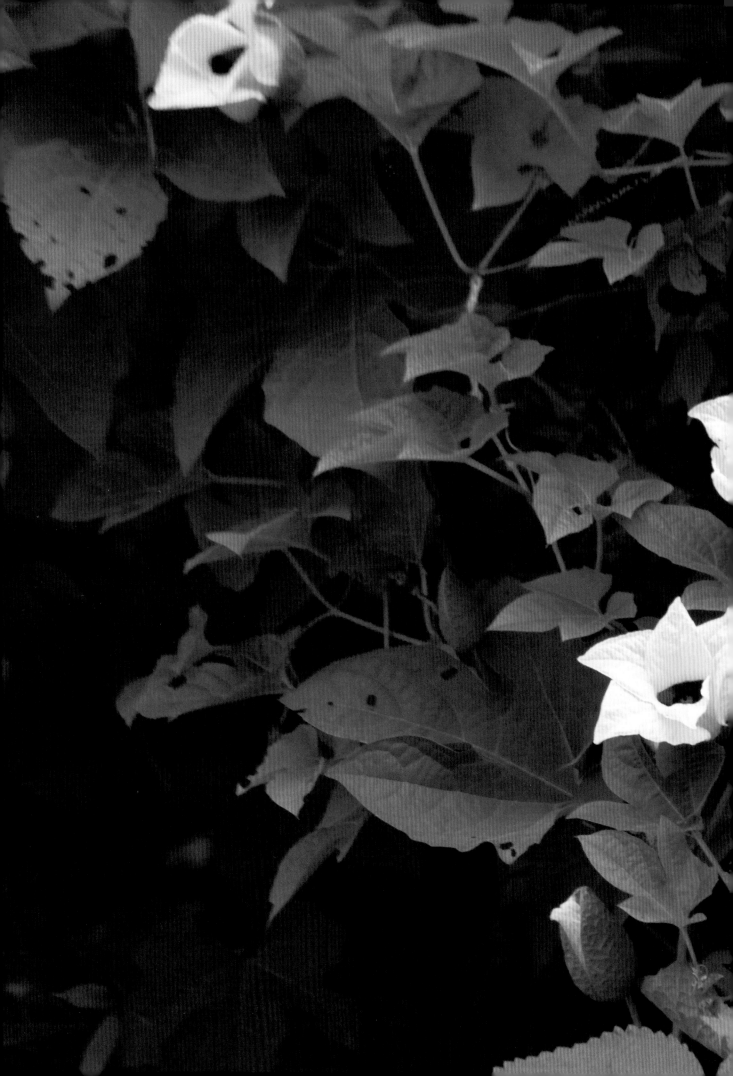

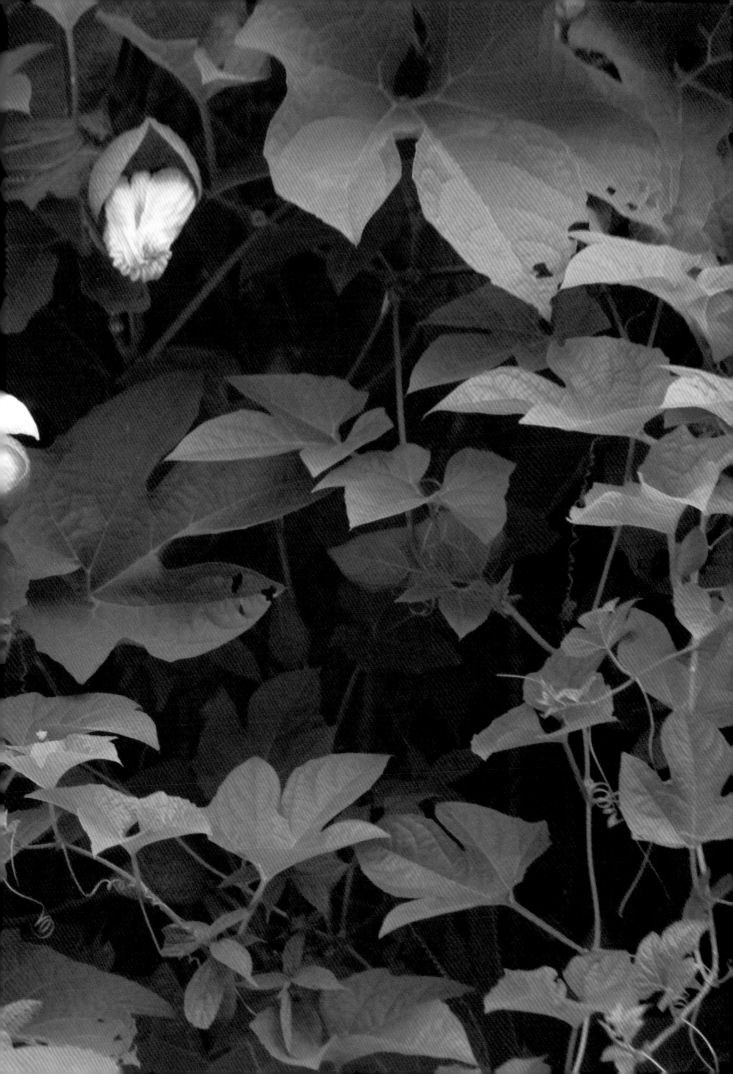

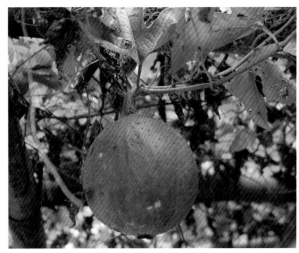

木鳖子药材

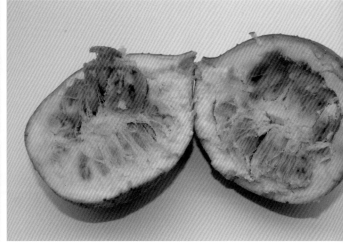

木鳖子药材

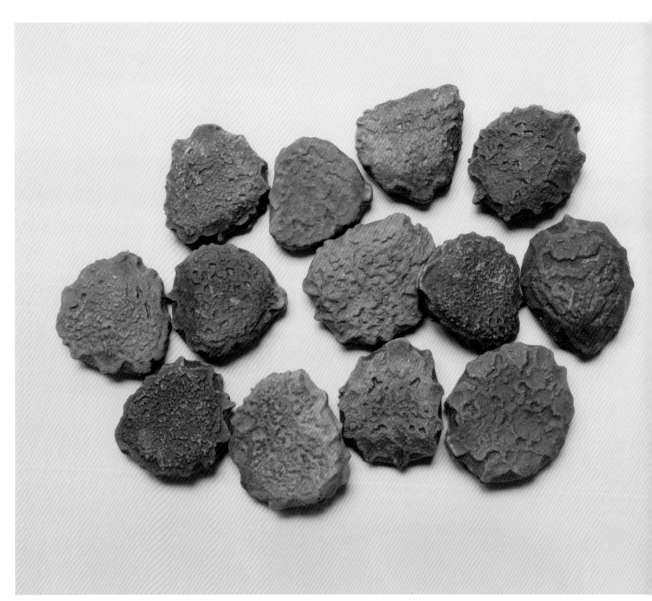

木鳖子药材

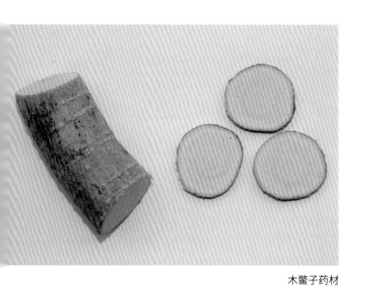

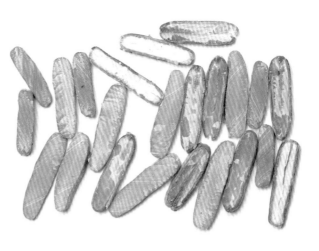

木鳖子药材　　　　　　　　　　　木鳖子饮片

功效主治｜ 消肿散结，解毒止痛。主治感冒头痛，发冷发热，神经痛。

用法用量｜ 内服：煎汤，0.6～1.2 g；多入丸、散。外用：适量，研末调醋敷、磨汁涂煎水熏洗。

精选验方｜

1. 无名肿毒、痈疽疖肿 木鳖子适量。磨水或磨醋涂患处。

2. 跌打肿痛 木鳖子适量。捣烂调酒敷患处。

3. 面神经麻痹 木鳖子 10 枚。去壳，捣烂，加适量蜂蜜或陈醋调成泥糊状为药。外敷于病人面部麻痹一侧，每日 2 次，病情较重者，加用蜈蚣（去头尾）1 条，同捣如泥。10 日为 1 个疗程。

4. 脱肛 木鳖子 15 g，生麻、乌梅、枳壳各 30 g。木鳖子研极细末备用，先用生麻、乌梅、枳壳煎水洗患处，洗后擦干，再用上述药液将木鳖子末调成糊状涂于患处，送入复位，躺 30 min 即可。

5. 神经性皮炎 木鳖子 1 个，升汞 3 g，甘油 10 ml。将木鳖子研碎，放入适量的 75% 乙醇浸 48～72 h 后过滤，加入升汞和甘油，最后加 75% 乙醇至 100 ml。用棉签蘸药液涂搽，每日 2～3 次。

6. 寒性协日病 木鳖子（制）、止泻木各 25 g，黑冰片 50 g，肉桂 45 g，全石榴、白豆蔻各 40 g，金色诃子 20 g，荜茇 10 g，光明盐 15 g，熊胆 5 g。制成散剂，每次 1.5～3 g，每日 2～3 次，温开水送服。

7. 因胃肠部赫依协日相搏而致宿食不消化，由肝胆之热而引起的黄疸 木鳖子（制）4 g，诃子 40 g，全石榴 10 g，五灵脂 11 g，黑冰片 31 g。制成散制。每次 1.5～3 g，每日 2～3 次，温开水送服。

使用禁忌｜ 孕妇及体虚者禁服。

木瓜
MUGUA

蒙 药 名 嘎迪拉。

别　　名 毛朱尔、宣木瓜、干木瓜、炒木瓜、毕勒瓦。

来　　源 本品为蔷薇科落叶灌木贴梗海棠 *Chaenomeles speciosa*（Sweet）Nakai 的干燥近成熟果实。

识别特征 落叶灌木，高达 2 m，小枝无毛，有刺。叶片卵形至椭圆形，边缘有尖锐重锯齿；托叶大，肾形或半圆形，有重锯齿。花 3 ～ 5 朵簇生于两年生枝上，先叶开放，绯红色，稀淡红色或白色；萼筒钟状，基部合生，无毛。梨果球形或长圆形，木质，黄色或黄绿色，干后果皮皱缩。花期 4 月，果期 9 ～ 10 月。

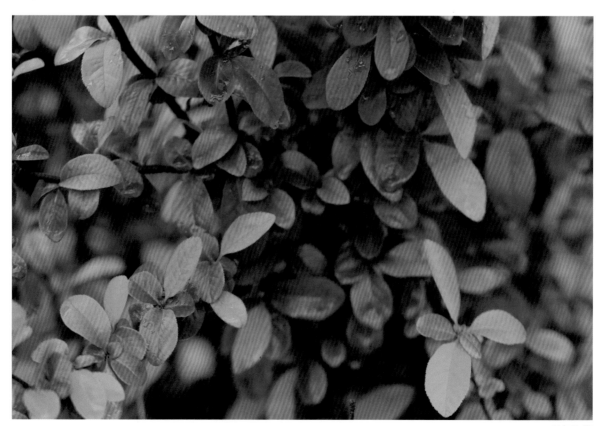

贴梗海棠

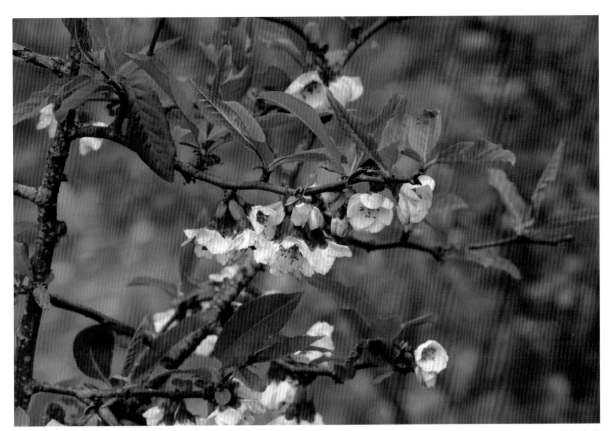

贴梗海棠

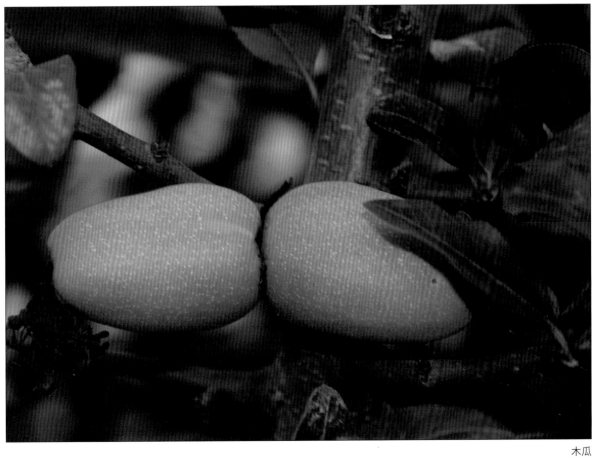

木瓜

木瓜

生境分布 | 生长于山坡地、田边地角、房前屋后。分布于山东、河南、陕西、安徽、江苏、湖北、四川、浙江、江西、广东、广西等地。

采收加工 | 夏、秋二季果实绿黄时采摘，置沸水中煮 5～10 min，捞出，晒至外皮起皱时纵剖为 2 块或 4 块，再晒至颜色变红为度。若日晒夜露经霜，则颜色更为鲜艳。

药材鉴别 | 本品呈类月牙形薄片。外表紫红色或棕红色，有不规则的深皱纹，切面棕红色。质坚实，气微清香，味酸。以外皮抽皱、肉厚、内外紫红色、质坚实、味酸者为佳。

性味归经 | 酸，温。归肝、脾经。

功效主治 | 舒筋活络，除湿和胃。本品性温气香，归脾助阳而和胃化湿，脾和则肝旺，加之香则走窜（肝主筋脉），故又能舒筋活络。

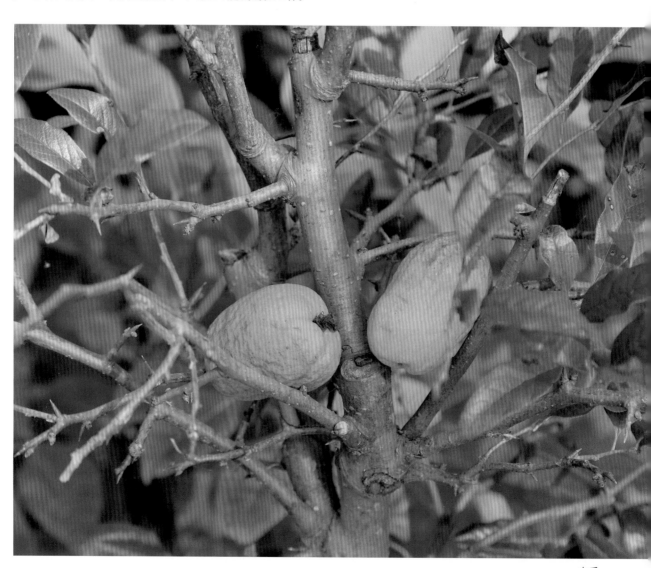

木瓜

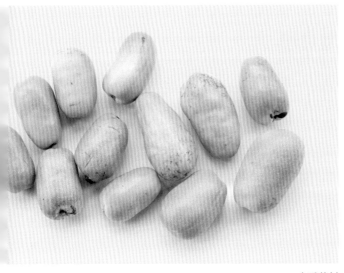

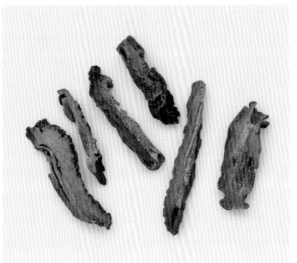

木瓜药材　　　　　　　　　　　　　　　　木瓜饮片

用法用量 10 ~ 15 g，煎服，或入丸、散剂。外用：适量，煎水熏洗。

精选验方

1. 消化不良 木瓜 10 g，麦芽、谷芽各 15 g，木香 3 g。水煎服。

2. 产后体虚、乳汁不足 鲜木瓜 250 g，切块，猪蹄 500 g。加水适量，炖熟，再将鲜木瓜放入汤中，炖至烂熟，食用即可。

3. 足癣 干木瓜 1 个，明矾 50 g。水煎，趁热熏洗。

4. 荨麻疹 木瓜 18 g。水煎，分 2 次服，每日 1 剂。

5. 银屑病 木瓜片 100 g，蜂蜜 300 ml，生姜 2 g。加水适量共煮沸，改小火再煮 10 min，吃瓜喝汤。

6. 风湿性关节炎 木瓜、豨莶草、老鹳草各 15 g。水煎服。

7. 支气管肺炎 木瓜、草豆蔻、百合、乌梅各 6 ~ 9 g，青黛 3 g，银杏 4 ~ 6 g。水煎取药汁，每日 1 剂，分 2 次服用，3 ~ 5 日为 1 个疗程，一般需 1 ~ 2 个疗程。

8. 肩周炎，腰背肌肉劳损疼痛 木瓜、桑寄生各 30 g，红花 15 g。放入盛有开水的保温瓶内，浸泡 20 min。取汁代茶饮用，每日 1 剂，分服，连服 15 ~ 30 日。

9. 热泻 木瓜 40 g，香附子、木通、橡子、茯苓、五味子、木鳖子（制）各 20 g，查干泵嘎、红花、连翘各 25 g，丹参 15 g。制成散剂，每次 1.5 ~ 3 g，每日 1 ~ 2 次，温开水送服。

10. 久泻 木瓜、鼠曲草、香附、橡子、山柰、芫荽各 5 g。制成散剂，每次 1.5 ~ 3 g，每日 1 ~ 3 次，温开水送服。

使用禁忌 本品味酸收敛，凡表证未解、痢疾初期或胃酸过多者不宜用。

木瓜

木蝴蝶

MUHUDIE

蒙 药 名 | 赞巴嘎。

别　　名 | 毛敦、玉蝴蝶、千张纸、白千层、云故纸。

来　　源 | 本品为紫葳科植物木蝴蝶 *Oroxylum indicum*（L.）Vent. 的干燥成熟种子。

识别特征 | 叶对生，2～3回羽状复叶，着生于茎的近顶端；小叶多数，卵形，全缘。总状花序顶生，长约25 cm。花大，紫红色，两性。花萼肉质，钟状。蒴果长披针形，扁平，木质。种子扁圆形，边缘具白色透明的膜质翅。花期7～10月，果期10～12月。

生境分布 | 生长于山坡、溪边、山谷及灌木丛中。分布于云南、广西、贵州等地。

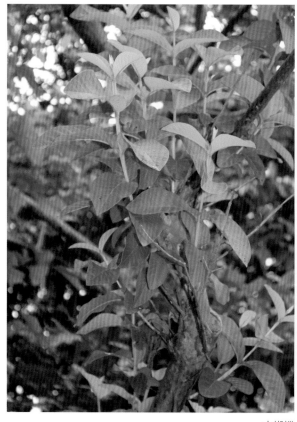

木蝴蝶

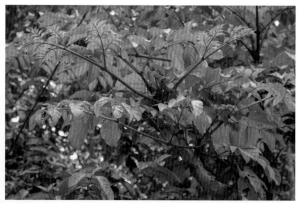

木蝴蝶

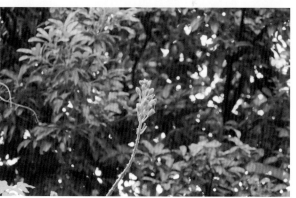

木蝴蝶

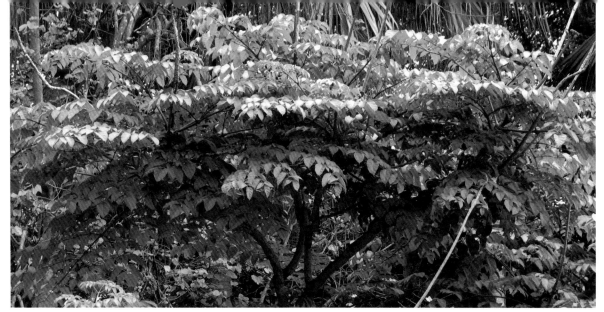

木蝴蝶

采收加工 | 10～12月采摘成熟果实，取出种子，晒干或烘干。

药材鉴别 | 本品为蝶形薄片。白色半透明，有光泽，上有放射性纹理。质轻易裂，中部较厚，呈椭圆形，淡黄棕色。内有种仁两瓣，略似肾形，淡黄色。味微苦。

性味归经 | 苦、甘，凉。归肺、肝、胃经。

功效主治 | 清肺利咽，疏肝和胃。本品苦甘而凉，味苦能泄，性寒胜热。入肺经则能清肺热利咽喉，入肝、胃经，则能清泄肝胃之郁热，故有清肺利咽，疏肝和胃之功效。

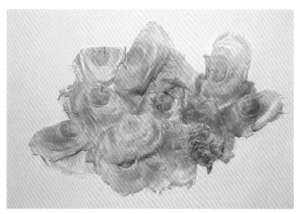

木蝴蝶饮片

用法用量 | 内服：煎汤，1.5～3g；或研末。外用：敷贴。

精选验方 |

1. 久咳音哑 木蝴蝶、桔梗、甘草各6g。水煎服。

2. 胁痛、胃脘疼痛 木蝴蝶2g。研细粉，好酒调服。

3. 慢性咽喉炎 木蝴蝶3g，金银花、菊花、沙参、麦冬各9g。煎水当茶饮。

4. 久咳音哑 木蝴蝶6g，玄参9g，冰糖适量。水煎服。

5. 干咳、音哑、咽喉肿痛 木蝴蝶、甘草各6g，胖大海9g，蝉蜕3g，冰糖适量。水煎服。

6. 慢性萎缩性胃炎 木蝴蝶、五灵脂、延胡索、草豆蔻、没药、白及各10g，人参15g。水煎取药汁。饭前半小时温服，每日1剂，分2次服用，3个月为1个疗程。

7. 膀胱炎 木蝴蝶（鲜品）50g，黑面神（鲜品）40g。洗净切片，水煎取药汁，备服，每日1剂，分3次服用。

使用禁忌 | 本品苦寒，脾胃虚弱者慎用。

木香
MUXIANG

蒙 药 名 | 如达。

别　　名 | 广木香、煨木香、玛奴如达、沙泡如达。

来　　源 | 为菊科植物木香 *Aucklandia lappa* Decne. 的干燥根。

识别特征 | 多年生草本，高 1 ～ 2 m。主根粗壮，圆柱形。基生叶大型，具长柄，叶片三角状卵形或长三角形，基部心形，边缘具不规则的浅裂或呈波状，疏生短刺；基部下延成不规则分裂的翼，叶面被短柔毛；茎生叶较小呈广椭圆形。头状花序 2 ～ 3 个丛生于茎顶，叶生者单一，总苞由 10 余层线状披针形的薄片组成，先端刺状；花全为管状花。瘦果线形，有棱，上端着生一轮黄色直立的羽状冠毛。花期夏、秋二季，果期 9 ～ 10 月。

生境分布 | 生长于高山草地和灌木丛中。木香分布于云南、广西者，称为云木香；分布于印度、缅甸者，称为广木香。川木香分布于四川、西藏等地。

采收加工 | 秋、冬二季采挖，除去泥土及须根，切段，大的再纵剖成瓣，干燥后撞去粗皮。

药材鉴别 | 本品为类圆形或不规则形的厚片。外表皮黄棕色至灰褐色，有明显的皱纹、纵沟及侧根痕。质坚，不易折断。切面棕黄色至暗褐色，中部有明显菊花心状的放射纹理，形

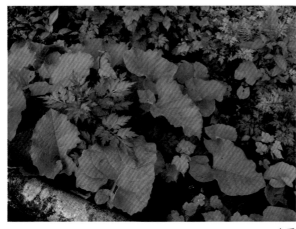

木香

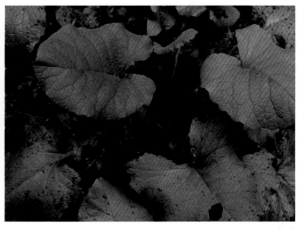

木香

成层环棕色，褐色油点（油室）散在。气香特异，味微苦。

性味归经｜ 辛、苦，温。归脾、胃、大肠、胆、三焦经。

功效主治｜ 行气止痛。本品辛行苦降温通，芳香气烈而味厚，为脾、胃、大肠经之主药，又能通行三焦气分，故有行气止痛之效。

药理作用｜ 木香对胃肠道有兴奋或抑制的双向作用。有促进消化液分泌、松弛气管平滑肌的作用，还有抑制伤寒杆菌、痢疾杆菌、大肠杆菌及多种真菌的作用。有利尿及促进纤维蛋白溶解等作用。

用法用量｜ 3～10 g，煎服。生用行气力强，煨用行气力缓而多用于止泻。

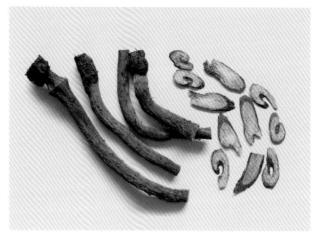

木香药材

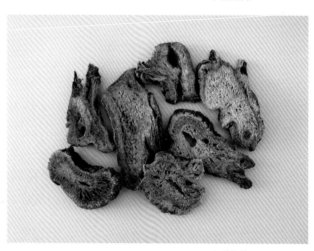

木香饮片

精选验方｜

1. 一切气不和 木香适量。温水磨浓，热酒调下。

2. 肝炎 木香适量。研细末，每日 9～18 g，分 3～4 次服用。

3. 痢疾伴腹痛 木香 6 g，黄连 12 g。水煎服。

4. 糖尿病 木香 10 g，川芎、当归各 15 g，黄芪、葛根、山药、丹参、益母草各 30 g，苍术、赤芍各 12 g。水煎服。

5. 便秘 木香、厚朴、番泻叶各 10 g。用开水冲泡，当茶饮。

6. 胃痛 木香 0.9 g，荔枝核（煅炭）2.1 g。共研细末，烧酒调服。

7. 脾虚气滞久泻 木香 9 g，大枣 10 枚。先将大枣数沸，入木香再煎片刻，去渣温服。

8. 胆绞痛 木香 10 g，生大黄 10～20 g。加开水 300 ml 浸泡 10 min，频频饮服。

9. 偏头痛，耳流脓水 木香、诃子各 10 g。制成煮散剂，每次 3～5 g，水煎，清汤滴耳。

10. 咳嗽，肺脓痰 木香 15 g，沙棘 18 g，甘草 9 g，葡萄干 12 g，栀子 6 g。制成散剂，每次 1.5～3 g，每日 2～3 次，温开水送服。

11. 巴达干包如引起的呃逆、呕吐、胃痧气 木香 80 g，栀子 40 g，全石榴、瞿麦各 48 g，白豆蔻 36 g，荜茇 40 g。制成散剂，每次 1.5～3 g，每日 2～3 次，温开水送服。

使用禁忌｜ 阴虚、津液不足者慎用。

木贼

MUZEI

蒙 药 名 | 奥尼苏。

别　　名 | 阿拉、木贼草。

来　　源 | 本品为木贼科植物木贼 *Equisetum hyemale* L. 的干燥地上部分。

识别特征 | 一年或多年生草本蕨类植物，根茎短，棕黑色，匍匐丛生；植株高达 100 cm。枝端产生孢子叶球，矩形，顶端尖，形如毛笔头。地上茎单一枝，不分枝，中空，有纵列的脊，脊上有疣状突起 2 行，极粗糙。叶成鞘状，紧包节上，顶部及基部各有一黑圈，鞘上的齿极易脱落。孢子囊生于茎顶，长圆形，无柄，具小尖头。孢子囊穗 6 ~ 8 月间抽出。

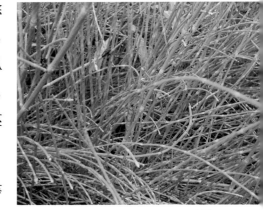

木贼

生境分布 | 生长于河岸湿地、坡林下阴湿处、溪边等阴湿的环境。分布于东北、华北和长江流域一带。

采收加工 | 夏、秋二季节采割。除去杂质，晒干或阴干。

药材鉴别 | 本品为管状的段，直径 2 ~ 7 mm。表面灰绿色或黄绿色，有多数纵棱，顺序排列，棱上有多数细小光亮的疣状突起，触之有粗糙感；节明显，节上着生筒状鳞叶，叶鞘基部和鞘齿黑棕色，中部淡棕黄色。切面中空，周边有多数圆形的小空腔。气微，味甘淡、微涩，嚼之有沙粒感。

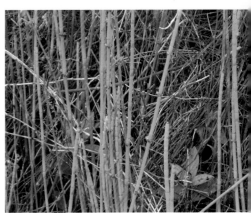

木贼

性味归经 | 甘、苦，平。归肺、肝经。

功效主治 | 疏散风热，明目退翳。本品性味平淡，质地轻浮，有疏散之性，能疏散风热以明目退翳。

用法用量 | 3 ~ 10 g，煎服。外用：研末撒敷。

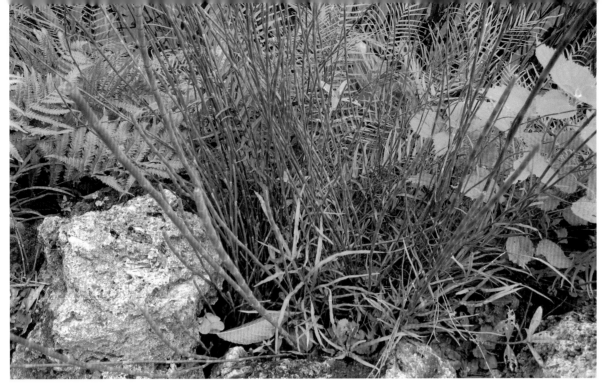

木贼

精选验方

1. 肠风下血 木贼（去节，炒）30 g，木馒头（炒）、枳壳（制）、槐角（炒）、茯苓、荆芥各 15 g。研为细末，每服 6 g，浓煎，枣汤调下。

2. 翳膜遮睛 木贼草 6 g，蝉蜕、谷精草、黄芩、苍术各 9 g，蛇蜕、甘草各 3 g。水煎服。

3. 目昏多泪 木贼、苍术各等份。共为细末，温开水调服，每次 6 g，或为蜜丸服。

4. 胎动不安 木贼（去节）、川芎各等份。研为末，每服 9 g，水 1 盏，入金银花 3 g 煎服。

5. 风热目赤，急性黄疸型肝炎 木贼草 30 g，板蓝根、茵陈各 15 g。水煎服。

6. 急性膀胱炎 木贼草 10 g，马鞭草 20 g。水煎取药汁，每日 1 剂，分 2 次服用。

7. 扁平疣 木贼草、穿山甲、马齿苋、薏苡仁各 30 g，红花、紫草各 10 g。水煎取药汁，每日 1 剂，分 2 次口服。第 3 次煎汁加食醋适量，搽患处至皮肤发红或发热为止，每日 1 次，妇女避开月经期。

使用禁忌 气血虚者慎服。

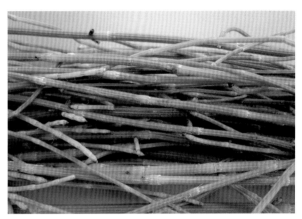

木贼药材

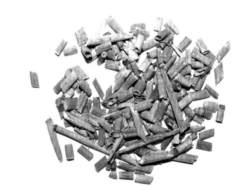

木贼药材

木贼

233

南沙参

NANSHASHEN

蒙 药 名 | 洪胡。

别 名 | 查干、沙参、鲁图得。

来 源 | 本品为桔梗科植物轮叶沙参 *Adenophora tetraphylla*（Thunb.）Fisch. 的干燥根。

识别特征 | 多年生草本，茎高 40 ~ 80 cm。不分枝，常被短硬毛或长柔毛。基生叶心形，大而具长柄；茎生叶无柄，或仅下部的叶有极短而带翅的柄；叶片椭圆形、狭卵形，基部楔形。先端急尖或短渐尖，边缘有不整齐的锯齿，两面疏生短毛或长硬毛。花序不分枝而成假总状花序，或有短分枝而成极狭的圆锥花序，极少具长分枝而成圆锥花序；花梗长不足 5 mm；花萼常被短柔毛或粒状毛，少数无毛，筒部常倒卵状，少数为倒卵状圆锥形，裂片 5，狭长，多为钻形，少数为条状披针形；花冠宽钟状，蓝色或紫色，外面无毛或有硬毛，裂片 5，三角状卵形；花盘短筒状，无毛；雄蕊 5，花丝下部扩大成片状，花药细长；花柱常略长于花冠，柱头 3 裂，子房下位，3 室。蒴果椭圆状球形，极少为椭圆状。种子多数，棕黄色，稍扁，有 1 条棱。花、果期 8 ~ 10 月。

生境分布 | 多生长于山野的阳坡草丛中。分布于安徽、江苏、浙江、贵州等地，四川、河南、甘肃、湖南、山东等地也产。

采收加工 | 春、秋二季采挖根部。洗净泥土，除去须根，刮去粗皮，洗净，干燥。

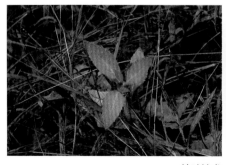
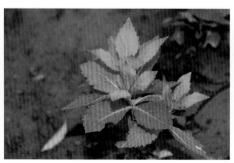
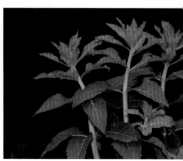

轮叶沙参　　　　　　轮叶沙参　　　　　　轮叶沙参

药材鉴别 | 本品为类圆形或不规则形的厚片。外表面黄白色至淡棕黄色，残留外皮部分呈黄褐色至棕褐色，具纵皱纹，有的可见须根痕。切面黄白色，多裂隙。体轻，质松。无臭，味微甘。

性味归经 | 甘、微苦，微寒。归肺、胃经。

功效主治 | 养阴清肺祛痰，益胃生津。本品甘寒清热而益阴，入肺、胃二经，故有养肺胃、祛痰之功效。作用与北沙参相似，而祛痰清肺力强。

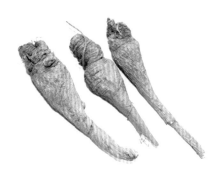 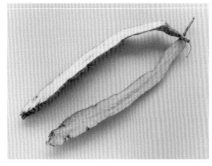 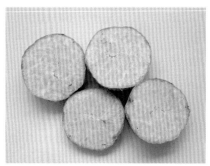

南沙参药材　　　　　　　　　南沙参纵切片　　　　　　　　　南沙参饮片

用法用量 | 10 ~ 15 g，煎服，鲜品 15 ~ 60 g，清热生津力强，多用于热盛津伤者。

精选验方 |

1. 慢性支气管炎，干咳无痰或痰少而黏　南沙参、杏仁、川贝母、枇杷叶各 9 g，麦冬 10 g。每日 1 剂，水煎服。

2. 百日咳　南沙参、百部各 9 g，麦冬 10 g。每日 1 剂，水煎服。

3. 肺结核，干咳无痰　南沙参 9 g，麦冬 6 g，甘草 3 g。开水冲泡，代茶饮服。

4. 胃阴不足导致的胃部隐痛　南沙参、麦冬、玉竹、白芍各 10 g，佛手、延胡索各 5 g。水煎服，每日 1 剂。

5. 食管炎引起的胸骨后刺痛、吞咽困难　南沙参、金银花、麦冬、桔梗、甘草、连翘各 100 g，胖大海 50 g。共为蜜丸，每次 1 ~ 2 丸，每日 3 ~ 5 次，于两餐之间或空腹含化，缓咽。

6. 小儿口疮　南沙参、天花粉、大青叶、玉竹、扁豆各 6 g。水煎服，每日 1 剂，一般服药 2 ~ 5 剂。

7. 小儿百日咳重咳期　南沙参 60 g，甘草 30 g，冰糖适量。南沙参、甘草加水共煎成浓稠状，加入冰糖，即成，每日 2 次，7 日服完。

8. 小儿脾气虚弱型缺铁性贫血　南沙参、炒党参、丹参各 15 g，淫羊藿、仙鹤草、焦山楂、焦麦芽、焦神曲各 10 g。水煎取药汁，每日 1 剂，分 2 次服用，10 日为 1 个疗程。

使用禁忌 | 反藜芦。风寒咳嗽、寒饮喘咳、脾胃虚寒者忌用。

南沙参

235

闹羊花
NAOYANGHUA

蒙 药 名 | 胡日查。

别　　名 | 羊踯躅、八厘麻、六轴子。

来　　源 | 本品为杜鹃花科植物羊踯躅 *Rhododendron molle* G. Don 的干燥花。

识别特征 | 落叶灌木，高 1～2 m。老枝光滑，带褐色，幼枝有短柔毛。单叶互生，叶柄短，被毛；叶片椭圆形至椭圆状倒披针形，先端钝而具短尖，基部楔形，边缘具向上微弯的刚毛，幼时背面密被灰白色短柔毛。花多数，成顶生短总状花序，与叶同时开放；萼 5 裂，宿存，被稀疏细毛；花金黄色，花冠漏斗状，外被细毛，先端 5 裂，裂片椭圆状至卵形，上面一片较大，有绿色斑点；雄蕊 5，与花冠等长或稍伸出花冠外；雌蕊 1，子房上位，5 室，外被灰色长毛，花柱细，长于雄蕊。蒴果长椭圆形，熟时深褐色，具疏硬毛，胞间裂开，种子多数，细小。花期 4～5 月，果期 6～7 月。

生境分布 | 生长于山坡、石缝、灌木丛中。分布于长江流域、华南诸地。主要分布于浙江、江苏、湖南、安徽。

采收加工 | 春季花盛开时选择晴天采花，并立即晒干。秋季果实成熟而未开裂时采果，用水浸后晒干，防止开裂。秋季挖根，洗净，晒干。

药材鉴别 | 本品多脱落为单朵，灰黄色至黄褐色，皱缩。气微，味微麻。

性味归经 | 辛、苦，温；有大毒。归心、肝经。

功效主治 | 祛风除湿，散瘀，止痛。本品祛风除湿，活血散瘀，镇静麻醉，具有良好的止痛作用。

用法用量 | 0.3～0.6 g，煎服；入丸、散或酒剂时酌减。外用：适量。

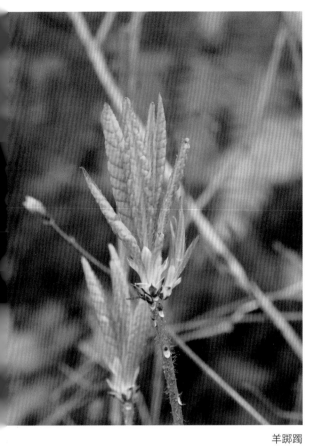

羊踯躅

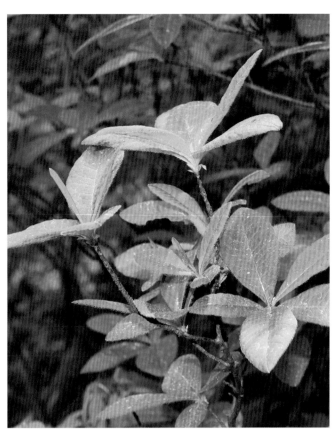

羊踯躅

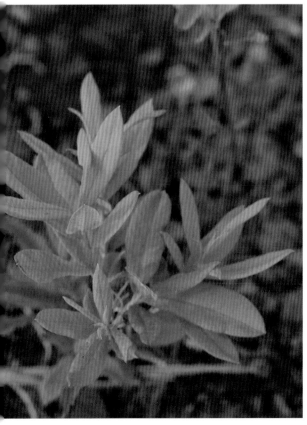

羊踯躅

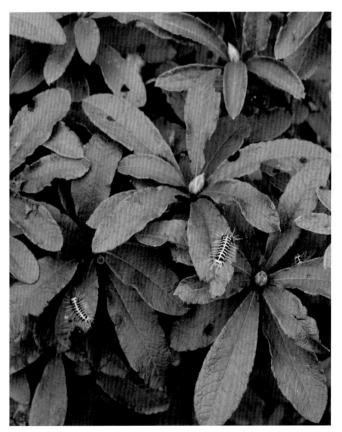

羊踯躅

闹羊花

237

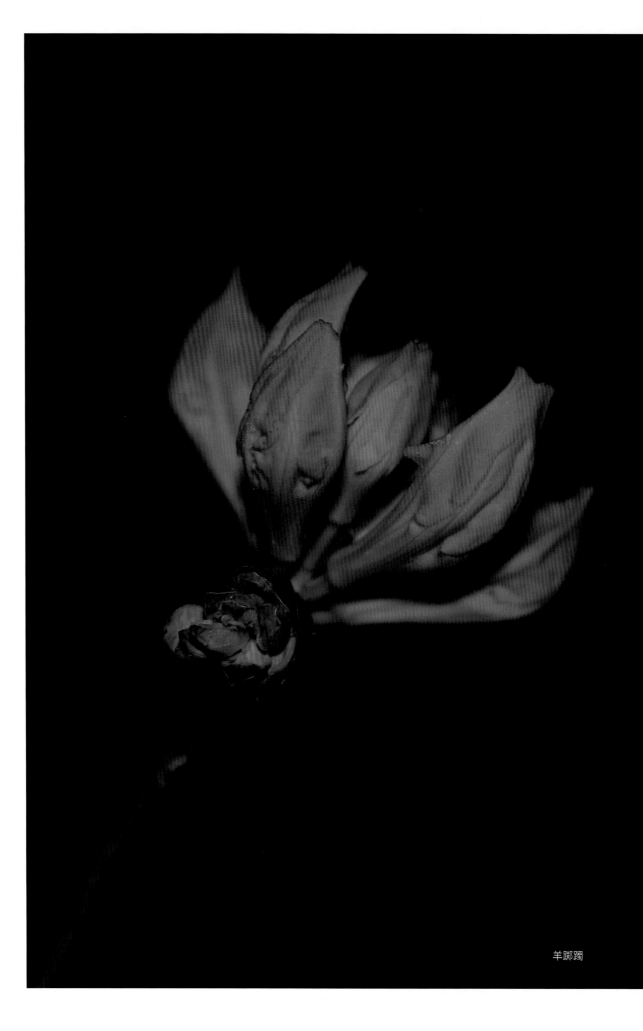

羊踯躅

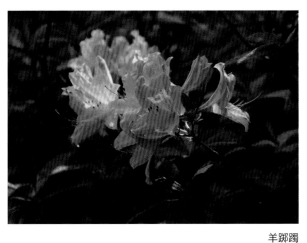
羊踯躅

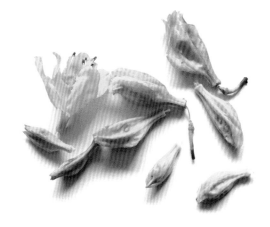
闹羊花药材

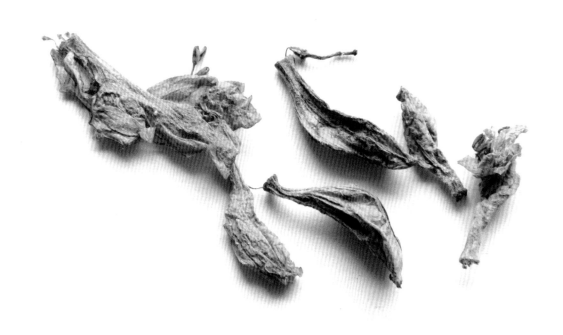
闹羊花药材

精选验方 |

1. 疟疾 闹羊花 0.3 g，嫩松树梢 15 g。水煎服。

2. 瘌痢头 鲜闹羊花搽患处；或晒干研粉调麻油涂患处。

3. 神经性头痛，偏头痛 鲜闹羊花适量。捣烂，外敷后脑或痛处 2 ~ 3 h。

4. 阳痿 闹羊花（酒拌，炒令干）、韭菜子（微炒）、附子（炮裂，去皮、脐）、桂心、泽泻各 30 g，鹿茸（去毛，涂酥，炙令微黄）60 g。捣研为极细末，装瓶备用，空腹服用，每次用粥汤送服 6 g。

使用禁忌 | 本品毒性强烈，需慎重应用。严格控制剂量，随时注意中毒反应。体虚者或孕妇忌用。

牛蒡子

NIUBANGZI

蒙 药 名 | 西伯。

别　　名 | 吉松、恶实、鼠粘、大力子、洛西古。

来　　源 | 为菊科植物牛蒡 *Arctium lappa* L. 的成熟果实。

识别特征 | 二年生草本植物，高 1～2 m，根肉质，圆锥形。茎直立粗壮，上部多分枝，带紫褐色，有微毛和纵条棱。基生叶丛生，茎生叶互生，叶片长卵形或广卵形，长40～50 cm，宽30～40 cm，上面绿色或暗绿色，无毛，下面密被灰白色茸毛，全缘或有细锯齿，具刺尖，基部常为心形。头状花序簇生于茎顶或排列成伞房状，直径2～4 cm，花序梗长3～7 cm，有柄；总苞球形，苞片多数披针形，先端钩曲；花小，淡紫色，均为管状花，两性，顶端5齿裂，聚药雄蕊5，与花冠裂片互生；瘦果椭圆形或倒卵形，灰黑色。花期6～8月，果期7～9月。

生境分布 | 多生长于山野路旁、沟边、荒地、山坡向阳草地、林边和村镇附近。常栽培。分布于我国东北及西南地区。

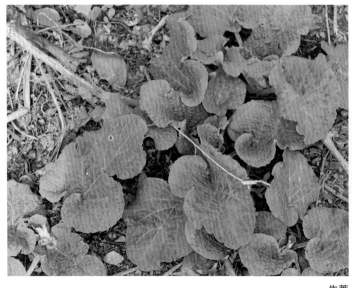

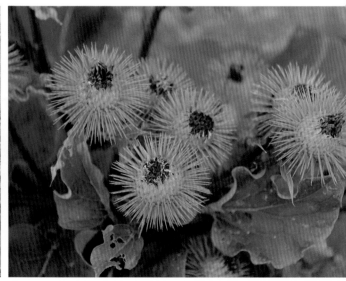

牛蒡　　　　　　　　　　　　　　　　　　　　　　牛蒡子

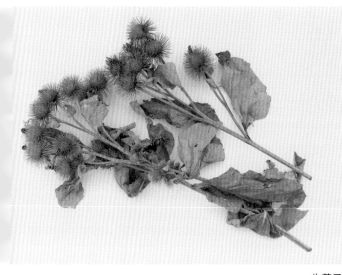

牛蒡子

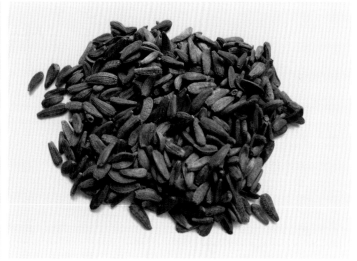

牛蒡子饮片

采收加工 | 播种后的第二年 7 ～ 8 月，当总苞呈枯黄色时，即可采收果实。除去杂质，晒干。

药材鉴别 | 果实呈长倒卵形，两端平截，略扁，微弯曲，长 5 ～ 7 mm，宽 2 ～ 3 mm。表面灰褐色或淡灰褐色，具多数细小黑斑，有数条纵棱。先端钝圆，有一圆环，中心具点状凸起的花柱残迹；基部狭窄，有圆形果柄痕。果皮质硬，子叶 2，淡黄白色，富油性。果实无臭；种子气特异，味苦后微辛，稍久有麻舌感。以粒大、饱满、色灰褐者为佳。

性味归经 | 味苦，性冷。归热经。

功效主治 | 疏散风热，宣肺透疹，散结解毒。主治风热感冒，头痛，咽喉肿痛，流行性腮腺炎，斑疹不透，疮疡肿毒。

用法用量 | 内服：煎汤 10 ～ 15 g；或入散剂。外用：适量，煎水含漱。

精选验方 |

1. 久病体虚 鲜牛蒡子适量。炖肉服食。

2. 小儿发热咳嗽 牛蒡子、蛇莓各 10 g，蜂蜜 15 g。水煎内服。

3. 便秘 牛蒡子 10 g，青木香 8 g。水煎内服。

4. 小儿感冒发热 牛蒡子、水灯草各 6 g，杨柳尖（嫩尖）15 g，葱头 3 个。水煎服。

5. 透疹 牛蒡子、山春柳、土升麻、葛根、牛毛毡各 6 g。水煎服。如咳嗽，加紫苏叶 6 g。

6. 肾结石，膀胱结石 牛蒡子、铁线莲、沙棘、寒水石（制）、冬青叶、火硝（制）、紫茉莉各等量。制成煮散剂，每次 3 ～ 5 g，每日 1 ～ 2 次，水煎服。

牛蒡子

牛黄

NIUHUANG

蒙 药 名┃ 给旺。

别 名┃ 乌赫仁、人工牛黄。

来 源┃ 为牛科动物牛 *Bos taurus domesticus* Gmelin 干燥的胆结石，即天然牛黄。

识别特征┃ 体长 1.5～2 m，体重一般在 250kg 左右。体格强壮结实，头大，额广，鼻阔，口大。上唇上部有 2 个大鼻孔，其间皮肤硬而光滑，无毛，称为鼻镜。眼、耳都很大。头上有角 1 对，左右分开，角之长短、大小随品种而异，弯曲，无分枝，中空，内有骨质角髓。四肢匀称。4 趾，均有蹄甲，其后方 2 趾不着地，称悬蹄。尾端具丛毛。毛色大部分为黄色，无杂毛掺混。

生境分布┃ 分布我国西北、东北及河北等地。国外分布于南美洲（金山牛黄）及印度（印度牛黄）等地。由牛胆汁或猪胆汁经提取加工而制成者称人工牛黄。近年又试对活牛进行手术培育天然牛黄，即在牛胆囊内埋置黄核，注入非致病性大肠杆菌，使胆汁中成分在黄核上沉淀附着，形成结石，称人工天然牛黄。

采收加工┃ 宰牛时，如发现胆囊、胆管或肝胆管中有牛黄，应立即滤去胆汁，将牛黄取出，除去外部薄膜，置阴凉处阴干，切忌风吹、日晒或火烘，以防破裂或变色。

药材鉴别┃ 本品多呈卵形、类球形、三角形或四方形，大小不一，直径 0.6～3（4.5）cm，

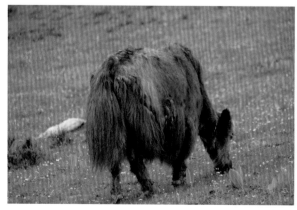

牦牛

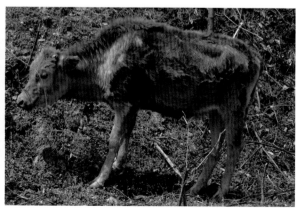

黄牛

少数呈管状或碎片。表面黄红色至棕黄色，有的表面挂有一层黑色光亮的薄膜，习称"乌金衣"，有的粗糙，具疣状突起，有的具龟裂纹。体轻，质酥脆，易分层剥落，断面金黄色，可见细密的同心层纹，有的夹有白心。气清香，味苦而后甘，有清凉感，嚼之易碎，不黏牙。

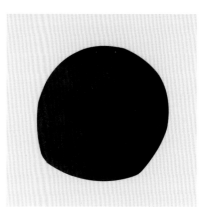

牛黄

性味归经 苦，凉。归肝、心经。

功效主治 清心，豁痰，开窍，凉肝，息风，解毒。主治热病神昏，中风痰迷，惊痫抽搐，癫痫发狂，咽喉肿痛，口舌生疮，痈肿疔疮。

药理作用 牛黄有镇静和抗痉厥作用；对实验性发热动物有显著的解热作用；有镇痛、抗炎、利胆和保肝作用；牛黄能和多种有机物结合成稳定化合物，而起解毒作用。

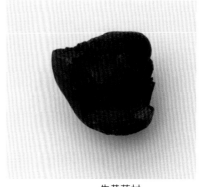

牛黄药材

用法用量 入丸散，每次 0.2 ~ 0.5 g。外用：适量，研细末敷患处。

精选验方

1. 冠心病 牛黄、熊胆、麝香、珍珠等药组成的活心丸。每次 1 丸，每日 2 次，2 周为 1 个疗程。

2. 小儿高热惊厥 以牛黄、麝香为主组成的牛黄千金散。用灯心草、薄荷、金银花煎汤冲服，每次 0.3 g。

3. 新生儿丹毒 牛黄 0.3 g，绿豆衣 0.5 g，生甘草 1.5 g，双花 3 g。共研为细末，均分包装，每日 1 包，分 2 次服，7 日服完。

4. 皮肤感染性炎症 牛黄、雄黄、麝香、乳香、没药各适量。每次 1.5 ~ 3 g，每日 1 ~ 2 次，小儿减半。

5. 复发性口腔溃疡 以牛黄、青黛为主的犀青散，每日 0.3 g，分 3 ~ 4 次局部外搽，3 ~ 5 日为 1 个疗程。

6. 胃及十二指肠溃疡 人工牛黄粉 10 g，珍珠粉、广木香各 50 g。研为极细末，装入胶囊中，每粒装 0.5 g，备服。饭前 1 h 用温开水送服，每次服 2 粒，每日 3 次，4 周为 1 个疗程。

7. 肝癌 牛黄、青黛各 12 g，菊花 60 g，紫金锭 6 g。共研为细末，装瓶备用，用时，取 3 g 冲服，每日 3 次。

8. 银屑病 牛黄 400 g，乌梢蛇 300 g，白花蛇、白扁豆、川贝、白鲜皮、山慈菇各 100 g。共研细末，过 120 目筛，加牛黄拌匀，备用，每次服用 8 g，每日 3 次，饭后 15 min 冲服。

使用禁忌 非实热证不宜用，孕妇慎用。

牛黄

枇杷叶

PIPAYE

蒙 药 名 | 额勒吉根。

别　　名 | 树木罕、那格顺、毛枇杷叶、炙枇杷叶、蜜枇杷叶、炒枇杷叶。

来　　源 | 本品为蔷薇科植物枇杷 *Eriobotrya japonica*（Thunb.）Lindl. 的干燥叶。

识别特征 | 本植物为常绿小乔木，小枝密生锈色绒毛。叶互生。革质，具短柄或近无柄；叶片呈倒卵形至长椭圆形，边缘上部有疏锯齿；表面多皱，深绿色，背面及叶柄密被锈色绒毛。圆锥花序顶生，长 7 ~ 16 cm，具淡黄色绒毛；花芳香，萼片 5，花瓣 5，白色；雄蕊 20；子房下位，柱头 5，离生。梨果卵圆形、长圆形或扁圆形，黄色至橙黄色，果肉甜。种子棕褐色，有光泽，圆形或扁圆形。叶柄短，被棕黄色茸毛。主脉显著隆起，侧脉羽状。花期 10 ~ 12 月，果期翌年 5 ~ 6 月。

生境分布 | 常栽种于村边、平地或坡边。分布于广东、江苏、浙江、福建、湖北等南方各地，均为栽培。

采收加工 | 幼嫩叶片全年均可采收，一般多在 4 ~ 5 月间采叶，将叶采摘后，晒至七八成干时，扎成小把再晒干。

药材鉴别 | 本品为长短不一的丝状，表面老黄，微显光泽，略带黏性，味微甜。

性味归经 | 苦，微寒。归肺、胃经。

功效主治 | 清肺止咳，降逆止呕。本品味苦、微寒，以清降为功，为清肃肺胃之品。故能上清肺热，肃降肺气以化痰止咳；中清胃腑之热，降胃气而止呕哕，除烦渴。具有清肺止咳、降逆止呕之效。

用法用量 | 10 ~ 15 g，煎服。枇杷叶背面绒毛甚多，应刷去毛或用布包煎。化痰止咳宜炙用，和胃止呕宜生用或姜汁拌炒。

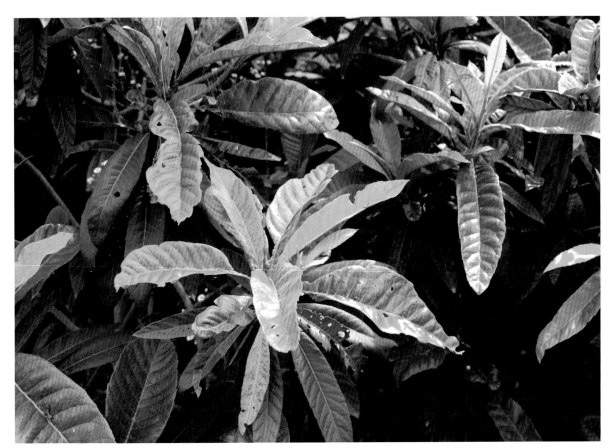

枇杷叶

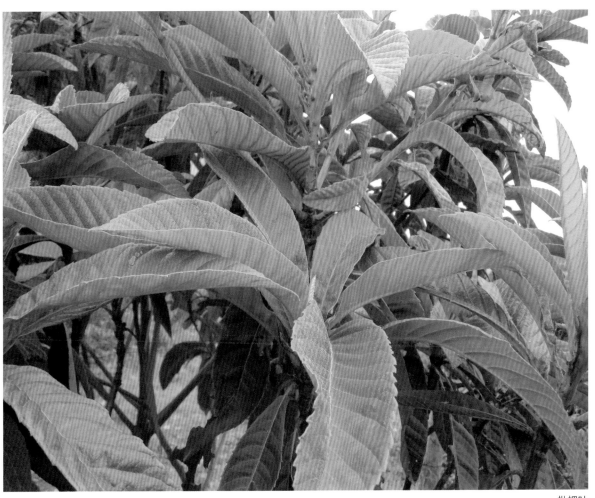

枇杷叶

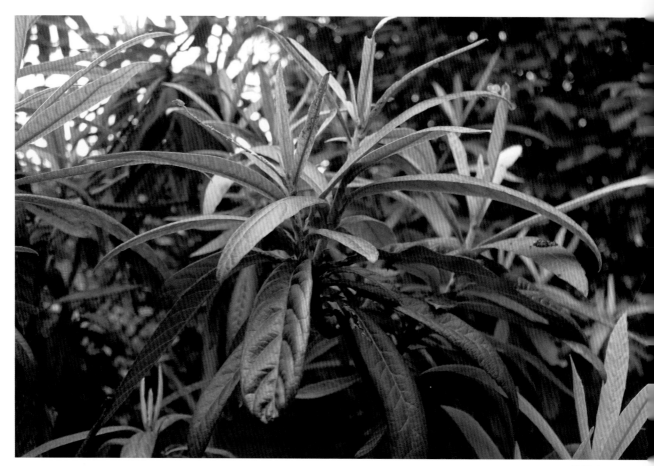

枇杷叶

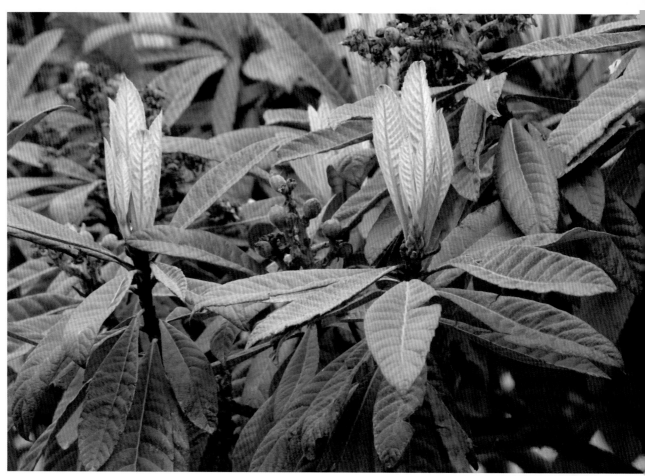

枇杷叶

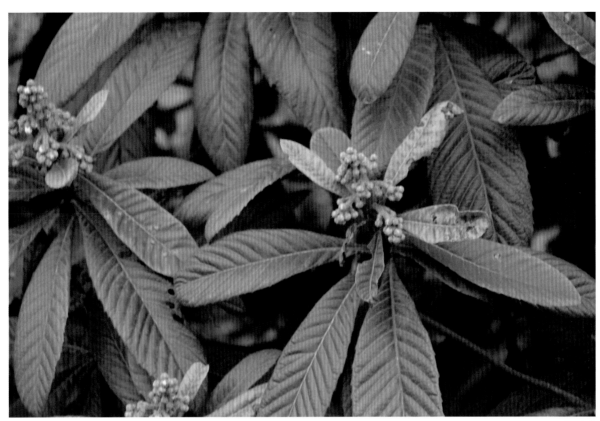

枇杷叶

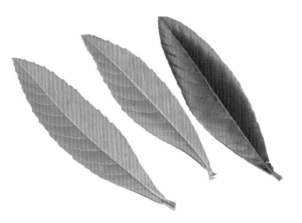

枇杷叶药材

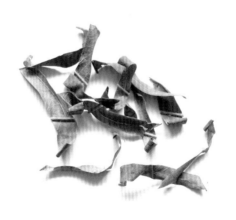

枇杷叶饮片

精选验方 |

1.急性支气管炎 枇杷叶5g，百部、桔梗、十大功劳各9g。水煎服，每日1剂。

2.上呼吸道感染 枇杷叶、车前子、甘草各50g，南天竹40g。加水600ml，煎取200ml，成人每次15ml，小儿每次3～5ml，每日3次。

3.痰热阻肺型肺癌 枇杷叶15g，杏仁、蜂蜜各10g。将杏仁、枇杷叶一同研成粗粉，入杯中，用沸水冲泡，加盖焖10分钟，调入蜂蜜即成，代茶频频饮用，一般可冲泡3～5次，当日饮完。

4.药物性便秘 枇杷叶、前胡各15～20g，白芍45～60g，甘草25～30g。水煎取药汁，每日1剂，分2次服用，儿童服用，可适当减少各味药材的用量。

使用禁忌 | 本品清降苦泄，凡寒嗽及胃寒作呕者不宜用。

葡萄干

PUTAOGAN

蒙 药 名 | 乌珠木。

别　　名 | 贡布如木。

来　　源 | 为葡萄科植物葡萄 *Vitis vinifera* L. 的果实加工品。

识别特征 | 木质藤本，长达 10 m。树皮成片状剥落，幼枝无毛或有毛，卷须分枝。单叶互生，叶片圆卵形，长 7 ~ 15 cm，3 中裂，基部心形，边缘有粗齿，两面无毛或下面有短柔毛，叶柄长 4 ~ 8 cm。圆锥花序与叶对生，花杂性，异株，花小，淡黄绿色，花瓣上部合生呈帽状，早落，雄蕊 5，花盘由 5 腺体形成，子房 2 室，每室有 2 胚珠。浆果椭圆形或球形，熟时紫黑色或红而带青色。

生境分布 | 生长于海拔 1600 m 左右的山坡常绿阔叶林中。主要分布于新疆、甘肃、山东、陕西等地。四川、云南、西藏等普遍栽培，品种也非常丰富。

采收加工 | 秋季采果，鲜用或晒干备用。

药材鉴别 | 干燥的果实外皮红褐色，小颗粒，果皮有皱纹，味甜。以色红褐、粒整齐、无杂质者为佳；粒瘦破烂者为次。

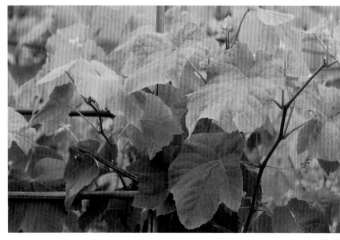
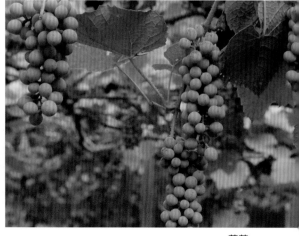

葡萄　　　　　　　　　　　　　　　　　　　　葡萄

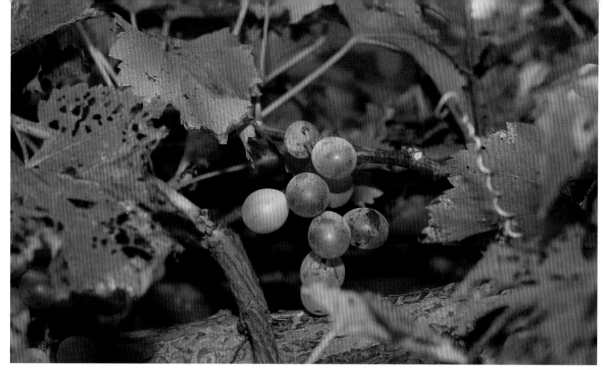

葡萄

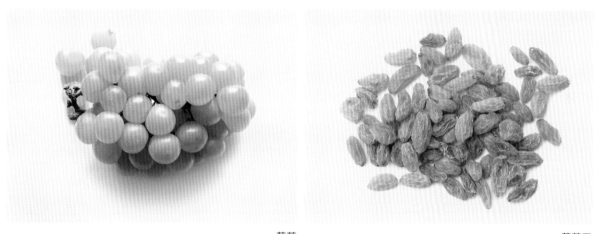

葡萄　　　　　　　　　　　　　　　　　　　　葡萄干

性味归经 | 味甘、微酸，性凉。

功效主治 | 清热利肺，利尿。主治各种肺热症，肺痨，小儿肺病，便闭。

用法用量 | 内服：煎汤，3～5g；或入丸、散。

精选验方 |

1. 肺病，呼吸困难　葡萄干、香附子各250g，石灰华100g，草红花、甘草、石榴子各50g，桂皮25g。同粉碎成粗粉，煎汤内服，每日1～2次，每次3g。

2. 久咳不止，气喘　葡萄干15g，红花9g，香附子10g，石榴1g，石膏12.5g，甘草9g，肉桂5.5g。制成散剂，每次1.5～3g，每日1～2次，温开水送服。

3. 肺热，肺部刺痛，肺脓疡　葡萄干、茵陈各15g，红花、牛黄、木香、甘草、石膏各10g，檀香25g。制成散剂，每次1.5～3g，每日1～2次，温开水送服。

葡
萄
干

249

蒲公英
PUGONGYING

蒙 药 名 | 毕力格图。

别　　名 | 阿尔山、婆婆丁、瓦枯尔、巴格巴盖。

来　　源 | 为菊科植物蒲公英 *Taraxacum mongolicum* Hand.Mazz. 的全草。

识别特征 | 多年生草本植物，高 10 ～ 25 cm。全株含白色乳汁，被白色疏软毛，根垂直生长，单一或分枝，直径通常 3 ～ 5 mm，外皮黄棕色。叶根生，排列成莲座状；具叶柄，柄基部两侧扩大呈鞘部；叶片矩圆状倒披针形或全披针形，长 5 ～ 15 cm，宽 1 ～ 5.5 cm，先端尖或钝，基部狭窄，下延，边缘浅裂或作不规则羽状分裂，裂片齿牙状或三角状，全缘或具疏齿，裂片间有细小锯齿，绿色或有时在边缘带淡紫色斑迹，被白色蛛丝状毛。侧裂片 4 ～ 5 对，矩圆状披针形或三角形。花茎由叶丛中抽出，比叶片长或稍短，上部密被白色蛛丝状毛；头状花序单一，顶生，全为舌状花，两性；总苞片淡绿色，多层，外面数层较短，卵状披针形，内面一层线状披针形，边缘膜质，缘具蛛丝状毛，内、外苞片先端均有小角状突起；花托平坦；花冠黄色，先端平截，常裂；雄蕊5，花药合生成筒状包于花柱外，花丝分离；雌蕊1，子房下位，花柱细长，柱头 2 裂，有短毛。瘦果倒披针形，长 4 ～ 5 mm，宽 1.5 mm，具纵棱，并有横纹相连，果上全部有刺状突起，冠毛白色，长约 7 mm。花期 4 ～ 5 月，果期 6 ～ 7 月。

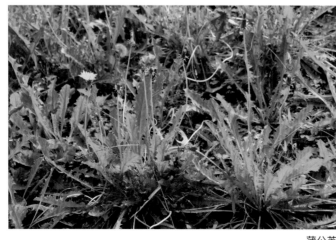

蒲公英　　　　　　　　　　　　　　　　蒲公英

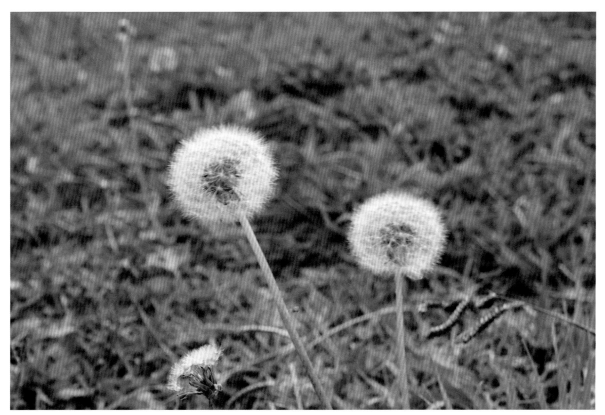

蒲公英

生境分布┃ 生长于山坡草地、路旁、河岸沙地及田间。分布于东北、华北、华东、华中及西南等地区。

采收加工┃ 4~5月开花前或刚开花时连根挖取，除净泥土，晒干。

药材鉴别┃ 全草呈皱缩蜷曲的团块。完整叶基生，倒披针形，长6~15 cm，宽2~3.5 cm，绿褐色或暗灰色，先端尖，边缘浅裂或羽状分裂，裂片齿牙状或三角形，基部渐狭，下延呈柄状，下表面主脉明显，被蛛丝状毛。花茎1至数条，每条顶生头状花序；

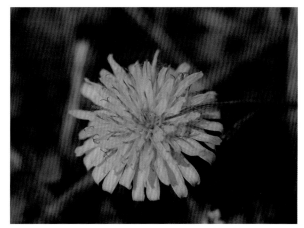

蒲公英

总苞片多层，外面总苞片数层，先端有或无小角，内而1层长于外层的1.5~2倍，先端有小角，花冠黄褐色或淡黄白色。有的可见多数具白色冠毛的长椭圆形瘦果。气微，味微苦。根圆锥状，多弯曲，长3~7 cm，表面棕褐色，抽皱，根头部有棕褐色或黄白色的茸毛，有的已脱落。

性味归经┃ 味苦，性冷。归热经。

功效主治┃ 清热解毒，消肿散结，利尿通淋。主治疔疮肿毒，乳痈，目赤，咽痛，肺痈，湿热黄疸，上呼吸道感染，急性咽喉炎，腮腺炎，慢性胃炎，急性黄疸型肝炎，烫伤，消化性溃疡，毛囊炎，小儿龟头炎，中耳炎，结膜炎，眼睑炎，乳腺炎。

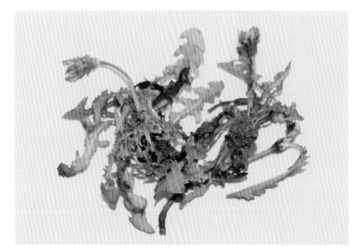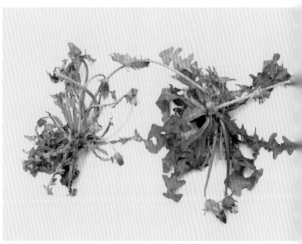

蒲公英药材　　　　　　　　　　　　　　　　蒲公英药材

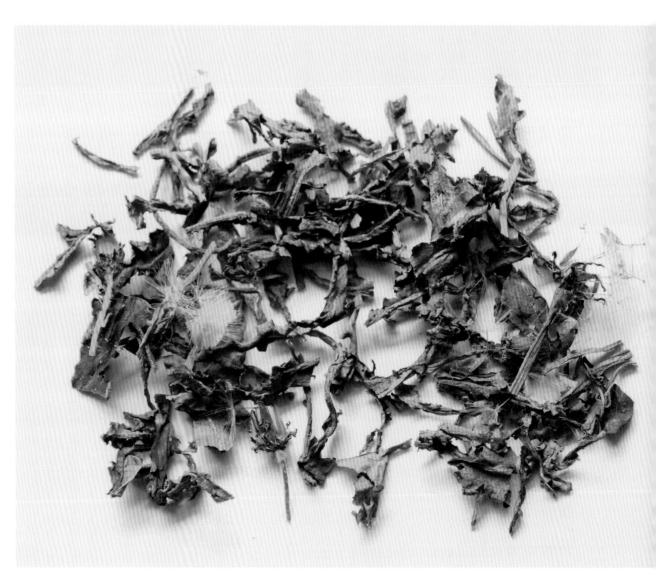

蒲公英饮片

精选验方 |

1. 乳腺炎 鲜蒲公英 20 g。水煎服，并将全草捣烂，加白酒炒热外敷患处。

2. 疥疮 蒲公英 15 g，千里光 20 g。煎水去渣，将汁熬成糊状，直接涂患处。

3. 肾炎 蒲公英、三颗针、红牛膝各 30 g。水煎服。

4. 慢性胃炎，胃溃疡 蒲公英根 90 g，青藤香、白及、鸡蛋壳各 30 g。研细末。每次 3 g，温水吞服。

5. 预防小儿麻疹后感染 蒲公英 15 g。煨水服。

6. 高热 ①蒲公英 60 g，生石膏、鲜绿豆各 30 g。共研细末，用猪胆汁 40 ml 调成糊状，均匀涂在纱布上外敷大椎、曲池、合谷三穴，用胶布固定。每日 2 次，每次敷 8 h，每日为度。②蒲公英、玄参各 6 ～ 12 g，葎草 15 ～ 30 g（干茎叶，不含根），柴胡 3 ～ 6 g。加水煎至 100 ～ 150 ml，分 2 次内服，每日 1 剂，3 剂为 1 个疗程。

7. 上呼吸道感染 蒲公英、鱼腥草各 4000 g，葶苈子 1500 g，赤芍 500 g。用鱼腥草蒸馏提取芳香水 500 ml，药渣与剩余药同煎 2 次，煎液浓缩醇沉过滤，回收乙醇，稀释至 9500 ml，加入鱼腥草蒸馏液 500 ml，混匀，装入 100 ml 的盐水瓶中灭菌备用。采用直肠点滴，每次 100 ml，2 日 1 次。

8. 腮腺炎 ①鲜蒲公英 30 g（或干品 20 g）。捣碎，加入一个鸡蛋清中搅匀，再加冰糖适量，共捣成糊剂，摊于纱布上，外敷耳前区及下颌角区的肿胀处，每日换药 1 次，一般 2 ～ 4 次即愈。②鲜蒲公英 30 ～ 60 g，白糖 30 g。加水 300 ～ 400 ml，煎煮后过滤取汁，早、晚服。③鲜蒲公英适量。捣烂外敷，每日 1 次。

9. 急性扁桃体炎 蒲公英片或冲剂（每片 0.5 g，15 片相当于蒲公英干品 30 g；冲剂 1 袋 20 g，相当于蒲公英干品 120 g），片剂成人每次 15 片，冲剂每次 1/4 袋，每日 4 次，饭后服。或用蒲公英干品，每日 120 g，病重者每日 180 g。煎水分 4 次服。

10. 小儿龟头炎 蒲公英根、苦菜根各 30 g（如鲜根可各用 60 g）。置锅内加水 1 碗，煮沸后以干净白布蘸药液洗龟头发炎部位即可。

11. 高脂血症 蒲公英、山楂、桑寄生、黄芪和五味子按 7：3：3：3：1 的比例制成片剂，每片含生药 0.35 g。

12. 泌尿系感染 蒲公英 30 ～ 60 g，金银花、滑石各 20 ～ 30 g，甘草 6 g。加水 500 ～ 600 ml。煎成药液 300 ml，每日 1 剂；高热重症，每日 2 剂。10 日为 1 个疗程，一般服药 1 ～ 2 个疗程。并随证加减。

蒲公英

荠菜

JICAI

蒙 药 名 阿布嘎。

别　　名 白花菜、花荠菜、护生草、地米菜、苏克嘎巴。

来　　源 本品为十字花科植物荠菜 *Capsella bursa-pastoris*（L.）Medic. 的带根全草。

识别特征 一年生或两年生草本，高 30 ～ 40 cm，主根瘦长，白色，直下，分枝。茎直立，分枝。根生叶丛生，羽状深裂，稀全缘，上部裂片三角形；茎生叶长圆形或线状披针形，顶部几乎成线形，基部成耳状抱茎，边缘有缺刻或锯齿，或近于全缘，叶两面生有单一或分枝的细柔毛，边缘疏生白色长睫毛。花多数，顶生或腋生成总状花序；萼 4 片，绿色，开展，卵形，

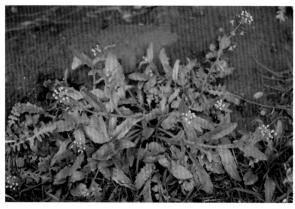
荠菜

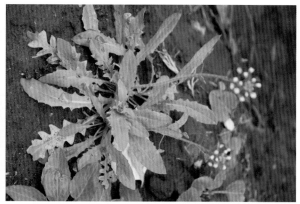
荠菜

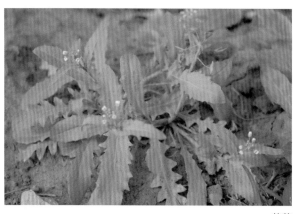
荠菜

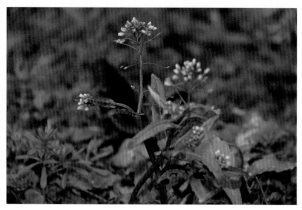
荠菜

基部平截，具白色边缘；花瓣倒卵形，有爪，4片，白色，十字形开放，径约 2.5 mm；雄蕊 6，4 强，基部有绿色腺体；雌蕊 1，子房三角状卵形，花柱极短。短角果呈倒三角形，无毛，扁平，先端微凹，长 6 ~ 8 mm，宽 5 ~ 6 mm，具残存的花柱。种子 20 ~ 25 粒，成 2 行排列，细小，倒卵形，长约 0.8 mm。花、果期 4 ~ 6 月。

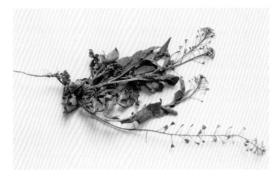

荠菜药材

生境分布 生长于田野、路边及庭园。我国各地均有分布。

采收加工 3 ~ 5 月采集，洗净，晒干。

药材鉴别 干燥的全草，根作须状分枝，弯曲或部分折断，淡褐色或乳白色；根出叶羽状分裂，卷缩，质脆易碎，灰绿色或枯黄色；茎纤细，分枝，黄绿色，弯曲或部分折断，近顶端疏生三角形的果实，有细柄，淡黄绿色。气微，味淡。以干燥、茎近绿色、无杂草者为佳。

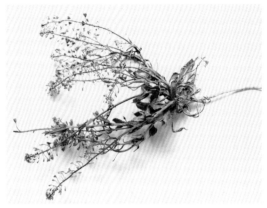

荠菜药材

性味归经 甘，凉。归肝、胃经。

功效主治 清热利水，凉血止血。本品甘凉，既能利水，又能清气清血，故有清热利水、凉血止血之效。

用法用量 内服：15 ~ 30 g，大量 30 ~ 60 g，煎汤；鲜品加倍。外用：适量。

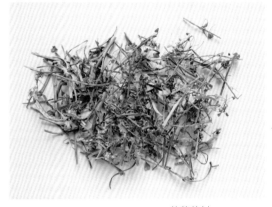

荠菜药材

精选验方

1. 乳糜尿 荠菜（连根）200 ~ 500 g。洗净煮汤（不加油盐），顿服或分 3 次服，连服 1 ~ 3 个月。

2. 产后出血 鲜荠菜 30 g。水煎，分 2 次服，每日 1 剂。

3. 月经过多 荠菜 50 g，仙鹤草 60 g，茶叶 6 g。水煎取药汁，代茶随饮，每日 1 剂。

4. 高血压病 荠菜、夏枯草各 50 g。水煎服。

5. 肾结核 荠菜 50 g。水 3 碗煎至 1 碗，打入鸡蛋 1 个，再煎至蛋熟，加食盐少许，喝汤吃蛋。

使用禁忌 内服时干品、鲜品均可以，但以鲜品为佳。治疗目赤涩痛等症时，除内眼外，还可以鲜品绞汁点眼。

荠菜

千里光

QIANLIGUANG

蒙 药 名 | 格奇给讷。

别　　名 | 古瑞、千里及、乌都力格、古瑞曼巴。

来　　源 | 为菊科植物千里光 *Senecio scandens* Buch.Ham.ex D.Don 的全草。

识别特征 | 多年生攀援草本植物，高 2 ～ 5 m，根状茎圆柱形，木质，下有多条粗根及少量须根。茎老时木质，圆柱形，细长曲折，呈攀援状，上部多分支，密被柔毛或无毛。叶互生，长三角形或卵状披针形，长 6 ～ 11 cm，宽 2.5 ～ 4.5 cm，先端渐尖，基部戟形至宽楔形，边缘具不规则撕状齿或波状齿，两面被短柔毛。头状花序顶生，排列成伞房状。花黄色；总苞圆柱珠筒状，总苞片 1 层，苞片 10 ～ 12 片，条披针形或狭椭圆形，先端尖，长 5 ～ 6 mm，宽 2 ～ 3 mm；边花舌状，雌性，8 ～ 9 朵，长 9 ～ 10 mm，宽 2 ～ 3 mm；中央花筒状，两性，多数，长 6 ～ 7 mm，瘦果圆筒形，长约 3 mm，被细毛；冠毛白色，长约 7 mm。花期 10 月至翌年 3 月，果期 2 ～ 5 月。

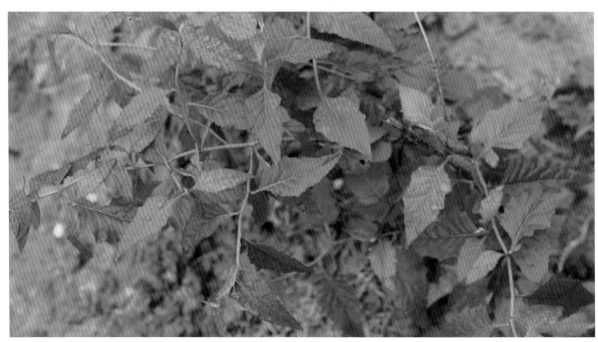

千里光

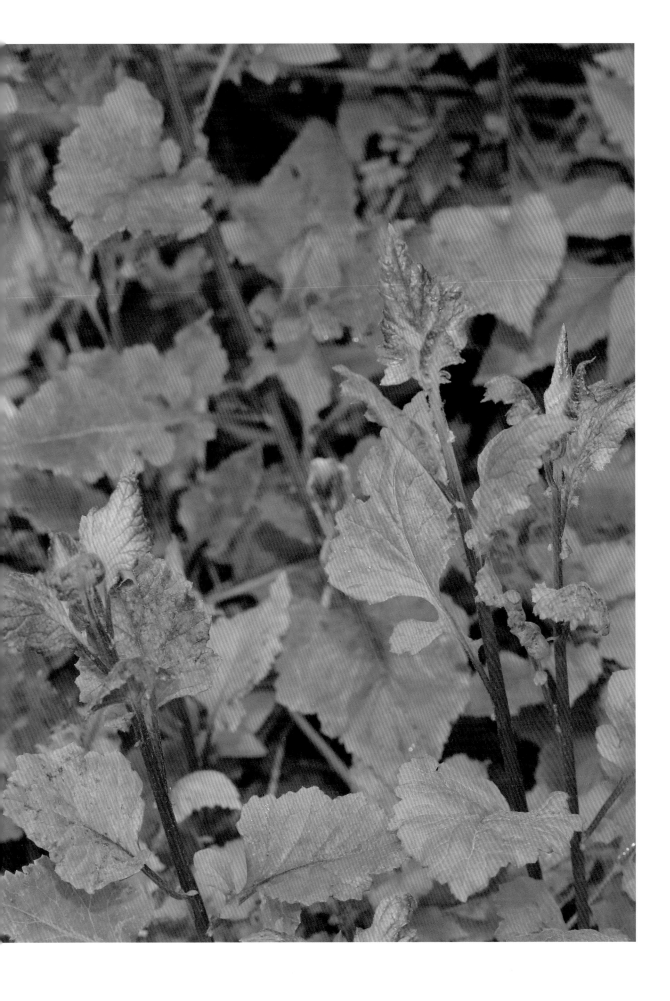

千里光

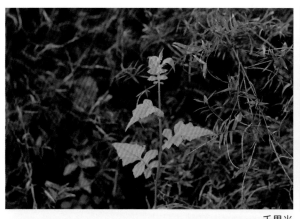

千里光

千里光

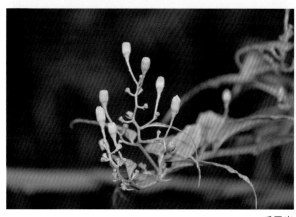

千里光

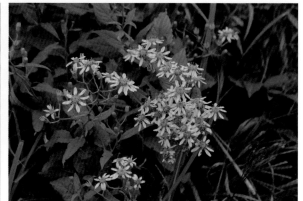

千里光

生境分布 生长于海拔 500 ~ 3000 m 的山坡林间、灌木丛、沟谷、河滩、沟旁、路边及荒野。分布于华东、中南、西南及河北、陕西、甘肃等省区。

采收加工 夏、秋二季收割全草，洗净，晒干或鲜用。

药材鉴别 茎圆柱形，细长，稍曲折，上部分枝，表面灰绿色或深棕色，具纵棱，基部木质，断面髓部白色。叶互生，多蜷缩，

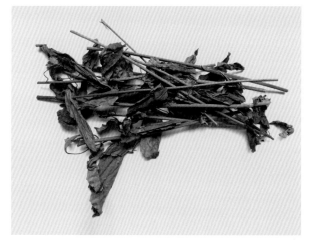

千里光药材

展平呈多边卵形或卵披针形，边缘具不规则齿裂，暗绿色或棕灰色，两面有细柔毛。顶生伞房状头状花序，花黄色。气微，味苦。

性味归经 味苦，性冷。归热经。

功效主治 清热解毒，明目退翳，杀虫止痒。主治上呼吸道感染，扁桃体炎，肺炎，肠炎，急性角膜炎，角膜溃疡，过敏性皮炎，湿疹，滴虫性阴道炎。

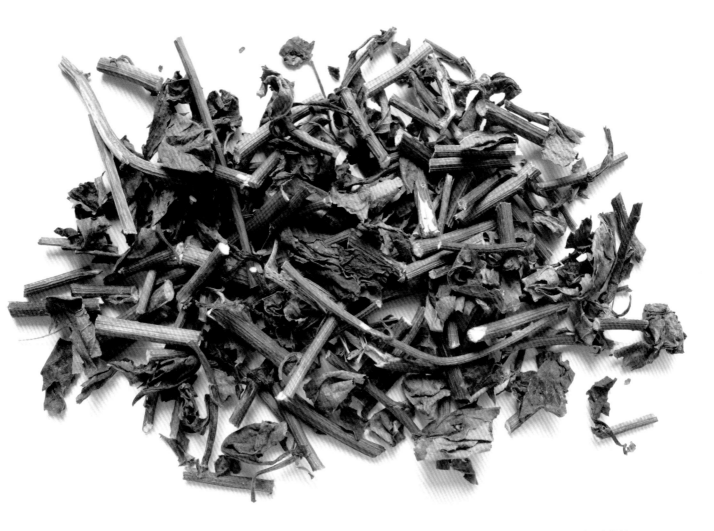

千里光药材

用法用量｜ 内服：15 ～ 30 g，鲜品 50 g，煎服。外用：适量，煎水洗，捣烂外敷或捣汁涂。

精选验方｜

1. 疮毒溃烂久不收口 千里光 500 ～ 1000 g。熬成膏汁敷患处，每日换药 1 次。

2. 脓疱疮 千里光 100 g，三颗针、十大功劳各 50 g，地肤子 30 g，白芷 20 g。水煎洗患处，每日 2 次。

3. 痔疮 千里光、冰片各 15 g，田螺 1 个。共捣烂，敷于患处。

4. 皮肤瘙痒，湿疹，风疹等 千里光、及己各 15 g，杠板归 30 g，合萌 60 g。用水煎汤洗患处。

5. 脉伤，脏伤 千里光、胡黄连、漏芦花、丹参、吉勒泽、榜参布柔、五灵脂各等量。制成水丸，每次 1.5 ～ 3 g，每日 2 ～ 3 次，温开水送服。

6. 黏疫 千里光、地锦草、冬葵果、石花、川木香、红花、多叶棘豆各等量。制成水丸，每次 1.5 ～ 3 g，每日 1 ～ 2 次，温开水送服。

7. 目赤肿痛，流泪 千里光、野菊花各 10 g。水煎服。

芡实

QIANSHI

蒙 药 名 他黑颜。

别　　名 嘎然萨、芡实米、鸡头实、苏芡实。

来　　源 本品为睡莲科一年生水生草本植物芡 *Euryale ferox* Salisb. 的干燥成熟种仁。

识别特征 一年生水生草本，具白色须根及不明显的茎。初生叶沉水，箭形；后生叶浮于水面，叶柄长，圆柱形中空，表面生多数刺，叶片椭圆状肾形或圆状盾形，直径65～130 cm，表面深绿色，有蜡被，具多数隆起，叶脉分支点有尖刺，背面深紫色，叶脉凸起，有绒毛。花单生；花梗粗长，多刺，伸出水面；萼片4，直立，披针形，肉质，外面绿色，有刺，内面带紫色；花瓣多数，分3轮排列，带紫色；雄蕊多数；子房半下位，8室，无花柱，柱头红色。浆果球形，海绵质，污紫红色，外被皮刺，上有宿存萼片。种子球形，黑色，坚硬，具假种皮。花期6～9月，果期7～10月。

生境分布 生长于池沼湖泊中。分布于湖南、江苏、安徽、山东等地。

采收加工 秋末冬初采收成熟果实，除去果皮，取出种子，洗净，再除去硬壳（外种皮），晒干。

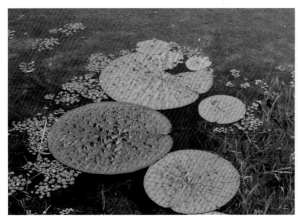

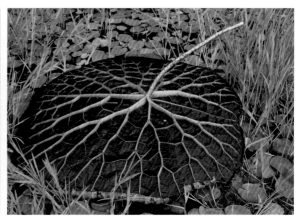

芡实　　　　　　　　　　　　　　　　　　　　　　　　　　　芡实

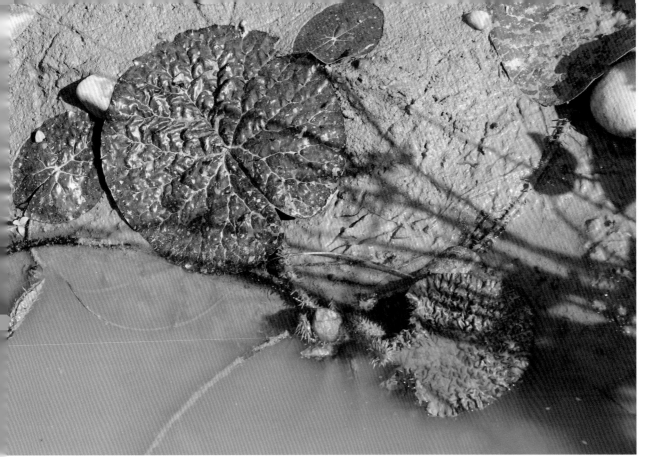

芡实

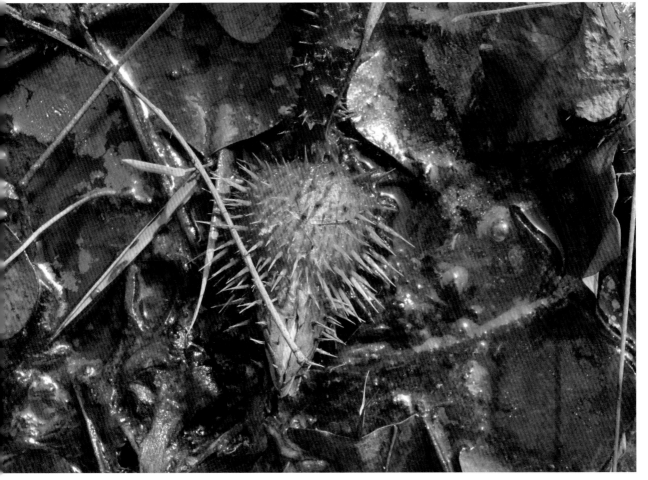

芡实

芡
实

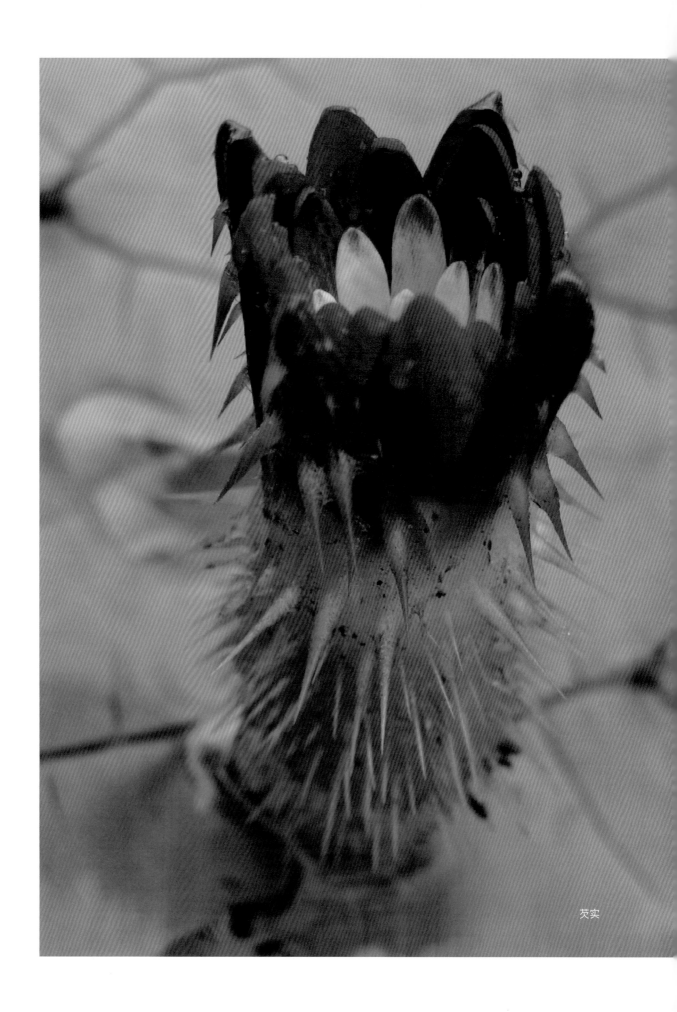

芡实

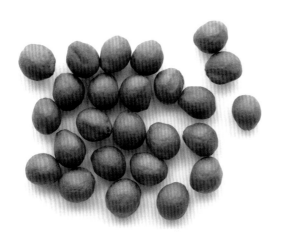

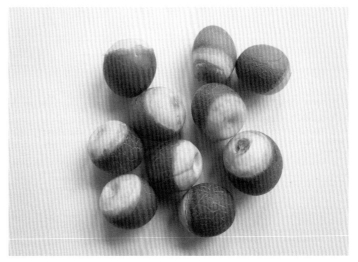

芡实药材

芡实饮片

药材鉴别｜ 本品呈类球形。表面有棕红色内种皮，一端黄白色，有凹点状种脐痕，除去内种皮显白色。质较硬，破面白色，粉性。无臭，味淡。

性味归经｜ 甘、涩，平。归脾、肾经。

功效主治｜ 固肾涩精，补脾止泻，祛湿止带。本品味甘涩，入脾、肾二经，既能补益脾肾，又可涩精止泻，然其以收敛之功为长。

用法用量｜ 10～15 g，煎服。

精选验方｜

1. 白浊　芡实、茯苓各适量。为蜜丸服。

2. 尿频　芡实、桑螵蛸、益智仁各适量。水煎服。

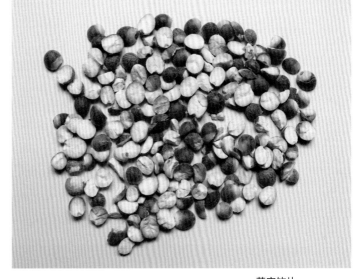

芡实饮片

3. 梦遗，早泄　生芡实、生牡蛎、生龙骨、生莲子各30 g，知母、麦冬各20 g，五味子15 g；夫妻分居或未婚者，加滑石30 g，竹叶10 g，以引火从小便出；肝肾不足者，加炒黄柏10 g，生杭芍20 g；精关不固较重者，加生山药45 g，菟丝子20 g，水煎2次，每次约50 min，两次煎液混合，每日分3次温服，每日1剂。

4. 白带症　芡实、桑螵蛸各30 g，白芷20 g。共为细末，以醋调敷脐部，每日1换，连用1周。

5. 肾炎　芡实、生龙骨、生牡蛎各50 g。水煎服，可消除肾炎蛋白尿。

6. 慢性肠炎脾虚不运、久泻不止者　芡实、党参、白术、茯苓各适量。水煎服。

使用禁忌｜ 芡实为滋补敛涩之品，故大小便不利者不宜用。

茜草

QIANCAO

蒙 药 名｜ 玛日依纳。

别　　名｜ 造德、茜根、茜草根、纳郎海。

来　　源｜ 为茜草科植物茜草 *Rubia cordifolia* L. 的干燥根及根茎。

识别特征｜ 多年生攀缘草本。根细长，丛生于根茎上；茎四棱形，棱及叶柄上有倒刺。叶 4 片轮生，叶片卵形或卵状披针形。聚伞花序顶生或腋生，排成圆锥状，花冠辐射状。浆果球形，熟时紫黑色。花期 8 ~ 9 月，果期 10 ~ 11 月。

生境分布｜ 生长于山坡岩石旁或沟边草丛中。分布于安徽、江苏、山东、河南、陕西等地。

采收加工｜ 春、秋二季采挖，除去茎叶，洗净，晒干。

药材鉴别｜ 本品为不规则的短段。外皮红棕色或暗棕色，外皮脱落处呈黄红色。切面皮部紫红色，木部粉红色，有多数散在的小孔。无臭，味微苦，久嚼刺舌。

性味归经｜ 苦，寒。归肝经。

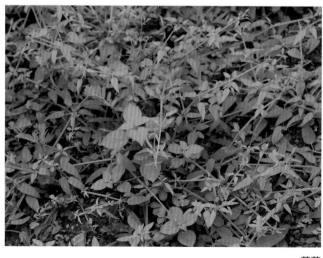

茜草

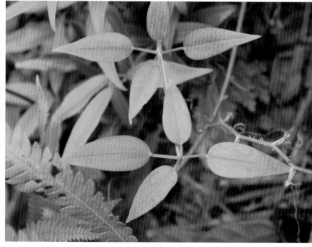

茜草

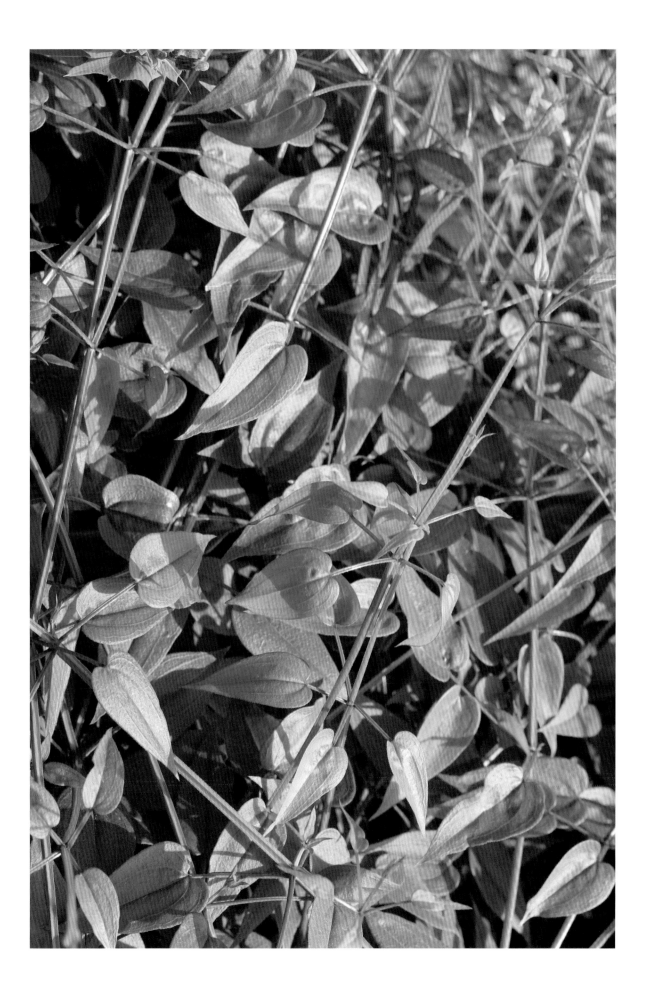

茜草

265

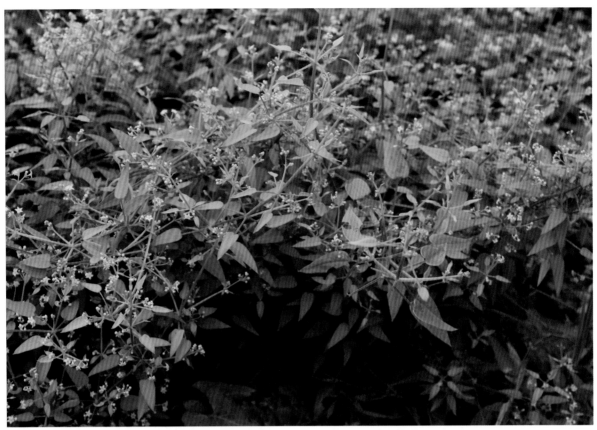

茜草

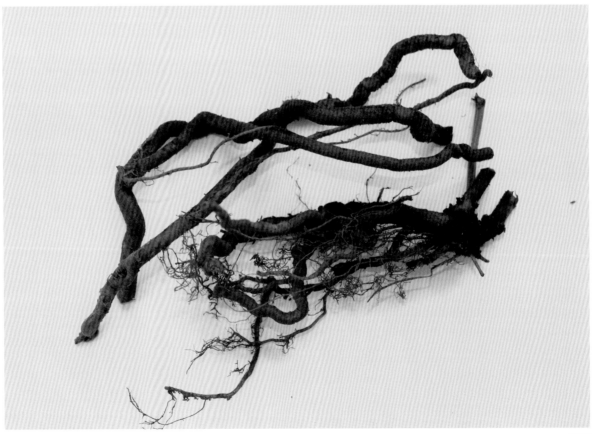

茜草

功效主治 ┃ 凉血化瘀，止血，通经。本品苦寒清泻，入肝经血分，故有凉血、化瘀、止血、通经之功。

药理作用 ┃ 茜草能缩短凝血时间，有一定的止血作用；茜草素同血液内钙离子结合，有轻度抗凝血效应。水提取物有兴奋子宫作用。茜草提取物及人工合成的茜草双酯，均有升白细胞作用。茜草中的环己肽有抗肿癌作用。此外，茜草对多种细菌及皮肤真菌有抑制作用，还有明显的止咳和祛痰作用。

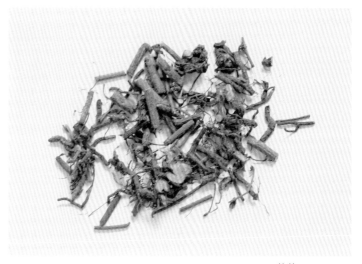

茜草

用法用量 ┃ 10 ~ 15 g，煎服。止血炒炭用；活血通经生用或酒炒用。

精选验方 ┃

1. 荨麻疹 茜草 25 g，阴地蕨 15 g。水煎，加黄酒 100 g 冲服。

2. 经痛，经期紊乱 茜草 15 g。另配益母草和红枣各适量，水煎服。

3. 软组织损伤 茜草 200 g，虎杖 120 g。用白布包煮 20 min，先浸洗，温后敷局部，冷后再加热使用，连续用药 5 ~ 7 日。

4. 外伤出血 茜草适量。研细末，外敷伤处。

5. 跌打损伤 茜草 120 g，白酒 750 ml。将茜草置白酒中浸泡 7 日，每次服 30 ml，每日 2 次。

6. 关节痛 茜草 60 g，猪脚 1 只。水和黄酒各半，炖 2 h，吃猪脚喝汤。

7. 阴虚之经期延长 茜草、旱莲草各 30 g，大枣 10 枚。水煎取药汁，代茶饮。

8. 吐血 茜根 50 g。捣成末，每服 10 g，水煎，冷服；用水调末 10 g 服亦可。

9. 妇女经闭 茜根 50 g。煎酒服。

10. 蛊毒（吐血、下血如猪肝） 茜草根、蘘荷叶各 1.5 g。加水 4 L，煮成 2 L 服。

11. 脱肛 茜根、石榴皮各 1 把。加酒 1 碗，煎至七成，温服。

12. 肺肾伤热，肺热咳嗽，痰中带血，膀胱热，尿痛，尿频等症 茜草、紫草茸、枇杷叶各 10 g。制成煮散剂，每次 3 ~ 5 g，每日 1 ~ 2 次，水煎温服。

13. 腑热，肠刺痛 茜草、麦冬 9 g，又分蓼 16 g。制成煮散剂，每次 3 ~ 5 g，每日 1 ~ 2 次。水送服。

使用禁忌 ┃ 脾胃虚寒、无瘀滞者禁用。

青蒿
QINGHAO

蒙 药 名 | 毛仁。

别　　名 | 擦日泵、嫩青蒿、青蒿梗、香青蒿、鳖血拌青蒿。

来　　源 | 本品为菊科一年生草本植物黄花蒿 *Artemisia annua* L. 的干燥地上部分。

识别特征 | 一年生草本，茎直立，多分枝。叶对生，基生及茎下部的叶花期枯萎，上部叶逐渐变小，呈线形，叶片通常 3 回羽状深裂，上面无毛或微被稀疏细毛，下面被细柔毛及丁字毛，基部略扩大而抱茎。头状花序小，球形，极多，排列成大的圆锥花序，总苞球形，苞片 2～3 层，无毛，小花均为管状、黄色，边缘小花雌性，中央为两性花，瘦果椭圆形。花、果期 6～9 月。

生境分布 | 生长于林缘、山坡、荒地。分布于全国各地。

采收加工 | 夏、秋二季采收，阴干或晒干，切段生用，也可鲜用。

药材鉴别 | 本品为茎叶混合切段。茎圆柱形，表面黄绿色或棕黄色，具纵棱线；质略硬，易折断。断面中部有髓。叶互生，暗绿色或棕绿色，卷缩易碎，完整者展平后为 3 回羽状深裂，裂片和小裂片矩圆形或长椭圆形，两面被短毛。有特异香气，味微苦，有清凉感。以色绿、叶多、香气浓者为佳。

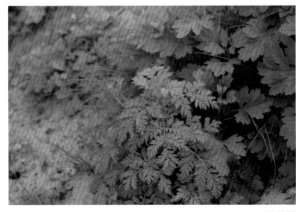

黄花蒿

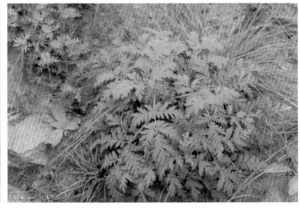

黄花蒿

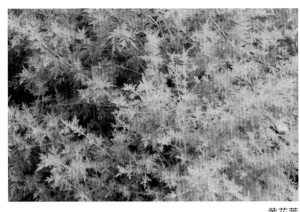
黄花蒿

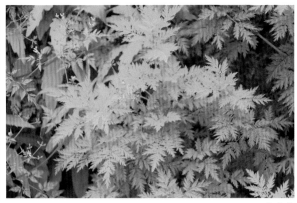
黄花蒿

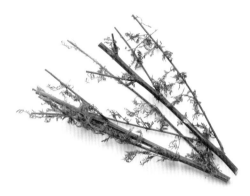
青蒿药材

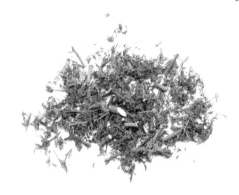
青蒿饮片

性味归经 苦，寒。归肝、胆经。

功效主治 凉血退虚热，解暑，截疟。本品苦寒能清热，芳香而透散，长于清泻肝胆和血分之热，可使阴分伏热外透而出；其芳香疏达，又能清透解肌，故有祛暑截疟之效，因而具凉血退蒸、解暑截疟之能。

用法用量 3 ~ 10 g，煎服；或鲜用绞汁。

精选验方

1. 疥疮 青蒿、苦参各 50 g，夜交藤 100 g。水煎外洗，每日 2 次。

2. 头痛 青蒿、白萝卜叶各 30 g，山楂 10 g。水煎服，每日 2 ~ 3 次。

3. 低热不退，肺结核潮热 青蒿、牡丹皮各 10 g，鳖甲、生地黄、知母各 15 g。水煎服。

4. 鼻出血 鲜青蒿 30 g。捣汁饮，药渣纱布包塞鼻中。

5. 皮肤瘙痒 青蒿 120 g。煎汤外洗。

6. 暑热烦渴 青蒿 15 g。开水泡服；或鲜青蒿 60 g。捣汁，凉开水冲饮。

7. 小儿夏季热 青蒿、荷叶各 10 g，金银花 6 g。水煎代茶饮。

8. 丝虫病 青蒿 20 g，马鞭草 30 g，紫苏叶 25 g。加水 150 ml，浓缩至 80 ml，早、晚 2 次，饭前服，小儿量酌减，7 ~ 10 日为 1 个疗程。

9. 阴虚发热 青蒿、胡黄连、知母、地骨皮、秦艽各 15 g。水煎服。

使用禁忌 不宜久煎。脾胃虚弱、肠滑泄泻者忌服。

青蒿

瞿麦
QUMAI

蒙 药 名 | 高优。

别 名 | 巴沙嘎、瞿麦穗。

来 源 | 本品为石竹科多年生草本植物瞿麦 *Dianthus superbus* L. 或石竹 *Dianthus chinensis* L. 的干燥地上部分。

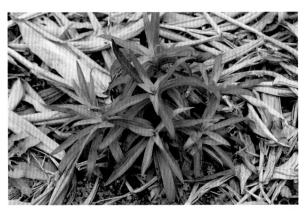

瞿麦

识别特征 | 多年生草本，高达 1 m。茎丛生，直立，无毛，上部 2 歧分枝，节明显。叶互生，线形或线状披针形，先端渐尖，基部成短鞘状抱茎，全缘，两面均无毛。花单生或数朵集成稀疏歧式分枝的圆锥花序；花梗长达 4 cm，花瓣淡红色、白色或淡紫红色，先端深裂成细线条，基部有须毛。蒴果长圆形，与宿萼近等长。

生境分布 | 生长于山坡、田野、林下。分布于河北、四川、湖北、湖南、浙江、江苏等地。

采收加工 | 夏、秋二季花果期均可采收。一般在花未开放前采收。割取全株，除去杂草、泥土，晒干。

药材鉴别 | 本品呈不规则段状。茎圆柱形，表面淡绿色或黄绿色，略有光泽，无毛，节明显，略膨大。切面中空。叶多皱缩，破碎，对生，黄绿色，展平后叶片长条披针形，叶尖稍反卷，基部短鞘状抱茎。花萼筒状，苞片 4 ~ 6。蒴果长筒形，与宿萼等长。种子细小，多数。气微，味淡。

性味归经 | 苦，寒。归心、小肠、膀胱经。

功效主治 | 利尿通淋，活血通经。本品苦寒清热泄降，能清心、小肠之火，导热下行而利小便，能泄血分之积而活血，故能利尿通淋、活血通经。

用法用量 | 10 ~ 15 g，煎服。

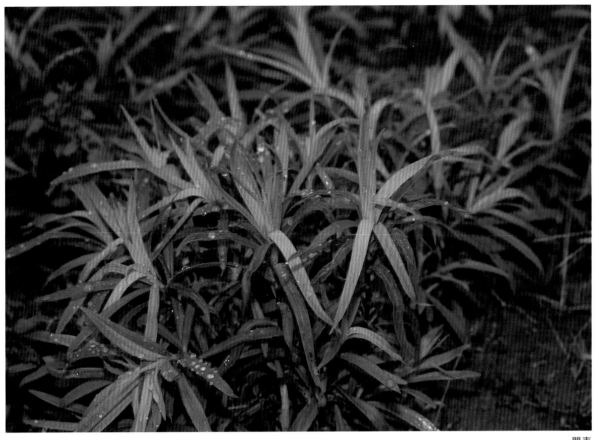

瞿麦

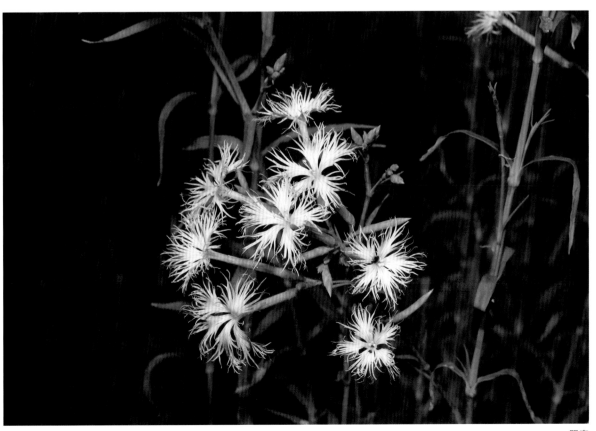

瞿麦

瞿麦

271

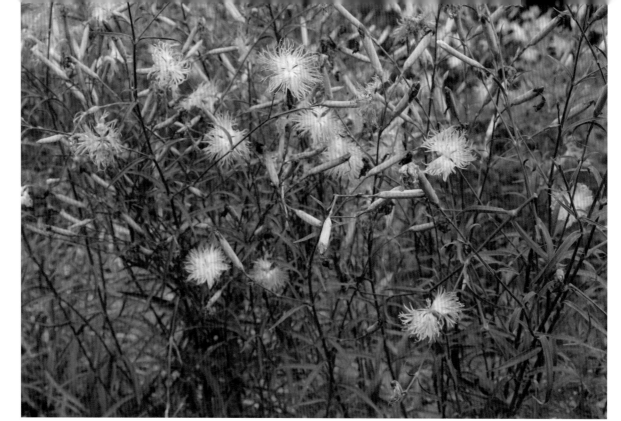

瞿麦

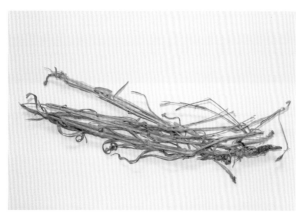

瞿麦药材

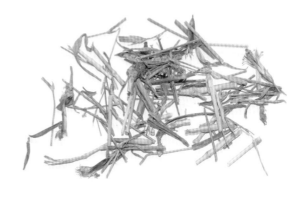

瞿麦药材

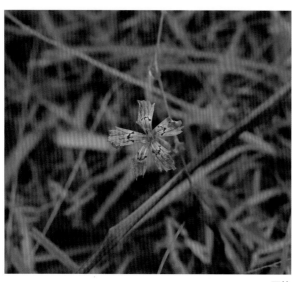

石竹

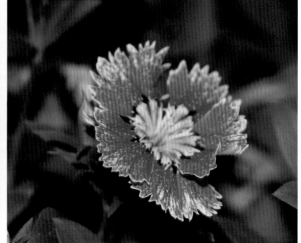

石竹

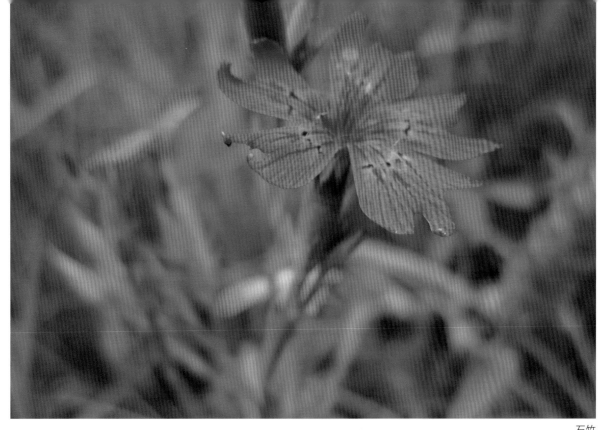
石竹

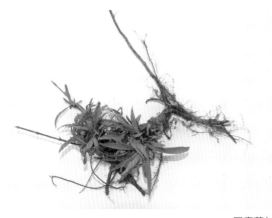
瞿麦药材

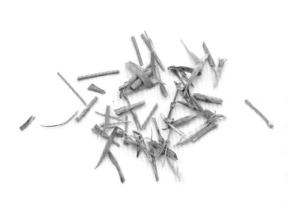
瞿麦饮片

精选验方

1. 尿血、尿急、尿痛（热性病引起者）　瞿麦、白茅根、小蓟各15 g，赤芍、生地黄各12 g。水煎服。

2. 湿疹、阴痒　鲜瞿麦60 g。捣汁外涂或煎汤外洗。

3. 闭经、痛经　瞿麦、丹参各15 g，赤芍、桃仁各8 g。水煎服。

4. 卵巢囊肿　瞿麦50 g。加水1 L，开锅后文火煎20 min，取汁当茶饮，连续用30～60日。

5. 泌尿系感染　瞿麦、萹蓄各20 g，蒲公英50 g，黄柏15 g，灯心草5 g。水煎服。

6. 食管癌，直肠癌　瞿麦根适量。晒干研末，撒于直肠癌肿瘤创面。

7. 前列腺癌　瞿麦60～120 g。加水煎汤，代茶饮，每日1剂。

使用禁忌　孕妇忌服。

瞿
麦

全蝎

QUANXIE

蒙 药 名 | 赫林奇图。

别   名 | 哈日、蝎尾、迪格瓦、迪格巴然砸。

来   源 | 为钳蝎科动物东亚钳蝎 *Buthus martensii* Karsch 的干燥体。如单用尾，名蝎尾。

识别特征 | 钳蝎体长约 6 cm，分为头胸部及腹部。头胸部较短，7 节，分节不明显，背面覆有头胸甲，前端两侧各有 1 团单眼，头胸甲背部中央处，另有 1 对，如复眼。头部有附肢 2 对，1 对为钳角，甚小；1 对为强大的脚须，形如蟹螯。胸部有步足 4 对，每足分为 7 节，末端各有钩爪 2 枚。腹部甚长，分前腹及后腹两部，前腹部宽广，共有 7 节，第 1 节腹面有一生殖厣，内有生殖孔；第 2 节腹面有 1 对栉板，上有齿 16 ~ 25 个；第 3 ~ 6 节的腹面，各有孔 1 对。后腹部细长，分为 5 节和 1 节尾刺，后腹部各节皆有颗粒排列而成的纵棱数条；尾刺呈钩状，上屈，内有毒腺。卵胎生。

生境分布 | 生长于阴暗潮湿处。分布于河南、山东、湖北、安徽等地。

采收加工 | 野生蝎春末至秋初均可捕捉。清明至谷雨捕捉者，称为"春蝎"，此时未食泥土，品质较佳；夏季产者称为"伏蝎"，产量较多，因已食泥土，品质较次。饲养蝎一般在秋季，隔年收捕 1 次。捕得后，先浸入清水中，待其吐出泥土，置沸水或沸盐水中，煮至全身僵硬，

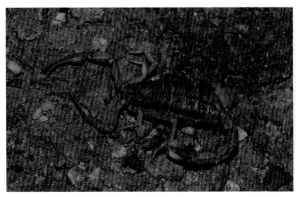

东亚钳蝎

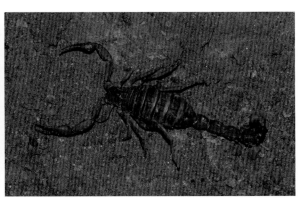

东亚钳蝎

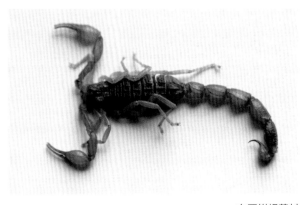
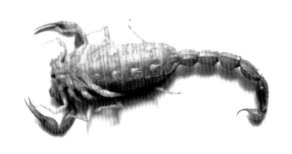

东亚钳蝎药材　　　　　　　　东亚钳蝎药材

捞出，置通风处，阴干。

药材鉴别｜ 本品头胸部与浅腹部呈扁平长椭圆形，后腹部呈尾状，皱缩弯曲。头胸部呈绿褐色，前面有 1 对短小的螯肢及 1 对较长的钳状脚须，背面覆有梯形被甲，腹面有足 4 对，均有 7 节，末端各具 2 爪钩；前腹部有 7 节组成。气微腥，味咸。

性味归经｜ 辛，平；有毒。归肝经。

功效主治｜ 息风镇痉，攻毒散结，通络止痛。主治小儿惊风，抽搐痉挛，中风口歪，半身不遂，破伤风，风湿顽痹，偏正头痛，疮疡，瘰疬。

药理作用｜ 本品有抗惊厥、降压、抗癌等作用。所含蝎毒，毒性较剧，主要危害是使呼吸麻痹。

用法用量｜ 煎服，2～5 g；研末吞服，每次 0.6～1 g。外用：适量。传统认为，蝎尾效佳，故单用蝎尾，用量为全蝎的 1/3。

精选验方｜

1. **风牙疼痛**　全蝎 3 个，蜂房 10 g。炒研，擦牙。

2. **关节疼痛，筋节挛疼**　全蝎 7 个（炒），麝香 0.2 g。研匀，空腹，温酒调服。

3. **偏头痛**　全蝎、藿香、麻黄、细辛各等份。共研细末，每次 3 g，开水送服。

4. **痈疮肿毒**　全蝎、栀子各 10 g。麻油煎黑去滓，入黄蜡，化成膏敷之。

5. **阴囊湿疹成疮**　全蝎、延胡索、杜仲（炒）各 15 g。水煎服。

6. **乳腺小叶增生**　全蝎 2 g。夹于馒头或糕点中食之，每日 1 次，7 日为 1 个疗程。

7. **面神经麻痹**　全蝎、制白附、蜈蚣、钩藤、白芷各 20 g。共研细粉，每服 10 g，每日 2 次。

8. **小儿急惊风**　全蝎、蜈蚣各等量。共研细末，每服 1～1.5 g。

9. **颈淋巴结结核**　全蝎、蜈蚣各 1 条。烤干研粉，每日 1 剂，分 3 次服。

使用禁忌｜ 本品有毒，中毒剂量为 30～60 g，故内服最大用量不宜超过 30 g。血虚生风者及孕妇慎用。

全蝎

拳参
QUANSHEN

蒙 药 名 | 莫格日。

别　　名 | 乌赫日、红三七、嘎都日、刀枪药、活血莲、利嘎都日。

来　　源 | 为蓼科多年生草本植物拳参 *Polygonum bistorta* L. 的干燥根茎。

识别特征 | 多年生草本，高 35 ~ 85 cm。根茎肥厚，黑褐色。茎单一，无毛，具纵沟纹。基生叶有长柄，叶片长圆披针形或披针形，长 10 ~ 20 cm，宽 2 ~ 5 cm，叶基圆钝或截形，茎生叶互生，向上柄渐短至抱茎。托叶鞘筒状，膜质。总状花序成穗状圆柱形顶生。花小密集，淡红色或白色。瘦果椭圆形，棕褐色，有三棱，稍有光泽。根茎呈扁圆柱形，常弯曲成虾状，长 1 ~ 1.5 cm，直径 1 ~ 2.5 cm，两端圆钝或稍细。花期 6 ~ 9 月，果期 9 ~ 11 月。

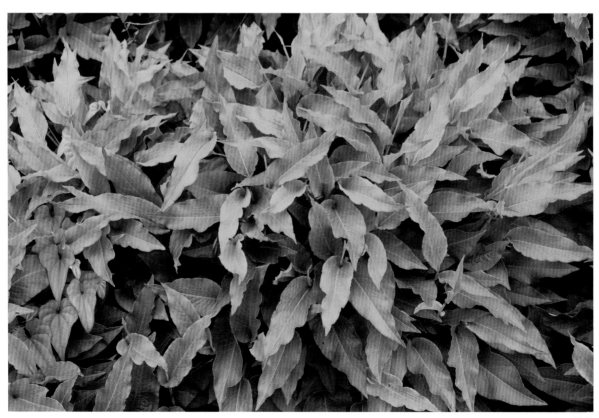

拳参

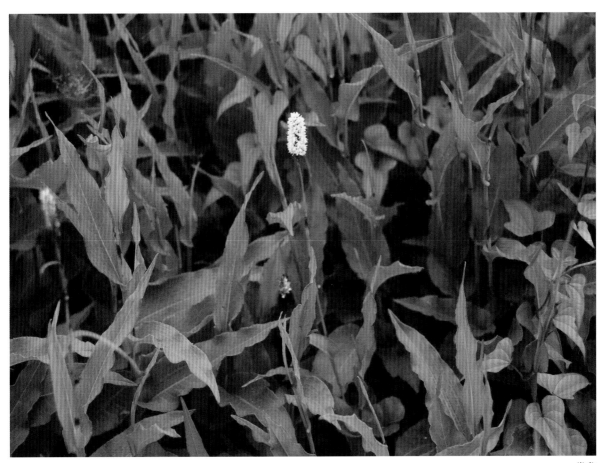

拳参

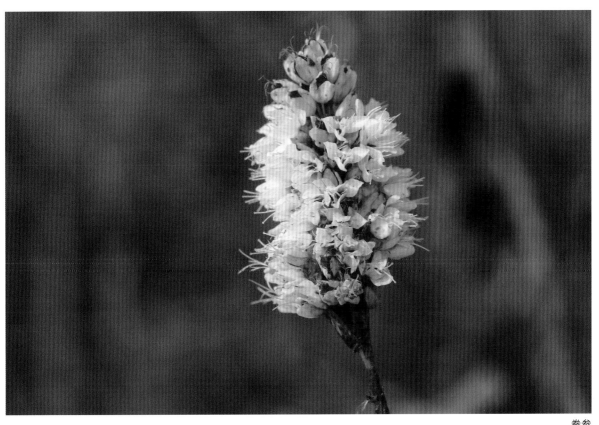

拳参

277

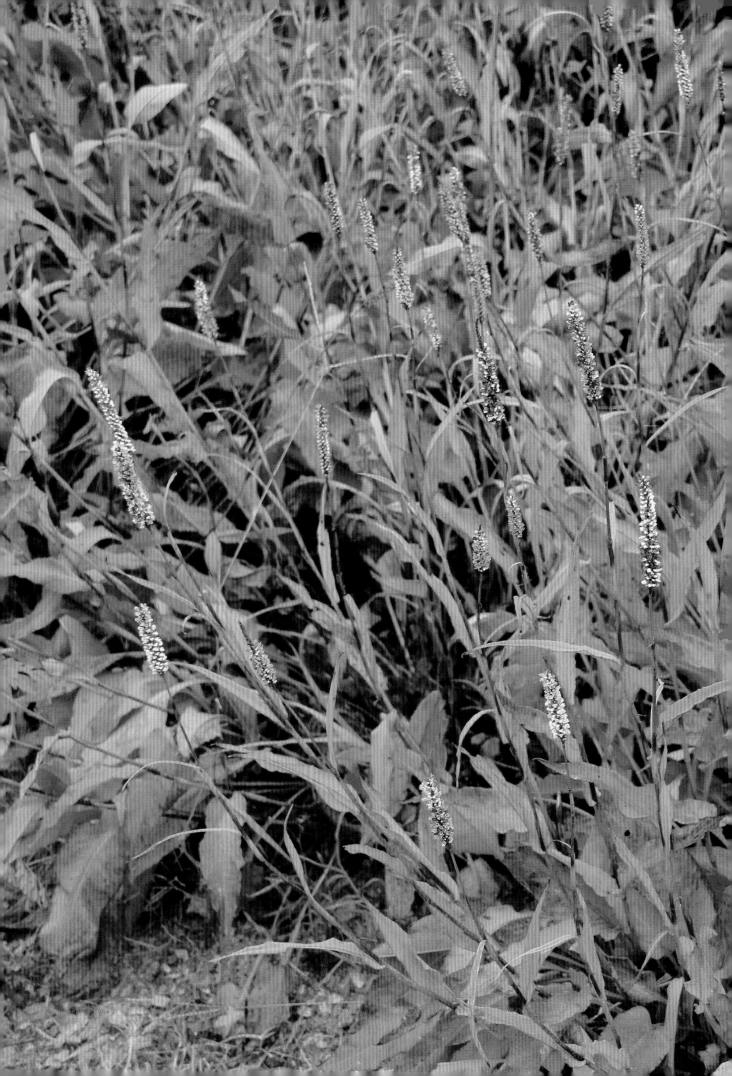

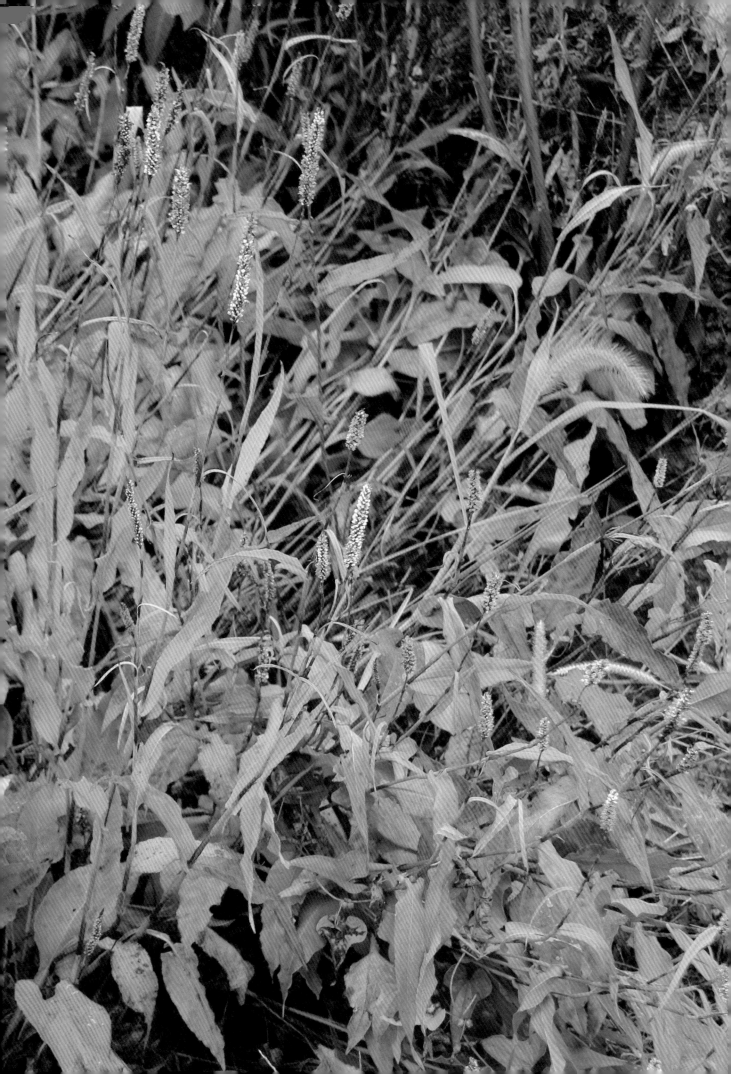

生境分布 | 生长于草丛、阴湿山坡或林间草甸中。分布于东北、华北及山东、江苏、湖北等地。

采收加工 | 春季发芽前或秋季茎叶将枯萎时采挖，除去泥沙，晒干，去须根。

药材鉴别 | 本品为类圆形、肾形或不规则形的薄片，有的一边凹陷，一边呈弧形，直径 1 ~ 2.5 cm。外表皮褐棕色至黑棕色，粗糙，可见多数残留短须根或须根痕及较密的横环纹。切面淡棕红色至棕红色，黄白色筋脉小点排列成环。质硬。无臭，味苦、涩。

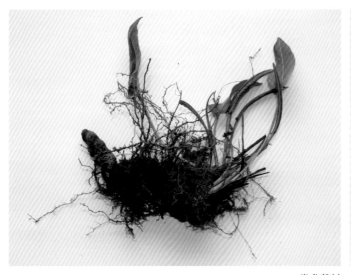 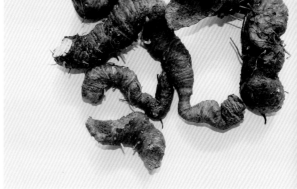

拳参药材   拳参药材

性味归经 | 苦，凉。归肺、肝、大肠经。

功效主治 | 清热解毒，利湿，凉血止痢。本品味苦善于清热解毒祛湿，入阳明大肠、厥阴肝经，能降泄其热毒湿邪，以凉血、止痢，故有此功。

药理作用 | 拳参渗漉液与明胶等制成的"止血净"1 号，用于犬和绵羊各种止血实验（股动脉切断，肝脏剪口，脾脏切除等出血）均有一定止血效果。其在体外对金黄色葡萄球菌、绿脓杆菌、枯草杆菌、大肠杆菌等均有抗菌作用（平板打洞法）。拳参毒性很小，用其提取液（100%）小鼠腹腔注射的半数致死量为 0.33 g/ 鼠；兔用"止血净"腹腔注射（0.2 g/kg），观察 5 日，于 30 日后解剖，未发现异常。"止血净"1 号组织埋藏，可以吸收，初步证明其有一定止血消炎作用。

用法用量 | 3 ~ 12 g，煎服。外用：适量。

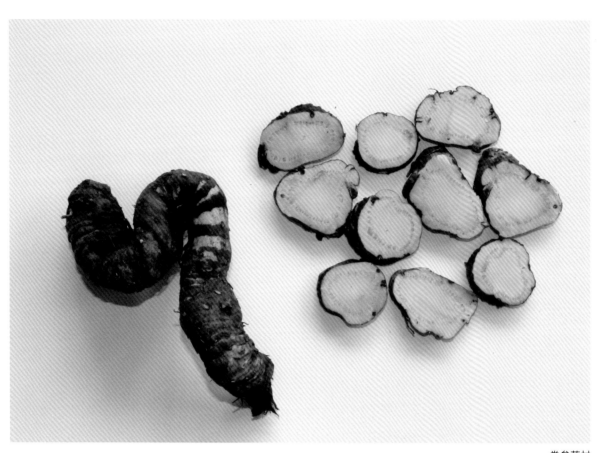

拳参药材

精选验方 |

1. 菌痢，肠炎 拳参 50 g。水煎服，每日 1 ~ 2 次。

2. 肺结核 拳参适量。洗净，晒干粉碎，加淀粉调匀压成 0.3 g 的片剂，成人每次 4 ~ 6 片，小儿酌减。

3. 阴虚久咳，肺痨，喘嗽 拳参、蜜百合各 9 g，沙参、炙甘草各 6 g。水煎服。

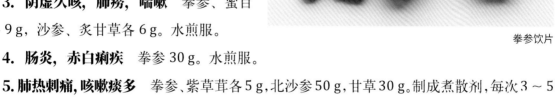

拳参饮片

4. 肠炎，赤白痢疾 拳参 30 g。水煎服。

5. 肺热刺痛，咳嗽痰多 拳参、紫草茸各 5 g，北沙参 50 g，甘草 30 g。制成煮散剂，每次 3 ~ 5 g，每日 1 ~ 3 次，水煎服。

6. 腹热，肠刺痛，热泻 拳参、木通各 35 g，连翘 40 g，麦冬 25 g。制成煮散剂，每次 3 ~ 5 g，每日 1 ~ 3 次，水煎服。

使用禁忌 | 无实火热毒及阴证外疡者忌用。

拳参

人参
RENSHEN

蒙 药 名 | 奥尔浩代。

别　　名 | 干查日、生晒参、乌布宋、白糖参。

来　　源 | 为五加科植物人参 *Panax ginseng* C. A. Mey. 的干燥根。

识别特征 | 多年生草本，根状茎（芦头）短，上有茎痕（芦碗）和芽苞；茎单生，直立，高 40 ～ 60 cm。叶为掌状复叶，2 ～ 6 枚轮生茎顶，小叶 3 ～ 5，中部的 1 片最大，卵形或椭圆形，基部楔形，先端渐尖，边缘有细尖锯齿，上面沿中脉疏被刚毛。伞形花序顶生，花小，花萼钟形；花瓣淡黄绿色。浆果状核果扁球形或肾形，成熟时鲜红色，扁圆形，黄白色。花期5 ～ 6 月，果期 6 ～ 9 月。

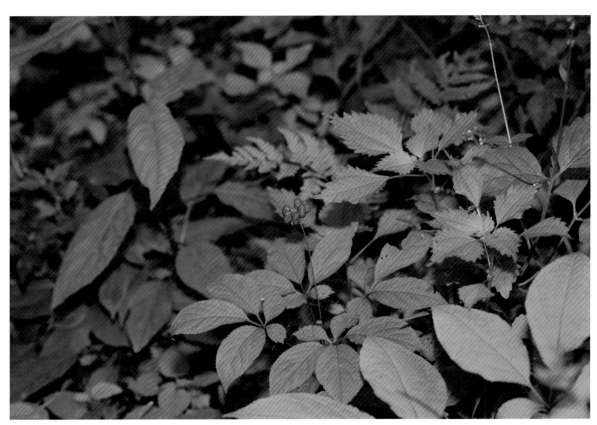

人参（林下参）

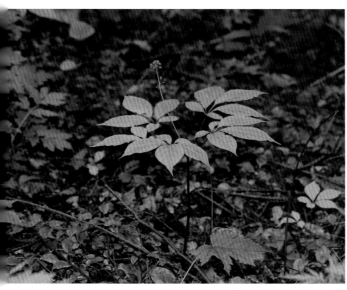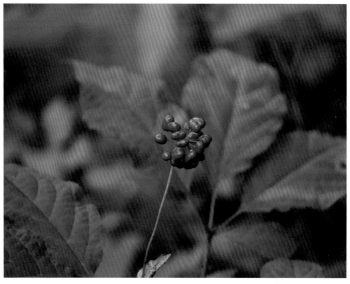

人参 人参

生境分布 | 生长于昼夜温差小的海拔 500 ～ 1100 m 山地缓坡或斜坡地的针阔混交林或杂木林中。分布于吉林、辽宁、黑龙江。以吉林抚松县产量最大，质量最好，称吉林参。野生者名"山参"；栽培者称"园参"。

采收加工 | 多于秋季 9 月间挖取生长 5 ～ 7 年的圆参根部，涮洗干净，为圆参水子。山参于 7 月下旬至 9 月间果实成熟时采挖，用骨针拨开泥土，小心挖取，尽可能保持枝根部和须根完整，去净泥土、茎叶，称野山参水子。将圆参剪去小枝根，硫黄熏后晒干，即为生晒参；如不去小枝根晒干，为全须生晒参；小枝根及须根晒干，称白参须。圆参去枝根及须根，洗净，蒸 2 ～ 3 h，至参根呈黄色，皮呈半透明状，取出晒干或烘干，为红参；其中带有较长枝根者又称边条红参。剪下的枝根和须根如上法蒸熟并干燥即为红参须。

药材鉴别 | 本品为圆形、类圆形的薄片，直径 0.1 ～ 2 cm。外表皮黄白色至灰黄色，具明显纵皱纹、纵沟纹，有的可见突起的横长皮孔或断续的横环纹。切面类白色，粉性，可见一棕黄色环纹及放射状细裂隙，皮部散有黄棕色小点。质脆。香气特异，味微苦、甘。

性味归经 | 甘、微苦，微温。归脾、肺、心经。

功效主治 | 大补元气，补脾益肺，生津止渴，安神增智。本品甘重于苦，温而不燥。甘温主补，大补元气，为补虚扶正要药。入太阴补脾气，脾气旺则生气化血，血充则神宁，气旺则智聪。

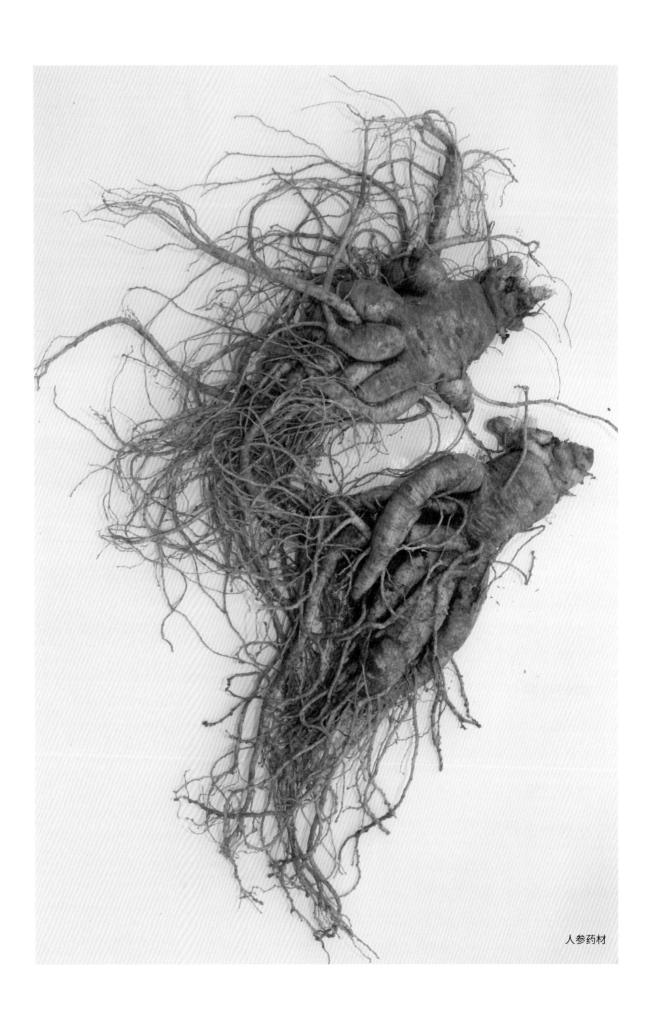

人参药材

药理作用 ｜ 人参对高级神经活动的兴奋和抑制过程均有增强作用，能增强神经活动过程的灵活性，提高神经活动能力；对多种动物心脏均有先兴奋后抑制、小量兴奋大量抑制的作用；能兴奋垂体—肾上腺皮质系统，提高应激反应能力；有抗休克，抗疲劳，降低血糖的作用。

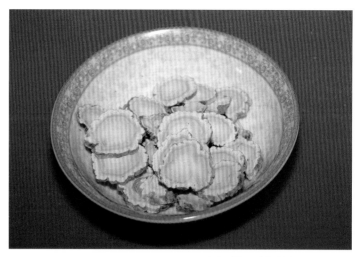

人参（生晒参）饮片

用法用量 ｜ 5 ~ 10 g，小火另煎兑服。研末吞服，每次 1.5 ~ 2 g，每日 1 ~ 2 次。用于急救 15 ~ 30 g，煎浓汁，数次灌服。

精选验方 ｜

1. 脱肛 人参芦头 20 枚。文火焙干研末，分 20 包，早、晚空腹米饭调服 1 包。

2. 心律失常 人参 3 ~ 5 g（或党参 15 g），麦冬 10 g。水煎，饮汤食参，每日 2 剂。

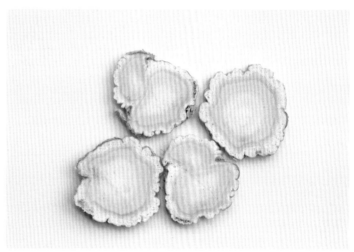

人参（生晒参）饮片

3. 精少不育，中气不足 人参、白术、杜仲、补骨脂、枳壳各 15 g，黄芪 160 g，升麻 10 g，木香、柴胡各 5 g。水煎服，每日 1 剂。

4. 气虚便秘 人参 9 g，白术、茯苓各 12 g，黄芪 15 g，当归、黄精、柏子仁（冲）、松子仁（冲）各 10 g，甘草 7 g。水煎服，每日 1 剂，分 2 次服。

5. 阳虚证寻常狼疮 人参、熟地黄各 15 g，鹿角胶、当归、贝母各 10 g，川芎、白芥子、炮姜各 6 g，香附、桔梗各 12 g。水煎取药汁，口服，每日 1 剂。

6. 单纯疱疹 人参、桔梗、细辛、甘草、茯苓、天花粉、白术、薄荷各 10 g。水煎取药汁，口服，每服 1 剂。

7. 心悸，怔忡，久病体虚，心衰，气短喘促，赫依性疾病 人参 10 g。制成煮散剂，每次 3 ~ 9 g，每日 1 ~ 3 次，水煎服。

8. 上气喘急，自汗盗汗，久病体虚 人参、干姜各等量。制成煮散剂，每次 3 ~ 5 g，每日 1 ~ 2 次，水煎服。

使用禁忌 ｜ 实证、热证而正气不虚者忌服。反藜芦，畏五灵脂、萝卜。服人参时不宜喝茶、食萝卜，以免影响药力。

人参

肉苁蓉
ROUCONGRONG

蒙 药 名 | 查干。

别　　名 | 高腰海、玛日扎音、大芸、淡大芸、咸苁蓉。

来　　源 | 为列当科植物肉苁蓉 *Cistanche deserticola* Y.C.Ma 的干燥带鳞叶的肉质茎。

识别特征 | 多年生寄生草本，高 80 ~ 100 cm。茎肉质肥厚，不分枝。鳞叶黄色，肉质，覆瓦状排列，披针形或线状披针形。穗状花序顶生于花茎；每花下有 1 苞片，小苞片 2，基部与花萼合生；背面被毛，花萼 5 浅裂，有缘毛；花冠管状钟形，黄色，顶端 5 裂，裂片蓝紫色；雄蕊 4。蒴果卵形，褐色。种子极多，细小。花期 5 ~ 6 月，果期 6 ~ 8 月。

生境分布 | 生长于盐碱地、干河沟沙地、戈壁滩一带。寄生在红沙、盐爪爪、着叶盐爪、珍珠、西伯利亚白刺等植物的根上。分布于内蒙古、陕西、甘肃、宁夏、新疆等地。

采收加工 | 春、秋均可采收。以 3 ~ 5 月采者为好，过时则中空。春季苗未出土或刚出土时采者，通常半埋于沙土中晒干，称为淡苁蓉。秋季采者，水分多，不宜晒干，须投入盐湖中 1 ~ 3 年，取出晒干，称咸苁蓉。

药材鉴别 | 肉苁蓉为不规则形的厚片，直径 2 ~ 8 cm。表面棕褐色或灰棕色。有的可见肉质鳞叶。切面有淡棕色或棕黄色点状维管束，排列呈波状环纹。体重质硬，微有柔性，不易折断，气微，味甜、微苦。

性味归经 | 甘、咸，温。归肾、大肠经。

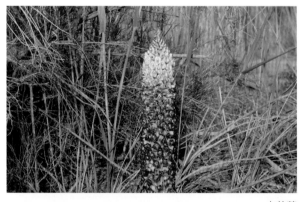

肉苁蓉

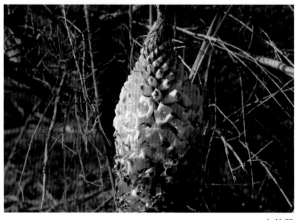

肉苁蓉

功效主治 | 补肾阳，益精血，润肠通便。本品甘咸而温，质地柔润，甘温补阳，咸以入肾而有补肾壮阳之功，又能益精补血，入大肠经能滋润肠燥而有通便之功。补而不峻，滋而不腻，阴阳双补，药性和缓，堪称滋补之上品。

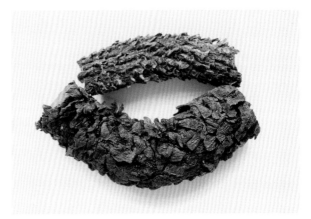

肉苁蓉药材

药理作用 | 本品可增加脾脏和胸腺重量，提高巨噬细胞吞噬率和腹腔巨噬细胞内 cAMP 的含量，增加溶血素和溶血空斑的值，提高淋巴细胞转化率，促进抗体形成。

用法用量 | 10 ～ 20 g，煎服。

精选验方 |

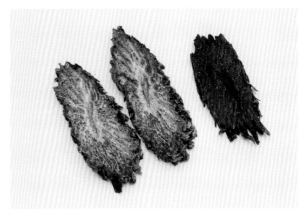

肉苁蓉饮片

1. 阳痿，遗精，腰膝痠软 肉苁蓉、韭菜子各9g。水煎服。

2. 神经衰弱，健忘，听力减退 肉苁蓉、枸杞子、五味子、麦冬、黄精、玉竹各适量。水煎服。

3. 肾虚不孕 肉苁蓉、山药各30g，鹿茸18g，原蚕蛾4.5g。炼蜜为丸，每服10g，每日2次。

4. 男子肾虚精亏，阳痿尿频 肉苁蓉240g，熟地黄180g，五味子120g，菟丝子60g。研为细末，酒煮山药糊为丸，每次9g，每日2次。

5. 便秘 肉苁蓉30g。水煎服，每日1剂。

6. 肾阳虚闭经 肉苁蓉、附子、茯苓、白术、桃仁、白芍各15g，干姜10g。水煎服，每日1剂。

7. 男性不育，精子过少，肾阳虚亏 肉苁蓉、制黄精、菟丝子各180g，枸杞子360g，黑狗肾1具，盐15g。焙干，共研细末，早、晚空腹各服1次，分12日服完。

8. 颈椎、腰椎、足跟等部位的骨质增生 肉苁蓉、威灵仙、熟地黄、清风藤、丹参各15g。加水煎2次，混合所煎得药汁，每日1剂，每日2次分服。

9. 细菌性阴道炎 肉苁蓉20g。水煎取药汁，代茶饮，每日早、晚各服1次。

10. 肾虚阳痿 肉苁蓉、韭菜子各30g。制成煮散剂，每次3 ～ 5g，每日1 ～ 2次，水煎服。

11. 习惯性便秘 肉苁蓉100g，火麻仁、当归各50g。制成煮散剂，每次3 ～ 5g，每日1 ～ 2次，水煎服。

使用禁忌 | 药力和缓，用量宜大。可助阳滑肠，故阳事易举、精滑不固者、腹泻便溏者忌服，实热便秘者不宜。

肉苁蓉

287

肉豆蔻
ROUDOUKOU

蒙 药 名 ｜ 匝迪。

别　　名 ｜ 那玛、肉果、玉果、煨肉果。

来　　源 ｜ 为肉豆蔻科高大乔木植物肉豆蔻树 *Myristica fragrans* Houtt. 的干燥成熟种仁。

识别特征 ｜ 高大乔木，全株无毛。叶互生，革质，叶柄长 4 ～ 10 mm，叶片椭圆状披针形或椭圆形，长 5 ～ 15 cm，先端尾状，基部急尖，全缘，上面暗绿色，下面常粉绿色并有红棕色的叶脉。花单性，雌雄异株，总状花序腋生，具苞片。浆果肉质，梨形或近于圆球形，黄棕色，成熟时纵裂成两瓣，露出绯红色肉质的假种皮，内含种子 1 枚，种皮壳状，木质坚硬。花期 4 ～ 5 月，果期 6 ～ 8 月。

生境分布 ｜ 在热带地区广为栽培。分布于马来西亚、印度尼西亚；我国广东、广西、云南等省区也有栽培。

采收加工 ｜ 每年 4 ～ 6 月及 11 ～ 12 月各采 1 次。早晨摘取成熟果实，剖开果皮、剥去假种皮，再敲脱壳状的种皮，取出种仁用石灰乳浸 1 日后，小火焙干。

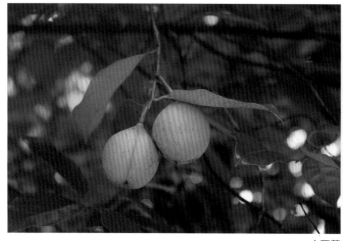
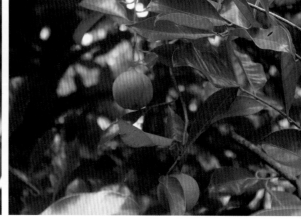

肉豆蔻　　　　　　　　　　　　　　　　肉豆蔻

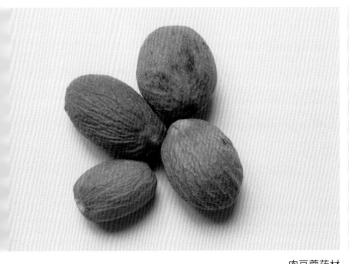

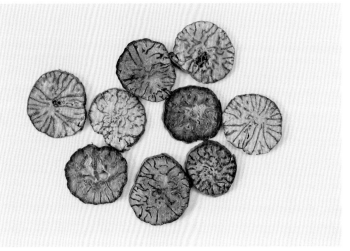

肉豆蔻药材　　　　　　　　　　　　　　　　肉豆蔻饮片

药材鉴别 | 本品呈椭圆形或卵圆形。表面灰棕色或棕色，有网状沟纹，附有白色粉霜。种脐位于宽端，呈浅色圆形突起，合点呈暗凹陷。切面有淡棕色与黄白色相间的大理石状花纹，显油脂。质地坚硬，难破碎。气芳香浓烈，味辛辣而微苦。

性味归经 | 辛，温。归脾、胃、大肠经。

功效主治 | 温脾止泻，行气止痛。本品辛香温燥而涩，有涩而不滞，行而不散之特点，既能温脾涩肠止泻，又能行气止痛。

药理作用 | 肉豆蔻油除有芳香之性外，还具有显著的麻醉性能，对低等动物可引起瞳孔扩大、步态不稳，随之睡眠、呼吸变慢，剂量再大则反射消失。人服 7.5 g 肉豆蔻粉会引起眩晕乃至谵妄与昏睡，曾有服大量肉豆蔻粉而致死的病例报告。

用法用量 | 3 ~ 9g，煎服；散剂 1.5 ~ 3 g。煨用可增强温中止泻作用。

精选验方 |

1. 脾虚泄泻，肠鸣不食　肉豆蔻 1 枚。挖小孔，入乳香 3 小块，以面裹煨，面熟为度，去面，碾为细末，每次 5 g，米饮送下，小儿 0.25 g。

2. 五更泄泻　肉豆蔻 10 g，吴茱萸、五味子各 6 g，补骨脂 8 g。水煎服。

3. 心热，心慌　肉豆蔻、广枣各 15 g，檀香 25 g。制成煮散剂，每次 3 ~ 5 g，每日 1 ~ 3 次，水煎服。

4. 肺热，心赫依热，咳喘，刺痛　肉豆蔻、紫檀香各 20 g，沉香 100 g，檀香、广枣、红花、石膏、北沙参各 40 g。制成散剂，每次 1.5 ~ 3 g，每日 1 ~ 2 次，温开水送服。

5. 消化不良，食积，胃阳衰弱　肉豆蔻、蛇床子、干姜、荜茇、胡椒、石榴、白豆蔻、光明盐、紫硇砂、肉桂各等量。制成散剂，每次 1.5 ~ 3 g，每日 1 ~ 2 次，白糖水送服。

使用禁忌 | 凡湿热泻痢者忌用。

肉桂
ROUGUI

蒙 药 名 | 嘎必拉菌。

别　　名 | 兴萨、桂心、桂皮、扎日图、官桂。

来　　源 | 为樟科植物肉桂 *Cinnamomum cassia* Presl 的干燥树皮。

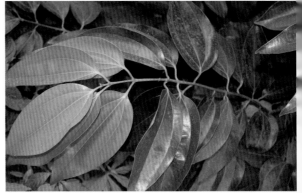

肉桂

识别特征 | 常绿乔木，树皮灰褐色，幼枝多有 4 棱。叶互生，叶片革质，长椭圆形或近披针形，先端尖，基部钝，全缘，3 出脉于背面明显隆起。圆锥花序腋生或近顶生，花小白色，花被 6 片，能育雄蕊 9，子房上位，胚珠 1 枚。浆果椭圆形，长 1 cm，黑紫色，基部有浅杯状宿存花被。花期 6 ～ 8 月，果期 10 ～ 12 月。

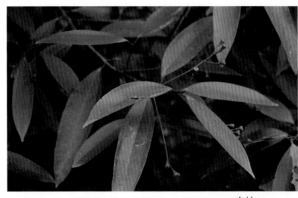

肉桂

生境分布 | 多为栽培。分布于广东、海南、云南等地。

采收加工 | 多于秋季剥取，刮去栓皮，阴干。

药材鉴别 | 本品为不规则的碎块。外表面棕色至红棕色或带灰褐色，粗糙，有细皱纹，可见横向突起的皮孔，有的可见灰白色的斑纹；内表面红棕色，具细纵皱纹，划之显油痕。质硬而脆，易折断，断面不平坦，外层棕色而较粗糙，内层红棕色而油润，两层间可见 1 条黄棕色的线纹。

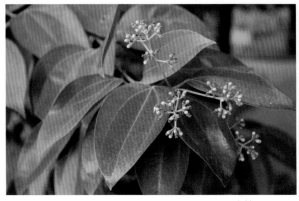

肉桂

性味归经 | 辛、甘，热。归脾、肝、肾、心经。

功效主治 ┃ 补火助阳，散寒止痛，温经通脉。
本品辛散甘补，大热温通，能补命门之火，引火归元
而益阳消阴，又温助脾阳、散寒邪、通经脉，故有此效。

药理作用 ┃ 本品有调节免疫功能、抗脂质过氧
化、扩张血管、降血压、增加消化液分泌、利胆、解热、
镇痛、镇静、抗菌、抗病毒等作用。

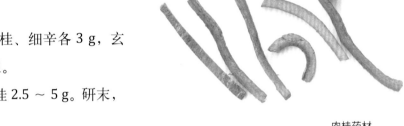

肉桂药材

肉桂药材

用法用量 ┃ 2 ～ 5 g，煎服，宜后下；研末冲服，
每次 1 ～ 2 g。

精选验方 ┃

1. 面赤口烂，腰痛足冷 肉桂、细辛各 3 g，玄
参、熟地黄、知母各 15 g。水煎服。

2. 胃腹冷痛，虚寒泄泻 肉桂 2.5 ～ 5 g。研末，
温开水送服。

3. 老年性支气管肺炎（阳虚型患者） 肉桂 9 g。
捣冲，分 3 次服，症状减轻后改为 6 g，服 3 剂。再每日用肾气丸 18 g，连续调理 1 周。

4. 肾阳虚腰痛 肉桂粉每次 5 g。每日 2 次，3 周为 1 个疗程。

5. 小儿流涎 肉桂 10 g（1 次量）。研成细末，醋调至糊饼状，每晚临睡前贴敷于双侧涌泉穴，
胶布固定，次日晨取下。

6. 神经性皮炎 肉桂 200 g。研细末，装瓶备用。用时根据病损大小，取药粉适量用好
醋调成糊状，涂敷病损处，2 h 后糊干即除掉。若未愈，隔 1 周后如法再涂 1 次。

7. 胃火衰败，精微不化 肉桂、白豆蔻、荜茇各 5 g，石榴 40 g，红花 20 g。制成散剂，
每次 1.5 ～ 3 g，每日 1 ～ 2 次，温开水送服。

8. 寒性泄泻 肉桂、紫硇砂、干姜、荜茇、胡椒各等量。制成散剂，每次 1.5 ～ 3 g，每
日 1 ～ 3 次，温开水送服。

9. 肺痛，多痰 肉桂、栀子、木香、荜茇各 20 g，沙棘 30 g。制成散制，每次 1.5 ～ 3 g，
每日 1 ～ 3 次，温开水送服。

10. 巴达干赫依，胃火衰弱，胃寒痞，心赫依，肾寒症 肉桂、白豆蔻各 150 g，石榴
250 g，荜茇、干姜各 100 g。制成散剂，每次 1.5 ～ 3 g，每日 1 ～ 2 次，温开水送服。

使用禁忌 ┃ 阴虚火旺、里有实热、血热妄行者及孕妇忌用。畏赤石脂。

瑞香狼毒
RUIXIANGLANGDU

蒙 药 名 | 达椤。

别 名 | 少格兴、热扎格。

来 源 | 为瑞香科植物瑞香狼毒 *Stellera chamaejasme* L. 的根。

识别特征 | 多年生草本，高 15 ~ 30 cm，根粗大，圆锥或纺锤形，长 10 ~ 25 cm，根头有多数茎残迹，表面棕色至棕褐色，有纵皱及横向皮孔，断时呈纤维状。茎直立，丛生。单叶，互生，无柄，披针形至椭圆状披针形，长 1.4 ~ 2.8 cm，宽 3 ~ 6 mm，全缘。头状花序顶生，花黄色或白色，稀紫红或紫黑，花被筒细瘦，长 8 ~ 12 mm，下部常为紫色，上端 5 齿，裂片长 2 ~ 3 mm，有紫红网纹，雄蕊 10，2 轮，子房 1 室，顶具黄毛。果圆锥形，为花被管所包。花期 7 ~ 8 月。

生境分布 | 生长于海拔1700 ~ 4600m的草坡、路边。分布于西藏、青海、甘肃、四川等地。

采收加工 | 8 ~ 9 月挖根，洗净，切片，晒干。

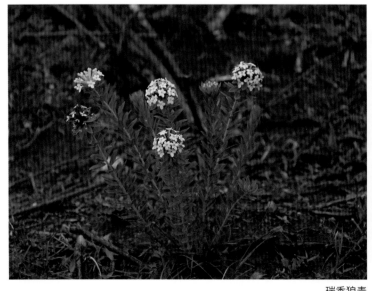

瑞香狼毒

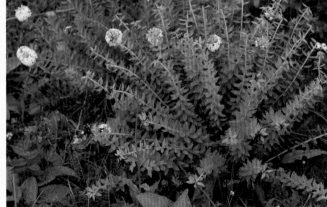

瑞香狼毒

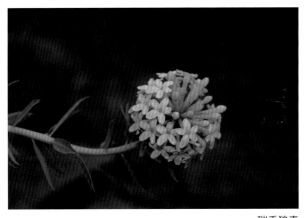

瑞香狼毒

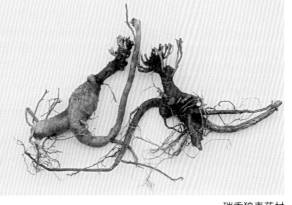

瑞香狼毒药材

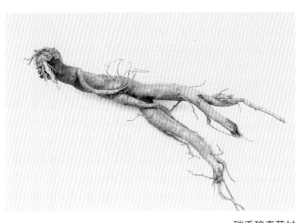

瑞香狼毒药材

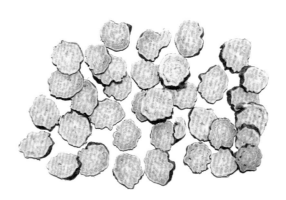

瑞香狼毒药材

药材鉴别 | 根呈纺锤形、圆锥形或长圆柱形，稍弯曲，单一或有分枝，长短不等，根头部有地上茎残迹，表面棕色至棕褐色，有扭曲的纵沟及横生隆起的皮孔和侧根痕，栓皮剥落处露出白色柔软纤维。体轻，质韧，不易折断，断面呈纤维状，皮部类白色，大部淡黄色。气微，味微辛。

性味归经 | 味苦、辛，消化后味苦，性温，效轻、糙。

功效主治 | 清热解毒，消肿，泻火，止溃疡，祛腐生肌。主治内脏痞瘤，瘟疫等。外用：治顽癣，溃疡，跌打损伤。

用法用量 | 内服：研末，0.5 ～ 1 g；或入丸、散。外用：适量，研末调敷。

精选验方 |

1. 黏症，疫热，白喉，炭疽 瑞香狼毒（制）、草乌（制）、胡黄连、多叶棘豆、红花、牛黄、诃子各 5 g，狼毒（制）、藜芦（制）各 10 g。制成丸剂，每次 5 ～ 7 粒，每日 1 次，晚睡前温开水送服。

2. 乳腺肿，痈，腮肿等症 瑞香狼毒、大黄、多叶棘豆、黄精、石菖蒲、姜黄、天门冬、草乌（制）各等量。制成散剂，取适量药粉，以醋、蛋清、水等调和外敷。

三七

SANQI

蒙 药 名 | 冈淖尔。

别　　名 | 宝日、田七、出漆、参三七、三七粉、纳木巴尔。

来　　源 | 本品为五加科植物三七 Panax notoginseng （Burk.） F. H. Chen 的干燥根及根茎。

识别特征 | 多年生草本，高达 60 cm。根茎短，茎直立，光滑无毛。掌状复叶，具长柄，3 ～ 4 片轮生于茎顶；小叶 3 ～ 7 枚，椭圆形或长圆状倒卵形，边缘有细锯齿。伞形花序顶生，花序梗从茎顶中央抽出，花小，黄绿色。核果浆果状，近肾形，熟时红色。花期 6 ～ 8 月，果期 8 ～ 10 月。

生境分布 | 生长于山坡丛林下。分布于云南、广西。

采收加工 | 秋季开花前采挖，洗净，分开主根、支根及茎基，干燥。支根习称"筋条"，茎基习称"剪口"。

药材鉴别 | 本品为类圆形或具多角状的薄片，直径 1 ～ 4 cm。外表皮灰黄色至灰褐色，具纵皱纹，有的可见突出的支根或支根痕。切面灰黄色至灰褐色或灰绿色，粉性或呈角质状，可见一深色环纹和放射状纹理，环纹处常开裂而皮木分离。质硬。气微，味苦回甜。

性味归经 | 甘、微苦，温。归肝、胃经。

功效主治 | 化瘀止血，活血定痛。本品苦泄温通，归肝经走血分，故有化瘀止血、活血定痛之效。

用法用量 | 每次 1 ～ 1.5 g，研末服；3 ～ 10 g，煎服。外用：适量，研末外掺或调敷。

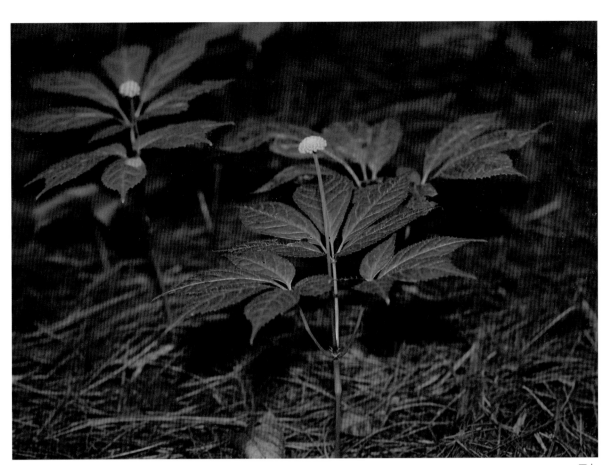

三七

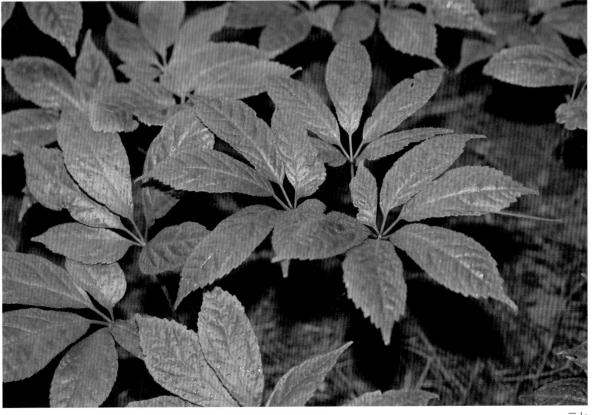

三七

三七

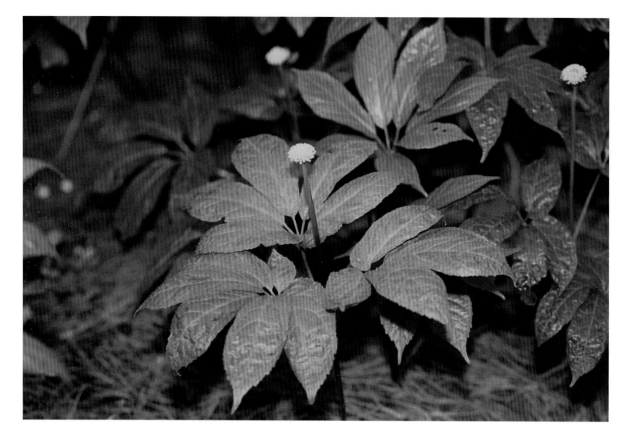

三七

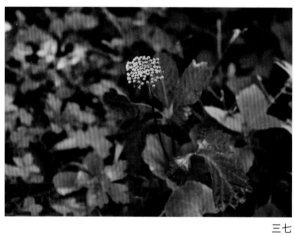

三七

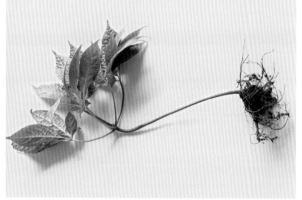

三七药材

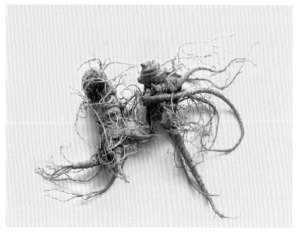

三七药材

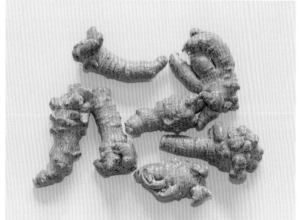

三七药材

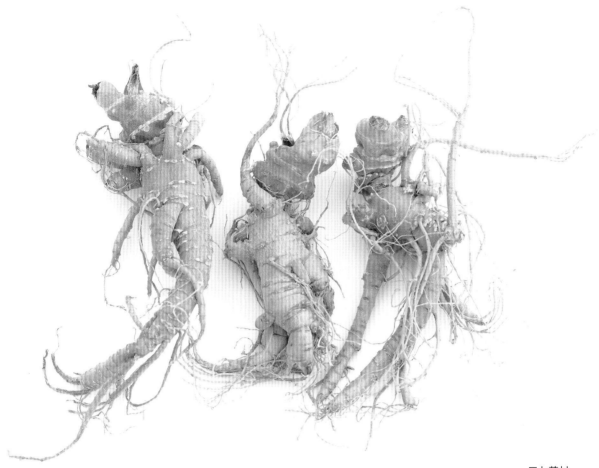

三七药材

精选验方 |

1. 咯血　三七粉 0.5 ～ 1 g。每日 2 ～ 3 次。

2. 外伤出血　三七适量。研极细末外敷，加压包扎。

3. 胃寒胃痛　三七 10 g，玄胡 5g，干姜 3g。水煎代茶饮。

4. 慢性前列腺炎，阴部刺痛　三七粉 3 g。水煎服，每日 2 次。

5. 肺、胃出血　三七 3 g。研细末，淡盐汤或温开水送服。

6. 支气管扩张症、肺结核及肺脓肿等病引起的咯血　三七粉 0.6 ～ 1 g。水煎服，每日 2 ～ 3 次。

7. 大肠下血　三七适量。研末，同淡白酒调 3 ～ 6 g 服。

8. 心绞痛　三七粉适量。每次口服 0.45 g，每日 3 次，重症加倍。

9. 赤痢，血痢　三七 9 g。研细末，米泔水调服。

10. 跌打损伤　三七末 9 g。热黄酒 90 ml，用温开水，热黄酒睡时吞服。重则每日 2 次，轻则 1 次。

11. 无名肿毒，疼痛不止　三七适量。磨米醋调涂，已破者，研末干涂。

使用禁忌 |　孕妇慎用。

三七

桑椹

SANGSHEN

蒙 药 名 伊拉玛。

别　　名 达日兴、桑椹子、黑桑椹、达日兴布如。

来　　源 为桑科植物桑 *Morus alba* L. 的干燥果穗。

识别特征 落叶乔木，偶有灌木。根系主要分布在 40 cm 的土层内，少数能深入土中 1 m 至数 m。枝条初生时称新梢，皮绿色；入秋后呈黄褐、深褐或灰褐等颜色。枝条有直立、开展或垂卧等形态，其长短粗细、节间稀密、发条数多少等，均与品种有关。桑树的叶互生。形态因品种不同而异，有心脏形、卵圆形或椭圆形等；裂叶或不裂叶；叶缘有不同形状的锯齿；叶基呈凹形或楔形；叶尖锐、钝、尾状或呈双头等。叶片的大小厚薄除与品种有关外，还因季节及肥水情况而有不同，一般春季叶形小，夏秋季叶形大，肥水充足时叶大而厚。桑树的花单性，偶有两性花，花序雌雄同株或异株。花柱有长短之分，柱头 2 裂，有茸毛或突起，是桑树分类的依据。果实为多肉小果，聚集于花轴周围呈聚花果，称桑椹。成熟桑椹紫黑色，偶有白色，内含扁卵形、黄褐色种子。花期 3 ~ 5 月，果期 5 ~ 6 月。

生境分布 生长于丘陵、山坡、村旁、田野等处，多为人工栽培。分布于四川、江苏、浙江、山东、安徽、辽宁、河南及山西等地。

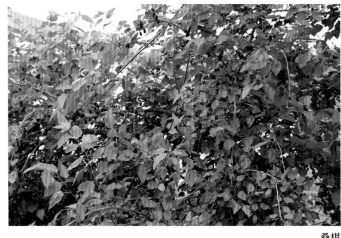
桑椹

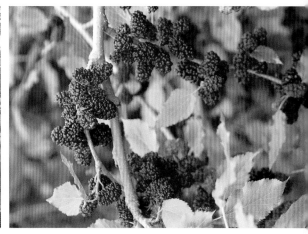
桑椹

采收加工｜ 4～6 月果实变红时采收，晒干，或略蒸后晒干。

药材鉴别｜ 本品为许多小瘦果集合而成的长圆形果穗。黄棕色、棕红色或暗紫色。气微，味微酸而甜。

性味归经｜ 甘，寒。归心、肝、肾经。

功效主治｜ 滋阴、补血、生津、润肠通便。本品味甘性寒，药性平和，质地柔润，为平补肝肾阴血之品，又能生津止渴，润肠通便。

药理作用｜ 本品有激发淋巴细胞转化的作用，还能提高 T 细胞的数量和质量，提高免疫球蛋白水平，增强吞噬细胞活性，促进免疫功能。可刺激肠黏膜，使肠液分泌增多，增强肠蠕动。

用法用量｜ 10～15 g，煎服。

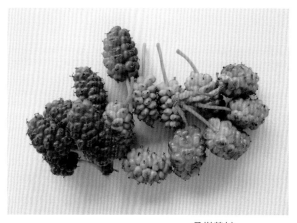

桑椹药材

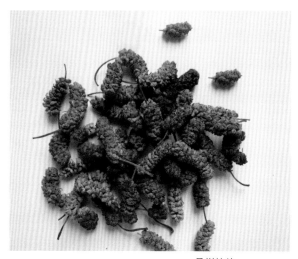

桑椹饮片

精选验方｜

1. 风湿性关节疼痛、麻痹不仁以及各种神经痛 鲜黑桑椹 30～60 g。水煎服；或桑椹膏。每服一匙，以温开水和少量黄酒冲服。

2. 闭经 桑椹 15 g，红花 3 g，鸡血藤 12 g。加黄酒和水煎，每日 2 次温服。

3. 贫血 鲜桑椹 60 g，桂圆肉 30 g。炖烂食，每日 2 次。

4. 阴虚血热之白发、脱发 桑椹子、熟地黄各 30 g，紫草 10 g，红花、牡丹皮各 5 g，乌骨鸡 1 只（约 1000 g）。用料洗净，放入乌骨鸡腹腔里，清水煮至鸡肉熟烂食用。

5. 自汗，盗汗 桑椹、五味子各 10 g。水煎服，每日 2 次。

6. 肠燥便秘 桑椹 50 g，肉苁蓉、黑芝麻各 15 g，炒贝壳 10 g。水煎服，每日 1 剂。

7. 阴血亏虚所致的须发早白、头目晕眩，女子月经不调、闭经 桑椹、蜂蜜各适量。将桑椹水煎取汁，小火熬膏，加入蜂蜜拌匀饮服，每次 10～15 g，每日 2～3 次。

8. 阴虚水肿，小便不利，关节作痛，口渴，发白 桑椹 100 g，黄酒 500 ml。将桑椹置黄酒中密封浸泡 1 周后按量服用。

9. 肠道津液不足所致的大便干燥 桑椹 40 g，冰糖 20 g。用开水冲泡饮用。

使用禁忌｜ 脾虚便溏者忌用。

桑椹

砂仁
SHAREN

蒙 药 名 | 乌兰。

别 名 | 缩砂仁、春砂仁、阳春砂。

来 源 | 本品为姜科多年生草本植物阳春砂 *Amomum villosum* Lour. 等的干燥成熟果实。

识别特征 | 多年生草本，株高 1.2 ～ 2 m。根茎圆柱形，匍匐于地面，节上具鞘状膜质鳞片。茎直立，圆柱形。叶无柄或近无柄；叶舌半圆形，长 3 ～ 5 mm，棕红色或有时绿色；叶 2 列，叶片狭长椭圆形或披针形，长 15 ～ 40 cm，宽 2 ～ 5 cm，先端尾尖，基部渐狭或近圆形，全缘，两面无毛或有时下面有微毛。总花梗长 3 ～ 10 cm，被细柔毛；鳞片膜质，先端钝圆，基部常连合成管状。穗状花序椭圆形，总苞片膜质，长椭圆形；花萼管状，白色，先端具 3 浅齿；花冠管细长；唇瓣圆匙形，中央部分稍加厚，呈现淡黄色或黄绿色，间有红色斑点，先端 2 浅裂，反卷；侧生退化雄蕊 2，位于唇瓣的基部，呈乳头状突起；雄蕊 1，药隔附属体 3 裂，花丝扁平，较花药略短，子房被白色柔毛。蒴果椭圆形，

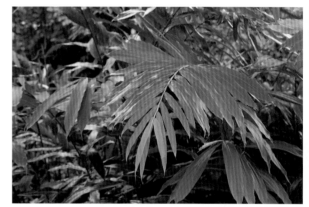

阳春砂

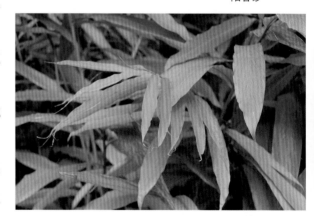

阳春砂

具不分枝的软刺，棕红色。种子多数，聚成一团，有浓郁的香气。花期 3 ～ 5 月，果期 7 ～ 9 月。

生境分布 | 生长于气候温暖、潮湿、富含腐殖质的山沟林下阴湿处。阳春砂分布于我国广东、广西等地。海南砂分布于海南、广东及湛江地区。缩砂分布于越南、泰国、印度尼西亚等地。以阳春砂质量为优。

采收加工 | 夏、秋二季果实成熟时采收，晒干或低温干燥。用时，打碎生用。

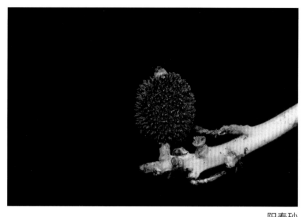

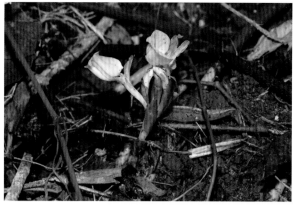

阳春砂　　　　　　　　　　　　　　　阳春砂

药材鉴别┃ 本品呈椭圆形或卵圆形或卵形，有不明显的三棱。表面红棕色或棕褐色，密生刺状突起，顶端有花被残基，基部常有果梗。果皮薄而软。种子集结成团，具三钝棱，中有白色隔膜，将种子团分成3瓣，每瓣有种子5～26粒。种子呈不规则多角形，表面棕红色或暗褐色，有细纵纹，外被淡棕色膜质假种皮；质硬，胚乳灰白色。气芳香而浓烈，味辛凉、微苦。

性味归经┃ 辛，温。归脾、胃经。

功效主治┃ 化湿行气，温中止泻，止呕安胎。本品辛散温通以行气，芳香而化湿，入脾胃温中焦而止泄泻，温胃则止呕吐。呕吐止，脾胃和，则胎气自安，故有化湿行气、温中止泻、止呕安胎之效。

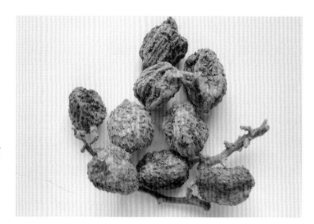

砂仁药材

用法用量┃ 5～10 g，煎服，宜后下。

精选验方┃

1. 胎动不安　砂仁5 g，紫苏梗9 g，莲子60 g。先将莲子以净水浸泡半天，再入锅中加水炖煮至九成熟时，加入紫苏梗、砂仁，用小火煮至莲子熟透即可，吃莲子喝汤，每日1剂，连用5～7日。

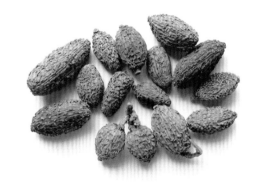

砂仁饮片

2. 妊娠呕吐　砂仁适量。研为细末，每次6 g，姜汁少许，沸汤服。

3. 水肿　砂仁、蝼蛄各等份。焙燥研细末，每次3 g，以温黄酒和水各半送服，每日2次。

4. 乳腺炎　砂仁末适量。与少许糯米饭拌匀，搓成花生米大小，外裹以消毒青布，塞鼻孔。右侧乳腺炎塞左鼻，左侧乳腺炎塞右鼻，或左右交替每隔12h更换1次。一般用1周可愈。

5. 痛经　砂仁、木香（后下）各10 g，乌药、香附、生姜各15 g。水煎服。

使用禁忌┃ 阴虚内热者禁服。

砂仁

山豆根

SHANDOUGEN

蒙 药 名 | 桌林。

别　　名 | 您巴、豆根、黄结、广豆根、小黄连、南豆根、山大豆根。

来　　源 | 本品为豆科蔓生性矮小灌木植物越南槐 *Sophora tonkinensis* Gagnep. 的干燥根及根茎。

识别特征 | 本品为灌木，高 1 ～ 2 m。羽状复叶互生，小叶 11 ～ 17，卵形或长圆状卵形，长 1 ～ 2.5 cm，宽 0.5 ～ 1.5 cm，顶端一小叶较大，上面疏生短柔毛，下面密生灰棕色短柔毛；小叶柄短，被毛。总状花序顶生及腋生，有毛；花萼阔钟形；花冠蝶形，黄白色；雄蕊 10；子房密生柔毛，花柱弯曲，柱头上簇生长柔毛。荚果连珠状。花期 5 ～ 6 月，果期 7 ～ 8 月。

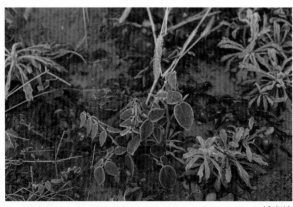
越南槐

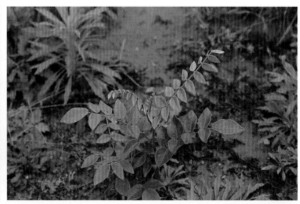
越南槐

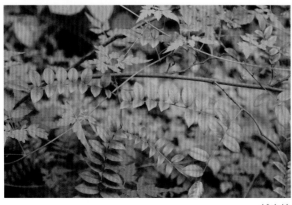
越南槐

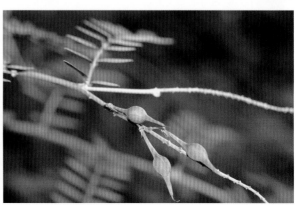
越南槐果枝

生境分布 | 生长于坡地、平原等地。分布于广西、广东、江西、贵州等省区。

采收加工 | 全年可采，以秋季采者为佳，除去杂质，洗净，干燥。

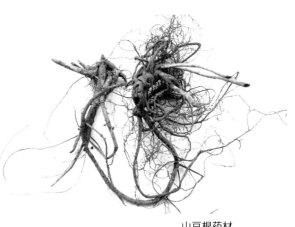

山豆根药材

药材鉴别 | 本品呈不规则的结节状，顶端常残存茎基，其下着生根数条。根呈长圆柱形，常有分枝，长短不等。表面棕色至棕褐色，有不规则的纵皱纹及突起的横向皮孔。质坚硬，难折断，断面皮部浅棕色，木部淡黄色。有豆腥气，味极苦。

性味归经 | 苦，寒。归肺、胃经。

功效主治 | 清热解毒，利咽消肿。本品苦寒，性善泄降下行，能清泻肺胃之火而有此功，为治喉症之要药。

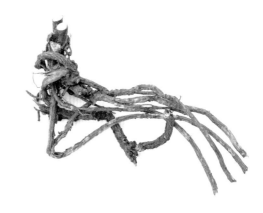

山豆根药材

用法用量 | 3～10g，煎服。外用：适量。

精选验方 |

1. 急性咽喉炎，扁桃体炎 山豆根、板蓝根各10g，金银花、连翘各12g，桔梗6g，甘草5g。水煎服。

2. 慢性咽炎 山豆根、板蓝根、玄参各30g，麦门冬、生地黄、牛蒡子、黄芩各15g，桔梗、橘红各12g。水煎服。

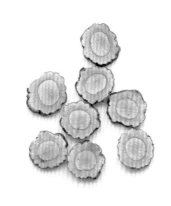

山豆根药材

3. 咽喉肿痛，口舌生疮，大便不通 山豆根12g，芒硝、大黄、升麻各6g。水煎服。

4. 猩红热 山豆根60g，野菊花120g。水煎取药汁，每日1剂，10岁以上者顿服，3岁以下分3次服用。

5. 中、晚期支气管肺癌 山豆根、生黄芪各20g，南沙参、北沙参、太子参、玄参各12g，麦冬、三棱、莪术各9g，象贝母、女贞子各15g，蜈蚣3条。水煎取药汁，每日1剂，分2次服用。

使用禁忌 | 本品大苦大寒，过量服用易引起呕吐、腹泻、胸闷、心悸等副作用，故用量不宜过大。

山奈
SHANNAI

蒙药名 | 查干。

别　名 | 嘎札、三奈、山奈根。

来　源 | 本品为姜科植物山奈 *Kaempferia galanga* L. 的干燥根茎。

识别特征 | 多年生宿根草本。块状根茎，单生或数枚连接，淡绿色或绿白色，芳香；根粗壮。无地上茎。叶2枚，几乎无柄，平卧地面上；圆形或阔卵形，长8～15 cm，宽5～12 cm，先端急尖或近钝形，基部阔楔形或圆形，质薄，绿色，有时叶缘及尖端有紫色渲染；叶脉10～12条；叶柄下延成鞘，长1～5 cm。穗状花序自叶鞘中出生，具花4～12朵，芳香；苞片披针形，绿色，长约2.5 cm，花萼与苞片等长；花冠管细长，长2.5～3 cm；花冠裂片狭披针形，白色，长1.2～1.5 cm；唇瓣阔大，径约2.5 cm，中部深裂，2裂瓣顶端各微凹白色，喉部紫红色；侧生的退化雄蕊花瓣状，倒卵形，白色，长约1.2 cm；药隔宽，顶部与方形冠筒连生；子房下位，3室，花柱细长，基部具2细长棒状附属物，柱头盘状，具缘毛。果实为蒴果。花期8～9月。

生境分布 | 分布于我国台湾、广东、广西、云南等地。

采收加工 | 冬季采挖，洗净，除去须根，切片，晒干。

药材鉴别 | 本品呈圆形或近圆形块状。外皮浅褐色或黄褐色，皱缩，有的有根痕或残存须根。切面类白色，粉性，常鼓凸，质脆。气香特异，味辛辣。

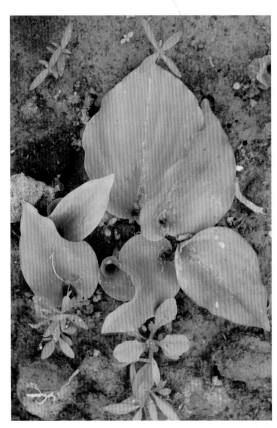

山奈

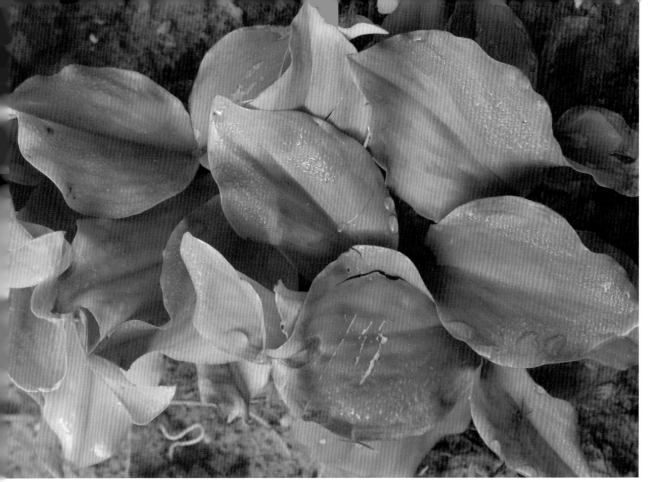

山柰

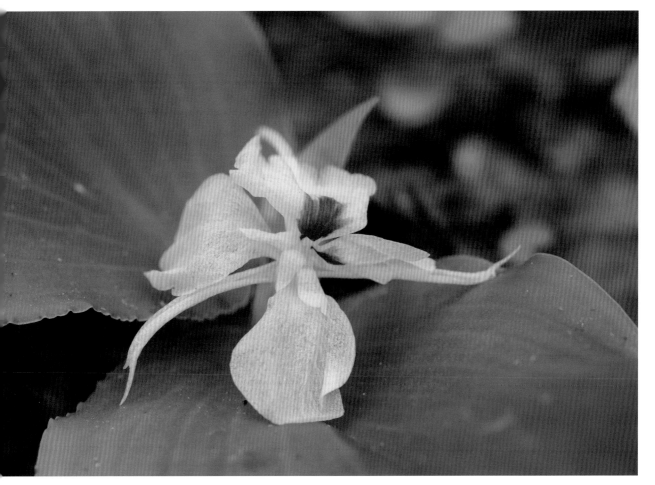

山柰

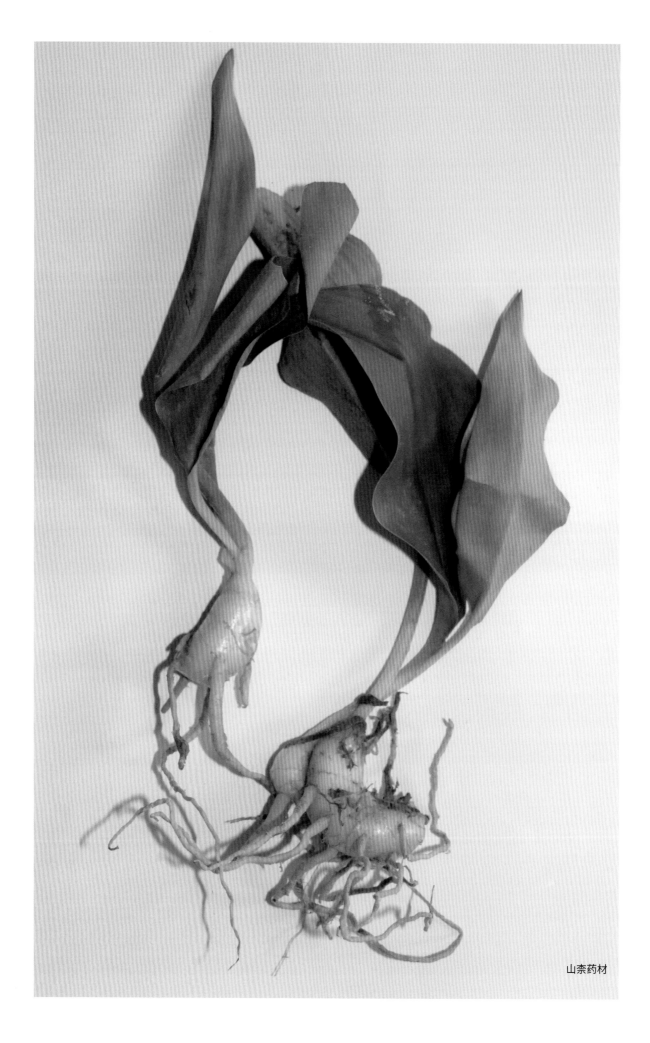

山柰药材

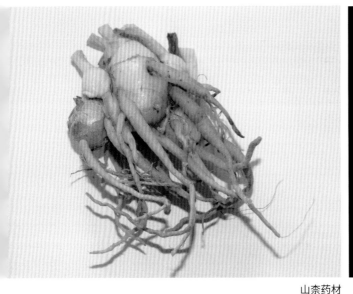

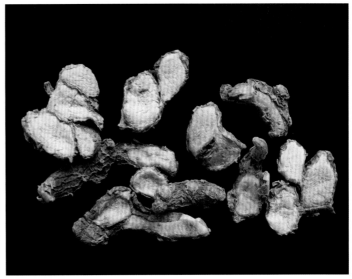

山奈药材 山奈饮片

性味归经 ｜ 辛，温。归胃经。

功效主治 ｜ 温中行气，健胃止痛。本品辛行温通，专入胃经，故有温中行气、健胃止痛之效。

用法用量 ｜ 3～6g，煎汤。外用：适量。

精选验方 ｜

1.心腹冷痛 山奈、丁香、当归、甘草各等份。共为细末，醋糊丸，如梧桐子大，每服30丸，酒下。

2.感冒食滞、胸腹胀满、腹痛泄泻 山奈15g，山苍子根6g，南五味子根9g，乌药4.5g，陈茶叶3g。研细末，每次15g，开水泡或水煎数沸后取汁服。

3.一切牙痛 山奈6g（用面裹煨熟），麝香1.5g。研为细末，每次1g，口含温水，搽于牙痛处，漱口吐去。

4.风虫牙痛 山奈、甘松各3g，肥皂荚1个（去心）。将山奈、甘松内入肥皂荚中，花椒、盐不限量，以塞满肥皂荚为度，用面粉包裹，烧红，研为末，每日擦牙。

5.面上雀斑 山奈子、鹰粪、蜜陀僧、蓖麻子各等份。研匀，以乳汁调之，夜涂旦洗去。

6.胃火衰败，消化不良，胸口巴达干症，铁垢巴达干症 万年灰（制）100g，山奈、紫硇砂、沙棘、荜茇各5g。制成水丸，每次2～3g，每日1～2次，温开水送服。

7.妇女血证，血痞 山奈、木香、沙棘各5g，火硝（制）、硼砂（制）各10g，贝齿（制）15g。制成散剂，每次1.5～3g，每日1～2次，温开水送服。

8.闭经 山奈、血竭各15g，苏木20g，硇砂（制）7.5g。制成煮散剂，每次3～5g，每日1～2次，水煎服。

使用禁忌 ｜ 阴虚血亏、胃有郁火者忌用。

山奈

蛇床子

SHECHUANGZI

蒙 药 名 | 呼西格图。

别　　名 | 拉拉普德。

来　　源 | 为伞形科植物蛇床 *Cnidium monnieri*（L.）Cuss. 的成熟果实。

识别特征 | 一年生草木，高 30 ~ 80 cm。根圆锥状，细长。茎多分枝，疏生细柔毛。下部叶片长 3 ~ 8 cm，宽 2 ~ 5 cm，二至三回三出式羽状全裂，末回裂片狭线形或线状披针形，长 2 ~ 10 mm，边缘和脉上粗糙；叶柄长 4 ~ 8 cm。复伞形花序，直径 2 ~ 3 cm，总苞片 6 ~ 10，线形，长约 5 mm，边缘膜质，具细睫毛；伞辐 8 ~ 30 cm，不等长，长 0.5 ~ 2 cm；小总苞片多数，线形，边缘具细睫毛；小伞形花序具花 15 ~ 20，花白色，萼齿无，花瓣先端具内折小舌片，花柱基略隆起。分生果长圆形，长 1.5 ~ 3 mm，宽 1 ~ 2 mm，横剖面近五角形，主棱 5，均扩大成翅，胚乳腹面平直。花期 4 ~ 7 月，果期 6 ~ 10 月。

生境分布 | 生长于田边、路旁、草地及河边湿地。分布于全国各地。

采收加工 | 7 ~ 8 月采收成熟果实，晾干。

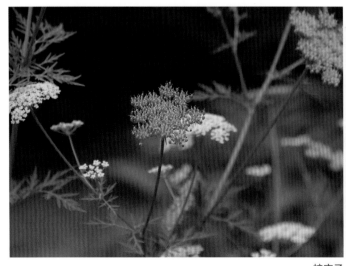
蛇床子

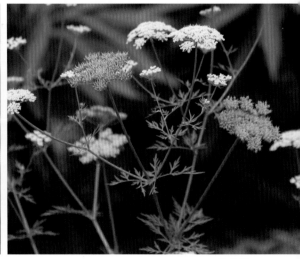
蛇床子

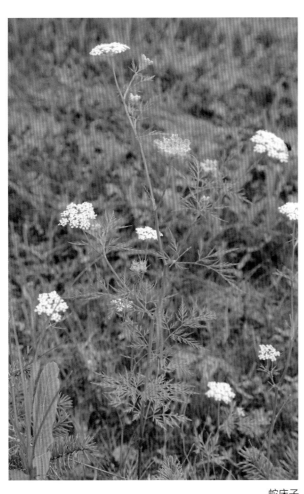

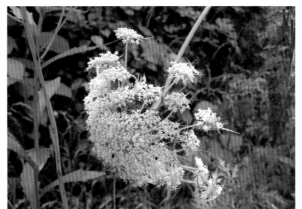

蛇床子

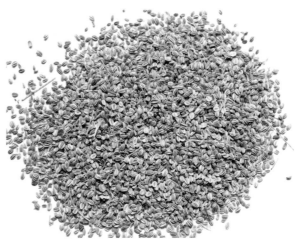

蛇床子

蛇床子药材

药材鉴别 双悬果细小，呈椭圆形，长约 2 mm，直径约 1.5 mm，表面灰棕色，顶端有 2 枚向外弯曲的线形柱基，基部有小果柄，分果略呈半球形，背面有翅状突起的纵脊线 5 条，合生面平坦，果皮松脆，种子细小；具松节油样香气，味辛凉，有麻舌感。以颗粒饱满、色灰黄、香气浓者为佳。

性味归经 味辛，性温。

功效主治 祛寒，消食。主治胃寒腹胀，消化不良等。

用法用量 内服：研末，3 ～ 6 g；或入丸、散。

精选验方

1. 胃寒，胃胀，消化不良 蛇床子、小米辣、豆蔻、紫硇砂、荜茇、黑种草籽各 20 g，石榴子 30 g，肉桂 15 g，藏木通 25 g。同捣罗为细粉，过筛，混匀制散；或用水泛丸，每日 1 次，每次 2.5 ～ 3 g。

2. 胃寒，腹胀，腹鸣，食欲不振 蛇床子 20 g，五味子、石榴子、芫荽果各 15 g，沙棘膏、干姜、侧柏子各 10 g。共研细，过筛，混匀制散或用水泛丸，每日 2 次，每次 1.5 ～ 2 g。

蛇床子

蛇蜕

SHETUI

蒙 药 名 | 毛盖音。

别　　名 | 蛇皮、蛇退、长虫皮、龙衣、布柔勒巴格。

来　　源 | 为游蛇科动物乌梢蛇 *Zaocys dhumnades*（Cantor）等蜕下的干燥表皮膜。

识别特征 | 全长可达 2 m 以上。头扁圆，头部和颈部分界不明显。吻鳞从背面可以看到。鼻间鳞宽大于长，其与吻鳞的缝合线远短于鼻鳞的缝合线。前额鳞大，两鳞间的缝合线等于从其前缘至吻端的距离，宽大于长，外缘包至头侧；额鳞前大后小，长与鼻间鳞和前额鳞的和相等。眼上鳞宽大，长与其额鳞前缘至吻端的距离相等。鼻孔椭圆形，位于 2 鼻鳞中间。颊鳞 1 片，与第 2、3 片上唇鳞相接。眼前鳞 2 片，上缘包至头背；眼大，眼后鳞 2 片。颞鳞前后列各 2 片，前列的狭而长。上唇鳞 8 片，第 4、5 两片入眼，第 6 片最大。前颏鳞比后颏鳞短，与前 5 片下唇鳞相接。后颏鳞与第 1 腹鳞间有小鳞 1 对。下唇鳞 11 片，第 6 片最大。体鳞 14～16 行，背中央 2～6 行起棱。腹鳞 186～205 片，肛鳞 2 裂，尾下鳞 101～128 对。尾部渐细。体呈青灰褐色，各鳞片的边缘黑褐色。背中央的 2 行鳞片呈黄色或黄褐色，其外侧的 2 行鳞片则成黑色纵线。上唇及喉部淡黄色。腹面灰白色，其后半部呈青灰色。

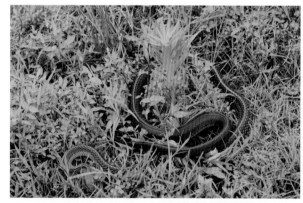

乌梢蛇

生境分布 | 分布于安徽、江苏、浙江、福建、广东、江西、湖北、四川、云南等地。

采收加工 | 全年皆可收集，但以 3～4 月间最多。取得后抖去泥沙，晒干或晾干。

药材鉴别 | 本品呈圆筒形，多压扁而皱缩，

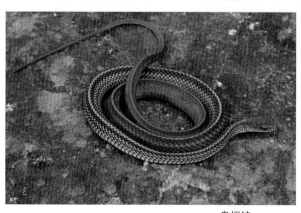

乌梢蛇

完整者形似蛇，长可达1米以上。背部银灰色或淡灰棕色，有光泽，鳞迹菱形或椭圆形，衔接处呈白色，略抽皱或凹下；腹部乳白色或略显黄色，鳞迹长方形，呈覆瓦状排列。体轻，质微韧，手捏有润滑感和弹性，轻轻搓揉，沙沙作响。气微腥，味淡或微咸。以润滑感和弹性强者为佳。

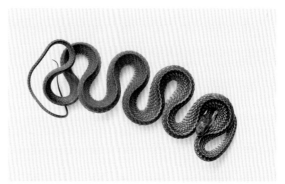

乌梢蛇

性味归经 | 甘、咸，平；有毒。归肝经。

功效主治 | 祛风，定惊，退翳，止痒，解毒消肿。主治惊痫抽搐，角膜翳障，风疹瘙痒，喉痹，口疮，龈肿，聤耳，痈疽，疔毒，瘰疬，恶疮，烫伤。

药理作用 | 蛇蜕水提取物对实验性大鼠的白细胞游走、足跖浮肿、血管通透性亢进及红细胞溶血均具有抑制作用，还具有较强抗炎作用。本品急性毒性试验显示无明显的毒性。

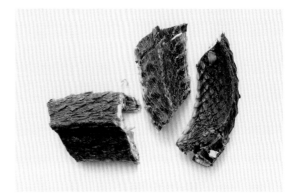

蛇蜕饮片

用法用量 | 2～3g。内服：煎汤，研末服，0.3～0.6g。外用：适量，煎汤洗涤或研末调敷。

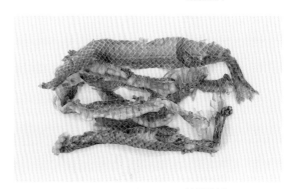

蛇蜕药材

精选验方 |

1. 脑囊虫病 蛇蜕适量。研成细粉，开水送服，每次3g，每日2次，同时配服大戟汤（槟榔、大戟、木瓜、钩藤）。

2. 流行性腮腺炎 蛇蜕6g（成人及12岁以上儿童用量加倍）。洗净切碎，加鸡蛋2只搅拌，用油炒熟（可加盐），1次服。

3. 睑腺炎 将完整的蛇蜕置于陈醋内浸泡，数日后取出剪成约5mm×8mm的小块，贴敷局部，上盖浸有醋的棉片，固定，24h换药1次，至痊愈为止。

4. 中耳炎 蛇蜕适量。烧成灰研末，调以麻油。同时先以双氧水洗净患耳，擦干后用棉棒蘸药涂于患部，每日或隔日1次。

5. 喉癌 蛇蜕、蜂房、全蝎、射干、山豆根、桔梗、石斛各9g，麦冬15g，北沙参30g，玄参18g，生甘草3g。水煎取药汁，每日1剂，分2次服用。

6. 热毒蕴结型乳腺癌 蛇蜕、全蝎、蜂蜜各30g。晒干或烘干，碾成细粉，混合均匀，瓶装备用。口服，每日3次，每次6g。

使用禁忌 | 孕妇忌服。

蛇蜕

射干

SHEGAN

蒙 药 名 | 协日。

别　　名 | 扁竹、老君扇、布射勒泽。

来　　源 | 为鸢尾科植物射干 *Belamcanda chinensis*（L.）DC. 的根茎。

识别特征 | 多年生草本植物，高达 80 cm。根茎横走，略呈结节状，外皮鲜黄色。叶 2 列，嵌叠状排列，宽剑形，扁平，长达 60 cm。茎直立。伞房花序顶生，二歧状，苞状膜质；花橘黄色，花被 6，基部合生成短筒，外轮开展，散生暗红色斑点，内轮与外轮相似；雄蕊 3，着生于花被基部；花柱棒状，顶端 3 浅裂，被毛。蒴果倒卵圆形，熟时 3 裂，果瓣向内弯曲。种子近球形，黑色，有光泽。花期 7～9 月，果期 8～10 月。

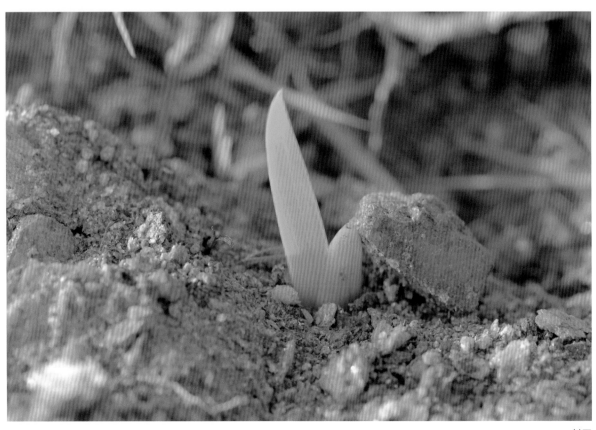

射干

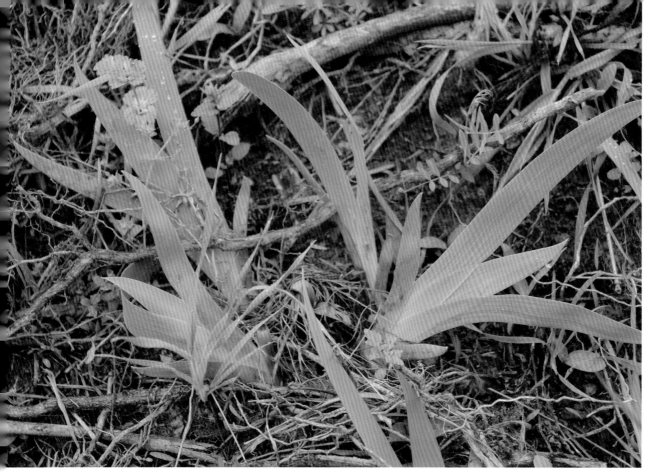

射干

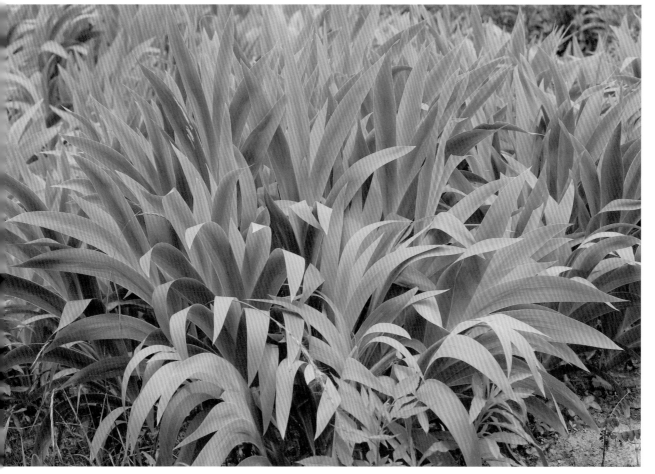

射干

射干

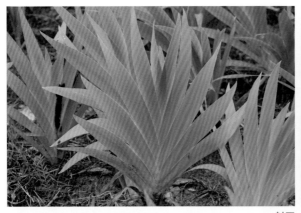

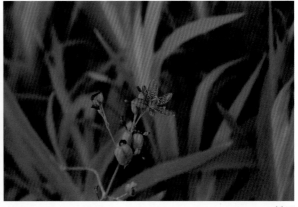

射干　　　　　　　　　　　　　　　射干

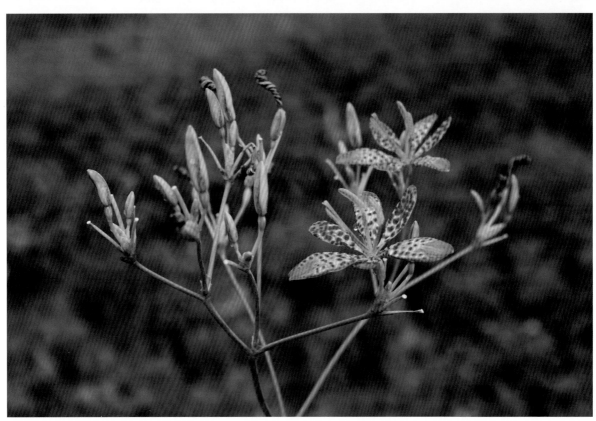

射干

生境分布 | 生长于山坡、草丛、路旁向阳处。分布于贵州、湖北、河南、江苏、浙江、安徽、湖南、广东、广西、云南等省区。

采收加工 | 栽后2～3年收获，春、秋二季挖掘根茎，洗净泥土，晒干，搓去须根，再晒至全干。

药材鉴别 | 根茎呈不规则结节状，有分枝，长3～10 cm，直径1～2 cm。表面黄棕色、暗棕色或黑棕色，皱缩不平，有明显的环节及纵纹。上面有圆盘状凹陷的茎痕，有时残存有茎基；下面及两侧有残存的细根及根痕。质硬，折断面黄色，颗粒性。气微，味苦、微辛。以粗壮、质硬、断面色黄者为佳。

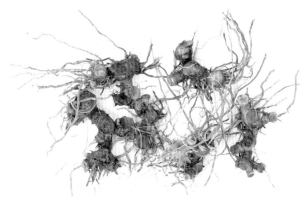

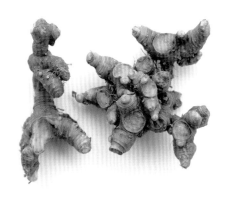

射干药材

射干药材

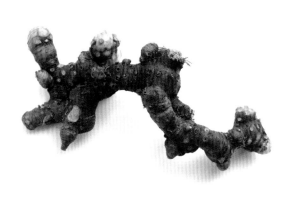

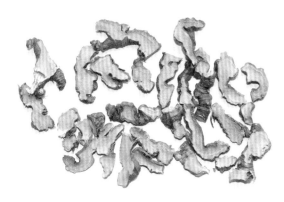

射干药材

射干药材

性味归经 | 性冷，味苦。归热经。

功效主治 | 清热解毒，祛痰利咽，消瘀散结。主治咽喉肿痛，痰壅咳喘，瘰疬结核，疟母癥瘕，痈肿疮毒。

用法用量 | 内服：煎汤，6～15 g；或入丸、散。

精选验方 |

1. 咽喉疼痛，牙根肿痛 射干、车前草、朱砂根各10 g。水煎服。

2. 咽喉肿疼 射干10 g，八爪金龙15 g。水煎服。

3. 龈根肿痛 射干10 g，马鞭草15 g。水煎服。

4. 乳糜尿 射干15 g。水煎加入白糖适量，每日分3次口服；或制成水丸，每次4 g，每日3次，饭后服，10日为1个疗程。

5. 水田皮炎 射干750 g。加水13000 ml，煎煮1 h后，过滤，加食盐120 g，待药液温度在30℃～40℃时涂洗患处。

6. 包如病增盛期 射干、土木香、木香、巴沙嘎各等量。制成煮散剂，每次3～5 g，每日1～2次。

射干

315

麝香
SHEXIANG

蒙药名 | 札阿日。

别 名 | 宝日、当门子、拉尔泽、乌奴日图、孜玛给达。

来 源 | 为鹿科动物林麝 *Moschus berezovskii* Flerov、马麝 *Moschus sifanicus* Przewalski 或原麝 *Moschus moschiferus* Linnaeus 成熟雄体香囊中的干燥分泌物。

识别特征 | 体形小，长 65 ~ 95 cm，体重 8 ~ 13kg。体毛粗硬，曲折如波浪状，易折断。雌雄均无角。耳长直立，上部圆形。眼大，吻端裸露，无眶下腺，雄兽上犬齿发达，露出唇外，向下微曲。四肢细长，后肢较前肢长；主蹄狭尖，侧蹄显著，尾短，雄兽有香腺囊，囊内分泌麝香，外部略隆起；香囊外毛细短，稀疏，皮肤外裸，囊的外皮中央有两小口，在前面的为香囊口，在后面的为尿道，口外都有细毛一撮。体毛深棕色，体背体侧较深，腹毛较淡，下颌白色，颈两侧各有白色毛延至腋下，呈两条白带纹，颈背、体背有土黄色斑点，排列成四、五纵行，在腰及臀部两侧的斑点，明显而密集。

生境分布 | 栖息于多岩石的针叶林和针、阔混交林中。分布于四川、西藏、云南、陕西、内蒙古等地。

采收加工 | 野麝多在冬季至次春猎取，猎获后，割取香囊，阴干，习称"毛壳麝香"；剖开香囊，除去囊壳，习称"麝香仁"。家麝直接从其香囊中取出麝香仁，阴干或用干燥器密闭干燥。

药材鉴别 | 麝香仁：野生者质软，油润，疏松；其中不规则圆球形或颗粒状者习称"当门子"，表面多呈紫黑色，油润光亮，微有麻纹，断面深棕色或黄棕色；粉末状者多呈棕褐色或黄棕色，并有少量脱落

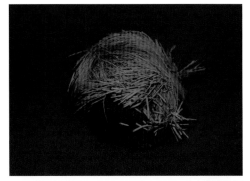

麝香药材

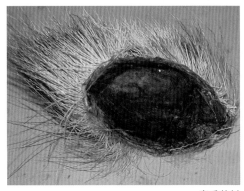

麝香药材

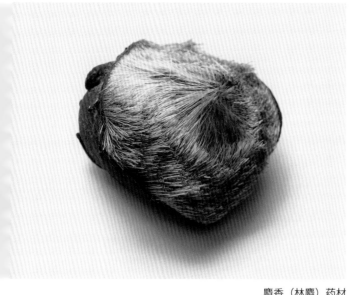
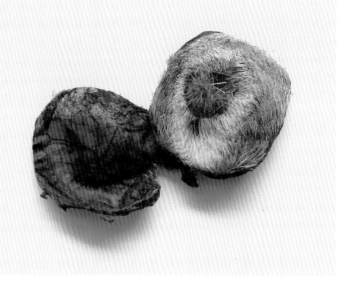

麝香（林麝）药材　　　　　　　　　　　　　　麝香（林麝）药材

的内层皮膜和细毛。饲养麝香仁呈颗粒状、短条形或不规则的团块；表面不平，紫黑色或深棕色，显油性，微有光泽，并有少量毛和脱落的内层皮膜。气香浓烈而特异，味微辣、微苦。

性味归经｜ 辛，温。归心、脾经。

功效主治｜ 开窍醒神，活血通经，消肿止痛，催产。主治中风，痰厥，窍闭神昏等。

药理作用｜ 本品对中枢神经系统的影响：小剂量麝香及麝香酮对中枢神经系统具有兴奋作用，大量则可抑制；可以显著地减轻脑水肿，增强中枢神经系统对缺氧的耐受性，改善脑循环；麝香还具有神经胶质成熟因子样作用。

用法用量｜ 0.03～0.1 g，入丸、散服，不入煎剂。外用：0.3～0.6 g，研末入药膏中敷贴。

精选验方｜

1. 昏迷不醒　麝香0.03 g，大葱适量。切碎，用纱布包裹，将麝香放脐窝内，将大葱放在脐上，温敷。

2. 腹痛　麝香0.03 g，小茴香21 g，泡姜15 g，吴茱萸12 g。共研粗末，用烧酒调和，纱布包好，放在脐上，用艾柱或艾条灸。

3. 脉管炎　麝香0.65 g，白胡椒10 g，香油120 ml。将香油倒入锅内，以小火烧至油沸，放入白胡椒炸至微黄色，然后将油倒入放有麝香的瓷罐内，密封，药油即成。以药棉球蘸药油少许涂敷患处，然后盖上纱布，用胶布固定。每日换1次，7～10日为1个疗程。

4. 毛囊炎　麝香、肉桂、胡椒各3 g，雄黄30 g。共研极细末，装瓶备用，用时，取药末掺在膏药内，外敷。

使用禁忌｜ 孕妇及虚脱者禁用。

麝香

石膏
SHIGAO

蒙 药 名 | 朝伦。

别　　名 | 道竹冈、煅石膏、生石膏、呼勒特格讷。

来　　源 | 为硫酸盐类矿物硬石膏族石膏，主含含水硫酸钙（$CaSO_4 \cdot 2H_2O$）。

识别特征 | 为纤维状的结晶聚合体，呈长块状或不规则块状，大小不一。全体白色、灰白色或淡黄色，有白色、半透明或夹有蓝灰色或灰黄色片状杂质。体重、质脆，易纵向断裂，手捻能碎，纵断面具纤维状纹理，并有丝样光泽。硬度 1.5 ～ 2，比重 2.3，条痕白色。加热至 107℃时，失去部分结晶水，变成熟石膏，而呈白色不透明块状或粉末。气微，味淡。

生境分布 | 主要生长于海湾盐湖和内陆湖泊中形成的沉积岩中。分布极广，几乎全国各省区皆有蕴藏，主要分布于湖北、甘肃及四川，以湖北应城产者为最佳。

采收加工 | 全年可挖。挖出后去净泥土、杂石，碾碎或敲成小块。

药材鉴别 | 本品为纤维状的集合体，呈长块状、板块状或不规则块状。白色、灰白色或淡黄色，有的半透明。体重，质软，易分成小块，纵断面具绢丝样光泽。气微，味淡。用手搓捻即破碎。

性味归经 | 辛、甘，大寒。归肺、胃经。

功效主治 | 清热泻火，除烦止渴。用于外感热病，高热烦渴，肺热喘咳，胃火亢盛，

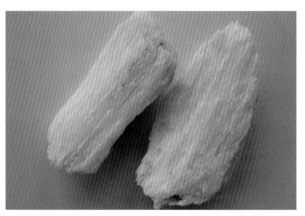

石膏药材

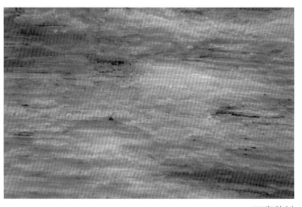

石膏药材

头痛，牙痛。

药理作用 生石膏退热的动物实验，结论不甚一致。白虎汤有明显的解热作用；小剂量石膏浸液对离体蟾蜍心及兔心具有兴奋作用，大剂量时则有抑制作用；石膏有提高肌肉和外周神经兴奋性的作用；对家兔离体小肠和子宫，小剂量石膏使之振幅增大，大剂量则使之紧张度降低，振幅减小；石膏液能降低烧伤大鼠 T 淋巴细胞数量、淋巴细胞转化率，使淋巴细胞 CPM 值显著恢复；石膏有缩短血凝时间、利尿、增加胆汁排泄等作用。

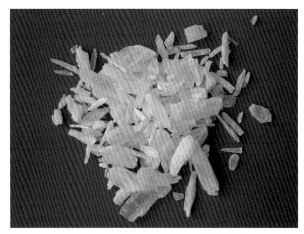

石膏药材

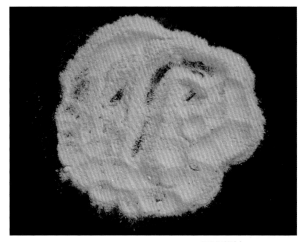

石膏药材

用法用量 15 ~ 60 g，生石膏煎服。宜先煎。煅石膏适量外用，研末撒敷患处。

精选验方

1. 胃火头痛，牙痛，口疮 生石膏 15 g，升麻 12 g。水煎服。

2. 热盛喘嗽 石膏 100 g，炙甘草 25 g。研为末，每服 15 g，生姜、蜜调服。

3. 过敏性鼻炎 石膏 20 g，紫草、石榴皮、乌梅各 12 g，五味子 10 g，麻黄、桂枝、生姜、杏仁各 9 g，大枣 4 枚，甘草 5 g。水煎取药汁，每日 1 剂，分 2 次服用。

4. 小儿上呼吸道感染 生石膏 15 ~ 30 g，羌活、桔梗、板蓝根、羊蹄根各 6 ~ 10 g，七叶一枝花 10 ~ 12 g，淡黄芩 5 g，寒水石 10 ~ 30 g，生甘草 1.5 ~ 3 g。水煎取药汁，每日 1 剂，分 2 次服用。

5. 乳腺炎，腮腺炎，淋巴管炎 生石膏 30 g，新鲜败酱草叶适量。共捣烂，加鸡蛋清调敷患处，每日 2 次。

6. 脑炎发热 生石膏 50 g，金银花、连翘、玄参各 20 g，栀子 15 g，生地黄 25 g。水煎，频冷服。

7. 眼花，鼻塞 石膏（制）、红花、丁香、诃子、益智仁各等量。制成散剂，每次 1.5 ~ 3 g，每日 2 ~ 3 次，温开水送服。

8. 感冒咳嗽，肺热 石膏（制）、甘草、檀香、沙参、丁香、诃子、块根糙苏各等量。制成散剂，每次 1.5 ~ 3 g，每日 2 ~ 3 次，温开水送服。

使用禁忌 脾胃虚寒及阴虚内热者禁用。

石斛

SHIHU

蒙 药 名 苏格苏日。

别 名 协日、扁草、吊兰花、布舍勒泽。

来 源 为兰科植物石斛 *Dendrobium nobile* Lindl. 的茎。

识别特征 多年生附生草本植物。茎圆柱形，稍扁，粗达 1.3 cm，丛生，直立，高 30 ～ 50 cm，黄绿色，不分枝，具多节，节间长 2.5 ～ 3.5 cm。叶近革质，常 3 ～ 5 枚生长于茎上端；叶片长圆形或长圆状披针形，长 6 ～ 12 cm，宽 1.5 ～ 2.5 cm，先端不等侧 2 圆裂，叶脉平行，通常 9 条；叶鞘紧抱于节间，长 1.5 ～ 2.7 cm；无叶柄。总状花序自茎节生出，通常具 2 ～ 3 花；苞片卵形，小，膜质；花大，下垂，直径 6 ～ 8 cm；花萼及花瓣白色，末端呈淡红色；萼片 3，中萼片离生，两侧萼片斜生于蕊柱足上，长圆形，长 3.5 ～ 4.5 cm，宽

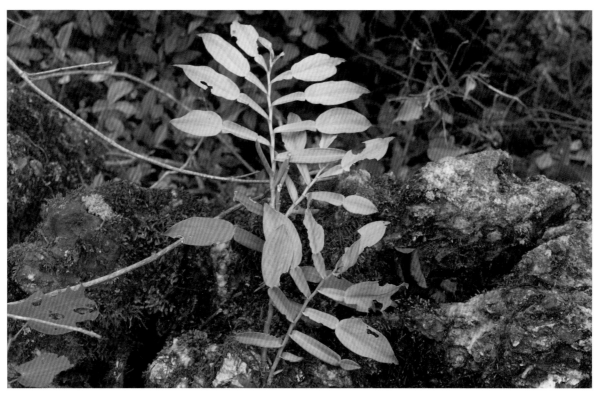

1.2 ～ 1.5 cm；花瓣卵状长圆形或椭圆形，与萼片几等长，宽2.1 ～ 2.5 cm，唇瓣近卵圆形，生于蕊柱足的前方，长4 ～ 4.5 cm，宽3 ～ 3.5 cm，先端圆，基部有短爪，下半部向上反卷包围蕊柱，两面被茸毛，近基部的中央有一块深紫色的斑点；合蕊柱长6 ～ 7 mm，连足部长约12 mm；雄蕊圆锥状，花药2室，花药块4，蜡质。蒴果，花期5 ～ 6月，果期7 ～ 8月。

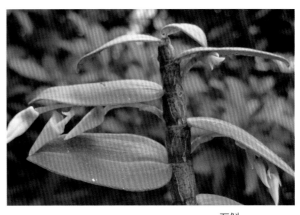

石斛

生境分布｜ 生长于海拔600 ～ 1700 m的高山岩石上或林中树干上。分布于贵州、四川、云南、湖北、广西、台湾等省区。

采收加工｜ 四季均可采，鲜用或晒干。

药材鉴别｜ 本品茎扁圆柱形，长25 ～ 40 cm，直径0.4 ～ 0.8 cm，节明显，节间长1.5 ～ 3 cm。表面金黄色或绿黄色，有光泽，具深纵沟及纵纹，节稍膨大，棕色，常残留灰褐色叶鞘。质轻而脆，断面较疏松。气微，味苦。

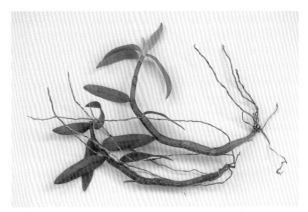

石斛

性味归经｜ 味甜，性冷。归热经。

功效主治｜ 生津养胃，滋阴清热，润肺益肾，明目强腰。主治热病伤津，口干烦渴，胃痛干呕，干咳虚热不退，阴伤目暗，腰膝软弱。

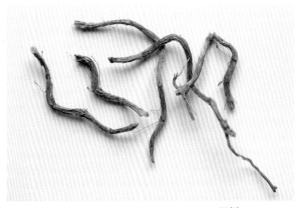

石斛

用法用量｜ 内服：煎汤，6 ～ 15 g，鲜品加倍；或入丸、散；或熬膏。

精选验方｜

1. 糖尿病 石斛10 g，瓜蒌根、大夜关门根各15 g。水煎服。

2. 发热口渴 石斛、山药各10 g，鲜芦根20 g。水煎服。

3. 跌打损伤 石斛、见血飞、矮陀陀、大血藤各10 g。泡酒1000 ml，每次服20ml。

4. 雀目 石斛、淫羊藿各30 g，苍术15 g。共捣研为细末，每次服6 g，空腹用开水调服，每日3次。

5. 包如病增盛期 石斛、土木香、木香、巴沙嘎各等量。制成煮散剂，每次3 ～ 5 g，每日1 ～ 2次。

石斛

石榴皮

SHILIUPI

蒙 药 名 | 阿纳尔。

别　　名 | 色布茹、炒榴皮、榴皮炭。

来　　源 | 为石榴科落叶灌木或小乔木石榴 *Punica granatum* L. 的干燥果皮。

识别特征 | 石榴是落叶灌木或小乔木,树冠丛状自然圆头形,树高5～7 m,一般3～4 m,但矮生石榴高约1 m或更矮。树干呈灰褐色,上有瘤状突起,干多向左方扭转。叶对生或簇生,呈长披针形至长圆形,或椭圆状披针形,顶端尖,表面有光泽,背面中脉凸起。花两性,依子房发达与否,有钟状花和筒状花之别,前者子房发达善于受精结果,后者常凋落不实。子房下位,成熟后变成大型而多室、多子的浆果,每室内有多数籽粒;外种皮肉质,呈鲜红、淡红或白色,多汁,甜而带酸,即为可食用的部分;内种皮为角质,也有退化变软的,即软籽石榴。花期5～6月,果期9～10月。

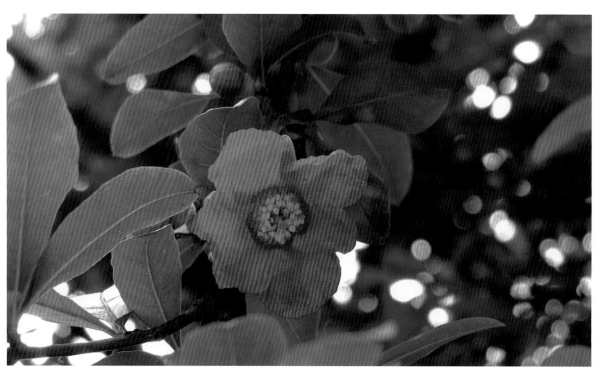

石榴

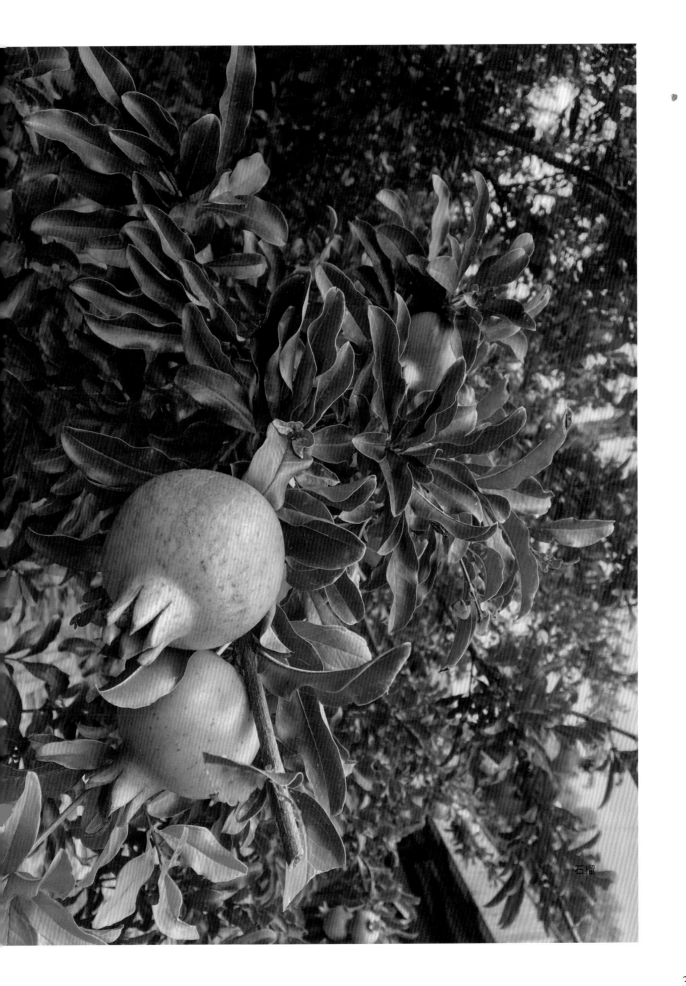

石榴

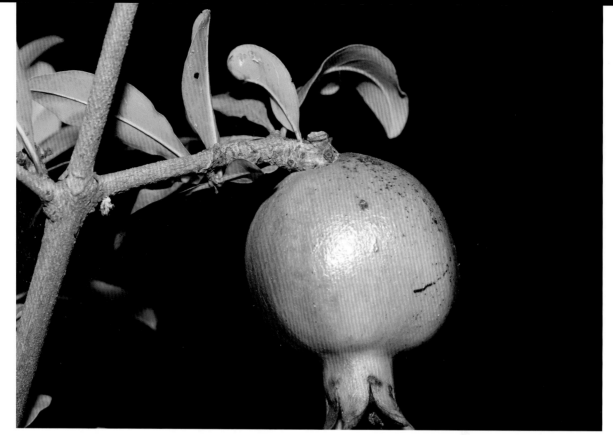

石榴

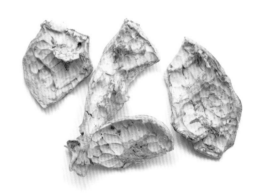

石榴皮药材

生境分布 | 生长于高原山地、乡村的房舍前后。全国大部分地区均有栽培。

采收加工 | 秋季果实成熟后收集，洗净，晒干，生用或炒用。

药材鉴别 | 本品为不规则的片状或瓢状，大小不一，厚 1.5 ～ 3 mm。外表面红棕色、棕黄色或暗棕色，略有光泽，粗糙，有多数疣状突起，有的有突起的筒状宿萼及粗短果梗痕。内面黄色或红棕色。有隆起呈网状的果蒂残痕。质硬而脆，断面黄色，略呈颗粒状。气微，味苦涩。以皮厚、色红棕、整洁者为佳。

性味归经 | 酸、涩，温。归胃、大肠经。

功效主治 | 涩肠止泻，杀虫。本品味酸涩，主入大肠经，收敛为用，故可涩肠止泻，安蛔杀虫。

药理作用 | 本品煎剂作用于寄生虫肌肉，使其持续收缩，故可驱杀虫体。据抗菌实验可知，其煎剂也对金黄色葡萄球菌、溶血性链球菌、霍乱弧菌、痢疾杆菌、伤寒及副伤寒杆菌、变形杆菌、大肠杆菌、绿脓杆菌及结核杆菌有明显的抑制作用。对多数致病真菌也有抑制作用。

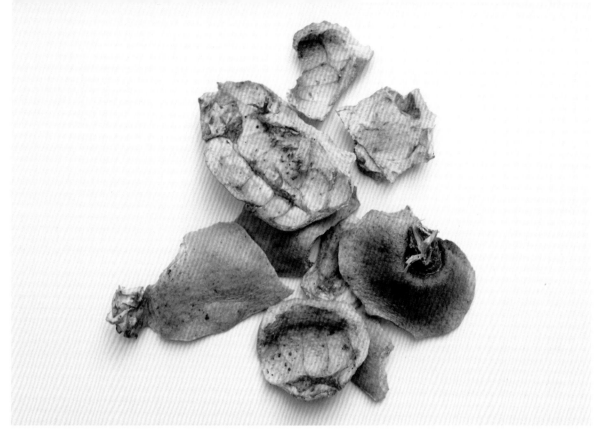

用法用量 3 ~ 10 g，煎服；止血多炒炭用。外用：适量，研末调服或熏洗。

精选验方

1. 水火烫伤 石榴皮适量。研末，麻油调搽患处。

2. 驱绦虫、蛔虫 石榴皮、槟榔各等份。研细末，每次服 10 g（小儿酌减），每日 2 次。

3. 腹泻 石榴皮 15 g。水煎后加红糖或白糖饮服，每日 2 次，餐前服用。

4. 鼻出血 石榴皮 30 g。水煎服。

5. 便血 石榴皮适量。炒干研末，每次服 9 g，每日 3 次，开水送服。

6. 外伤出血 石榴皮 20 g，桂圆核 10 g，加冰片 0.3 g。和匀，敷患处。

7. 细菌性阴道病 石榴皮 30 g。水煎取药汁，代茶饮，每日 2 ~ 3 次，连服 1 周为 1 个疗程。

8. 巴达干症 石榴 50 g，肉桂、白豆蔻各 15 g，荜茇 12.5 g。制成散剂，每次 1.5 ~ 3 g，每日 1 ~ 3 次，温开水送服。

9. 精微不化 石榴 40 g，肉桂、白豆蔻、荜茇各 5 g，红花 20 g。制成散剂，每次 1.5 ~ 3 g，每日 1 ~ 3 次，温开水送服。

10. 胃火衰败，巴达干寒症 石榴 250 g，肉桂、白豆蔻各 150 g，荜茇、高良姜各 100 g。制成散剂，每次 1.5 ~ 3 g，每日 3 次，温开水送服。

11. 赫依协日相搏，消化不良 石榴、金色诃子各 100 g，木鳖子（制）40 g，五灵脂 110 g，黑冰片 310 g。制成散剂，每次 1.5 ~ 3 g，每日 2 ~ 3 次，温开水送服。

使用禁忌 泻痢初起者忌用。

石韦
SHIWEI

蒙 药 名 | 哈担。

别　　名 | 大石韦、巴日格佰、拉西雅纳。

来　　源 | 为水龙骨科植物庐山石韦 *Pyrrosia sheareri*（Bak.）Ching 的全草。

识别特征 | 多年生草本植物，植株高 20 ～ 60 cm。根状茎横生，密被披针形鳞片，边缘有锯齿。叶簇生，叶柄粗壮，长 10 ～ 30 cm，以关节着生于根状茎上；叶片坚革质，阔披针形，长 20 ～ 40 cm，宽 3 ～ 5 cm，向顶部渐狭，锐尖头。基部稍变宽，为不等圆耳形或心形，不下延；侧脉两面略下凹。孢子囊群小，散生在叶的下面，淡褐色或深褐色，在侧脉间排成多行；无囊群盖。

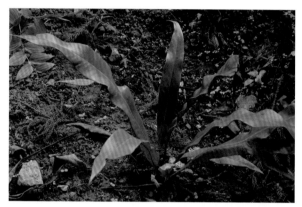

庐山石韦

生境分布 | 生长于海拔 500 ～ 2200 m 的岩石或树干上。分布于中南、西南及安徽、浙江、江西、福建、台湾等省区。

采收加工 | 全年均可采收，洗净，晒干。

药材鉴别 | 叶型，坚革质。叶片阔披针形，长 20 ～ 40 cm，宽 3 ～ 5 cm，先端渐尖，

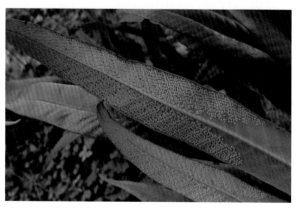

庐山石韦

基部呈耳状偏斜形，全缘；上表面黄绿色或黄棕色，有黑色凹点，下表面密布短阔的星状毛。孢子囊群呈星点状，在侧脉间排列成行。叶柄粗壮，长 10 ～ 30 cm，直径 3 ～ 5 mm。

性味归经 | 味苦，性冷。归热经。

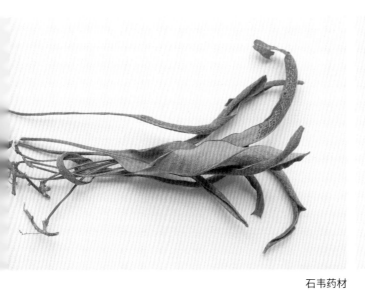
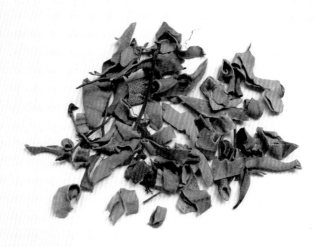

石韦药材　　　　　　　　　　　　　　石韦饮片

功效主治 ｜ 利水通淋，清肺化痰，凉血止血。主治淋病，水肿，小便不利，痰热咳嗽，咳血，吐血，崩漏及外伤出血。

用法用量 ｜ 内服：煎汤，9 ~ 15 g；或研末。外用：适量，研末涂敷。

精选验方 ｜

1. 尿结石　石韦 15 g，金钱草 25 g，海金沙 30 g。水煎服。

2. 腹泻　石韦 20 g，金钱草 15 g。水煎服。

3. 肾炎水肿　石韦、凤尾草各 30 g。煨水服。

4. 淋浊，尿血　石韦、猪鬃草、连钱草各 15 g。煨水服。

5. 劳伤咳嗽　石韦、山姜、淫羊藿、岩豇豆、岩白菜、刺梨根各 9 g。煨水服。

6. 急、慢性肾炎　有柄石韦叶 20 片左右（相当于 2 ~ 3 g）。加水 500 ~ 1000 ml，每日 1 剂，水煎分 2 次服；亦可用开水浸泡当茶饮；或制成片剂，每片含生药 0.5 g，每次 2 ~ 3 片，每日 3 次。

7. 尿路结石　石韦、车前草各 30 ~ 60 g，生栀子 30 g，甘草 9 ~ 15 g。将上药用大锅加水 3000 ~ 3500 ml，煎 40 min 左右，滤过后灌入热水瓶内，当茶饮。

8. 慢性气管炎　石韦、冰糖各 30 g。先煎石韦 3 次，每次 1 h，约 1500 ml 水煎至 500 ml，再对入冰糖，即成石韦糖浆剂，此为 1 日量，分 2 次服，病重者可增加 1 倍。

9. 疮疡　石韦、酸模、磁石（制）、朱砂（制）各等量。制成散剂，外用，每日 1 ~ 2 次，取适量视病情用芝麻油调后敷于患处。

10. 月经淋漓不止，外伤性出血　石韦、马勃、蜀葵、红花、牛胆各等量。制成水丸，每次 1 ~ 3 g，每日 1 ~ 2 次，温开水送服。

石韦

柿子

SHIZI

蒙 药 名 ｜ 沙布塔拉。

别　　名 ｜ 柿、毛敦、柿蒂、色亚布、伊斯古楞。

来　　源 ｜ 为柿科植物柿 *Diospyros kaki* Thunb. 的果实、叶片或果蒂。

识别特征 ｜ 落叶乔木，高达 14 m，树皮深灰色至黑色，鳞片状开裂；枝展开，有深棕色皮孔，幼枝有柔毛。叶互生；叶片椭圆形至倒卵形，长 6 ～ 18 cm，宽 3 ～ 9 cm，先端渐尖或钝，基部阔楔形，全缘，上面脉疏生柔毛，下面被茸毛。雌雄异株或同株，雄花聚伞花絮；雌花单生叶腋；花萼 4 深裂，果时增大，花冠白色，4 裂；雄花的雄蕊 16 枚，在两性花中 8 ～ 16 枚，雌花有 8 枚退化雄蕊；子房上位，8 室。浆果形状多样，多为卵圆形，直径 3.5 ～ 8 cm，橙黄色或鲜红色，花萼宿存。种子褐色，椭圆形。花期 5 月，果期 9 ～ 10 月。

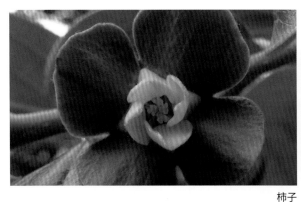

柿子

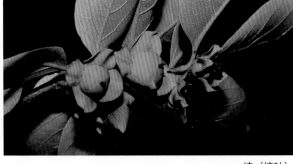

柿（柿叶）

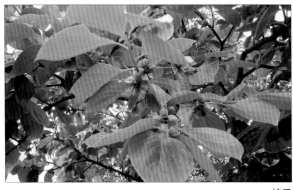

柿子

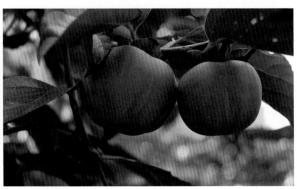

柿子

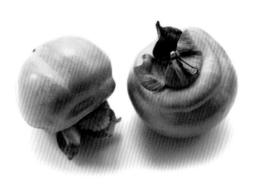

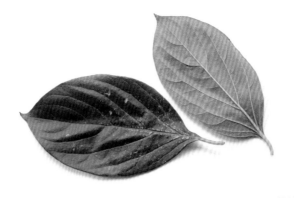

柿蒂药材　　　　　　　　　　　　　　　　　　　柿叶药材

生境分布 | 全国各地有分布或栽培。

采收加工 | 霜降至立冬间采摘，经脱涩红熟后，食用。

性味归经 | 味甜、涩、微苦，性微冷。归热经。

功效主治 | 清热，润肺，生津，解毒。主治咳嗽，高血压，吐血，热渴，口疮，热痢，便血。

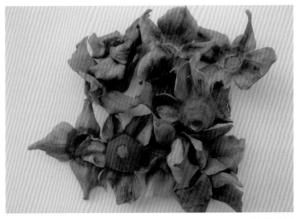

柿蒂药材

用法用量 | 内服：适量，作食品；或煎汤；或烧炭研末；或在未成熟时，捣汁冲服。

精选验方 |

1. **咳喘**　柿叶、羊奶奶叶、五匹风各30 g。水煎服。

2. **血小板减少症**　干柿叶、油麻血藤、侧柏叶各10 g。水煎服。

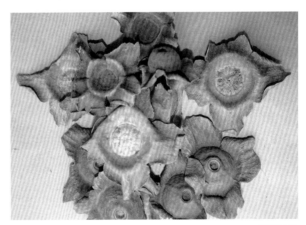

柿蒂饮片

3. **高血压**　柿叶、鬼针草各10 g。水煎代茶饮。

4. **反胃**　柿蒂（烧灰存性）为末。黄酒调服；或用姜汁、砂糖等份和匀，炖热徐服。

5. **巴达干热呕吐，妊娠呕吐，头晕呕吐**　柿子或酸梨干、甘草、粳米（制）、信筒子、小茴香、芫荽子各等量。制成散剂，每次1.5～3 g，每日1～3次，热性呕吐用白糖，寒性呕吐用红糖为引送服。

6. **胃包如，消化不良，恶心，烦渴**　柿子或酸梨干50 g，芫荽子、木香、山奈、栀子各2.5 g，土木香10 g。制成散剂，每次1.5～3 g，每日1～3次，白开水送服。

柿子

鼠曲草
SHUQUCAO

蒙 药 名 | 黑布日格讷。

别　　名 | 巴达拉、干达拉达拉、黑毕古日格讷。

来　　源 | 为菊科植物鼠曲草 *Gnaphalium affine* D.Don. 的地上部分。

识别特征 | 一年生草本，高 10 ~ 40 cm。茎直立或斜升，不分枝，密被白色绵毛，基部叶花期枯萎，下部和中部叶匙形或倒披针形，长 5 ~ 7 cm，宽 1.1 ~ 1.4 cm，先端钝，具小尖头，基部渐狭，稍下延，两面被灰白色的绵毛。头状花序小，径 2 ~ 3 mm，多数，在茎端密集成伞房花序，总苞钟形，总苞片 2 ~ 3 层，膜质，金黄色或绿黄色，有光泽，外层倒卵形或倒卵状匙形，内层长匙形，长 2.5 ~ 3 mm，小花长约 3 mm，雌花花冠丝状，顶端 3 裂；两性花管状，较少顶端 5 裂。瘦果长圆状倒卵形，有乳头状突起，冠毛 1 层，污白色，基部连合成 2 束，易脱落。花期 7 ~ 8 月，果期 9 ~ 10 月。

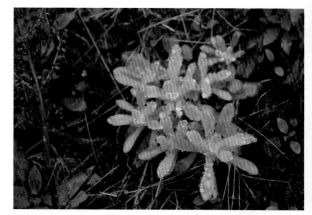

鼠曲草

生境分布 | 生长于田边、路旁、山坡草丛中。分布于西藏大部分地区，青海、甘肃、云南等地也有分布。

采收加工 | 7 ~ 8 月花期采全草，除尽杂质，晒干，备用。

药材鉴别 | 干燥全草带有花序，茎灰白色，密被绵毛，质较柔软，叶片两面密被灰白色绵毛，皱缩卷曲，柔软不易脱落。花序顶生，苞片卵形，赤黄色，膜质，多数存在，花托扁平，花冠多数萎落。

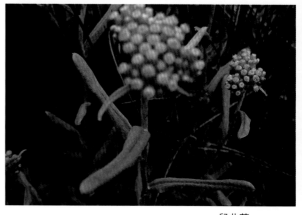

鼠曲草

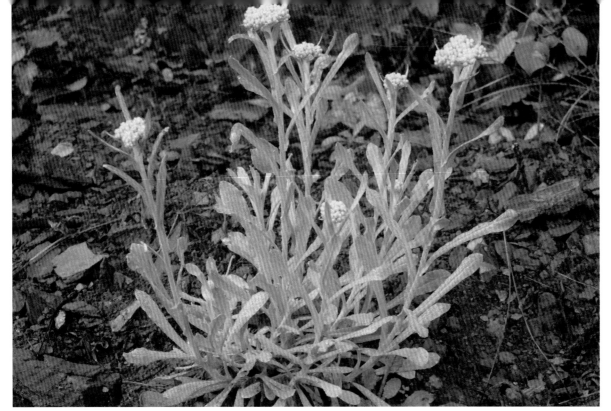

鼠曲草

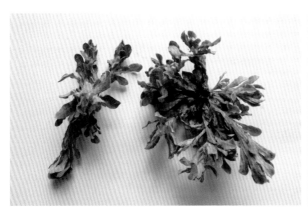

鼠曲草药材

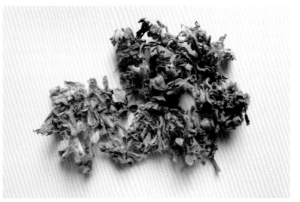

鼠曲草饮片

性味归经 | 味甘而辛，消化后味甘，性温，效糙。

功效主治 | 祛风湿，消痞瘤。主治培根病，痞瘤，风湿病。

用法用量 | 内服：研末，3 g；或入丸、散。

精选验方 |

1. 水肿，浮肿 鼠曲草15 g，诃子、藜芦（制）、土木香、缬草、希力汗达各10 g。制成水丸，每次1～1.5 g，每日1～2次，温开水送服。

2. 营养不良引起的水肿，黄疸性肝炎、寒性肝病引起的水肿 五味红花丸：鼠曲草、藏木香各40 g，红花50 g，葫芦35 g，齐当嘎30 g。共研细末，过筛混匀，用蜂蜜水制成蜜丸，口服，每日2次，每次3 g。

水母雪莲花
SHUIMUXUELIANHUA

蒙 药 名 | 孟和。

别　　名 | 查干、札高德。

来　　源 | 为菊科植物水母雪莲花 *Saussurea medusa* Maxim. 的全草。

识别特征 | 多年生草本，高 5 ～ 20 cm。全株密被白色绵毛。根肉质，粗壮，茎直立，顶端稍膨大；基部和地下部被褐色枯存叶柄，径约 1 cm。茎中、下部叶具长柄，叶片圆形或扇形，长宽几相等，长 2 ～ 2.5 cm，茎上部叶菱形或披针形，羽状裂，下反；最上部叶线形。头

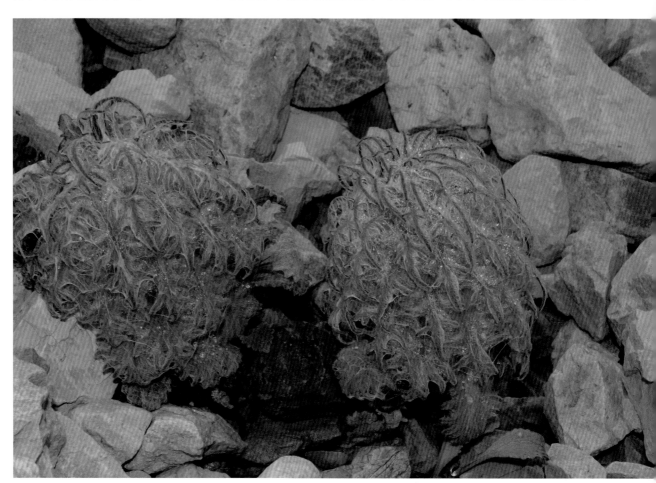

水母雪莲花

状花序多数，在茎端密集成半球形，总苞筒状，宽约 5 mm，总苞片多层，膜质，线状长圆形，近等长，先端黑紫色，钝或急尖。小花全部管状，红紫色，花药基部有尾。瘦果线状倒披针形，长约 9 mm，黑褐色，光滑，冠毛白色，2 层，外层短，粗毛状，内层羽毛状，与小花等长或稍长。花、果期 7 ~ 9 月。

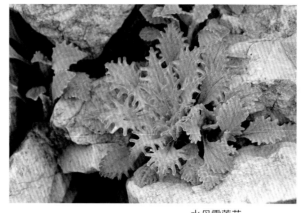
水母雪莲花

生境分布 | 生长于海拔 3900 ~ 5600 m 的高山流石滩。分布于西藏、青海、四川、云南、甘肃等地。

采收加工 | 7 ~ 9 月采收带根全草，洗净晾干。

药材鉴别 | 全草外形似棉球状、圆柱状或圆锥形，表面黄褐色、灰褐色或深灰色，茎长 7 ~ 25 cm，基部有残存的黑色叶基，呈覆瓦状密集排列，膜质，茎中部至顶端的叶片密集，皱缩卷曲，密被白色或黑色绒毛。完整叶片卵圆形、匙形、倒披针形或狭倒卵形，边缘近全缘或齿状，头状花序集生茎顶，呈半圆球形，花冠紫色、白色或红紫色。稀见瘦果，具白色或黑褐色冠毛，密集成毡状，形似灰白色绒球，可见紫红色或紫黑色的花柱栓或柱头露于冠毛外，组成紫灰相间的斑点，气淡，味微苦、涩。

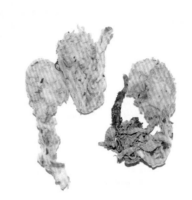
水母雪莲花药材

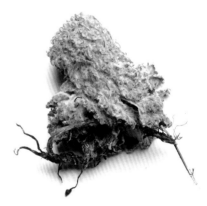
水母雪莲花药材

性味归经 | 味苦，消化后味苦，性凉。

功效主治 | 清热解毒，消肿止痛。主治头部创伤，炭疽，热病痛证，风湿病，黄水病，中风。

用法用量 | 内服：煎汤，2 ~ 4 g；或入丸、散。外用：适量，研末撒或调敷。

精选验方 |

1. 炭疽 草乌（制）、查干泵嘎、褐紫乌头、诃子、水母雪莲花、刺柏、黑云香、香墨、狼毒（制）、酸模各等量，麝香少许。制成水丸，每次 1 ~ 2 g，每日 1 次，晚睡前温开水送服。

2. 手足拘挛，陈旧性疮疡，白脉病，赫如虎，风湿性关节病 水母雪莲花、天门冬、小白蒿、菁草、麻黄、酸模、碱花（制）各等量。制成散剂，白酒调敷患处。

水母雪莲花

松节

SONGJIE

蒙 药 名｜ 那日森。

别　　名｜ 唐兴、珠拉、油松节。

来　　源｜ 本品为松科常绿大乔木油松 *Pinus tabulieformis* Carr.、马尾松 *Pinus massoniana* Lamb. 枝干的结节。

识别特征｜ 乔木，高达 45 m，胸围 1.5 m。树皮红褐色，下部灰褐色，成不规则长块状裂。小枝常轮生，淡黄褐色，无白粉，无毛；冬芽卵状圆柱形，褐色，先端尖，芽鳞边缘丝状，先端尖或有长尖头。叶针形，2 针一束，稀 3 针一束，长 12 ~ 30 cm，细长而柔软，叶缘有细锯齿，树脂道 4 ~ 8 个，在背面边生，或腹面也有 2 个边生；叶鞘初呈褐色，后渐变成灰黑色，宿存。雄球花淡红褐色，圆柱形，弯垂，长 1 ~ 1.5 cm，聚生于新枝下部苞腋，穗状；雌球花单生或 2 ~ 4 个聚生于新枝顶端，淡紫红色。球果卵圆形或圆锥状卵形，长 4 ~ 7 cm，直径 2.5 ~ 4 cm，有短梗，下垂，熟时栗褐色；中部种鳞近长圆状倒卵形，长约 3 cm；鳞盾菱形，微隆起或平，鳞脐微凹，无刺。种子长卵圆形，长 4 ~ 6 mm，连翅长 2 ~ 2.7 cm。花期 4 ~ 5 月，果期翌年 10 ~ 12 月。

生境分布｜ 生长于 1000 ~ 2800 m 的山地林中。全国大部分地区有产。

采收加工｜ 多于采伐松树时或木器厂加工时锯取，浸泡，切片，晒干，生用。

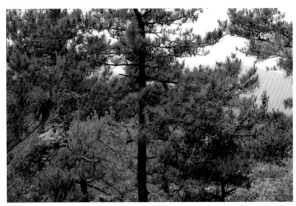

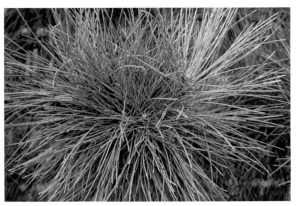

油松　　　　　　　　　　　　　　　　　　　　　　　油松

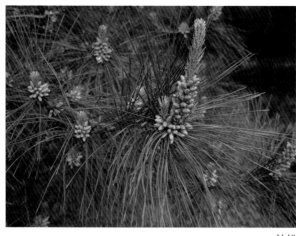

油松

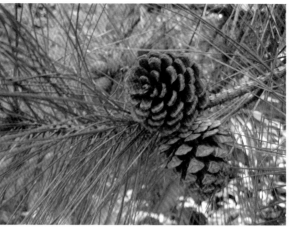

油松

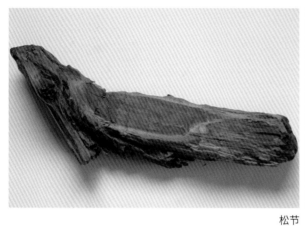

松节

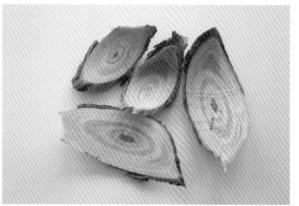

松节

药材鉴别 本品呈不规则的块、片状，表面黄棕色，显油性。

性味归经 苦，温。归肝、肾经。

功效主治 祛风燥湿，活络止痛。本品性偏温燥，能祛风散寒燥湿，风寒湿祛则经络通，经络通则疼痛止，故有祛风燥湿、活络止痛之效。

用法用量 10 ~ 15 g，煎服，制酒剂者良。

精选验方

1. 血痢 松节、苍术、紫薇、黄柏、桃仁各 30 g，乳香 3 g，甘草 15 g，姜适量。水煎服，每日 1 剂，分 3 次服。

2. 风湿性关节炎 松节、桑枝、地葱各 50 g，宽筋藤 25 ~ 50 g。水煎服。

3. 水肿 松节、查干泵嘎、止泻子、信筒子各 6 g，黑胡椒 3 g。制成煮散剂，每次 3 ~ 5 g，每日 1 ~ 2 次，水煎服。

4. 寒赫依性水肿 松节、诃子、阿魏、香附各等量。制成煮散剂，每次 3 ~ 5 g，每日 1 ~ 2 次，水煎温服。

使用禁忌 阴虚血燥者慎用。

松
节

松萝

SONGLUO

蒙 药 名| 阿拉担。

别　　名| 斯日古德。

来　　源| 为松萝科植物环裂松萝 *Usnea diffracta* Vain. 的地衣体。

识别特征| 枝状地衣体悬垂型，长 15 ~ 50 cm。地衣体丝状，着生于树干或岩壁上，全体淡灰绿色至淡黄绿色。枝体基部直径约 3 mm，主枝粗 3 ~ 4 mm，次生分枝整齐或不整齐，多回二叉分枝，枝圆柱形，少数末端稍扁平或有棱角，枝干具明显环状裂隙，如脊椎状。

生境分布| 分布于西南、华东、东北、华南、中南及台湾等省区。

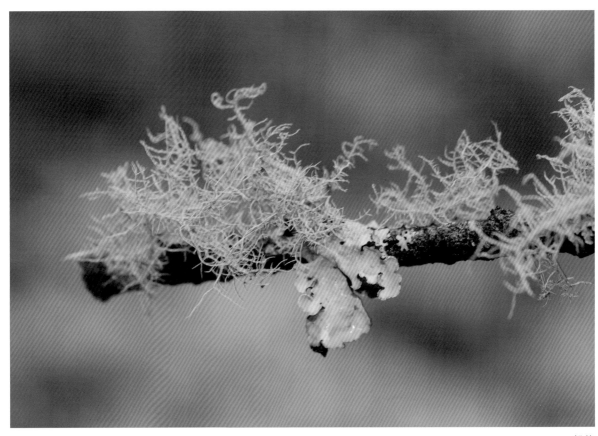

松萝

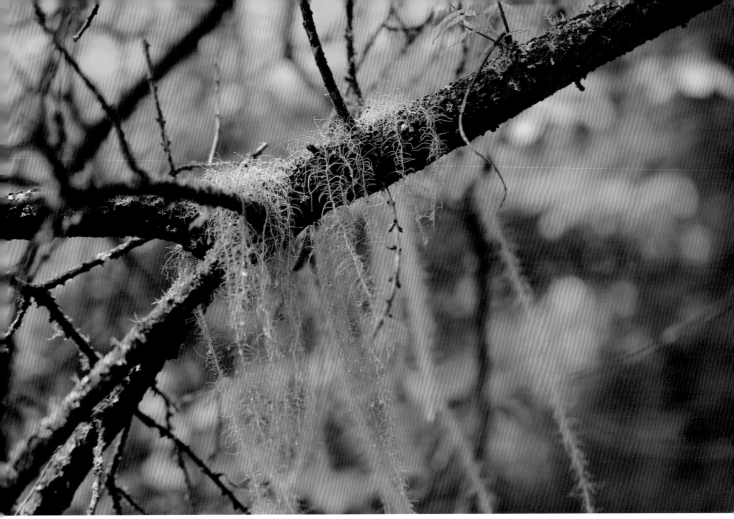

松萝

采收加工 ┃ 夏、秋二季采收，洗净，切段，晒干。

性味归经 ┃ 味苦、微甜、微辛，性冷。归热经。

功效主治 ┃ 祛痰止咳，清热解毒，除湿通络，止血调经，驱虫。主治痰热温疟，咳喘，肺痨，头痛，目赤云翳，痈肿疮毒，瘰疬，乳痈，烫火伤，毒蛇咬伤，风湿痹痛，跌打损伤，骨折，外伤出血，吐血，便血，崩漏，月经不调，白带，蛔虫病，血吸虫病。

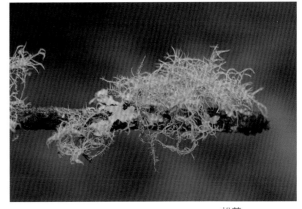

松萝

用法用量 ┃ 内服：煎汤，6～9g。外用：适量，煎汤洗；或研末敷。

精选验方 ┃

1. **火烫伤** 松萝适量。研细末，麻油调敷伤处。

2. **筋骨痛，风湿麻木** 松萝全草30g。水煎服。

3. **蛔虫症、血吸虫病** 松萝9～15g。水煎服。

4. **新旧讧热，疫热** 松萝、苦参、诃子、川楝子、栀子各150g，当药175g，黄连100g，土木香200g。制成煮散剂，每次3～5g，每日1～2次，水煎服。

松萝

苏木

SUMU

蒙 药 名 | 曹门。

别　　名 | 苏方、红柴、苏方木、苏枋木、曹木兴。

来　　源 | 本品为豆科植物苏木 *Caesalpinia sappan* L. 的干燥心材。

识别特征 | 常绿小乔木，高可达 5 ～ 10 m。树干有小刺，小枝灰绿色，具圆形凸出的皮孔，新枝被微柔毛，其后脱落。叶为 2 回双数羽状复叶，全长达 30 cm 或更长；羽片对生，9 ～ 13 对，长 6 ～ 15 cm，叶轴被柔毛；小叶 9 ～ 16 对，长圆形，长约 14 mm，宽约 6 mm，先端钝形微凹，全缘，上面绿色无毛，下面具细点，无柄；具锥刺状托叶。圆锥花序，顶生，宽大

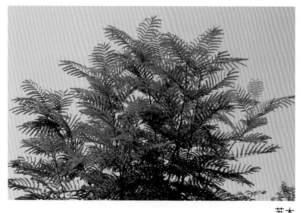

苏木

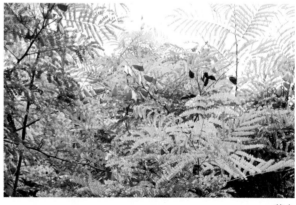

苏木

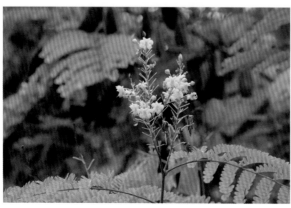

苏木

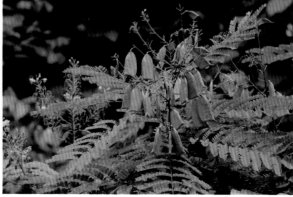

苏木

多花，与叶等长，被短柔毛；花黄色，径 10 ~ 15 mm；萼基部合生，上部 5 裂，裂片略不整齐；花瓣 5，其中 4 片圆形，等大，最下 1 片较小，上部长方倒卵形，基部约 1/2 处窄缩成爪状；雄蕊 10，花丝下部被棉状毛；子房上位，1 室。荚果长圆形，偏斜，扁平，厚革质，无刺，无刚毛，顶端一侧有尖喙，长约 7.5 cm，直径约 3.5 cm，成熟后暗红色，具短茸毛，不开裂，含种子 4 ~ 5。花期 5 ~ 6 月，果期 9 ~ 10 月。

生境分布 生长于海拔 200 ~ 1050 m 的山谷丛林中或栽培。分布台湾、广东、广西、云南等地。

采收加工 多于秋季采伐，除去白色边材，取其中间红棕色的心材，干燥。

药材鉴别 本品为不规则的薄片，表面红黄色或棕红色，有细小凹入的油孔，年轮的纵向纹理明显，有的可见暗棕色、质松、带亮星的髓部。质致密坚硬。无臭，味微涩。

苏木药材

苏木饮片

性味归经 甘、咸、辛，平。归心、肝、脾经。

功效主治 活血疗伤，祛瘀通经。本品甘咸辛平，归心肝脾经，走血分。能消散瘀血，和血调经，为行血祛瘀之品，伤科之主药，并可用于妇科经产瘀血。

用法用量 3 ~ 10 g，煎服。外用：适量。

精选验方

1. 产后气滞作喘 苏木、人参、麦门冬各适量。水煎服。

2. 跌打损伤 苏木（槌烂，研）100 g，酒 2000 ml。煎取 1000 ml，分 3 服，空心、午时、夜卧各 1 服。

3. 偏坠肿痛 苏木 100 g，好酒一壶。煮熟频饮。

4. 血晕 苏木 15 g。煎水，加童便一杯，顿服。

5. 月经过少 苏木 10 g，黑豆 100 g，红糖适量。将黑豆、苏木加适量水炖至黑豆熟透，去苏木，加红糖深化后即成。每日 2 次，以汤代茶，黑豆亦可食。月经前每日 1 剂，连用 5 剂。

6. 跌打损伤 苏木、泽兰各 15 g，羌活、桂枝、枳壳、川芎、当归各 10 g，防风、荆末、干姜各 5 g。加水煎 2 次，混合所煎得的药汁，每日 1 剂，口服。

使用禁忌 孕妇忌用。

苏木

锁阳

SUOYANG

蒙 药 名 | 乌兰。

别　　名 | 乌兰。

来　　源 | 为锁阳科植物锁阳 *Cynomorium songaricum* Rupr. 的干燥肉质茎。

识别特征 | 多年生肉质寄生草本。地下茎粗短，具有多数瘤突吸收根。茎圆柱形，暗紫红色，高 20 ～ 100 cm，径 3 ～ 6 cm，大部分埋于沙中，基部粗壮，具鳞片状叶。鳞片状叶卵圆形、三角形或三角状卵形，长 0.5 ～ 1 cm，宽不及 1 cm，先端尖。穗状花序顶生，棒状矩圆形，长 5 ～ 15 cm，直径 2.5 ～ 6 cm；生密集的花和鳞状苞片，花杂性，暗紫色，有香气。雄花有两种，一种具肉质花被 5 枚，长卵状楔形，雄蕊 1，花丝短，退化子房棒状；另一种雄花具数枚线形、肉质总苞片，无花被，雄蕊 1，花丝较长，无退化子房。雌花具数枚线状、肉质总苞片，其中有 1 枚常较宽大，雌蕊 1，子房近圆形，上部着生棒状退化雄蕊数枚，花柱棒状。两性花多先于雄花开放，具雄蕊、雌蕊各 1，雄蕊着生子房中部。小坚果，球形，有深色硬壳状果皮。花期 6 ～ 7 月，果期 6 ～ 7 月。

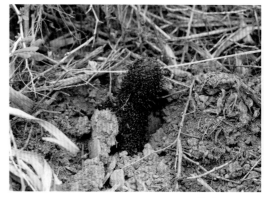

锁阳

生境分布 | 生长于干燥多沙地带，多寄生于白刺的根上。分布于内蒙古、甘肃、青海等地。

采收加工 | 春、秋二季均可采收。以春采者为佳。除去花序，置沙土中半埋半露，连晒带烫，使之干燥。

药材鉴别 | 本品为不规则或类圆形的薄片。切面红棕色或棕褐色，散有黄色三角状维管束；外皮棕黄色或棕褐色，粗糙，具明显纵沟，质坚实。气微，味甘而涩。

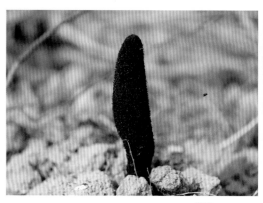

锁阳

性味归经 | 甘，温。归肝、肾、大肠经。

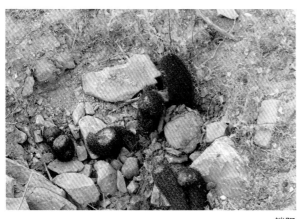

锁阳

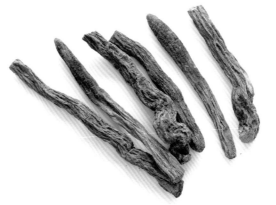

锁阳药材

功效主治| 补肾壮阳，益肠通便。主治肾虚阳痿，遗精早泄，下肢痿软，虚人便秘。

药理作用| 对小鼠灌胃锁阳醇提物，可使吞噬功能低下小鼠的巨噬细胞吞噬红细胞能力有所恢复。静脉点滴锁阳醇提物可使幼年大鼠血浆睾酮含量显著提高，表明锁阳有促进动物性成熟作用。锁阳水浸液对实验动物有降低血压、促进唾液分泌作用，能使细胞内 DNA 和 RNA 合成率提高。

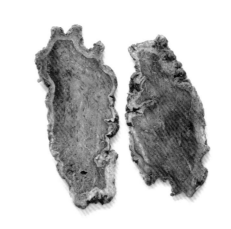

锁阳饮片

用法用量| 10 ～ 15 g，煎服。

精选验方|

1. 周围神经炎 锁阳、枸杞子、五味子、黄柏、知母、干姜、炙龟板各适量。研末，酒糊为丸，盐汤送下。

2. 阳痿，不育 锁阳、肉苁蓉、枸杞子各 6 g，菟丝子 9 g，淫羊藿 15 g。水煎服。

3. 肾虚滑精，腰膝酸弱，阳痿 锁阳、肉苁蓉、桑螵蛸、茯苓各 9 g，龙骨 3 g。研细末，炼蜜为丸服。

4. 阳痿，早泄 锁阳、党参、山药、覆盆子各适量。水煎服。

5. 气虚之便秘 锁阳、桑椹各 15 g，蜂蜜 30 g。将锁阳（切片）与桑椹水煎取汁，入蜂蜜搅匀。每日 1 剂，分 2 次服用。

6. 老年性便秘 锁阳、肉苁蓉、生晒参各 20 g，蜂蜜、麻油各 250 g，胡麻仁 100 g，砂仁 10 g。将肉苁蓉、锁阳、生晒参、胡麻仁、砂仁研成细末，然后与蜂蜜、芝麻油混合拌匀，略加热即成，每日早晨空腹服 15 ～ 30 g。

使用禁忌| 阴虚阳旺、脾虚泄泻、实热便秘者忌服。

锁阳

天门冬
TIANMENDONG

蒙 药 名｜赫日严。

别　　名｜尼兴、天冬、敖兰、明天冬。

来　　源｜本品为百合科植物天冬 *Asparagus cochinchinensis* (Lour.) Merr. 的干燥块根。

识别特征｜攀援状多年生草本。块根肉质，簇生，长椭圆形或纺锤形，灰黄色。茎细，常扭曲多分枝，有纵槽纹。主茎鳞片状叶，顶端尖长，叶基部生长为 2.5 ～ 3 cm，木质倒生刺，在分枝上的刺较短或不明显，叶状枝 2 ～ 3 枚簇生叶腋，扁平有棱，镰刀状。花通常 2 朵腋生，淡绿色，单性，雌雄异株，雄花花被 6，雄蕊 6 枚，雌花与雄花大小相似，具 6 枚退化雄蕊。浆果球形，熟时红色，有种子 1 粒。花期 5 ～ 7 月，果期 8 月。

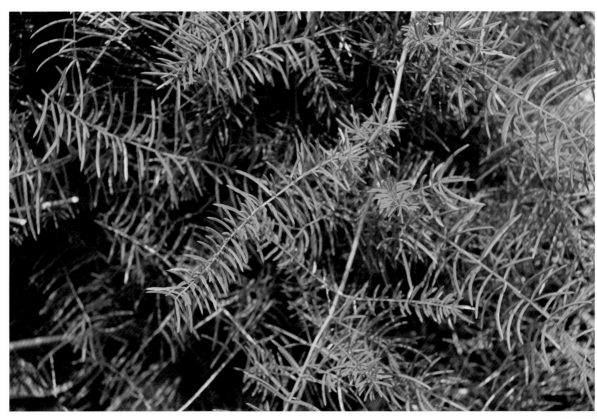

天门冬

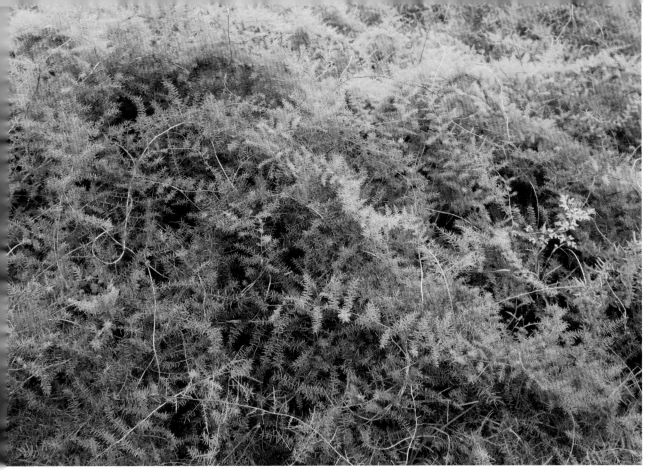

天门冬

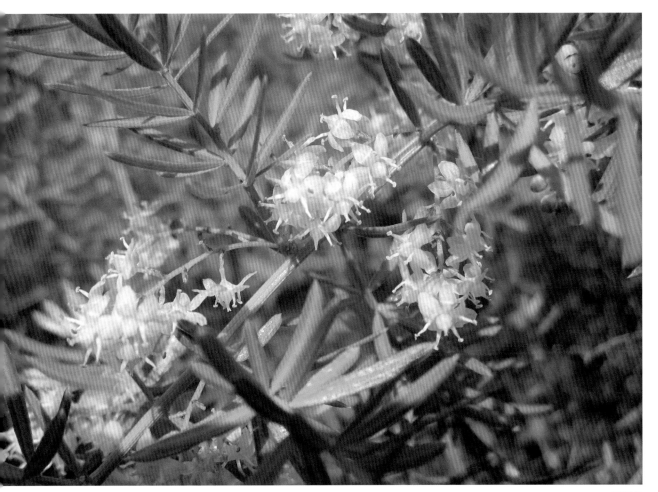

天门冬

天门冬

343

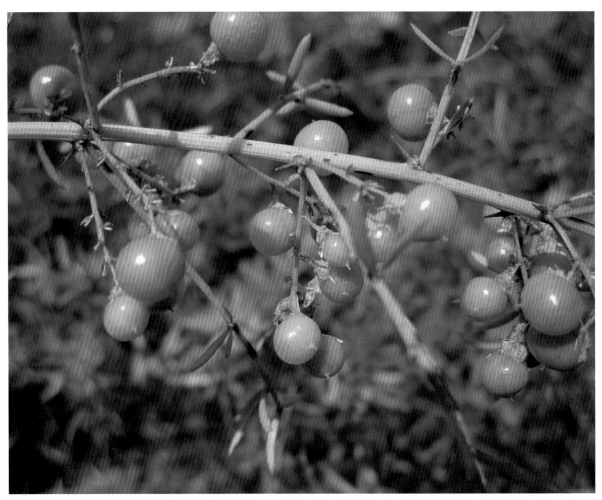

天门冬

生境分布 | 生长于阴湿的山野林边、山坡草丛或丘陵地带灌木丛中。分布贵州、四川、广西、浙江、云南等地。陕西、甘肃、湖北、安徽、河南、江西也产。

采收加工 | 秋、冬二季采挖，洗净，除去茎基和须根，置沸水中煮或蒸至透心，趁热除去外皮，洗净干燥。

药材鉴别 | 本品呈长纺锤形，略弯曲。外表皮黄白色至淡黄棕色，半透明，光滑或具深浅不一的纵皱纹，偶有灰棕色外皮残存。质硬或柔润，有黏性，切面角质样，中柱黄白色。气微，味甜、微苦。

性味归经 | 甘、苦，寒。归肺、肾经。

功效主治 | 养阴清热，润肺滋肾。本品甘寒清润，有养阴清热之功，入肺、肾二经，既可养阴清肺，又可滋肾润燥。

用法用量 | 6 ~ 15 g，煎服。

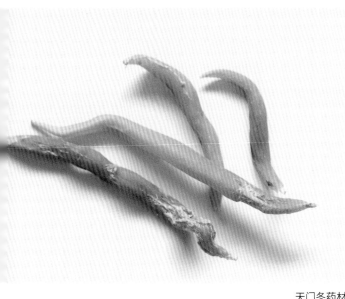
天门冬药材

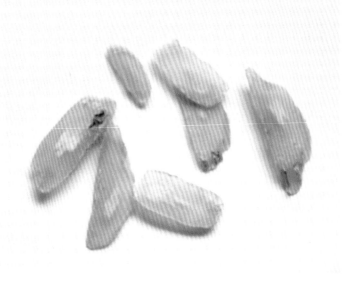
天门冬饮片

精选验方

1. 疝气 鲜天冬 25 ~ 50 g。去皮，水煎服，酒为引。

2. 催乳 天冬 100 g。炖肉服。

3. 风癫发作（耳如蝉鸣、两胁牵痛） 天冬（去心、皮）适量。晒干，捣为末，每次 1 匙，酒送下，每日 3 次。

4. 心烦 天冬、麦冬各 15 g，水杨柳 9 g。水煎服。

5. 扁桃体炎，咽喉肿痛 天冬、山豆根、麦冬、桔梗、板蓝根各 9 g，甘草 6 g。水煎服。

6. 高血压 天冬、白芍、玄参、龙骨、牡蛎、龟板各 15 g，代赭石、牛膝各 30 g，胆南星 6 g。水煎取汁 250 ml，每日 1 剂，分 2 ~ 4 次服用。

7. 食管癌放疗后引起放射性食管炎 天冬、金银花各 30 g，蜂蜜 20 g。将天冬、金银花洗净，入锅加水适量，煎煮 30 min，去渣取汁，待药汁转温后调入蜂蜜即成。代茶频饮，每日 1 剂。

8. 甲状腺功能亢进症 天冬、麦冬、昆布、沙参、海藻、天花粉、生地黄各 15 g，五倍子、大贝各 10 g。水煎取药汁，每日 1 剂，分 2 次服用。

9. 血热型月经过多 天冬 15 ~ 30 g，白糖适量。将天冬放入砂锅，加水 500 ml 煎成 250 ml，趁沸加入白糖，调匀即成。月经前每日 1 剂，分 3 次温饮，连服 3 ~ 4 剂。

10. 心肾赫依病，白带过多，腰腿酸痛，身重无力 天门冬、黄精、手掌参、肉豆蔻、丁香、沉香各 25 g，白豆蔻 150 g。制成散剂，每次 1.5 ~ 3 g，每日 2 ~ 3 次，温开水或羊肉汤送服。

11. 肾寒，遗精，下淋，腰痛 天冬、红花、冬葵果、玉竹、紫茉莉、蒺藜（制）各 15 g，全石榴 50 g，白豆蔻 25 g，荜茇、黄精各 20 g，肉桂 5 g。制成水丸，每次 1.5 ~ 3 g，每日 1 ~ 2 次，温开水送服。

使用禁忌 脾胃虚寒、大便溏薄及风寒感冒或痰饮湿浊咳嗽者忌服。

天门冬

天仙子

TIANXIANZI

蒙 药 名 | 特讷格。

别　　名 | 协日、额日颜、郎当斯、浩木哈。

来　　源 | 为茄科植物莨菪 *Hyoscyamus niger* L. 的干燥成熟种子。

识别特征 | 二年生草本植物，高 15 ~ 70 cm，有特殊臭味，全株被黏性腺毛。根粗壮，肉质，茎直立或斜上伸。密被柔毛。单叶互生，叶片长卵形或卵状长圆形，顶端渐尖，基部包茎，茎下部的叶具柄。花淡黄绿色，基部带紫色；花萼筒状钟形；花冠钟形；花药深紫色；子房略呈椭圆形。蒴果包藏于宿存萼内。种子多数，近圆盘形，淡黄棕色。花期 6 ~ 7 月，果期 8 ~ 9 月。

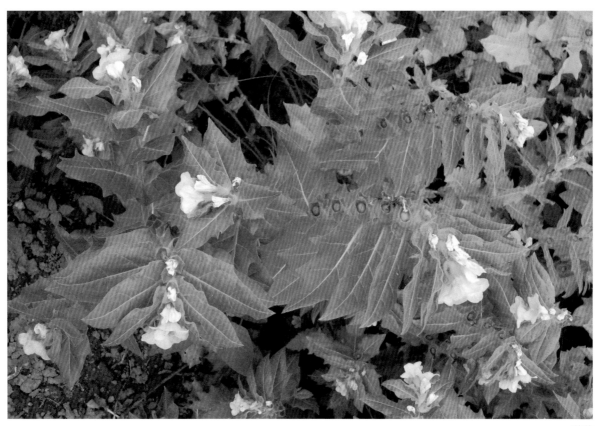

莨菪

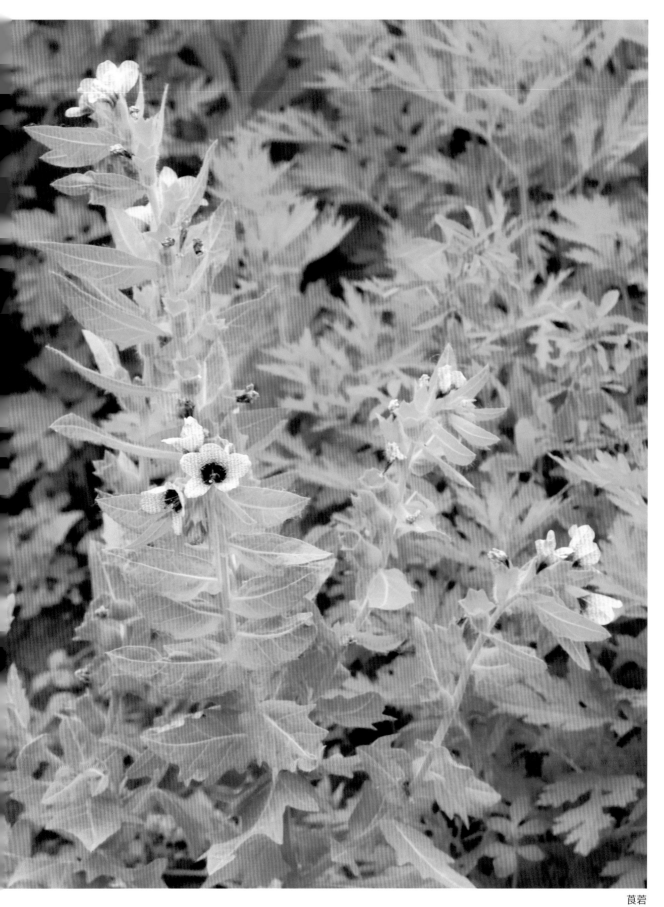

莨若

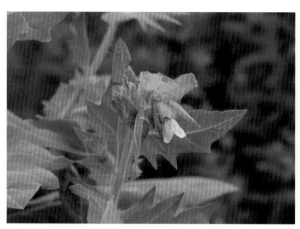

莨菪

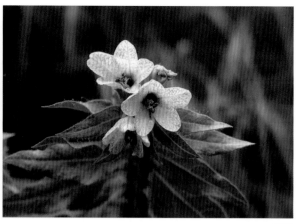

莨菪

生境分布｜ 生长于海拔 1700 ～ 2600 m 的山坡、林旁和路边。分布于华北、东北、西北诸地，诸如河南、河北、辽宁省等。

采收加工｜ 夏、秋二季果实成熟、果皮变黄色时割取全株或果枝，曝晒，打下种子，筛去枝梗、果皮，晒干。

药材鉴别｜ 本品呈类扁肾形或扁卵形，直径约 1 mm。表面棕黄色或灰黄色，有细密的网纹，略尖的一端有点状种脐。剖面灰白色，油质，有胚乳，胚弯曲。无臭，味微辛。

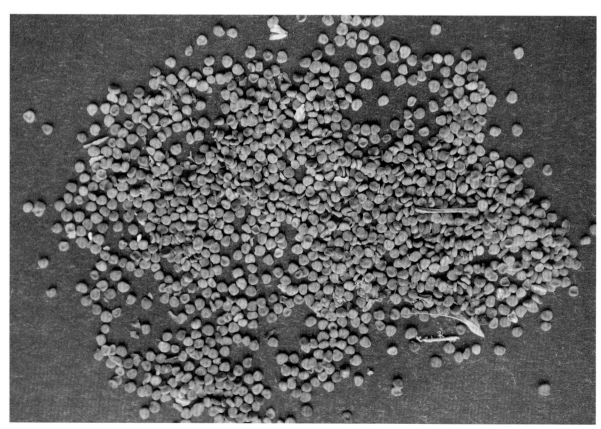

天仙子药材

性味归经 苦、辛，温；有大毒。归心、胃、肺、肝经。

功效主治 解痉止痛，安心定痫。主治脘腹疼痛，风湿痹痛，风虫牙痛，跌打伤痛，喘嗽不止，泻痢脱肛，癫狂，惊痫，痈肿疮毒。

药理作用 本品所含东莨菪碱对家兔行腹腔、静脉、侧脑室注射，均能提高动物痛阈，并能增强哌替啶止痛效果。所含阿托品对腺体分泌有抑制作用，对活动过强或痉挛状态的平滑肌有明显的抑制作用。本品能解除迷走神经对心脏的抑制而加快心率，纠正传导阻滞、心律失常。对微循环，可以调节微血管管径，解除痉挛，减轻血管内皮细胞损伤，改善血液流动状态，降低全血比黏度，使团聚血细胞解聚，增加微血管自律运动。对眼能散瞳、升高眼压。

用法用量 0.06～0.6 g，研末服。外用：适量，煎水外洗或研末调敷。

精选验方

1. 恶疮似癞者 天仙子适量。烧末调敷。

2. 风痹厥痛 天仙子 15 g（炒），大草乌头、甘草 25 g，五灵脂 50 g。研为细末，糊丸，梧桐子大，以螺青为衣，每服 10 丸，男以菖蒲酒下，女以芫花汤下。

3. 积冷痃癖，不思饮食，四肢羸困 天仙子 1.5 g（水淘去浮者），大枣 49 枚。上药，以水 3 L 相和，煮至水尽，取枣去皮核，每于饭前吃 1 枚，也可用粥饮下，觉热即止。

4. 赤白痢，脐腹疼痛，肠滑后重 天仙子 50 g，大黄 25 g。捣罗为散，每服 5 g，饭前以米调饮下。

5. 胃病 天仙子粉末 0.6 g。温开水送服，每日 2 次。

6. 慢性气管炎 20%天仙子液（醇提取注射每 2 ml 含生药天仙子 0.4 g）2 ml 加 10%葡萄糖 2 ml，注射于定喘穴（左，右）及肺俞穴（左，右），每日交叉取 2 穴注射，10 次为 1 个疗程。

7. 龋齿痛（蛀牙） 天仙子粉末 0.3 g。装烟袋中吸烟熏牙，但不要咽下唾液。

8. 痈疖肿毒 天仙子适量。捣烂敷患处。

9. 昏厥，赫依性佝偻病，健忘症，癫狂病，哮喘，乳房刺痛 天仙子 10 g，沉香、阿魏、肉豆蔻、苏格木勒、广枣、紫硇砂、兔心各 50 g。制成水丸，每次 1.5～3 g，每日 1～2 次，温开水或肉汤送服。

使用禁忌 本品大毒，内服宜慎重，不能过量或持续服用。心脏病、青光眼、肺热痰稠者和孕妇忌服。

葶苈子

TINGLIZI

蒙 药 名 | 汉毕勒。

别　　名 | 葶苈、贡图格、甜葶苈、苦葶苈、炒葶苈、贡图格巴。

来　　源 | 本品为十字花科植物独行菜 *Lepidium apetalum* Willd. 或播娘蒿 *Descurainia sophia*（L.）Webb. ex prantl. 的干燥成熟种子。

识别特征 | 为一年生或两年生矮小草本，高 5 ～ 30 cm。叶不分裂，基部有耳，边缘有稀疏齿状缺裂。总状花序长，花小。角果卵状椭圆形，扁平，成熟时自中央开裂，假隔膜薄膜质。播娘蒿为一年生或二年生草本，高 30 ～ 70 cm，全体灰白色而被叉状或分歧柔毛。茎上部多分枝，较柔细。叶互生；2 ～ 3 回羽状分裂，最终的裂片狭线形，先端渐尖；在茎下部的叶有柄，渐向上则渐短或近于无柄。总状花序顶生，果序时特别伸长；花小；萼 4，十字形排列，线形，

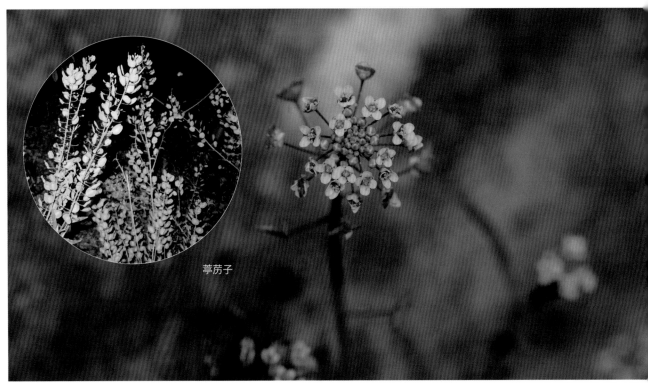

葶苈子

葶苈子

先端渐尖，易早脱；花瓣4，黄色，匙形，较花萼稍长，先端微凹，基部渐狭而呈线状；雄蕊6，4强，均伸出于花瓣外，花丝扁平；子房圆柱形，2室，柱头呈扁压头状。长角果，线形，长2～3cm，宽约1mm。种子小，卵状扁平，褐色。花期4～6月，果期5～7月。

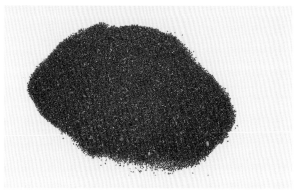

葶苈子饮片

生境分布 | 生长于路旁、沟边或山坡、田野。独行菜习称"北葶苈子"，分布于河北、辽宁、内蒙古、吉林等地；播娘蒿习称"南葶苈子"，分布于江苏、山东、安徽、浙江等地。

采收加工 | 夏季果实成熟时采割植株，晒干，搓出种子，除去杂质。

药材鉴别 | 本品呈扁卵形。表面棕色或棕红色，微有光泽，具纵沟两条，其中一条明显。一端钝圆，另一端尖而微凹，类白色，种脐位于凹入端，无臭，味微辛辣，黏性较强。南葶苈子呈长圆形略扁，一端钝圆，另一端微凹或较平截。味微辛苦，略带黏性。

性味归经 | 苦、辛，大寒。归肺、膀胱经。

功效主治 | 泻肺平喘，利水消肿。葶苈子味辛苦，其性大寒，辛寒以散无形之热，苦寒则泻有形水湿。入肺和膀胱二经，故能上泻肺中水饮、痰火以祛痰平喘；下泻膀胱水湿、通调水道以行水消肿。

用法用量 | 5～10g，煎服；3～6g，研末服用。炒葶苈子，可缓其寒性，不易伤脾胃。

精选验方 |

1. 腹水 葶苈子50g，苦杏仁20枚。熬黄，捣细，分10次服。

2. 寒痰咳喘 葶苈子、芥子、紫苏子各10g，川贝母15g。水煎服。

3. 支原体肺炎 葶苈子、沙参各10g，百部、紫菀、麦门冬、桔梗、天门冬、百合、款冬花各20g，甘草5g。水煎服，每日1剂。

4. 小便不通 葶苈子、马蔺花、小茴香各等份（俱炒）。共研为细末，每次服6g，黄酒送服，每日3次。

5. 小儿百日咳 葶苈子、炙麻黄各5g，川贝母15g，桑白皮6g，蜂蜜适量。用以上前4味晒干或烘干，一同放入碾槽内，碾成细末备用。1～3岁每次取2g药末；7岁每次取3g药末；8～10岁以上每次取4g药末。每日3次，用蜂蜜水调匀后缓缓饮用。

使用禁忌 | 本品性泄利易伤正，故凡肺虚喘促、脾虚肿满、膀胱气虚、小便不利者均当忌用。或配伍补脾益气药同用。

土茯苓
TUFULING

蒙 药 名 | 陶菲郎。

别　　名 | 禹余粮、冷饭团、红土苓、山奇良、盖勒格日。

来　　源 | 为百合科植物土茯苓 *Smilax glabra* Roxb. 的根茎。

识别特征 | 攀援状灌木，长 1 ～ 4 m。根茎块根状，有明显结节，着生多数须根。茎与枝条光滑无刺。单叶互生；叶柄长 0.5 ～ 2 cm，具狭鞘，常有纤细的卷须 2 条；叶片薄革质，狭椭圆状披针形至狭卵状披针形，长 6 ～ 20 cm，宽 1.2 ～ 5 cm，先端渐尖，基部圆形，全缘，下面常被白粉，基出脉 3 ～ 5 条。伞形花序单生于叶腋，通常具 10 余朵花；雄花序总花梗长 2 ～ 5 mm，通常明显短于叶柄，在总花梗与叶柄之间有 1 芽；花序托膨大，连同多数宿存的小苞片多少呈莲座状，宽 2 ～ 5 mm，花绿白色，六棱状球形，直径约 4 mm；雄花外花被片近扁圆形，宽 2 mm，兜状，背面中央具纵槽，内花被片近圆形，宽约 1 mm，边缘有不规则的齿；雄花靠合，与内花被片近等长，花丝极短；雌花序的总梗长约 1 cm，雌花外形与雄花相似，但内花被片边缘无齿，具 3 枚退化雄蕊。浆果直径 6 ～ 8 mm，熟时黑色，具粉霜。花期 5 ～ 11 月，果期 11 月至次年 4 月。

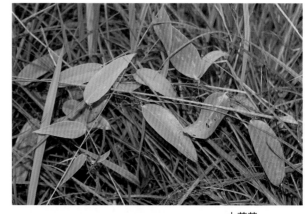

土茯苓

生境分布 | 生长于海拔 1800 m 以下的林下、灌木丛、河岸或山谷中。分布于浙江、江苏、安徽、江西、湖南、湖北、广西、广东、贵州、四川等省区。

采收加工 | 秋末初冬采挖，除去芦头及须根，洗净，切片，晒干或置于开水中煮数分钟，再切片，晒干。

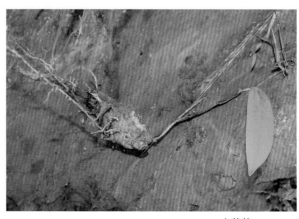

土茯苓

药材鉴别｜ 根茎略呈圆柱形，稍扁或呈不规则条块，有结节状隆起，具短分枝，长5～22 cm，直径2～5 cm。表面黄棕色或灰褐色，凹凸不平，有坚硬的须根残基，分枝顶端有圆形芽痕，有的外皮现不规则裂纹，并有残留的鳞叶。质坚硬。切片呈长圆形或不规则，厚1～5 mm，边缘不整齐；切面类白色至淡红棕色，粉性，可见点状维管束及多数小亮点；质略韧，折断时有粉尘飞扬，以水湿润后有黏滑感。无臭，味微甘、涩。

性味归经｜ 味甜，性热。归冷经。

功效主治｜ 除湿，泄浊，解毒，通利关节。主治风湿疼痛，筋骨挛痛，淋浊，泄泻，梅毒，痈肿，疮癣，瘰疬，汞中毒。

用法用量｜ 内服：煎汤，15～60 g。外用：适量，研末调敷。

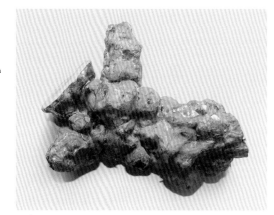

土茯苓药材

精选验方｜

1. 风湿疼痛 土茯苓15 g，八爪金龙、四块瓦各10 g，岩马桑8 g。炖猪蹄服。

2. 小便不利 土茯苓30 g，玉米须15 g。水煎服。

3. 杨梅疮毒 土茯苓50 g或15 g。水酒浓煎服。

4. 大毒疮红肿 土茯苓适量。研为细末，好醋调敷。

5. 白喉 土茯苓、土牛膝根各30 g。水煎服。

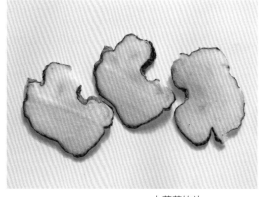

土茯苓饮片

6. 小便不通 土茯苓、白茅根各20 g。煎水，每日1剂，分3次服，每次服20 ml。

7. 病后体虚 土茯苓65 g，团鱼1个。团鱼去尽内杂（不洗），合药炖服。

8. 骨折 土茯苓200 g，打不死250 g。研粉，用酒炒后敷患处。

9. 乙型肝炎 土茯苓、虎杖、白花蛇舌草各12 g，小儿减量。水煎服，每日3次，随证加减。

10. 滴虫性阴道炎 采用单味土茯苓散剂及熏洗外用。

11. 血热头痛，咽喉肿痛，经血淋漓等妇女血证 土茯苓100 g，金银花10 g，诃子、栀子、川楝子各8 g，黄连、瞿麦各15 g。制成煮散剂，次3～5 g，每日1～2次，温开水送服。

12. 梅毒，淋病 土茯苓300 g，金银花10 g，紫草茸、茜草、枇杷叶、草乌（制）、文冠木膏、诃子、栀子、白云香、苘麻子、红花、瞿麦、黑云香各5 g。制成煮散剂，每次3～5 g，每日3次，水煎服，21日为1个疗程。

使用禁忌｜ 肝肾阴虚者慎服。忌犯铁器，服时忌茶。

问荆

WENJING

蒙药名 | 呼荷。

别　名 | 枯朱格、节节草、古沙萨陆、笔头菜、玛玛高札格。

来　源 | 为木贼科植物问荆 *Equisetum arvense* L. 的全草。

识别特征 | 多年生草本植物，地上茎直立，二型。茎中实；根黑色或暗黑色，节和根密生黄棕色长毛。营养茎在孢子茎枯萎后生出，茎上有棱脊 5 ～ 15 条。叶退化，下部合成鞘，鞘齿三角形，棕黑色，边缘灰白色，膜质。节上轮生小枝，有棱脊 3 ～ 4 条，单一或再分枝。孢子茎早春发出，紫褐色，肉质，不分枝，鞘长而大。孢子囊穗顶生，钝头；孢子叶六角形，盾状着生，边缘着生长圆形孢子囊，孢子囊成熟时孢子茎即枯萎；孢子圆球形，附生弹丝 4 条。

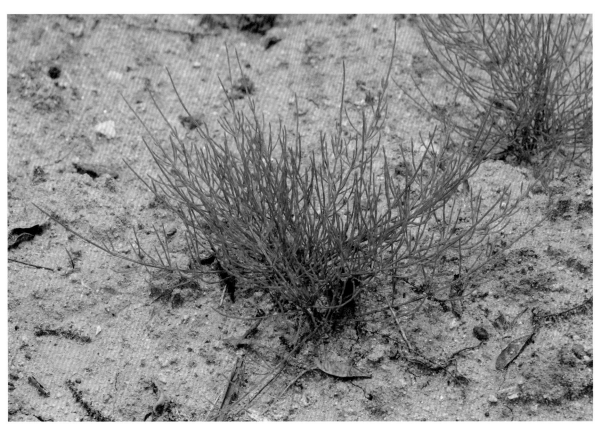

问荆

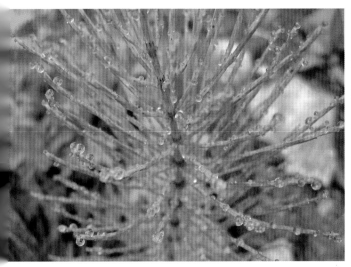
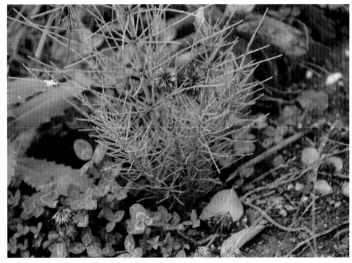

问荆　　　　　　　　　　　　　　　　　　　　　　　　　问荆

生境分布｜ 生长于潮湿的草地、沟渠旁、沙土地、山坡及草甸等处。分布于东北、华北及山东、江苏、安徽、湖南、四川、贵州等省区。

采收加工｜ 夏、秋二季采收，割取全草，置通风处阴干，或鲜用。

药材鉴别｜ 全草长约 30 cm，多干缩或枝节脱落。茎略圆形，浅绿色，有纵纹，节间长，节有退化的鳞片叶，硬膜质。小枝轮生。基部时有黑褐色的根。气微，味稍苦涩。

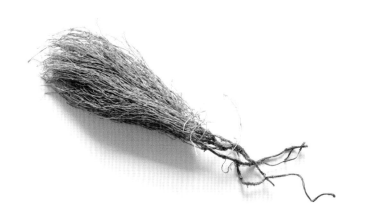

问荆

性味归经｜ 味苦、涩、微甜，性冷。归热经。

功效主治｜ 止血，利尿，明目。主治鼻衄，吐血，咯血，便血，崩漏，外伤出血，淋证，目赤翳膜。

用法用量｜ 内服：煎汤，3 ~ 15 g。外用：适量，鲜品捣烂外敷；或干品研末撒。

精选验方｜

1. 风热目赤　问荆、谷精草各 15 g，野菊花 10 g。水煎服。

2. 骨折　问荆、火炭母、野葡萄根、九层皮各适量。捣烂加适量白酒，外包骨折处。

3. 尿闭，膀胱石痔　问荆、冬葵果、螃蟹、硇砂、通经草、海金沙、苏格木勒各等量。制成水丸，每次 1.5 ~ 3 g，每日 1 ~ 3 次，用红糖作引，温开水送服。

问荆

乌梢蛇

WUSHAOSHE

蒙 药 名 | 哈日。

别　　名 | 乌蛇、黑风蛇、黄风蛇、布如勒沙、布如勒那格。

来　　源 | 为游蛇科动物乌梢蛇 *Zaocys dhumnades*（Cantor）除去内脏的干燥体。

原 动 物 | 形体较粗大，头、颈区分不明显，全长可达 200 cm 左右，一般雌蛇较短。眼大，鼻孔大而椭圆，位于两鼻鳞间。背面灰褐色或黑褐色，其上有 2 条黑线纵贯全身，老年个体后段色深，黑线不明显，背脊黄褐色纵线较为醒目，幼蛇背面灰绿色，其上有 4 条黑线纵贯全身。颊鳞 1 枚；眶前鳞 2 ～ 3 枚，眶后鳞 2 枚；颞鳞 2（1）+2 枚；上唇鳞 3-2-3 式；背鳞 16-16（14）-14，中央 2 ～ 4（6）行起棱。正脊两行棱极强，腹鳞 192 ～ 205；肛鳞 2 分；尾下鳞 101 ～ 128 对。

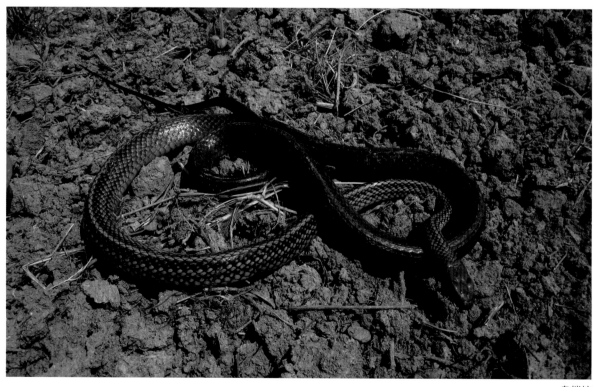

乌梢蛇

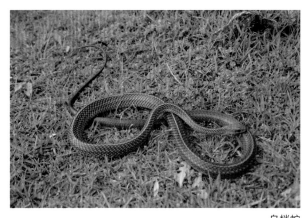
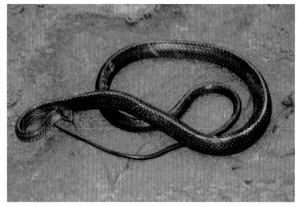

乌梢蛇　　　　　　　　　　　　　　　　　　　　　乌梢蛇

生境分布 | 生活于丘陵、田野及路边草丛或林下等处。分布于贵州、湖南、广西、四川、陕西、甘肃、江苏、安徽、浙江、江西、福建、台湾、河南、湖北、广东等省区。

采收加工 | 多在 4 ～ 10 月捕捉。将捕捉后的蛇处死，剖腹或先剥去蛇皮留头尾，除去内脏，取竹针串盘成圆形，置于铁丝拧成的十字架上，以柴火熏烤，频频翻动，至色发黑为度，取下，烘干或晒干透。

药材鉴别 | 盘蛇呈圆盘状，盘径大小不一，约16 cm。头扁圆形，略似龟头，盘于中央，口内有多数刺状小牙。尾部渐细，尾端插入外缘的腹腔内，脊部高耸呈屋脊状。通体黑褐色或绿褐色，表面可见菱形细鳞片，无光泽。腹部剖开，可明显见到排列整齐的肋骨。质坚韧，气腥，味淡，剥皮者仅留头、尾皮部，中间肉较光滑。蛇棍系加工时未卷成盘者，蛇体长 20 ～ 30 cm 的回形。余同盘蛇。以头尾齐全，身干皮黑肉黄，脊背有棱，质坚实者为佳。

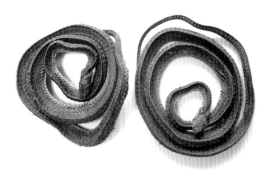

乌梢蛇药材

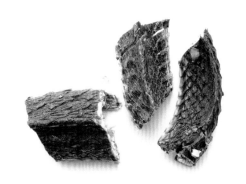

乌梢蛇饮片

性味归经 | 味咸，性微热。归慢经、半边经。

功效主治 | 祛风湿，通经络。主治风湿顽痹，肌肤不仁，筋脉拘挛，中风口眼㖞斜，半身不遂，破伤风，麻风，疥癣，瘰疬恶疮。

用法用量 | 内服：煎汤，6 ～ 12 g；研末，1.5 ～ 3 g；或入丸，泡酒服。外用：适量，烧灰研末调敷。

精选验方 |

1.因饮食不当引起的高热、角弓反张　乌梢蛇胆 1 个。埋于生姜中，晒干，用姜磨水服。

2.风湿关节疼痛　乌梢蛇 1 条，白酒 500 ml。乌梢蛇泡酒内服。

乌梢蛇

五味子
WUWEIZI

蒙 药 名 | 乌拉勒吉嘎纳。

别　　名 | 久母、阿比亚、北五味子、达德日格。

来　　源 | 本品为木兰科多年生落叶木质藤本植物五味子 *Schisandra chinensis* (Turcz.) Baill. 的干燥成熟果实。

识别特征 | 落叶木质藤本，长达 8 m。茎皮灰褐色，皮孔明显，小枝褐色，稍具棱角。叶互生，柄细长、叶片薄而带膜质，卵形、阔倒卵形至阔椭圆形，长 5 ~ 11 cm，宽 3 ~ 7 cm，先端尖，基部楔形、阔楔形至圆形，边缘有小齿牙，上面绿色，下面淡黄色，有芳香。花单性，雌雄异株。雄花具长梗，花被 6 ~ 9，椭圆形，雄蕊 5，基部合生。雌花花被 6 ~ 9，雌蕊多数，螺旋状排列在花托上，子房倒梨形，无花柱，授粉后花托逐渐延长成穗状。浆果球形，直径 5 ~ 7 mm，成熟时呈深红色，内含种子 1 ~ 2 枚。花期 5 ~ 7 月，果期 8 ~ 9 月。

生境分布 | 生长于半阴湿的山沟、灌木丛中。北五味子分布于东北、内蒙古、河北、山西等地。南五味子多分布于长江流域以南及西南地区。

采收加工 | 秋季果实成熟时采收，拣去枝梗，晒干，备用。

药材鉴别 | 本品呈类球形，直径 3 ~ 8 mm。外表面棕黑色或黑色，皱缩，果肉稍厚，略显油润，有的表面显黑红色或出现"白霜"。内有种子 1 ~ 2 枚，种皮薄而脆。肾形，红棕色，有光泽，质坚脆。气微，味酸、微辛。

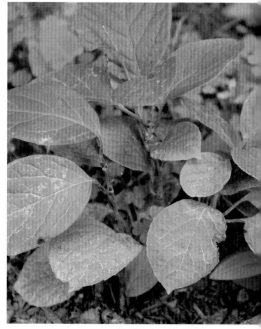

五味子

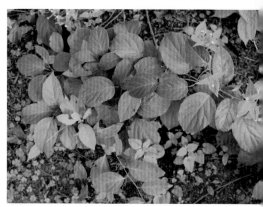

五味子

性味归经丨 酸，温。归肺、肾、心经。

功效主治丨 敛肺滋肾，涩精止泻，生津敛汗，宁心安神。本品酸能收敛，性温而润，归肺、肾、心三经。上能敛肺气而止咳、止汗，收心气而宁心安神；下能滋肾阴而涩精、止泻。

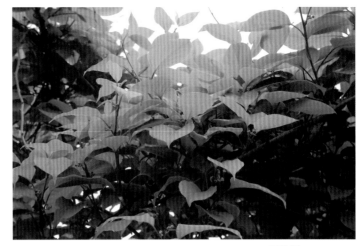

五味子

用法用量丨 3～9g，煎服。敛肺止咳用3～6g；滋肾宁心用6～9g。研末，每次服1～3g。

精选验方丨

1. **肾虚遗精，滑精，虚赢少气** 五味子250g。加水适量，煎熬取汁，浓缩成稀膏，加适量蜂蜜，以小火煎沸，待凉备用。每次服1～2匙，空腹时沸水冲服。

2. **失眠** 五味子6g，丹参15g，远志3g。水煎服，午休及晚上睡前各服1次。

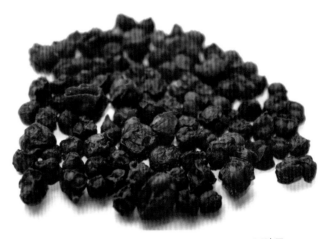

五味子

3. **耳源性眩晕** 五味子、山药、当归、枣仁各10g，桂圆肉15g。水煎2次，取汁40ml，分早、晚2次服。

4. **过敏性鼻炎** 五味子、乌梅、柴胡、防风各12g，甘草8g。水煎取药汁，每次饮用时加15g蜂蜜，每日1剂，分2次服用。

5. **肾衰所致的肺气肿** 五味子、熟地黄、山茱萸、补骨脂、胡桃肉各9g，肉桂（后下）2.5g。水煎取药汁，每日1剂，分2次服用。

6. **肺结核咳嗽** 五味子、丹参、川芎、葛根、黄芪、桔梗、羌活各15g。水煎取药汁，每日1剂，分2次服用。

7. **低血压** 五味子25g，肉桂、桂枝、甘草各15g。水煎取药汁，口服，每日1剂。

8. **寒性腹泻** 五味子、葫芦各4g，茯苓、荜茇各3g。制成散剂，每次1.5～3g，每日1～2次，白酒为引，温开水送服。

9. **胃鸣，嗳气** 五味子、石榴、荜茇、肉桂、山奈、葫芦、车前子、橡子、狗尾草子各等量。加适量白糖，制成散剂，每次1.5～3g，每日1～2次，温开水送服。

使用禁忌丨 本品酸涩收敛，新病、实邪者不宜用。

菥蓂子

XIMINGZI

蒙 药 名 | 恒日格。

别　　名 | 套利图、勃日嘎。

来　　源 | 为十字花科植物菥蓂 *Thlaspi arvense* L. 的成熟种子。

识别特征 | 一年生草本，高 20 ～ 60 cm。全株无毛。茎直立，单一或有分枝。叶互生，基生叶倒卵状长圆形，长 3 ～ 5 cm，宽 1 ～ 1.5 cm，先端钝或急尖，基部楔形；茎生叶长圆状披针形或倒披针形，长 1 ～ 5 cm，宽 0.5 ～ 1 cm，先端钝，基部箭形，边缘具疏齿，无柄，耳状抱茎，总状花序顶生，果期可长达 20 cm；花梗长 0.5 ～ 1.8 cm。花白色；萼片 4，黄绿色，椭圆形，长约 2.5 mm，宽约 1 mm，边缘白色膜质；花瓣 4，匙形，长约 3.5 mm，宽约 1.2 mm，先端钝圆，基部变狭呈爪；雄蕊 6，4 强。短角果扁平，近倒心形，先端凹缺，周围具宽翅，翅宽约 2 mm，基部圆形，长 1.3 ～ 1.6 cm，宽 0.9 ～ 1.3 cm，2 室，每室有种子 5 ～ 10 粒。种子红褐色，倒卵形，表面有同心圆状花纹。花、果期 5 ～ 8 月。

生境分布 | 生长于海拔 4000 m 以下的田边、村宅附近、沟边及山谷草地。分布于西藏各地，青海、甘肃、云南等地也有分布。

采收加工 | 7 ～ 8 月果实成熟时采收，取出种子，晒干。

药材鉴别 | 种子略呈扁卵圆形，长约 1.5 mm，宽 1 ～ 1.4 mm，表面红褐色至暗褐色，少数红棕色，具同心性隆起环纹，种脐位于种子尖突部分，色浅，点状。种皮薄而脆。种仁黄色，有油性，无臭，味微苦，辛。

性味归经 | 味辛，性平。

功效主治 | 清肾热，肺热，健胃，燥黄水。主治肾热，淋浊，肝病，肺热，咳嗽，消化不良，呕吐等症。

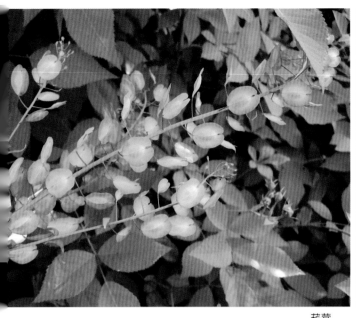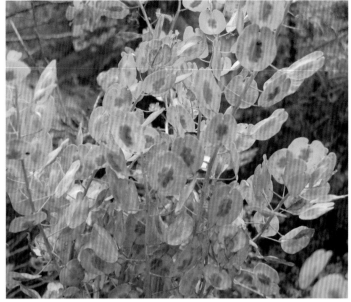

菥蓂　　　　　　　　　　　　　　　　　　菥蓂

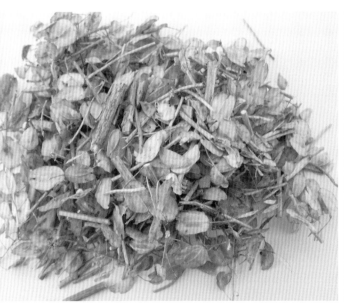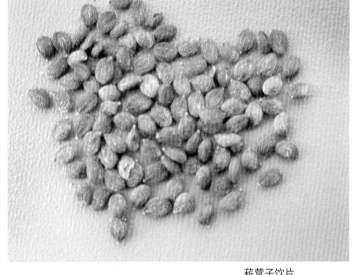

菥蓂饮片　　　　　　　　　　　　　　菥蓂子饮片

用法用量｜ 内服：煎汤，2～3 g；或入丸、散。

精选验方｜

1. 肾热，膀胱热，消睾丸肿　菥蓂子 50 g，杧果核、蒲桃子、大托叶云实、刀豆、白豆蔻各 25 g，紫草茸、茜草、枇杷叶各 20 g，刺柏叶、诃子各 12.5 g，瞿麦 15 g，木鳖子（制）5 g，蔗糖 400 g。制成散剂，每次 1.5～3 g，每日 1～2 次，温开水送服。

2. 食积，水肿　菥蓂子 9 g，石榴 29 g，肉桂、白豆蔻各 5 g，香青兰、螃蟹各 4 g，荜茇 4.5 g，地格达、五灵脂各 2.5 g，漏芦花、栀子、荜芨、西红花各 2 g，芫荽子、胡黄连、花苜蓿各 1 g，冰糖 7 g。制成散剂，每次 1.5～3 g，每日 1～2 次，温开水送服。

菥蓂子

细辛

XIXIN

蒙药名 | 乌纳根。

别　名 | 哈日、辽细辛、乌纳根、北细辛。

来　源 | 为马兜铃科植物北细辛 *Asarum heterotropoides* Fr. Schmidt var. *mandshuricum*（Maxim.）Kitag. 或华细辛 *Asarum sieboldii* Miq. 的干燥全草。

识别特征 | 北细辛为多年生草本，高 10 ～ 25 cm，叶基生，1 ～ 3 片，心形至肾状心形，顶端短锐尖或钝，基部深心形，全缘，两面疏生短柔毛或近于无毛；有长柄。花单生，花被钟形或壳形，淡紫色，顶端 3 裂，裂片由基部向下反卷，先端急尖；雄蕊 12 枚，花丝与花药等长；花柱 6。蒴果肉质，半球形。华细辛与上种类似，唯叶先端渐尖，上面散生短毛，下面仅叶脉散生较长的毛。花被裂片由基部沿水平方向开展，不反卷。花丝较花药长 1.5 倍。花期 5 月，果期 6 月。

生境分布 | 生长于林下腐殖层深厚稍阴湿处，常见于针阔叶混交林及阔叶林下、密集的灌木丛中、山沟底稍湿润处、林缘或山坡疏林下的湿地。北细辛分布于辽宁、吉林、黑龙江等省，习称辽细辛；华细辛分布于陕西等众多省区。

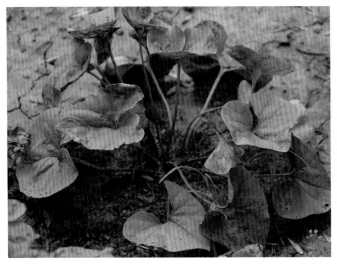

北细辛

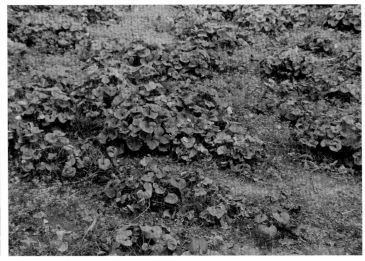

北细辛

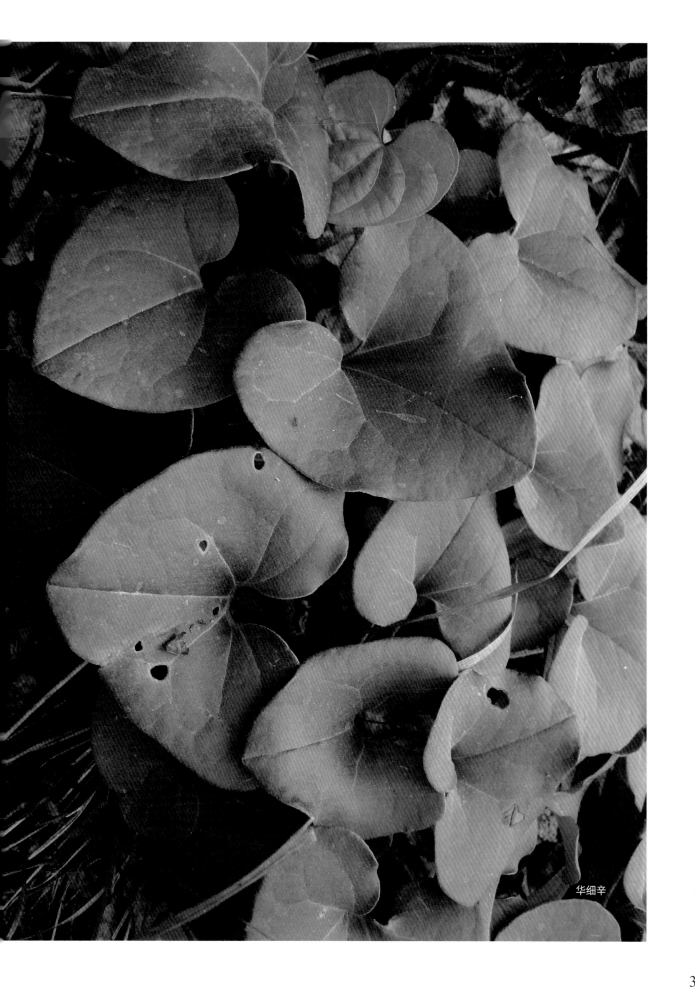

华细辛

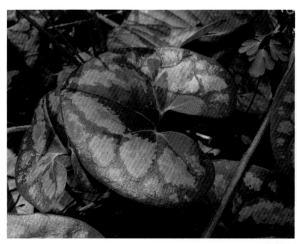

华细辛

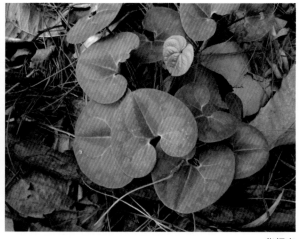

华细辛

采收加工｜ 夏季果熟期或初秋采集，除去泥土，置阴凉通风处晾干。

药材鉴别｜ 本品呈不规则的段。根茎呈不规则圆形，外表皮灰棕色，有时可见环形的节。根细，表面灰黄色，平滑或具纵皱纹，叶多破碎。质脆，易折断。切面黄白色或白色。气辛香，味辛辣、麻舌。

性味归经｜ 辛，温。有小毒。归肺、肾、心经。

功效主治｜ 祛风散寒，解表，通窍，止痛，温肺化饮。本品味辛香窜，性温而烈，既能外散风寒，解表，通窍，止痛；又能内助阳气，温肺化饮。

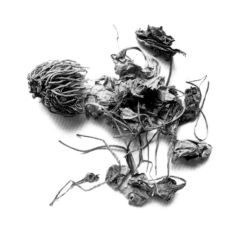

细辛（全草）饮片

药理作用｜ 本品有明显中枢抑制作用，能镇静、镇痛；有局部麻醉作用；有解热作用；对豚鼠离体气管有显著松弛作用，可增加肺灌流量，镇咳；对革兰氏阳性菌、枯草杆菌、伤寒杆菌、结核杆菌有抑制作用；有强心、扩张血管、增强脂代谢、升高血糖等作用。

用法用量｜ 2～5g，水煎服。0.5～1g，入丸、散用。外用：适量。

细辛药材

精选验方｜

1. **小儿目疮**　细辛末适量。醋调，贴脐上。

2. **阳虚感冒**　细辛、麻黄各3g，附子10g。水煎温服。

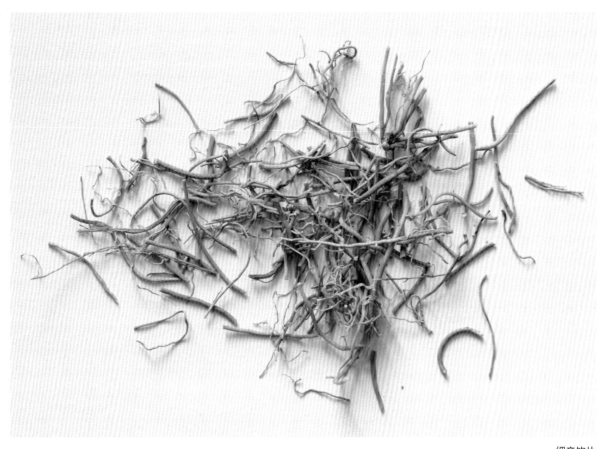

3. 口舌生疮 细辛、黄连等份。研为细末，先以布揩净患处，掺药在上，涎出即愈。

4. 牙痛 细辛3g（后下），白芷、威灵仙各10g。水煎2次，混合后分上、下午服，每日1剂。

5. 鼻塞不通 细辛末少许，吹入鼻中。

6. 小儿支气管炎 细辛6g，栀子、没药各12g，雄黄10g。共研为细末，用适量米醋调匀备用，敷于胸、背部。

7. 小儿百日咳 细辛、吴茱萸、大蒜、檀香、葶苈子、百部各10g，甘遂5g，麝香1g。研成细末备用，用时取10g药末，以适量猪胆汁（或鸡胆汁）调至稠膏状，分别贴于涌泉、神阙、身柱、膏肓等穴，每次贴8～12h，每日1次。

8. 哮喘 细辛15g，白芥子、元胡各21g，甘遂12g。研成细末，用姜汁调成糊状，备用，将药膏少许敷于肺俞、定喘、膻中、尺泽、足三里这几个穴位上，胶布固定，持续敷30～60min，擦掉药膏，每10日治疗1次。

9. 单纯疱疹 细辛、桔梗、人参、甘草、茯苓、天花粉、白术、薄荷各10g。水煎取药汁，口服。

10. 头痛，关节痛，发热，刺痛，口苦 细辛156g，紫菀花、酸模各109g，花紫堇、马蔺子、大黄各93g。制成水丸。每次1.5～3g，每日1～2次，温开水送服。

使用禁忌 | 阴虚干咳、阴虚阳亢型头痛、肾功能不良者忌用。反藜芦。

夏枯草

XIAKUCAO

蒙 药 名 | 宝日。

别　　名 | 吉如格、枯草穗。

来　　源 | 本品为唇形科多年生草本植物夏枯草 *Prunella vulgaris* L. 的全草或果穗。

识别特征 | 多年生草本，有匍匐茎。直立茎方形，高约 40 cm，表面暗红色，有细柔毛。叶对生，卵形或椭圆状披针形，先端尖，基部楔形，全缘或有细疏锯齿，两面均披毛，下面有细点；基部叶有长柄。轮伞花序密集顶生成假穗状花序；花冠紫红色。小坚果 4 枚，卵形。花期 4～6 月，果期 4～8 月。

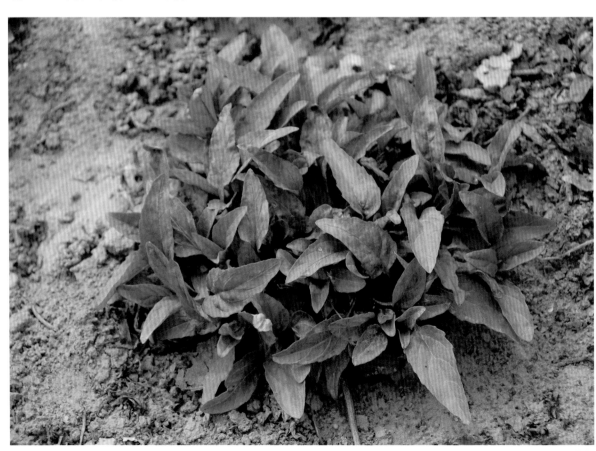

夏枯草

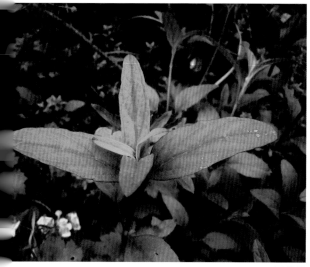

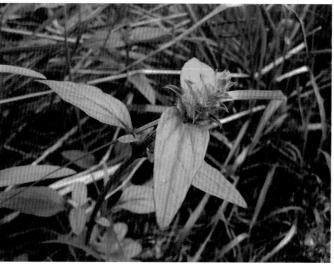

夏枯草　　　　　　　　　　　　　　　　　　　　　　　　　夏枯草

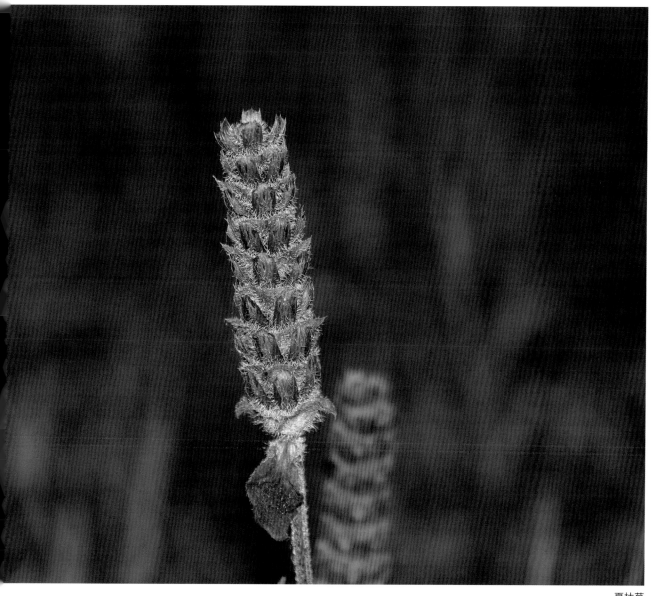

夏枯草

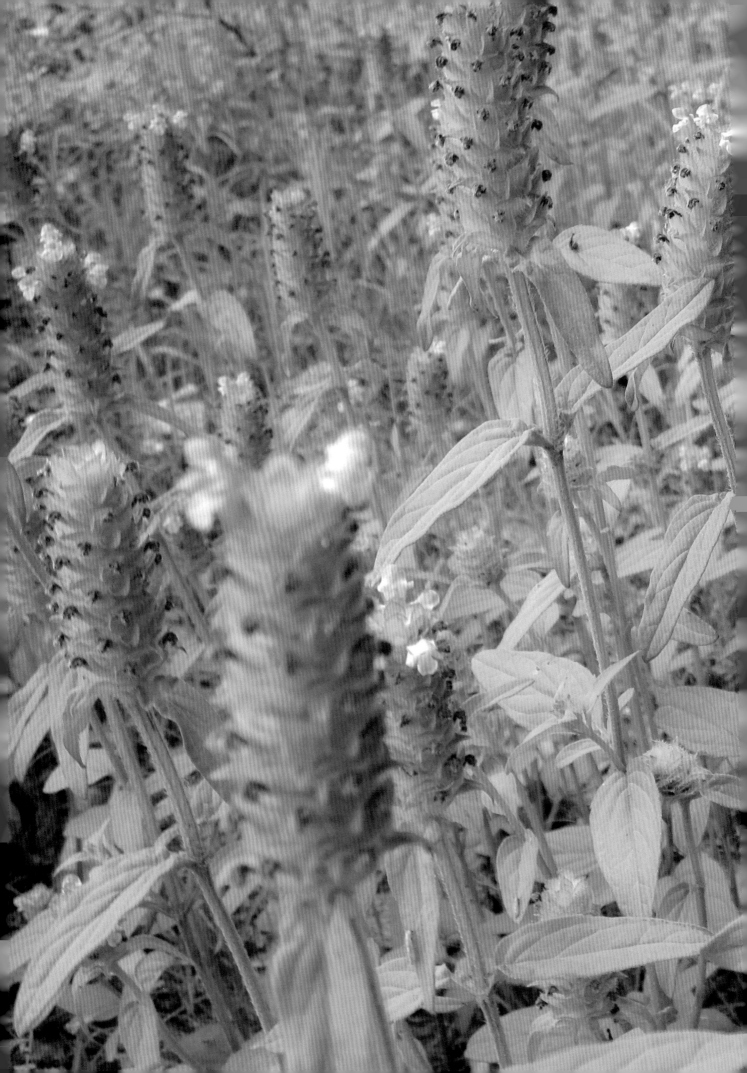

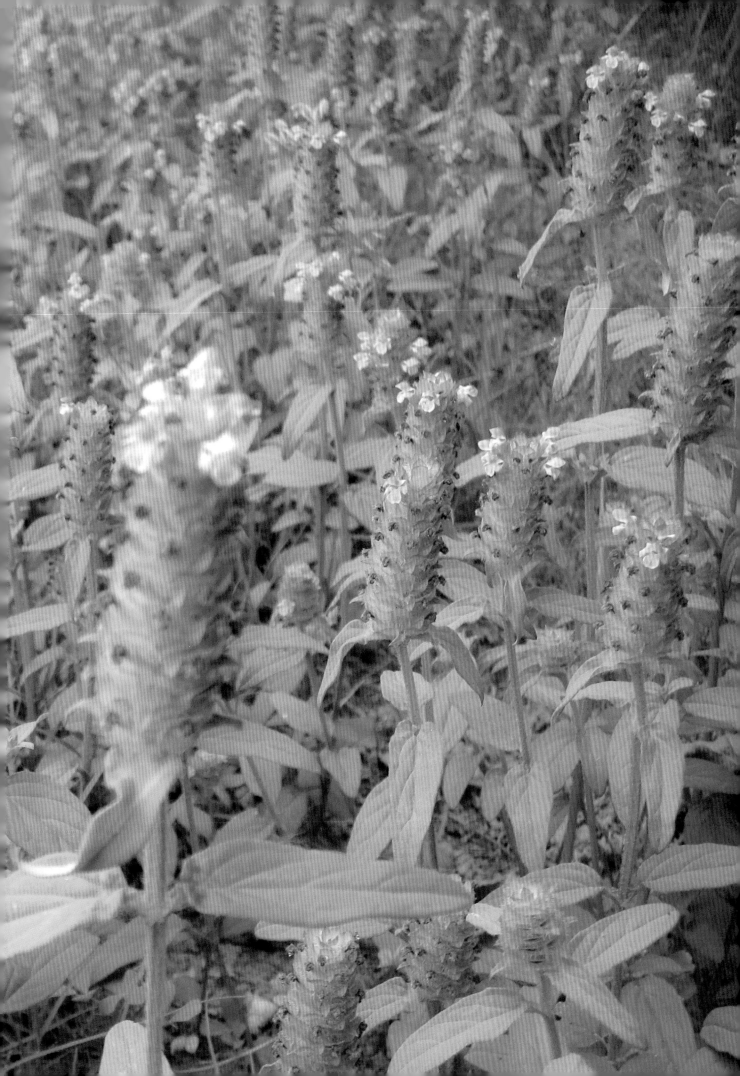

生境分布 | 均为野生，多生长于路旁、草地、林边。分布于浙江、江苏、安徽、河南等省。

采收加工 | 夏季当果穗半枯时采收，晒干入药。

药材鉴别 | 本品呈圆柱形，略扁，淡棕色至棕红色，有短柄。苞片膜质，脉纹明显。每苞内有花3朵，萼片宿存。花瓣脱落，内有小坚果。质轻，气微，味淡。

性味归经 | 辛、苦，寒。归肝、胆经。

功效主治 | 泻肝火，散郁结，清肝明目。本品苦寒泻热，辛能散结。主入肝经，能清肝火，散郁结，为治肝热痰火郁结之瘰疬、目珠疼痛之要药。

用法用量 | 10 ～ 15 g，煎服；或熬膏服。

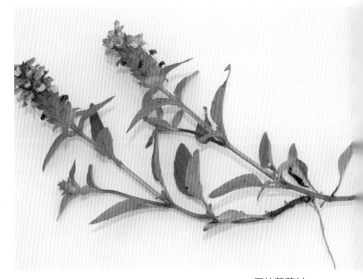

夏枯草药材

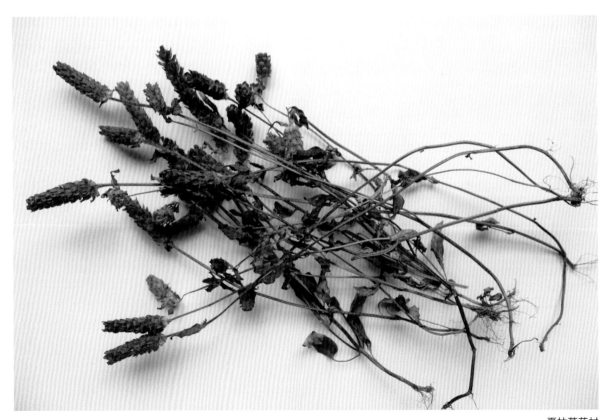

夏枯草药材

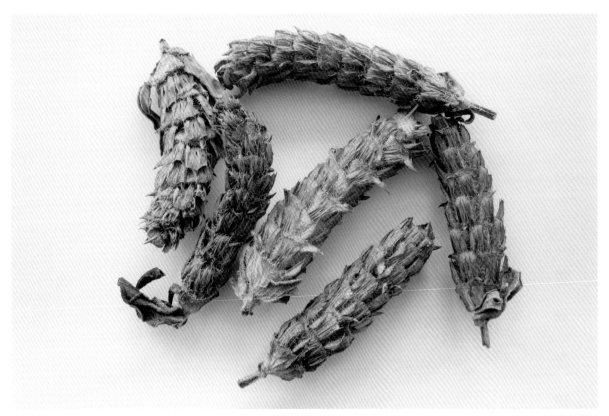

精选验方

1. 肝虚目痛（冷泪不止，畏光）　夏枯草 25 g，香附子 50 g。共研为末，每服 5 g，茶汤调下。

2. 急性黄疸性肝炎　夏枯草、金钱草各 30 g，丹参 18 g。水煎，分 3 次服，连服 7 ~ 15 日，未愈，再服 7 日。

3. 跌打伤、刀伤　夏枯草适量。在口中嚼碎后敷在伤处。

4. 巩膜炎　夏枯草、野菊花各 30 g。水煎，分 2 ~ 3 次服。

5. 长期失眠　夏枯草 15 g，百合 30 g。加水煎 2 次，混合两煎所得药汁，每日 1 剂，分次服用。

6. 急、慢性结膜炎　夏枯草、菊花各 18 g，山栀子 15 g，蝉蜕 9 g，甘草 6 g。水煎服，每日 2 次。

7. 喉癌　夏枯草、山豆根、龙葵各 30 g，嫩薄荷 3 g。水煎取药汁，每日 1 剂，分 2 次服用。

8. 小儿肺炎　鲜夏枯草、鲜青蒿各 30 g。共捣烂成糊状，敷于脐部。

9. 慢性阑尾炎　夏枯草、红藤各 30 g，枳壳、木香各 15 g。水煎取药汁，口服，每日 1 剂。

10. 妊娠高血压综合征　夏枯草、决明子、白糖各 15 g，菊花 10 g。水煎取汁，加入白糖，煮沸即可，随量饮用。

使用禁忌

脾胃虚弱者慎用。

香附
XIANGFU

蒙 药 名 | 萨哈勒。

别　　名 | 拉刚、制香附、香附子、门鲁格、生香附、醋香附。

来　　源 | 为莎草科植物莎草 *Cyperus rotundus* L. 的干燥根茎。

识别特征 | 为多年生草本，根茎匍匐，块茎椭圆形，茎三棱形，光滑。叶丛生，叶鞘闭合抱茎。叶片长线形。复穗状花序，顶生，3～10个排成伞状，花深茶褐色，有叶状苞片2～3枚，鳞片2列，排列紧密，每鳞片着生一花，雄蕊3枚，柱头3裂，呈丝状。小坚果长圆倒卵形，具3棱。花期6～8月，果期7～11月。

生境分布 | 生长于路边、荒地、沟边或田间向阳处。分布于广东、河南、四川、浙江、山东等地。

采收加工 | 秋季采挖，燎去毛须，置沸水中略煮或蒸透后晒干，或燎后直接晒干。

药材鉴别 | 本品多呈纺锤形，有的略弯曲，长2～3.5 cm，直径0.5～1 cm。表面棕褐色或黑褐色，有纵皱纹，并有6～10个略隆起的环节，节上有未除净的棕色毛须及须根断痕；去净毛须者较光滑，环节不明显。质硬，经蒸煮者断面黄棕色或红棕色，角质样；生晒者断面色白而显粉性，内皮层环纹明显，中柱色较深，点状维管束散在。气香，味微苦。

性味归经 | 辛、微苦、微甘，平。归肝、脾、三焦经。

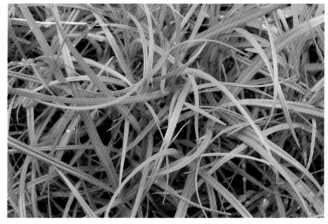

莎草

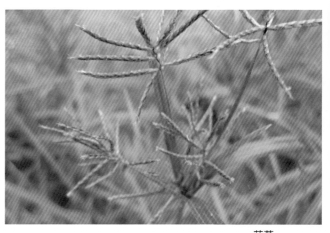

莎草

功效主治┃ 疏肝理气,调经止痛。本品味辛行散、苦主降泄、甘能缓急，为肝经之主药，肝无郁滞则经调痛止，故有疏肝理气、调经止痛之效。

药理作用┃ 5%香附浸膏对实验动物离体子宫有抑制作用，能降低其收缩力和张力。香附挥发油有轻度雌激素样作用，香附水煎剂有降低肠管紧张性和拮抗乙酰胆碱的作用。香附油对金黄色葡萄球菌有抑制作用。香附提取物对某些真菌有抑制作用。

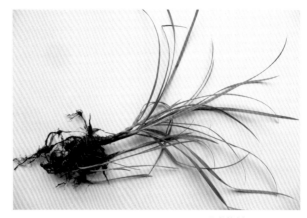

香附药材

用法用量┃ 6 ～ 12 g，煎服。醋炙止痛力增强。

精选验方┃

1. 妊娠呕吐 香附 10 g，黄连 6 g，竹茹、紫苏叶、半夏各 6 ～ 10 g，生姜 3 g。煎 2 次，混合煎液，先以小量频服，后分 2 次于饭前服用，服用 1 ～ 5 剂。

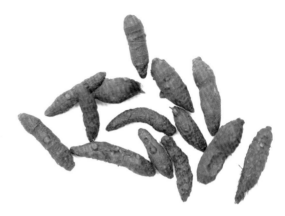

香附药材

2. 偏正头痛 香附子（炒）12 g，川芎 60 g。研为细末，以茶调服。

3. 尿血 香附子、新地榆各等份。分别水煎，先服香附汤，后服地榆汤。

4. 痛经 香附 12 g，艾叶 4 g。水煎服。

5. 胃、十二指肠溃疡 炒香附、煅牡蛎各 60 g，炒五灵脂 30 g。共研末，早、晚各服 5 g，服完后隔 5 日再服第 2 剂，2 个月为 1 个疗程。

6. 丹毒 香附 30 g。研细末，黄酒送服，微醉为度，不饮酒者，以温开水送服。

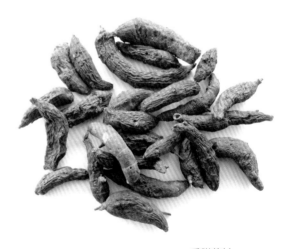

香附药材

7. 扁平疣 香附 150 g，木贼、生薏苡仁各 10 g。水煎外洗，并同鸦胆子去壳捣烂摩擦局部。

8. 乳腺增生 香附、柴胡、郁金、穿山甲、浙贝母、瓜蒌、夏枯草各等量。水煎服。

9. 链霉素中毒之眩晕 香附、柴胡各 30 g，川芎 15 g。研细末，装入胶囊，成人每次 2 粒，每日 3 次，饭后温开水送服，老人与儿童量酌减，连用 2 剂。

使用禁忌┃ 血虚气弱者不宜单用，阴虚血热者慎服。

香附

373

小茴香
XIAOHUIXIANG

蒙 药 名 | 照尔古达素。

别　　名 | 茴香、谷茴香、告尼要得。

来　　源 | 为伞形科植物茴香 *Foeniculum vulgare* Mill. 的干燥成熟果实。

识别特征 | 多年生草本，高 1 ~ 2 m，全株有香气。茎直立，有纵棱。叶互生，3 ~ 4 回羽状全裂，裂片丝状线形；叶柄基部鞘状抱茎。复伞形态序顶生；花小、黄色。双悬果，每分果有 5 纵棱。本品呈小圆柱形，两端稍尖，长 3 ~ 5 mm，径 2 mm 左右，基部有时带细长的小果柄，顶端有黄褐色柱头残基，新品黄绿色至棕色，陈品为棕黄色。分果容易分离，背面有 5 条略相等的果棱，腹面稍平；横切面略呈五角形。花期 7 ~ 9 月，果期 9 月以后。

生境分布 | 全国各地均有栽培。

采收加工 | 秋季果实初熟时采割植株，晒干，打下果实，除去杂质。

药材鉴别 | 本品为稻谷状小粒。表面黄绿色或淡黄色。背面隆起，有纵棱 5 条。果实易分离成瓣，每瓣呈椭圆形。断面灰白色，有油性。气芳香，味辛而后甘。

性味归经 | 辛，温。归肝、肾、脾、胃经。

功效主治 | 散寒止痛，理气和胃。主治寒疝腹痛，睾丸偏坠，痛经，少腹冷痛，脘腹胀痛，食少吐泻，睾丸鞘膜积液。盐小茴香暖肾散寒止痛。主治寒疝腹痛，睾丸偏坠，经寒腹痛。

药理作用 | 本品有增强胃肠运动的作用，在胀气时，可促进气体排出，减轻疼痛。

用法用量 | 2 ~ 4 g，煎服；0.5 ~ 1 g，研末服。外用：适量。

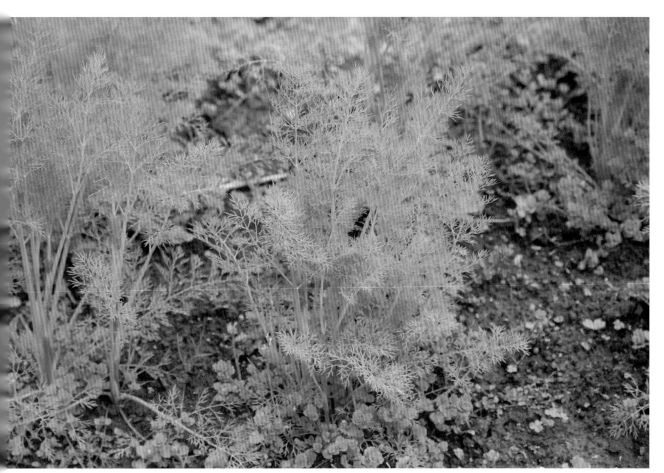

小茴香

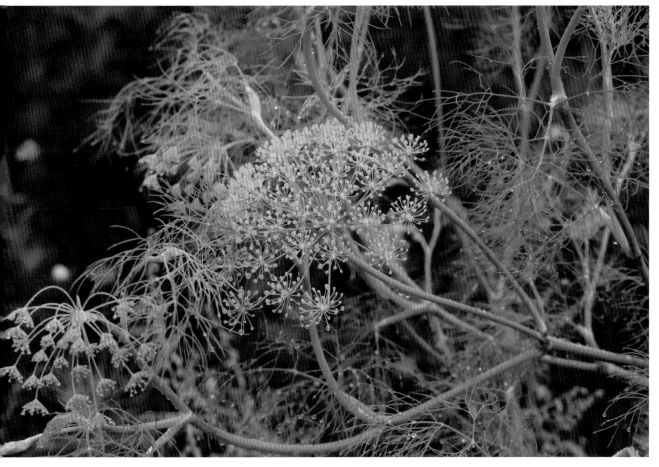

小茴香

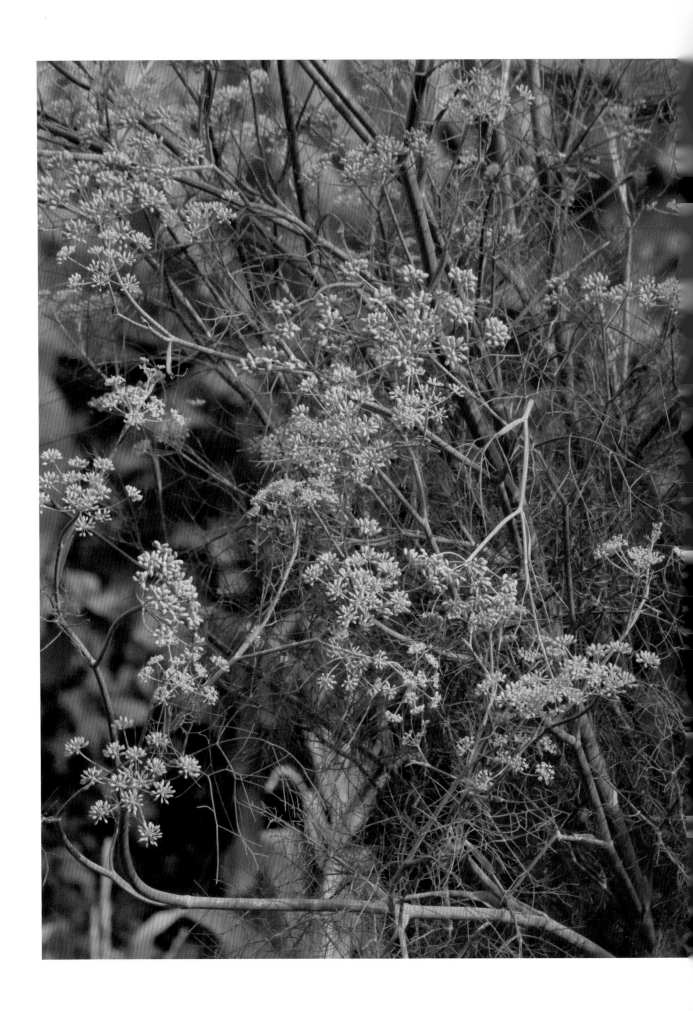

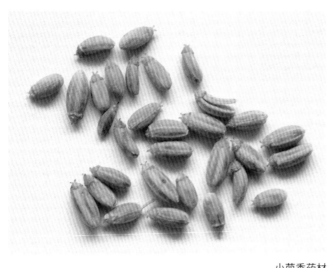

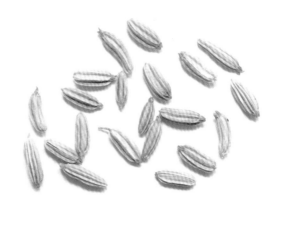

小茴香药材　　　　　　　　　　　　　　小茴香（茴香）饮片

精选验方 |

1. 闪挫腰痛　小茴香适量。研为细末，酒服 3 ～ 5 g。

2. 嵌闭性小肠疝　小茴香适量。成人 10 ～ 15 g（小儿量酌减），开水冲汤，趁热顿服，如 15 ～ 30 min 后不见效，同量再服 1 次；或成人 3 ～ 6 g（小儿量酌减），开水冲汤服，间隔 10 min 后，同量再服 1 次，服后仰卧 40 min，下肢并拢，膝关节半弯曲。

3. 鞘膜积液，阴囊象皮肿　小茴香 15 g，盐 4.5 g。同炒焦，研细末，打入青壳鸭蛋 1 ～ 2 个，同煎为饼，临睡前用温米酒送服，4 日为 1 个疗程，间隔 2 ～ 5 日，再服第 2 个疗程。

4. 肠绞痛，睾丸和附睾肿痛　小茴香、木香各 3 g，川楝子、白芍各 12 g，黄柏 9 g，槟榔 6 g，生薏苡仁 25 g。水煎服，也可用于睾丸鞘膜积液。

5. 阳痿　小茴香、炮姜各 5 g。研细末，加盐少许，用少许人乳汁调和（也可用蜂蜜或鸡血代替）敷于肚脐，外加胶布贴紧，一般 5 ～ 7 日后可去除敷料。

6. 肾绞痛　小茴香、干姜、官桂、沉香粉（冲服）各 5 g，玄胡、五灵脂、没药、川芎、当归、蒲黄、赤芍、乌药各 10 g。每日 1 剂，水煎服。

7. 慢性痢疾　小茴香 9 g，石榴皮 15 g。水煎服。

8. 巴达干赫依性头痛，头重，胃痛，呃逆　小茴香、木香、丁香、草果仁、肉豆蔻各等量。制成煮散剂，每次 3 ～ 5 g，每日 1 ～ 3 次，水煎服。

9. 视力减退，昏蒙症　小茴香 6 g，通经草 10 g，金色诃子 15 g，五灵脂 7.5 g，乌梢蛇（制）、铁屑（制）、赭石（制）各 20 g。用牛奶黄油制成油剂，每次 3 ～ 5 g，每日 1 次晨服。

使用禁忌 |　阴虚火旺者慎服。

雄黄
XIONGHUANG

蒙 药 名 | 额热。

别　　名 | 东瑞、雄精、腰黄、明雄黄。

来　　源 | 为硫化物类矿物雄黄 Realgar 的矿石。

识别特征 | 单斜晶系雄黄矿石，雄黄为主，与雌黄、方解石、石英、辰砂等共生。本品呈柱状、粒柱状单晶，呈放射状、粒状集合体，常为不规则块状或粉末，大小不一，橙红色或深红色。块状的表面覆有橙黄色粉末，手摸染指。具金刚光泽，断面呈树脂光泽或脂肪光泽，半透明至微透明。质松脆，易碎，硬度 1.5～2.0，比重 3.4～3.6，条痕橙黄色。断面色更鲜艳，具细砂孔。其中颜色鲜艳、半透明、有光泽、质松脆的习称"明雄""雄黄精"或"腰黄"。微有特异蒜臭气，味淡。

生境分布 | 分布于湖南、贵州、云南、四川等地。

采收加工 | 随时可采，除去杂质，研成细粉或水飞用。切忌火煅。

药材鉴别 | 本品为橙黄色或淡橘红色的极细粉末。触之易染手，气臭特异，微有刺鼻感，味淡。

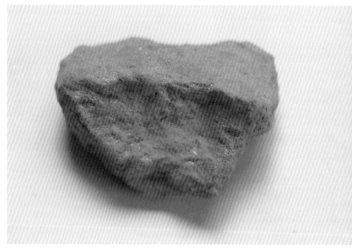

雄黄药材

性味归经 | 辛、苦，温；有毒。归心、肝、肾经。

功效主治 | 解毒杀虫，燥湿祛痰。本品辛苦温，性燥有毒。外用以毒攻毒而有解毒杀虫之效；内服性燥而有燥湿祛痰之功。

药理作用 | 本品对多种皮肤真菌有不同程度的抑制作用，对人型、牛型结核杆菌有抑制生长作用，有抗血吸虫及疟原虫作用。

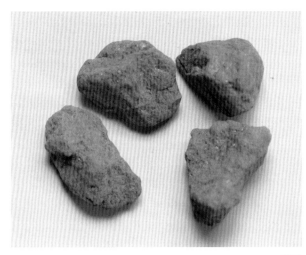

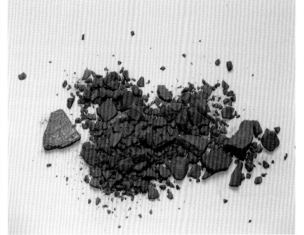

雄黄　　　　　　　　　　　　　　　　　　　　　雄黄饮片

用法用量｜ 0.15 ～ 0.30 g。内服：入丸、散。外用：适量，研末敷，调搽或烧烟熏。

精选验方｜

1. 流行性腮腺炎　雄黄 45 g，明矾 50 g，冰片 3 ～ 5 g。共研细末，每次 2 ～ 3 g，75%的酒精调成糊状，搽于局部。

2. 血吸虫病　雄黄 6 g，枯矾 10 g，雷丸 11 g，阿魏 25 g。先化阿魏，再将前 3 味共研细末，放阿魏汁炼为丸，每服 4.8 g。

3. 疟疾　雄黄粉 0.3 g，六一散 2 g。二药混匀，分成两包，于疟疾发作前 2 h 调服 1 包，4 ～ 6 h 后再服 1 包。

4. 蛲虫病　雄黄 15 g，凡士林油 60 g。同调匀，每晚睡前搽肛门内及周围，次日早晨擦去，连用 3 ～ 7 日。

5. 白血病　雄黄、青黛按 1 ∶ 9 的重量比混合。研细混匀，装胶囊或压成片剂，每日 10 g，分 3 次口服，配合辨证施治汤药。

6. 癫痫　雄黄、双钩藤、制乳香各 25 g，琥珀、天麻、天竺黄、全蝎、胆南星、郁金、黄连、木香各 19 g，明矾、荆芥穗、甘草各 13 g，朱砂 5 g，珍珠、冰片各 2 g，绿豆 200 粒。上药除雄黄、朱砂外，余药共研细末，制成水丸如绿豆大，雄黄、朱砂研细末为衣，每日 2 次，分早晚温开水冲服，成人每次 4 ～ 6 g，1 周岁儿童每次 1 ～ 1.5 g，儿童 1 个月、成人 3 个月为 1 个疗程。

7. 苏日亚病，亚玛性头痛　雄黄（制）、巴豆（制）各 15 g，蟾酥（制）50 g，麝香 0.5 g，朱砂、大黄、五灵脂各 10 g。制成水丸，每次 1.5 ～ 3 g，每日 2 次，温开水送服。

8. 食物中毒，包如病，白喉，炭疽，咽喉肿痛　雄黄（制）15 g，姜黄 50 g，巴豆（制）25 g。制成糊丸，每次 2 ～ 3 g，每日 1 次，晨起空腹，温开水送服。

使用禁忌｜ 孕妇忌服。切忌火煅，煅烧后即分解氧化为三氧化二砷（As_2O_3），有剧毒。雄黄能从皮肤吸收，故局部外用也不能大面积涂搽及长期持续使用。

雄黄

379

熊胆
XIONGDAN

蒙 药 名 | 巴巴盖音。

别　　名 | 狗熊胆、乌德格音、黑瞎子胆、道木日黑。

来　　源 | 为脊椎动物熊科棕熊 *Ursus arctos* L. 和黑熊 *Selenarctos thibetanus* G.Cuvier 的胆囊。

识别特征 | 黑熊：体形较大，长 1.5 ～ 1.7 m，体重约 150kg。头部宽圆。吻部短而尖；鼻端裸露，眼小；耳较长且被有长毛，伸出头顶两侧。颈部短粗，两侧毛特别长。胸部有一倒 "人" 字形白斑。尾很短。毛漆黑色，有光泽。四肢粗健，前后足均具 5 趾，前足腕垫宽大与掌垫相连，后足跖垫也宽大且肥厚，前宽后窄，内侧中部无毛间隔，具爪。除其鼻面部棕色、下颌白色、倒 "人" 字白斑外，全身均为黑色并带有光泽。棕熊：体形较大，长约 2 m，重 200 ～ 300 kg。头阔而圆，吻部较长鼻也较阔，其端裸出，略侧扁。耳小，能动，内外被毛。肩端隆起，腰粗壮，尾短。四肢粗壮，前后足均具 5 趾，前足的爪长于后足。爪侧扁而弯曲，呈暗褐色。全身为黑棕色，或近黑色以至很淡的银灰色、棕黄色或棕红色。成体胸部无白色斑纹。

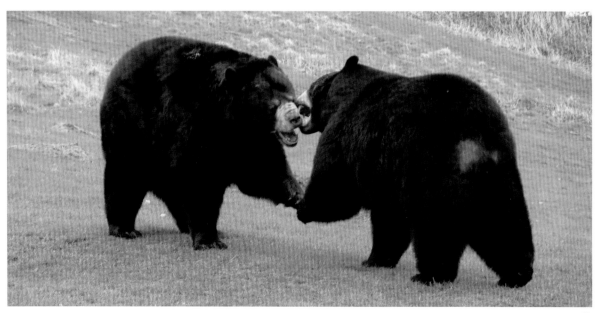

黑熊

生境分布 | 黑熊栖息于混交林或阔叶林中。一般居于山上的石洞或大树洞中。分布极广泛，东北、华北、西南、华南及陕西、甘肃、青海、安徽、浙江、江西、福建、台湾、西藏等地均有分布。棕熊栖息于广阔叶林、针叶林或混交林中。有冬眠习性，杂食以植物为主。分布于东北及甘肃、青海、新疆、四川、贵州、西藏等地。

采收加工 | 夏、秋二季猎取为宜，迅速取出胆囊，干燥。去净胆囊皮膜，研细用。

药材鉴别 | 本品呈长扁卵形，上部狭细，下部膨大。表面灰黑色或棕黑色，显光泽，有皱褶，囊皮薄，迎光视之，上部常呈半透明。质坚硬，破开后，断面纤维性。

性味归经 | 苦，寒。归肝、胆、心经。

功效主治 | 清热，镇痉，明目，杀虫。主治热黄，暑泻，小儿惊痫，疳疾，蛔虫痛，目翳，喉痹，鼻蚀，疔痔恶疮。

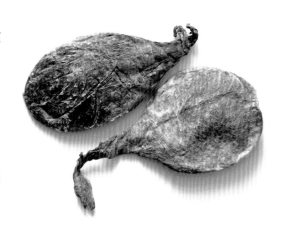

熊胆（压胆）药材

药理作用 | 本品有利胆作用，可促进胆汁分泌，显著增加胆汁分泌量，对胆总管、括约肌有松弛作用。本品还有溶解胆结石作用及一定的解毒、抑菌、抗炎、抗过敏、镇咳、祛痰、平喘、助消化、降压作用。

用法用量 | 1 ～ 2.5 g，内服，多作丸、散，不入汤剂。外用：适量。

精选验方 |

1. 肝胆疾病（患有胆结石、胆道炎和黄疸的病人） 可采用熊胆汁配伍郁金、姜黄和茵陈蒿水煎服。

2. 急性肾性高血压 熊胆汁干粉。每次 0.5 g，每日 2 次。

3. 眼科疾病 取 20% 熊胆注射液结合膜下注射，每次 0.2 ml，对晶体混浊、眼底出血及球后视神经炎有较好疗效。

4. 小儿百日咳 用熊胆抑咳散（熊胆、朱砂、姜半夏、橘红、川贝母、款冬花）。1 ～ 2 岁，每次 0.3 ～ 0.5 g；2 ～ 4 岁，每次 0.6 ～ 0.9 g。按年龄大小适当增减，每日 3 次，饭后温开水送服。

5. 慢性肝病 用熊胆注射液（2%）。每次 2 ml，每日 2 次，肌肉注射，并按中医辨证配以中药治疗，1 个月为 1 个疗程，连续用 3 个疗程，每疗程间休息 3 ～ 4 日。

使用禁忌 | 非实热者不可用。

熊胆

旋覆花
XUANFUHUA

蒙 药 名 | 阿拉坦。

别　　名 | 希日、覆菊、覆花、金钱花、阿扎格、全福花、全覆花。

来　　源 | 本品为菊科植物旋覆花 *Inula japonica* Thunb. 或欧亚旋覆花 *Inula britannica* L. 的干燥头状花序。

识别特征 | 多年生草本，高 30 ~ 60 cm。茎直立，上部有分枝，被白色绵毛。基生叶花后凋落，中部叶互生，长卵状披针形或披针形，先端渐尖，基部稍有耳半抱茎，全缘或有微齿，背面被疏伏毛和腺点；上部叶渐小，狭披针形。头状花序，直径 2 ~ 4 cm，单生茎顶或数个排列作伞房状，总苞半球形，花黄色。瘦果长椭圆形，冠毛长约 5 mm，灰白色。花期 7 ~ 10 月，果期 8 ~ 11 月。

生境分布 | 生长于山坡路旁、湿润草地、河岸和田埂上。分布于河南、河北、江苏、浙江、安徽等地。全国大部分地区均有野生。河南、江苏、浙江、山东产量较大，以江苏、浙江产品质优。

采收加工 | 夏、秋二季花开放时采收，除去杂质，阴干或晒干。

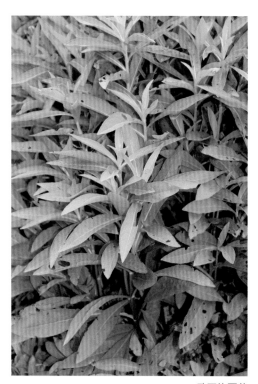

欧亚旋覆花

药材鉴别 | 本品呈扁球形或类球形，直径 1 ~ 2 cm。总苞由多数苞片组成，呈覆瓦状排列，苞片披针形或条形，灰黄色；总苞基部有时残留花梗，苞片及花梗表面被白色茸毛，舌状花 1 列，黄色，长约 1 cm，多卷曲，常脱落，先端齿裂；管状花多数，棕黄色，味甜。

性味归经 | 苦、辛、咸，微温。归肺、胃经。

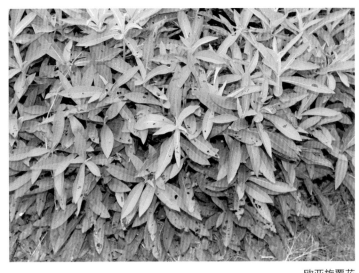

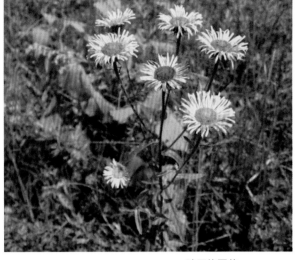

欧亚旋覆花　　　　　　　　　　　　　　欧亚旋覆花

功效主治 ┃ 消痰行水，降逆止呕。本品辛温，入肺胃经。能温宣肺气以行水，苦咸则软坚降下以消痰。肺无痰湿，咳逆上气自除；胃无痰湿，胃气降呕噫可止。故有消痰行水、降逆止呕之功。

用法用量 ┃ 3～10 g，包煎。

精选验方 ┃

1. 肝炎 旋覆花 15 g，葱白 14 根。以水 3 L，煮取 1 L，顿服。

2. 风火牙痛 旋覆花适量。研为末，搽牙根上。

3. 胃癌胸胁胀满、食欲不振、胃痛 旋覆花、柴胡、枳壳各 12 g，白芍、黄药子各 15 g，丹参、白花蛇舌草、半枝莲各 30 g。水煎服，每日 1 剂。

4. 慢性支气管炎兼气喘 旋覆花、百部各 10 g，黄芪 24 g，地龙 6 g。水煎服，每日 1 剂，分 2 次服。

5. 眩晕、头痛 旋覆花、当归、荆芥穗、菊花各 30 g。合研为细末，装瓶备用，每次取 3 g 药末，加水 250 ml 煎煮，煎前加入葱白 1 段，茶叶 3 g，煎至 175 ml 即成，温服，服后平躺片刻。

6. 打嗝不止 旋覆花、代赭石、芒硝各 9 g，公丁香 3 g，柿蒂 5 只，大黄 6 g。加水煎 2 次，混合两煎所得药液，每日 1 剂，口服。

7. 食管癌 旋覆花、菝葜、威灵仙各 15 g，姜半夏、刀豆子、急性子、姜竹茹、五灵脂各 9 g，代赭石 30 g。水煎取药汁，每日 1 剂，分 2 次服用。

使用禁忌 ┃ 阴虚劳嗽、津伤燥咳者不宜用。

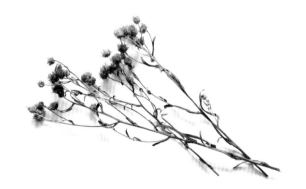

旋覆花药材

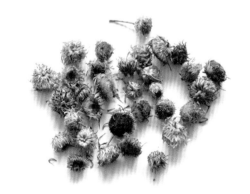

旋覆花药材

旋覆花

血竭

XUEJIE

蒙 药 名 | 马特日音。

别　　名 | 楚斯仁、麒麟竭、血竭粉、血竭块。

来　　源 | 本品为棕榈科植物麒麟竭 *Daemonorops draco* Bl. 果实及树干的树脂。

识别特征 | 云状复叶在枝梢互生，基部有时近于对生；叶柄和叶轴均被稀疏小刺，小叶片多数，互生，条形至披针形。花单性，雌雄异株，肉穗花序形大，具有圆锥状分枝；基部外被长形苞包，花黄色。果实核果状，阔卵形或近球形，果皮猩红色，表皮密被覆瓦状鳞片。

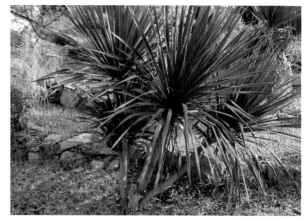

麒麟竭

生境分布 | 多为栽培。分布于马来西亚、印度尼西亚、伊朗等地，我国广东、台湾等地也有栽培。

采收加工 | 采收成熟果实捣烂，置布袋中，榨取树脂，然后煎熬至胶状，冷却凝固成块状物；或取果实，置笼内蒸，使树脂渗出；也有将树干砍破或钻以若干个小孔，使树脂自然渗出，凝固而成。

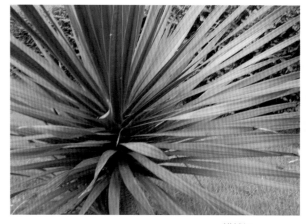

麒麟竭

药材鉴别 | 本品呈四方形或不定形块状，大小不一。表面暗红色或铁黑色，有光泽，附有因摩擦而成的红粉。质硬而脆，断面有光泽或粗糙无光泽，黑红色，研粉为砖红色。用火点燃，冒烟呛鼻，有苯甲酸样香气。气微，味淡。在水中不溶，在热水中软化。

性味归经 | 甘、咸，平。归心、肝经。

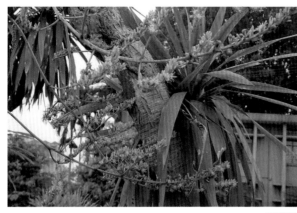
麒麟竭

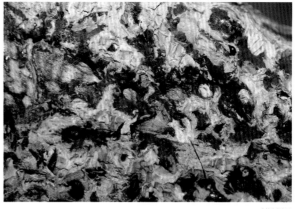
麒麟竭

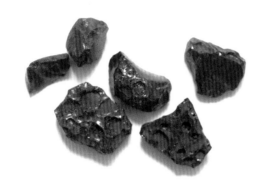
血竭药材

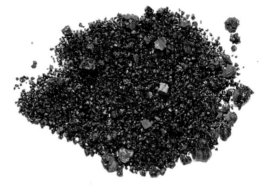
血竭饮片

功效主治 活血疗伤止痛，生肌敛疮止血。本品甘咸，入心、肝经血分。甘和血，咸软坚，血活瘀祛，经脉通畅，疼痛自止，外用则祛瘀致新，化腐生肌。故有活血疗伤止痛、生肌敛疮止血之功。

用法用量 1～1.5 g，入丸、散。外用：适量，研末撒敷。

精选验方

1. 跌打损伤瘀滞疼痛或外伤出血 血竭 30 g，麝香 0.15 g，冰片 0.36 g，乳香、红花、没药各 4.5 g，朱砂 3.6 g，儿茶 7.2 g。研为极细末，密贮，每服 0.21 g，冲酒服或开水送服，或用烧酒调敷患处。

2. 上消化道出血 血竭粉 1 g。每日 4 次，大便潜血转阴后改服 1 g，每日 2 次，潜血转阴两日后停药，并适当配合补液，一般 1～7 日大便潜血转阴，血竭粉累积量 12～30 g。

3. 痈疽溃后久不收口 血竭、没药、儿茶、象皮、乳香、赤石脂、龙骨各 30 g，冰片 9 g。研为细末，洗净患处后撒敷，或用温开水调敷。

4. 子宫内膜炎，慢性附件炎或盆腔炎，功能失调性子宫出血，子宫肌瘤 血竭（或末 3 g吞服），制没药、生甘草各 4.5 g，荠菜、马齿苋、仙鹤草各 30 g，艾叶炭 3 g，赤白芍 9 g。经前 1～2 g 水煎服，5 剂为 1 个疗程，共 1～2 个疗程，连服 2～3 个月。

使用禁忌 无瘀血者不宜用。

阳起石
YANGQISHI

蒙 药 名 | 续日布森。

别　　名 | 道巨、白石、石生。

来　　源 | 本品为硅酸盐类矿物阳起石或阳起石石棉的矿石。

识别特征 | 单斜晶系。晶体呈长柱状、针状、毛发状，但通常成细放射状、棒状或纤维状的集合体。颜色由带浅绿色的灰色到暗绿色，具玻璃光泽，透明至不透明。单向完全解理。断口呈多片状。硬度 5.5～6，比重 3.1～3.3，性脆。常见于各种变质岩中。阳起石石棉为纤维状的阳起石，其特点是具有极好的平行纤维状构造，纤维长短不一。白色、浅绿色及浅棕色，绢丝光泽。具有伸缩性和韧性、耐火性和抗酸性。

生境分布 | 常产在火成岩或白岩之接触带，也常见于结晶质灰岩和白云岩及结芯片岩等变质岩中。分布于河北、河南、山东、湖北等地。

采收加工 | 随时可采。挖出后洗净泥土及夹杂的石块。

药材鉴别 | 本品呈不规则的碎块状。灰白色、暗灰色或浅绿色。多夹有浅黄棕色条纹或花纹，质松脆，断面不整齐，纵向破开呈丝状。有丝样光泽，体重。气微，味淡。

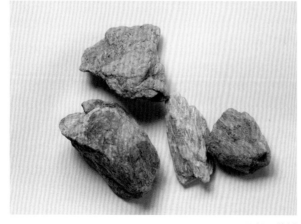

阳起石药材

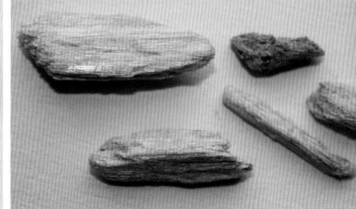

阳起石药材

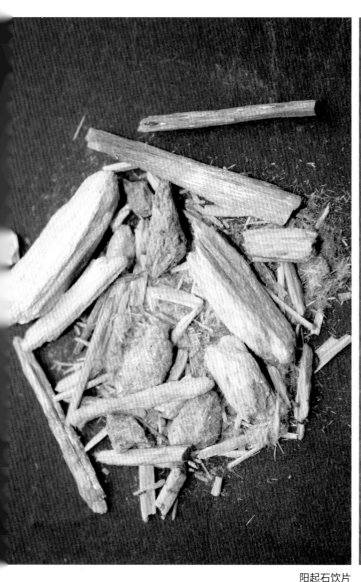

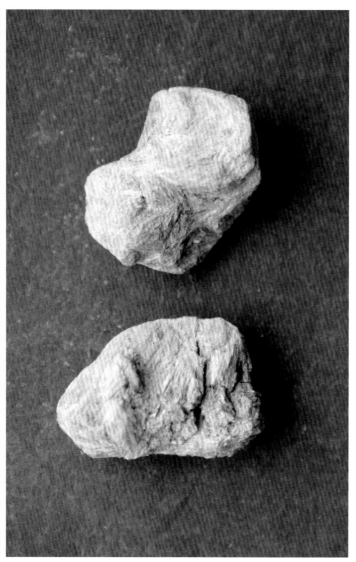

阳起石饮片　　　　　　　　　　　　　　阳起石饮片

性味归经 ｜ 咸，微温。归肾经。

功效主治 ｜ 温肾壮阳。本品咸温，入肾经，为补肾壮阳专药，主治阳痿、不孕。

用法用量 ｜ 3 ~ 4.5 g，入丸、散。外用：适量。

精选验方 ｜

1. 阳虚所致的阳痿、遗精、早泄、腰腿酸软、畏寒等 阳起石、淫羊藿各 30 g，米酒 500 ml。将淫羊藿、阳起石在米酒中浸泡 15 ~ 25 日。每次 20 ~ 30 ml，每晚 1 次。

2. 阴痿，阴汗 阳起石（煅）适量。研细末，每服 1 g，盐酒下。

3. 丹毒 阳起石（烧）适量。研细末，新水调涂肿处。

4. 筋骨损伤，关节僵直 阳起石、赤石脂、赭石、炉甘石、银朱、磁石、石燕（七味药均需炮制）各等量。制成散剂，用适量醋调拌后外敷。

使用禁忌 ｜ 阴虚火旺者忌服。

阳
起
石

益母草
YIMUCAO

蒙 药 名｜都尔布勒吉。

别　　名｜茺蔚、坤草、益母蒿、阿木塔图、西莫梯格勒。

来　　源｜为唇形科植物益母草 *Leonurus japonicus* Houtt. 的全草。

识别特征｜一年或二年生草本植物。茎直立，方形，单一或分枝，高 100 cm。叶对生，叶形多种，一年生植物基生叶具长柄，叶片略呈圆形，直径 4～8 cm，叶缘 5～9 浅裂，裂片具 2～3 钝齿，基部心形；茎中部的叶有短柄，3 全裂；最上部的叶不分裂，线形，近无柄，上下两面均被短柔毛。花序上的叶呈条状披针形，全缘；轮伞花序，下部有刺状苞片；花萼筒状钟形，齿 5，前 2 齿长；花冠粉红色或淡紫色，花冠筒内有毛环，檐部 2 唇形，下唇 3 裂，中裂片倒心形；雄蕊 4，子房 4，柱头 2 裂。坚果 3 棱形。花期 6～8 月，果期 7～9 月。

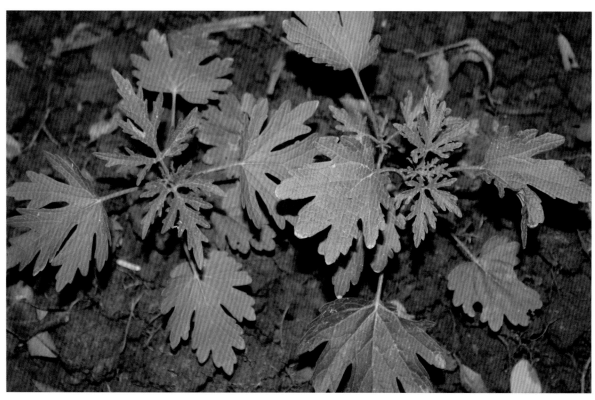

益母草

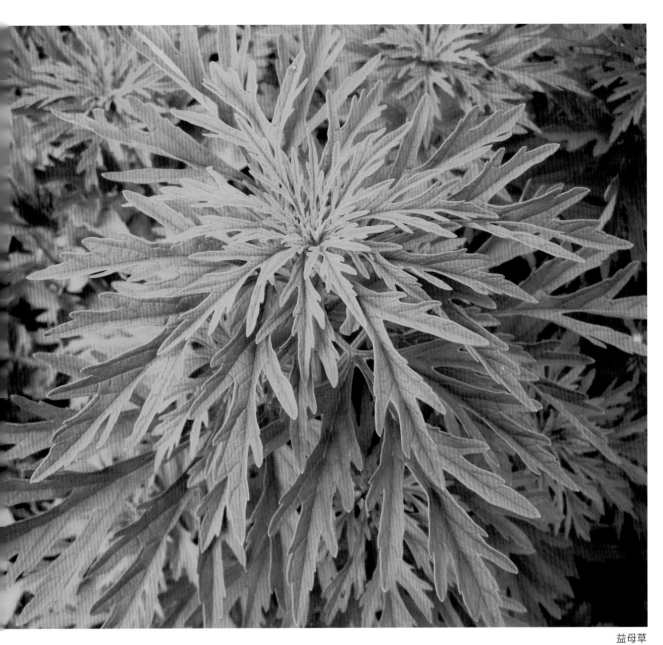

益母草

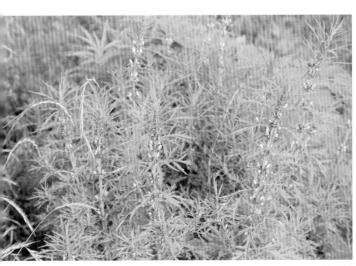

益母草

益母草

益母草

生境分布｜ 生长于山野荒地、田埂、草地、溪边等处。分布于全国各地。

采收加工｜ 夏季生长茂盛而花未全开时，割取地上部分，鲜用或晒干备用。

药材鉴别｜ 茎呈方柱形，上部多分枝，四面凹下成纵沟，长 30 ～ 60 cm，直径约 0.5 cm；表面灰绿色或黄绿色；体轻，质韧，断面中部有髓。叶交互对生，有柄；叶片灰绿色，多皱缩，破碎，易脱落；完整者下部叶掌状 3 裂，上部叶羽状深裂或浅裂成 3 片，裂片全缘或具少数锯齿。轮伞花序腋生，小花淡紫色，花萼筒状，花冠二唇形。气微，味微苦。

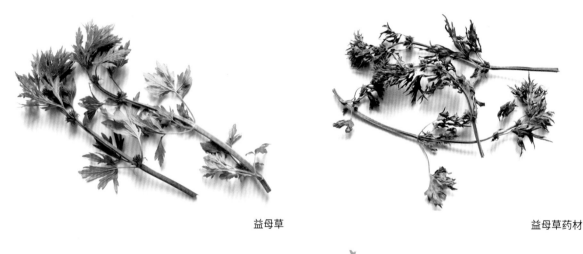

益母草　　　　　　　　　　　　　　　　　　　益母草药材

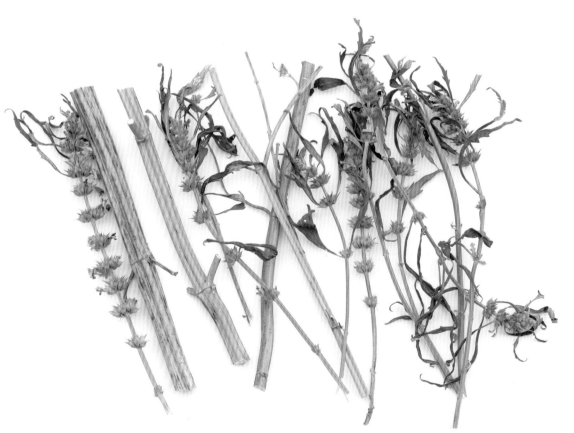

益母草药材

性味归经 味苦、辛，性微冷。归热经。

功效主治 活血调经，利尿消肿。主治月经不调，痛经，经闭，恶露不尽，水肿尿少，急性肾炎水肿。

用法用量 内服：煎汤 10 ~ 15 g；或煎青；或入丸、散。外用：适量，煎水洗；或鲜草捣烂外敷。

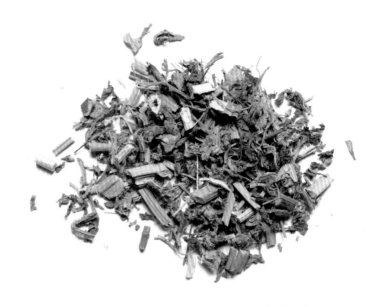

益母草饮片

精选验方

1. 月经不调 益母草 15 g，对叶莲 10 g。水煎服。

2. 痛经 益母草 30 g。水煎服。

3. 白带过多 益母草 15 g，夜关门、香椿皮各 10 g。水煎服。

4. 产前产后诸病 益母草适量。煎水服。

5. 月经不调 ①益母草、元宝草、马鞭草、小血藤各 15 g。煎水服。②益母草、仙鹤草各 30 g。水煎浓汁服。

6. 经期腹痛 益母草、艾叶各 5 g，土牛膝、香附子、五花血藤各 3 g。煎水服，每日 3 次。

7. 月经不调 益母草、红糖各 10 g，胡椒 2 g。前二药煨水后，加红糖服。

8. 促进子宫收缩（产后 3 日） 益母草约 500 g。煎水，加红糖服，每日 3 次。

9. 月经过多 益母草、大乌泡根、白糖各 10 g。煨水服。

10. 产后血瘀痛，恶露不止 益母草 20 g，棕榈子（炒黑）5 g。煨水服。

11. 经来腹痛，头晕 益母草 3 g，小血藤、连钱草、紫苏各 2 g，月季花、红花各 1 g。泡酒 250 ml，每日 2 次，每次 5 ml。

12. 经闭 益母草、算盘子根各 6 g，徐长卿、红牛膝、泽兰各 5 g。泡酒 500 ml，早晚各服 10 ml。

13. 骨折 鲜益母草、鲜酸咪咪各等量。捣烂，加白酒适甩，炒热包患处。

14. 功能失调性子宫出血 益母草片内服。每日相当于生药 15 g，可于 15 ~ 30 日止血。

使用禁忌 阴虚血少、月经过多、瞳仁散大者均禁服。

益母草

391

益智仁
YIZHIREN

蒙 药 名 宝日。

别　　名 益智、盐益智。

来　　源 本品为姜科植物益智 *Alpinia oxyphylla* Miq. 的干燥成熟果实。

识别特征 多年生草本，高 1.5～3 m，茎丛生。叶 2 列，狭披针形，叶缘具细锯齿，叶舌长达 1.5 cm，棕色。花两性，总状花序顶生，花序轴被短毛。蒴果椭圆形或纺锤形，不开裂，种子多角形。花期 2～4 月，果期 5～8 月。

生境分布 生长于林下阴湿处或栽培。分布于广东、广西、云南、福建等地。

采收加工 夏、秋二季果实由绿转红时采收，晒干。

药材鉴别 本品为扁圆形或不规则块状。外表皮灰棕色，破开面乳白色。具辛香气，味辛辣。

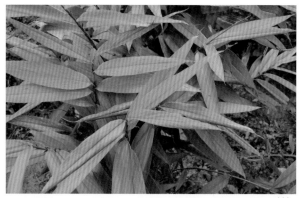

益智

性味归经 辛，温。归肾、脾经。

功效主治 温肾固精缩尿，温脾止泻摄涎。本品辛温气香，入脾、肾二经，略具涩性。既能温肾固精缩尿，又能温脾止泻摄涎。

用法用量 3～10 g，煎汤；或入丸、散。

精选验方

1. 腹胀腹泻 益智仁 100 g。浓煎饮用。

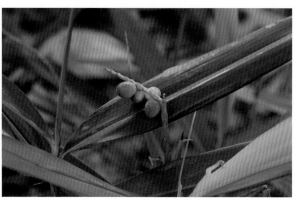

益智

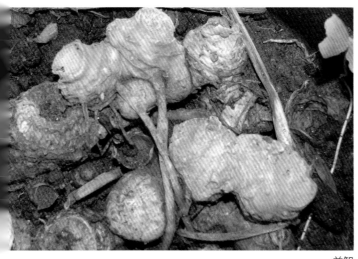

益智

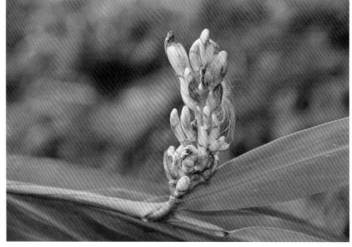

益智

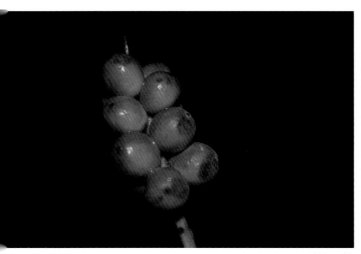

益智果枝

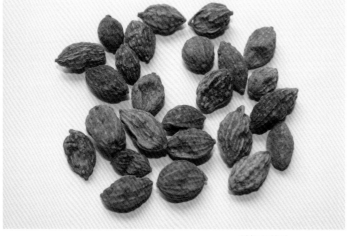

益智仁饮片

2. 妇人崩中　益智仁（炒）适量。碾细，米饮入盐，每次 5 g。

3. 香口辟臭　益智仁 50 g，甘草 10 g。碾粉舔舐。

4. 漏胎下血　益智仁 25 g，缩砂仁 50 g。研为末，每次 15 g，空腹白开水送服，每日 2 次。

5. 脾虚多涎、口水自流、质地清稀　益智仁、党参、白术、茯苓各 9 g，陈皮 6 g。水煎服，每日 1 剂。

6. 肾虚遗尿、尿频　益智仁、乌药各等份。研为细末，酒煎山药末为糊，制丸如梧桐子大，每服 9 g，用淡盐汤或米饮送下，每日 3 次。

7. 遗尿　益智仁、党参各 12 g，石菖蒲、麻黄各 9 g，桑螵蛸 15 g，乌药、补骨脂、薏苡仁各 8 g。水煎取药汁，每日 1 剂，分 2 次服用，连服 7 ~ 14 日。

8. 阴阳两虚所致的不孕症　益智仁、枸杞子、菟丝子、覆盆子、五味子、车前子、乌药、炙龟板各 12 g。水煎取药汁，每日 1 剂，每日 2 次。

9. 淋病　益智仁、乌药、石菖蒲、甘草梢各 15 g，草薢、茯苓各 25 g，丹参 30 g，金银花 100 g，连翘 20 g。水煎取药汁，每日 1 剂，分 2 次服用。

使用禁忌┃　本品燥热，能伤阴助火，故阴虚火旺者忌服。因热而致遗尿、尿频、崩漏者忌用。

茵陈
YINCHEN

蒙 药 名 | 阿荣。

别　　名 | 阿格荣、绵茵陈。

来　　源 | 为菊科多年生草本植物茵陈蒿 *Artemisia capillaris* Thunb. 或滨蒿 *Artemisia scoparia* Waldst. et Kit. 的干燥地上部分。

识别特征 | 茵陈蒿为多年生草本，幼苗密被灰白色细柔毛，成长后全株光滑无毛。基生叶有柄，2 ～ 3 回羽状全裂或掌状分裂，最终裂片线形；花枝的叶无柄，羽状全裂成丝状。头状花序圆锥状，花序直径 1.5 ～ 2 mm；总苞球形，总苞片 3 ～ 4 层；花杂性，每一花托上着生两性花和雌花各约 5 朵，均为淡紫色管状花；雌花较两性花稍长，中央仅有一雌蕊，伸出花冠外，两性花聚药，柱头头状，不分裂。瘦果长圆形，无毛。

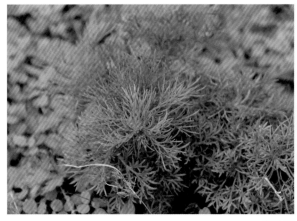 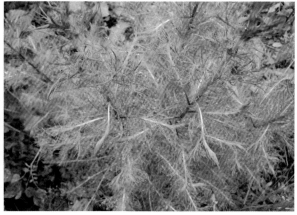

茵陈蒿　　　　　　　　　　　　　　　　　　　　　　　茵陈蒿

　　滨蒿与茵陈蒿不同点为，一年生或两年生草本，基生叶有长柄，较窄，叶片宽卵形，裂片稍卵形，疏离，茎生叶线形，头状花序直径约 1 mm，外层雌花 5 ～ 7 朵，中部两性花约 4 朵。幼苗多收缩卷曲成团块，灰绿色，全株密被灰白色茸毛，绵软如绒。茎上或由基部着生多数具叶柄的叶，长 0.5 ～ 2 cm，叶柔软，皱缩并卷曲，多为 2 ～ 3 回羽状深裂，裂片线形，全缘。茎短细，一般长 3 ～ 8 cm，直径 1.5 ～ 3 mm。花、果期 7 ～ 10 月。

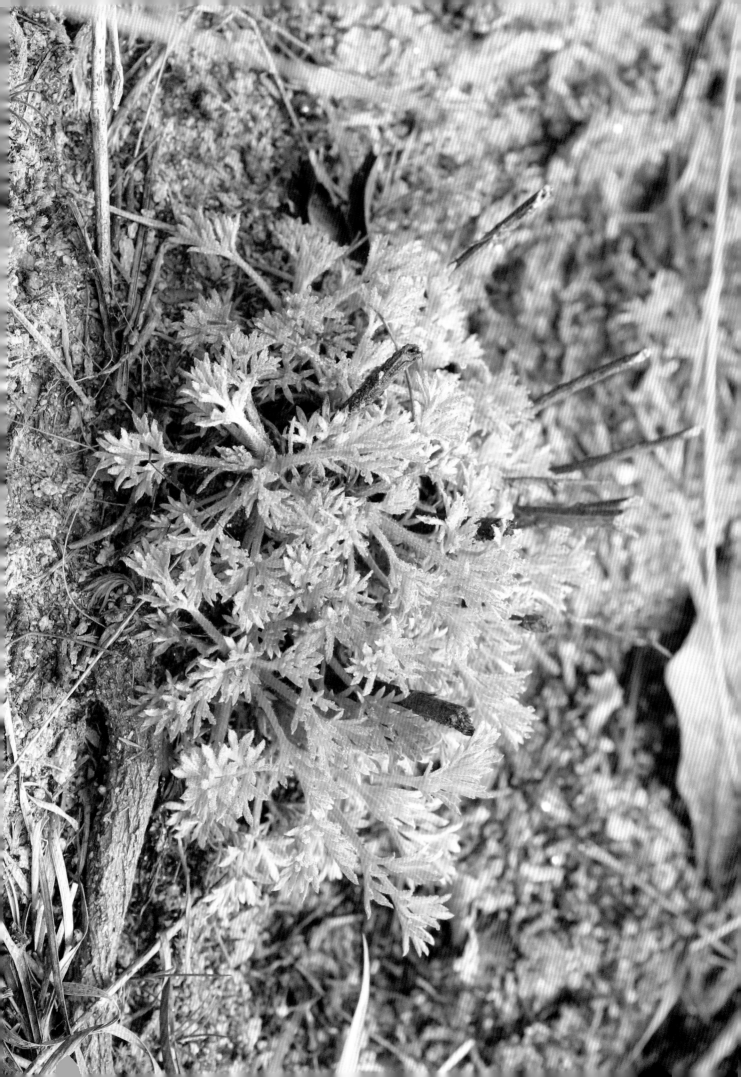

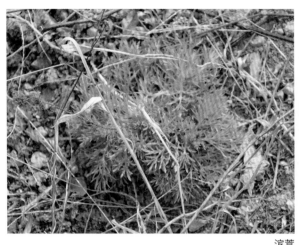

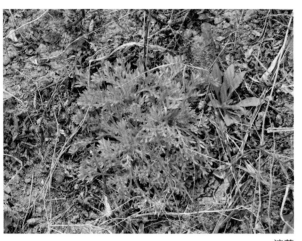

滨蒿　　　　　　　　　　　　　　　　滨蒿

生境分布｜ 生长于路边或山坡。分布于陕西、山西、安徽等地。

采收加工｜ 春季幼苗高 6 ~ 10 cm 时采收或秋季花蕾长成时采割，除去杂质及老茎，晒干。春季采收的习称"绵茵陈"，秋季采割的习称"茵陈蒿"。

药材鉴别｜ 本品多收缩卷曲成团状，灰白色或灰绿色，全体密被灰白色茸毛，绵软如绒。叶柔软，具柄，皱缩并卷曲；展平后叶片呈一至三回羽状分裂；小裂片卵形或稍呈倒披针形、条形，先端锐尖。气清香，味微苦。

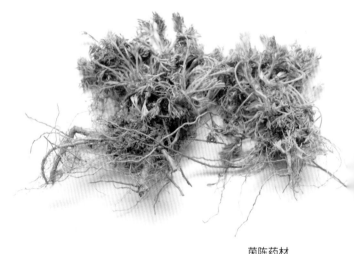

茵陈药材

性味归经｜ 苦，微寒。归脾、胃、肝、胆经。

功效主治｜ 清利湿热，利胆退黄。本品苦泄寒清，能清利肝胆湿热而利胆退黄。

药理作用｜ 本品有显著的利胆作用，在增加胆汁分泌的同时，也增加胆汁中固体物、胆酸和胆红素的排泄量，并能保肝、解热、降压、降血脂、抗菌、抗病毒。

用法用量｜ 10 ~ 30 g，煎服。外用：适量。

精选验方｜

1. **急性黄疸性肝炎**　可用茵陈蒿汤，再配白茅根 30 g。水煎服。
2. **病毒性肝炎**　茵陈 30 g，丹参 60 g。水煎加红糖 15 g，浓缩为 200 ml，分 2 次服。

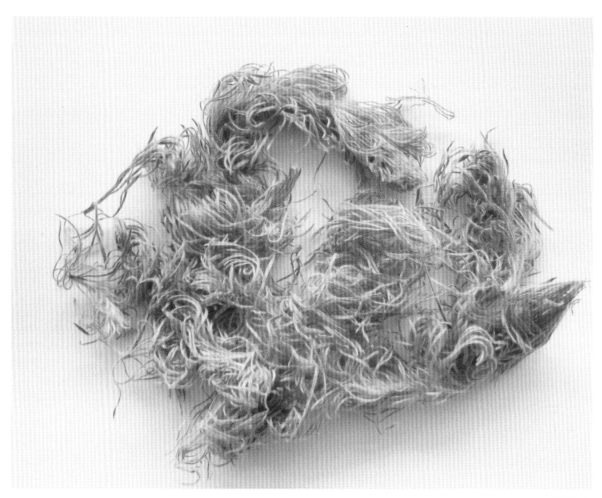

茵陈饮片

3. 预防和治疗感冒、流感　茵陈 6 ~ 10 g。水煎服，每日 1 次，连服 3 ~ 5 日；或用醇浸剂。

4. 慢性胆囊炎急性发作　茵陈、蒲公英各 50 g，黄芩、山栀子、生大黄、枳壳、海金沙、泽泻各 15 g，郁金 20 g，玄明粉 10 g。水煎服。

5. 胆囊炎　茵陈蒿、蒲公英、郁金各 30 g，姜黄 12 g。水煎服。

6. 胆道蛔虫病　茵陈蒿适量。煎服，配合针刺内关穴止痛；或再配合其他驱蛔措施。

7. 带状疱疹　茵陈蒿、猪苓、鲜仙人掌各 10 g，败酱草、马齿苋各 15 g，金银花、紫草、大黄、木通各 5 g。加水煎 2 次，混合两煎所得药汁，每日 1 剂，分早晚服。

8. 预防肝炎　茵陈 500 g。加水煎煮 3 次，过滤，3 次滤液合并，浓煎成 500 ml，每服 16 ml，每日 2 次，连服 3 日。

9. 急性黄疸性肝炎　茵陈、黑冰片各 50 g，诃子、玫瑰花、波棱瓜子各 30 g，全石榴、五灵脂各 15 g。制成散剂，每次 1.5 ~ 3 g，每日 1 ~ 2 次，用白糖水送服。

10. 肺脓肿　茵陈、木香、丁香、北沙参、檀香、紫檀香、石膏、红花各等量。制成散剂，每次 1.5 ~ 3 g，每日 2 ~ 3 次，温开水送服。

使用禁忌｜蓄血发黄及血虚萎黄者慎用。

余甘子
YUGANZI

蒙 药 名 阿担巴拉。

别　　名 余甘果、余柑子、图布德、油甘果。

来　　源 本品系藏族习用药材，为大戟科植物余甘子 *Phyllanthus emblica* L. 的干燥成熟果实。

识别特征 小枝被锈色短柔毛。叶互生，两列，条状长圆形，革质，全缘。花小，黄色，有短梗，簇生长于下部的叶腋。蒴果肉质，扁球形。种子稍带红色。花期3～4月，果期8～9月。

生境分布 一般在年平均气温 20℃ 左右生长良好，0℃ 左右即有受冻现象。野生余甘子分布在云南、广西、福建、海南、台湾、四川、贵州等省，江西、湖南、浙江等省部分地区也有分布。

采收加工 冬季至次春果实成熟时采收，除去杂质，干燥。

药材鉴别 本品呈球形或扁球形。表面棕褐色至墨绿色，有浅黄色突起，呈颗粒状。外果皮质硬而脆。内果皮黄白色，表面略具 6 棱。种子近三棱形，棕色。气微，味酸涩，微甜。

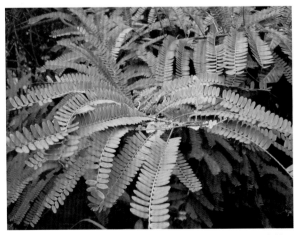

余甘子

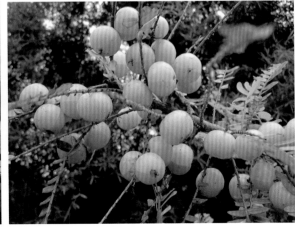

余甘子

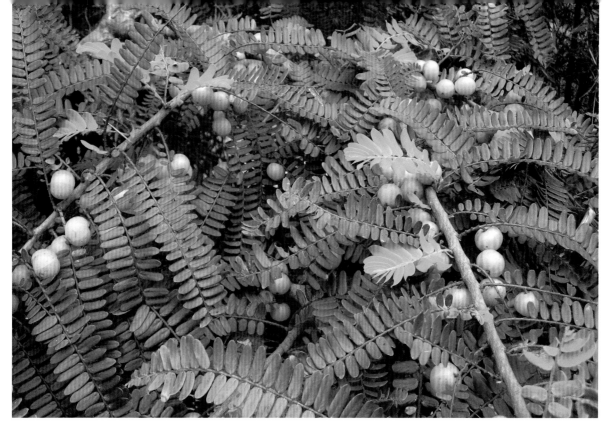

余甘子

性味归经 甘、酸、涩,凉。归肺、胃经。

功效主治 清热凉血,消食健胃,生津止咳。用于血热血瘀,消化不良,腹胀,咳嗽,喉痛,口干。

药理作用 抑菌,降血脂。

用法用量 内服:3～9g,多入丸、散服。

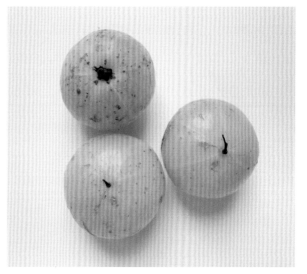

余甘子药材

精选验方

1. 感冒发热,咳嗽,咽喉痛,口干烦渴,维生素 C 缺乏症 鲜余甘子果 10～30 个。水煎服。

2. 白喉 余甘子 500 g,玄参、甘草各 50 g。冷开水泡至起霜花,取霜用棉纸铺开晒干后,加马尾龙胆粉 6 g,冰片 0.5 g,炒白果仁粉 15 g,吹喉用。

3. 哮喘 余甘子 20 个。先煮猪心肺,去浮沫,再加橄榄煮熟连汤吃。

4. 河豚中毒 余甘子适量。生吃吞汁,并可治鱼骨哽喉。

5. 血热头痛,结膜炎 余甘子 30 g,诃子 25 g,川楝子 15 g。制成煮散剂,每次 3～5 g,每日 1～3 次,水煎服。

使用禁忌 脾胃虚寒者慎服。

玉竹
YUZHU

蒙 药 名 | 毛好尔。

别　　名 | 竹根、假万寿竹。

来　　源 | 为百合科植物深裂竹根七 *Disporopsis pernyi*（Hua）Diels. 的根茎。

识别特征 | 多年生草本，高 20 ~ 30 cm。根茎横走，圆柱形略扁，肉质，有环节及茎基痕迹，外皮黄色，须根多数。茎直立或稍倾斜，绿色，有细纵棱。叶互生，叶片卵状披针形，长 6 ~ 10 cm，宽 1.8 ~ 2.8 cm，先端渐尖，基部宽楔形，全缘；3 出脉。花单生或成对生于叶腋，花梗长 1 ~ 1.5 cm；花被基部筒状，先端 6 裂，白色，副花冠 6 片，每片又 2 裂；子房上位。浆果球形，直径 6 ~ 7 mm。种子 1 ~ 3 颗。花期 4 ~ 5 月，果期 11 ~ 12 月。

生境分布 | 生长于海拔 500 ~ 2500 m 的林下或阴凉山谷、水旁。分布于浙江、江西、台湾、湖北、湖南、广东、广西、四川、贵州、云南等省区。

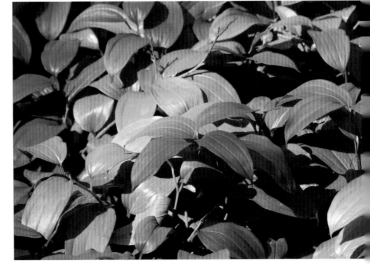

深裂竹根七

采收加工 | 夏、秋二季采收，洗净，鲜用或蒸后晒干。

性味归经 | 味甜、淡，性微冷。归热经。

功效主治 | 益气健脾，养阴润肺，活血舒筋。主治产后虚弱，小儿疳积，阴虚咳嗽，多汗，口干，跌仆肿痛，风湿疼痛，腰痛。

用法用量 | 内服：煎汤，15 ~ 30 g，或浸酒。外用：适量，鲜品捣烂外敷，或浸酒搽。

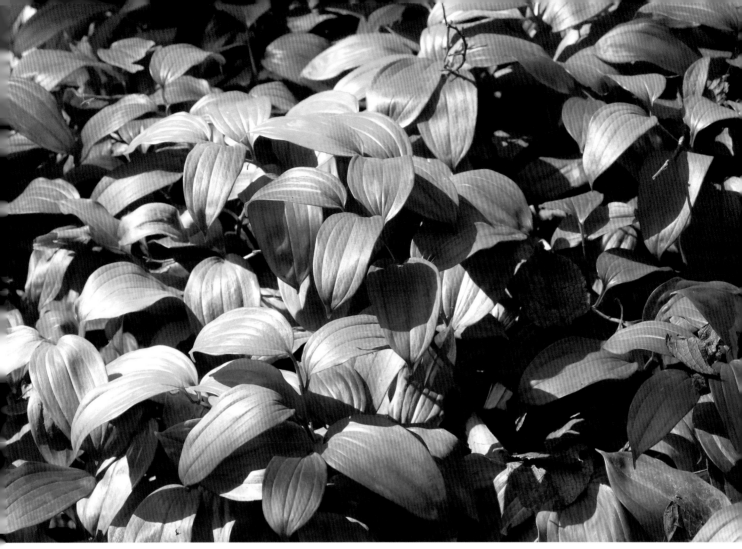

深裂竹根七

精选验方|

1. 产后虚弱 玉竹30g，仔鸡1只。同炖吃。

2. 虚咳多汗 玉竹、红姨妈菜各15g。炖肉吃。

3. 风湿疼痛 玉竹、生黄精、白尾笋各15g。泡酒500 ml，每日2次，每次10 ml。

4. 夜间多尿或遗精腰痛 玉竹、丹参、仙茅各15g。煨水或泡酒服。

5. 发热自汗，虚劳咳嗽 玉竹、泡参各5g，麦冬、甘草各3g。煎水服，每日3次。

6. 月经过多，头昏心烦 玉竹、泡参各20g，大山羊根2g。炖肉吃。

7. 血虚 玉竹、人参各10g。煎水或炖肉服。

8. 气虚 玉竹、党参各10g，响铃草5g。煎水或炖肉服。

9. 肾寒 玉竹50g，手参30g，甘草20g。制成蜜丸，每次6～9粒，每日1～2次，温开水送服。

10. 胃痛，消化不良，频频呃逆，胃火衰败 玉竹、荜茇各20g，石榴50g，肉桂5g，白豆蔻25g，红花、冬葵果，天门冬、黄精、紫茉莉、蒺藜（制）各15g。制成散剂，每次1.5～3g，每日2～3次，温开水送服。

玉竹

芫荽子
YANSUIZI

蒙药名 | 乌奴尔图。

别　　名 | 查干、乌素。

来　　源 | 为伞形科植物芫荽 *Coriandrum sativum* L. 的成熟果实。

识别特征 | 一年生或二年生草本，高 20～60 cm，有强烈香气。根细长，有多数侧根。茎直立，中空，有分枝。叶互生，基生叶及茎下部的叶有长柄，具鞘，抱茎，叶数回羽状复叶或三出叶，叶片宽卵状楔形，深裂，上部条形，细裂，夏季开白色或淡红色小花，为顶生复伞形花序，无总苞；伞梗数条，小花梗短，密集成团，花萼 5 裂，花瓣 5，边花花瓣不等大；雄蕊 5，子房下位，2 室。双悬果近球形，光滑，有棱。花、果期 4～11 月。

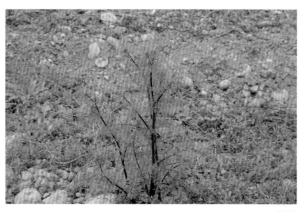

芫荽

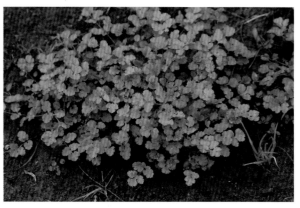

芫荽

生境分布 | 全国各地均有栽培。原产于欧洲地中海地区。

采收加工 | 7～8 月果实成熟时采饱满果实，晾干备用。

药材鉴别 | 果实为双悬果，卵圆形，直径 3～4 mm，表面淡黄棕色或黄棕色，有明显而呈波状的初生和次生肋线各 10 条，二者相间排列。顶端可见极短的柱残基，多分裂为二，萼片宿存。基部钝圆，可见小果柄或果柄痕，分果半圆形，背面隆起，有波状的初生肋线 5 条及次生纵直肋线 4 条，接合面中央下凹。具 3 条纵行的棱线，中央的一条较粗，两侧的呈弧形，有的可见果柄，质坚硬。气芳香，味微辛麻。

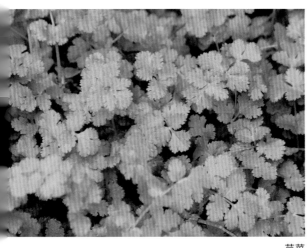
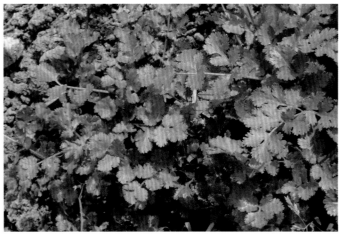

芫荽   芫荽

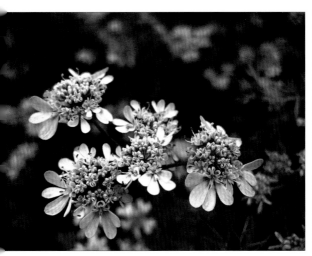
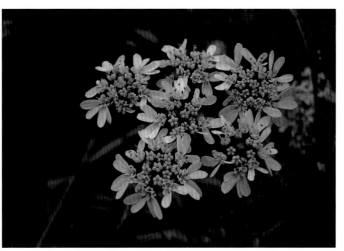

芫荽   芫荽

性味归经 | 味辛、咸，消化后味苦，性凉而轻、润。

功效主治 | 清热解表，健胃。主治培根木布病，消化不良，食欲不振，口渴，胃肠绞痛，小儿麻疹。

用法用量 | 内服：煎汤，3～6g，或入丸、散。

精选验方 |

1. 培根木布病，热症木布病　芫荽子、白檀香各25g，石灰华、红花、马奴巴扎各20g。粉碎成细粉，混匀，制散，早、晚各服2.5g。

2. 寒热两性之水肿　芫荽子、它利各35g，螃蟹甲、高山大黄、江珠各25g，姜黄10g。同研成细粉，制成散或丸剂，早、晚各服2.5g。

3. 小儿麻疹　芫荽子10g。加水适量煎汤，早、晚内服。

4. 胃绞痛，呕血，吐酸水，胃肠胀痛，便秘等　七味芫荽丸：芫荽子25g，木香、猪粪灰（煅）、藏木香各30g，沙棘膏、光明盐各15g，渣驯膏20g。以上七味除两种膏药外，其余药粉碎成细粉，过筛，混匀，再用沙棘膏和渣驯膏水浸液，制成水泛丸，每日3次，每次1.5～2g。

远志

YUANZHI

蒙 药 名 | 朱日得。

别　　名 | 乌那干、关远志、制远志、朱日合讷、巴雅格萨瓦。

来　　源 | 本品为远志科多年生草本植物远志 *Polygala tenuifolia* Willd. 或卵叶远志 *Polygala sibirica* L. 的干燥根。

识别特征 | 多年生矮小草本，高约 30 cm，茎丛生，纤细，近无毛。叶互生，线形或狭线形，近无柄。总状花序，花偏向一侧，花绿白色带紫。蒴果扁，倒卵形，边缘有狭翅。种子扁平、黑色，密被白色细茸毛。花期 5 ～ 7 月，果期 7 ～ 9 月。

生境分布 | 生长于海拔 400 ～ 1000 m 的路旁或山坡草地。分布于陕西、山西、河北、河南、吉林等地。以山西、陕西产者为道地药材，习称关远志。

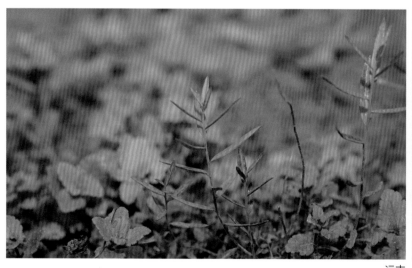
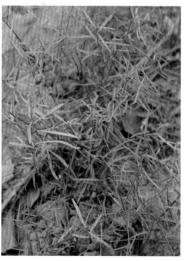

远志　　　　　　　　　　　　　　　　　远志

采收加工 | 春、秋二季挖取其根，除去残基须根泥沙，晒干，生用或蜜炙用。过去趁新鲜时，选择较粗的根，抽去木心，即称"远志筒"，较细的根，用棒捶裂，除去木心，称"远志肉"，因加工复杂，现药典规定已不再应用此种加工方法。

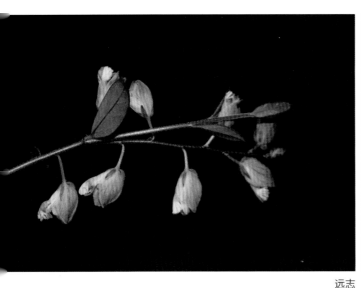
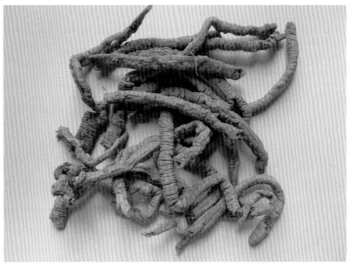

远志　　　　　　　　　　　　　　　　　　　　　远志药材

药材鉴别 本品为圆柱形结节状小段。外表皮灰黄色至灰棕色，有较深密且凹陷的横皱纹、纵皱纹及裂纹。质硬而脆，易折断。切面皮部棕黄色，木部黄白色，木部与皮部易分离。气微，味苦、微辛，嚼之有刺喉感。

性味归经 辛、苦，微温。归心、肾、肺经。

功效主治 宁心安神，祛痰开窍，消散痈肿。本品辛苦微温，性善宣泄通达，既能交通心肾，又能助心气，开心郁，故能宁心安神；味辛通利，既能祛痰，又利心窍，故又有祛痰开窍之功；况苦泄温通，有疏通气血之壅滞而达消散痈肿之效果。

用法用量 5～15 g，水煎服。外用：适量。

精选验方

1. **脑风头痛** 远志末适量。吸入鼻中。

2. **喉痹作痛** 远志末适量。吹喉，涎出为度。

3. **乳腺炎** 远志适量。焙干研细，酒冲服 10 g，药渣敷患处。

4. **健忘** 远志末适量。冲服。

5. **神经衰弱，健忘心悸，多梦失眠** 远志适量。研细粉，每次 5 g，每日 2 次，米汤冲服。

6. **心悸，失眠** 远志 5 g，珍珠母 25 g，酸枣仁 15 g，炙甘草 7.5 g。水煎服。

7. **阴阳亏虚所致的心悸** 远志肉、桂枝各 6 g，茯苓、白术、当归、党参、赤芍各 10 g，川芎 5 g，甘草 3 g。水煎取药汁，每日 1 剂，分次服用。

8. **热症后期合并的赫依性肺病** 远志、天竺黄、北沙参、炉甘石（制）、土木香、木香各 10 g。制成散剂，每次 1.5～3 g，每日 1～2 次，温开水送服。

9. **肺脓肿** 远志、地锦草、沙棘各 5 g。制成散剂，每次 1.5～3 g，每日 1～2 次，温开水送服。

使用禁忌 凡实热或痰火内盛者，以及有胃溃疡或胃炎者慎用。

樟脑
ZHANGNAO

蒙 药 名 | 芒嘎布日。

别　　名 | 查森、潮脑、脑子、樟冰。

来　　源 | 为樟科常绿乔木樟 *Cinnamomum camphora* (L.) Presl. 的枝、干、根、叶经提炼制成的颗粒状结晶。

识别特征 | 常绿乔木，高 20 ~ 30 m。树皮灰褐色或黄褐色，纵裂；小枝淡褐色，光滑；枝和叶均有樟脑味。叶互生，革质，卵状椭圆形至卵形，长 6 ~ 12 cm，宽 3 ~ 6 cm，先端渐尖，基部钝或阔楔形，全缘或呈波状，上面深绿色有光泽，下面灰绿色或粉白色，无毛，幼叶淡红色，脉在基部以上 3 出，脉腋内有隆起的腺体；叶柄长 2 ~ 3 cm。圆锥花序腋生；花小，绿白色或淡黄色，长约 2 mm；花被 6 裂，椭圆形，长约 2 mm，内面密生细柔毛；雄蕊 9，花药 4 室；子房卵形，光滑无毛，花柱短；柱头头状。核果球形，宽约 1 cm，熟时紫黑色，基部为宿存、扩大的花被管所包围。花期 4 ~ 6 月，果期 8 ~ 11 月。

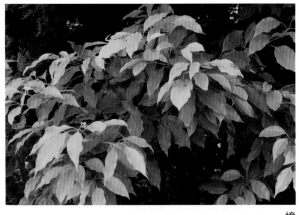

樟

生境分布 | 栽培或野生于河旁，或生于较为湿润的平地。分布于长江以南地区。贵州、广西、福建、江西、四川、广东、浙江、安徽、云南、湖南等地也产。

采收加工 | 一般在 9 ~ 12 月砍伐老树，取其树根、树干、树枝，锯劈成碎片（树叶也可用），置蒸馏器中进行蒸馏，樟木中含

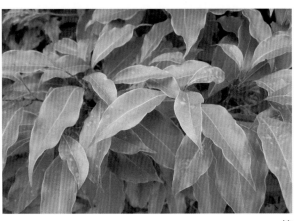

樟

有的樟脑及挥发油随水蒸气馏出，冷却后，即得粗制樟脑。粗制樟脑再经升华精制，即得精制樟脑粉。将此樟脑粉入模型中压榨，则成透明的樟脑块。

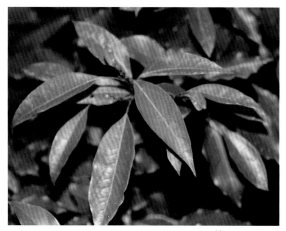

樟

药材鉴别｜ 纯品为雪白的结晶性粉末，或无色透明的硬块。粗制的略带黄色，有光亮。在常温下容易挥发，点火能发出多烟而有光的火焰，气芳香浓烈刺鼻，味初辛辣，后清凉。

性味归经｜ 辛，热；有毒。归心、脾经。

功效主治｜ 通窍，杀虫，止痛，辟秽。主治心腹胀痛，足癣，疮疡疥癣，牙痛，跌打损伤。

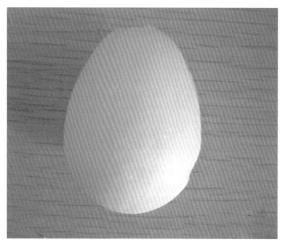

樟脑

药理作用｜ 本品能兴奋中枢神经系统。对正常心肌无作用，高浓度反而有抑制作用。涂于皮肤有清凉感，为刺激冷觉感受器所致，并有止痛、止痒及微弱局部麻醉和防腐作用。对胃肠道黏膜有刺激作用，使胃感到温暖及舒适，大剂量则能产生恶心及呕吐反应。

用法用量｜ 0.1～0.2 g。内服：入散剂，或用酒溶化服。外用：适量研末撒或调敷。

精选验方｜

1. 感受秽浊疫疠或暑湿之邪，而致腹痛闷乱、吐泻昏厥诸证 樟脑与乳香、没药（1∶3∶2）配合。共研为细末，每次以茶水调服 0.1 g。

2. 龋齿牙痛 樟脑、皂角（去皮、核）、黄丹各等份。研为末，蜜丸，塞孔中。

3. 瘰疬溃烂 樟脑、雄黄各等份。研为末，用时先以荆芥煎汤洗患处，再用麻油调涂。

4. 跌打伤痛、肌肤完好者 樟脑适量。泡酒外搽。

5. 酒渣鼻 樟脑粉、大枫子、木鳖子、胡桃仁、蓖麻子、水银各等份。共研成细末，以水银调成糊状，药膏即成。先清洗鼻患处，然后取二子水银膏薄薄涂上一层。晚上用药，第二日早晨洗去。隔日 1 次，连用 2 周为 1 个疗程。

6. 小儿支气管炎 樟脑 3 g，白芥子 20 g，延胡索 12 g，甘遂、细辛各 6 g，鸡蛋 1 个。共研细末，再与鸡蛋清调匀，敷于肺俞穴和中府穴。

使用禁忌｜ 本品有毒，内服宜慎，并当控制剂量，以防中毒。孕妇忌服。

樟脑

浙贝母
ZHEBEIMU

蒙 药 名 | 陶日格。

别 名 | 浙贝、大贝、珠贝、元宝贝、珠贝母、象贝母、大贝母。

来 源 | 本品为百合科植物浙贝母 *Fritillaria thunbergii* Miq. 的干燥鳞茎。

识别特征 | 多年生草本，鳞茎半球形，茎单一，直立，圆柱形，高 50 ~ 80 cm。叶无柄，狭披针形至线形，全缘。下部叶对生，中上部的叶常 3 ~ 5 片轮生，先端钩状；上部叶互生，先端常卷须状。花 1 至数朵，生于茎顶或叶腋，钟形，俯垂；花被淡黄色或黄绿色。蒴果卵圆形，有 6 条较宽的纵翅，成熟时室背开裂。花期 3 ~ 4 月，果期 5 月。

生境分布 | 生长于湿润的山脊、山坡、沟边及村边草丛中。原分布于浙江象山，故称象贝。现分布于浙江鄞州区樟树，均为人工栽培。江苏、安徽、湖南、江西等地也产。以浙江产品质优，奉为道地药材。

采收加工 | 夏初植株枯萎后采挖，洗净泥土，按大小分开，大者摘去心芽，分别撞擦，除去外皮，干燥。

药材鉴别 | 本品为肾形、新月形或不规则形的薄片，直径 1 ~ 3 cm。外表面类白色至黄白色，未除尽外皮部分呈淡棕黄色至棕黄色，有的可见根的残基。切面类白色至淡棕黄色，粉性，边缘色较浅。气微，味苦。

性味归经 | 苦，寒。归肺、心经。

功效主治 | 清热化痰，开郁散结。本品味苦气寒，开泄力大，能清降肺火而化痰止咳，降火消痰以散痈肿、瘰疬，故有清热化痰、开郁散结之功。

用法用量 | 3 ~ 10 g，煎服。

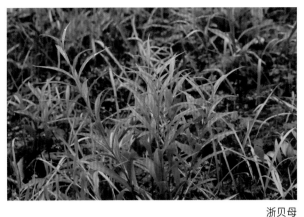
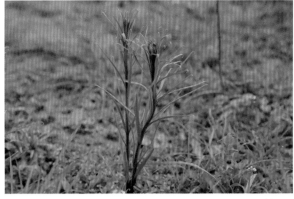

浙贝母 浙贝母

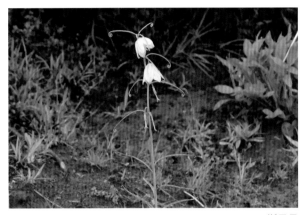
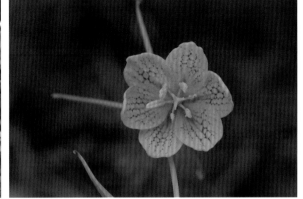

浙贝母 浙贝母

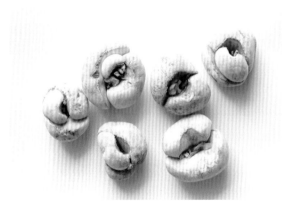
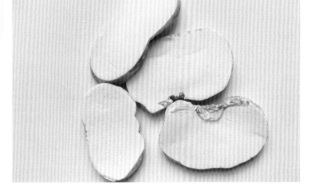

浙贝母 浙贝母

精选验方

1. 疮痈肿毒 浙贝母、赤芍、当归、白芷、防风、皂角刺、穿山甲、天花粉、乳香、没药、甘草各 3 g，金银花、陈皮各 9 g。水、酒各半煎服。

2. 颈淋巴结结核 浙贝母、莪术、三棱、龙胆草各 60 g，牡蛎（煅）300 g，生黄芪 120 g，乳香、没药、朱血竭各 30 g，玄参 90 g。共研细末，蜜丸梧桐子大，每服 9 g，用海带 15 g，洗净切丝煎汤送下。

3. 风火痰咳 浙贝母、知母各 4.5 g，枳实 2 g，甘草 1 g，茯苓、陈皮、瓜蒌仁、桑白皮各 3 g，栀子、黄芩各 3.5 g，生石膏 6 g。共研为细末，加生姜 3 片，水煎服。

使用禁忌 本品性寒质润能滑肠，故寒饮及脾胃虚弱泄泻者忌用。反乌头。

浙贝母

珍珠母

ZHENZHUMU

蒙药名 | 扫布德音。

别　名 | 煅珍珠母、尼雅昭格。

来　源 | 为蚌科动物三角帆蚌 *Hyriopsis cumingii*（Lea）、褶纹冠蚌 *Cristaria plicata*（Leach）的蚌壳或珍珠贝科动物马氏珍珠贝 *Pteria martensii*（Dunker）的贝壳。

识别特征 | 三角帆蚌：贝壳略呈四角形。左右两壳顶紧接在一起，后背缘长，并向上突起形成大的三角形帆状后翼，帆状部脆弱易断。铰合齿发达，左壳有拟主齿和侧齿各 2 枚；右壳有拟主齿 2 枚，侧齿 1 枚。褶纹冠蚌：贝壳略似不等边三角形。前部短而低，前背缘冠突不明显。后部长而高，后背缘向上斜出，伸展成为大型的冠。壳面深黄绿色至黑褐色。铰合部强大，左右两壳各有 1 高大的后侧齿，前侧齿细弱。马氏珍珠贝：贝壳呈斜四方形，壳长 5 ~ 9 cm。壳顶位于前方，后耳大，前耳较小。背缘平直，腹缘圆。边缘鳞片层紧密，末端稍翘起，右壳前耳下方有一明显的足丝凹陷。壳面淡黄色，同心生长轮纹极细密，成片状，薄而脆，极易脱落，在贝壳中部常被磨损，在后缘部的排列极密，延伸成小舌状，末端翘起。贝壳内面珍珠层厚，光泽强，边缘淡黄色。闭壳肌痕长圆形。

生境分布 | 三角帆蚌和褶纹冠蚌在全国的江河湖沼中均产；马氏珍珠贝分布于海南岛、广东、广西沿海。

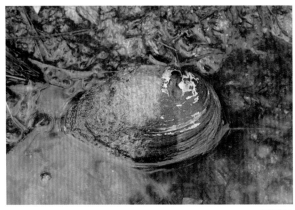

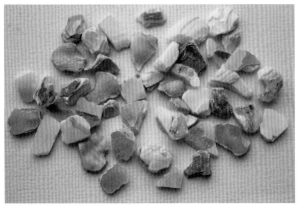

珍珠母　　　　　　　　　　　　　　　　　　　　珍珠母

采收加工 全年均可采收。去肉后将贝壳用碱水煮过，漂净，刮去外层黑皮，晒干。

药材鉴别 本品为不规则碎块状。黄玉白色或银灰白色，有光泽，习称"珠光"，质硬而重。气微，味淡。

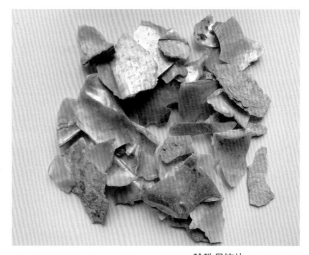

珍珠母饮片

性味归经 咸，寒。归肝、心经。

功效主治 平肝潜阳，定惊明目。主治头痛眩晕，烦躁失眠，肝热目赤，肝虚目昏。

药理作用 本品的有效成分碳酸钙可中和胃酸。珍珠母30%硫酸水解产物，能增大离体心脏的心跳幅度；乙醚提取液能抑制离体肠管、子宫的收缩，防止组织胺引起豚鼠休克及死亡；珍珠母对CCl_4引起的肝损伤有保护作用。

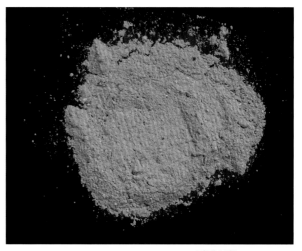

珍珠母粉

用法用量 煎服，15～30g，宜打碎先煎。外用：适量。

精选验方

1. 口唇白斑属于毒热明显而又夹湿者 珍珠母、蒲公英、生地榆各60g，土茯苓120g。水煎取药汁，每日1剂，煎液含于口内，每日含多次，每次含10min左右。

2. 跖疣 珍珠母、生牡蛎各30g，桃仁、红花、郁金、牛膝、穿山甲各9g，透骨草12g。水煎取药汁，每服1剂。

3. 心悸，失眠 珍珠母25g，酸枣仁15g，远志5g，炙甘草7.5g。水煎服。

4. 高血压引起的头晕头痛、心烦易怒、手足麻木 珍珠母（先煎）、石决明（先煎）各30g，钩藤（后下）、夏枯草、赤芍各15g，川芎10g，山楂20g。加水煎2次，混合两次所煎取的药汁（约300ml），备用，每日1剂，分上下午服用，15日为1个疗程。

5. 甲状腺功能亢进 珍珠母、生牡蛎、瓜蒌各30g，柴胡、黄药子各12g，白梅花6g，昆布15g，夏枯草24g，山慈菇、鸡内金各9g。水煎取药汁，每日1剂，4周为1个疗程，一般用药2个疗程。

使用禁忌 本品属镇降之品，故脾胃虚寒者、孕妇慎用。

珍珠母

芝麻

ZHIMA

蒙 药 名 | 玛吉。

别　　名 | 地勒、白芝麻、黑芝麻、混吉德。

来　　源 | 为胡麻科植物芝麻 *Sesamum indicum* L. 的成熟种子。

识别特征 | 一年生草本，高达1 m。茎直立，四棱形，不分枝，有短柔毛。叶对生，或上部者互生，卵形，长圆形或披针形，长5～15 cm，宽1～8 cm，顶端急尖或渐尖，基部楔形，全缘，有锯齿或下部叶3浅裂，两面无毛或稍有柔毛；叶柄长1～6 cm。花单生或2～3朵生叶腋，直径1～1.5 cm；花萼稍合生，裂片披针形，长5～10 mm，有柔毛；花冠筒状，长1.5～2.5 cm，白色有紫色或黄色彩晕，裂片圆形。蒴果椭圆形，长2～2.5 cm，多4棱或6、8棱，纵裂，有短柔毛；种子多数，黑色、白色或淡黄色，富油质。花期7～8月，果期8～9月。

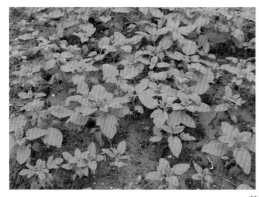 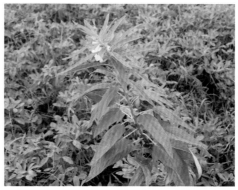 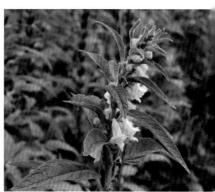

芝麻　　　　　　　　　　　芝麻　　　　　　　　　　　芝麻

生境分布 | 原产地为热带亚洲，现广植于各热带和温带地区。我国各地均有栽培。

采收加工 | 8～9月采集成熟果实，晒干，除去果皮和杂质即成。

药材鉴别 | 种子呈扁卵圆形，一端钝圆，一端尖，长约3 mm，宽约2 mm。表面黑色或白色，平滑或有网状皱纹，放大镜下可见细小疣状突起，尖端有棕色圆点状种脐。种皮薄，纸质，内有薄膜状胚乳。子叶2枚，白色，富油性。气微，味甘，有油香气。

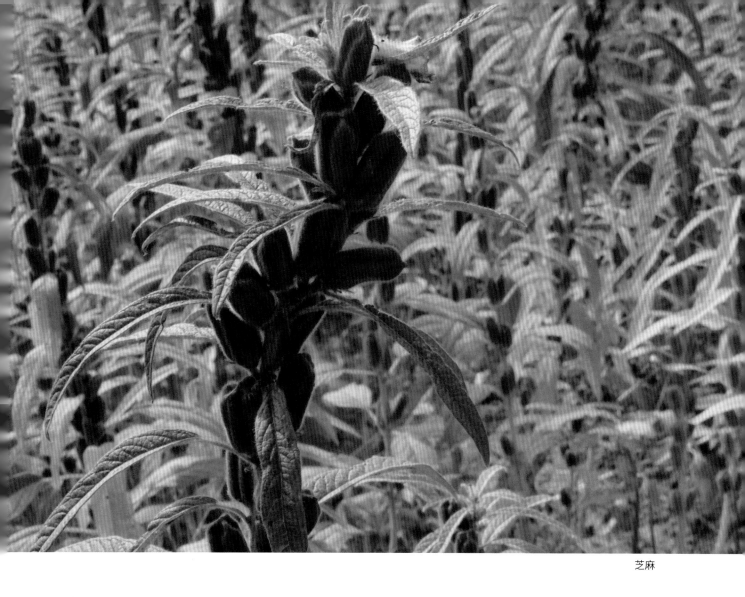

芝麻

性味归经 味甘，性温。

功效主治 提升胃温，壮阳，润肠燥。
主治龙病，胃寒，阳痿，失眠，脱发，须发
早白，肠燥便秘。

用法用量 内服：煎汤，9 ~ 15 g；
或入丸、散。

精选验方

1. 皮肤瘙痒，皮肤粗糙 芝麻、硫黄、
泡囊草、石菖蒲各等量。制成散剂，每日 2 次，
每次取适量涂于患处。

2. 失眠 安眠流浸膏：芝麻 15 g，大青盐 5 g，鲜酥油 10 g，牛奶 25 g。混匀，煎煮数分钟，
过滤，取滤液。浓缩成流浸膏，内服，睡前服 1 次，每次 5 ~ 6 g。

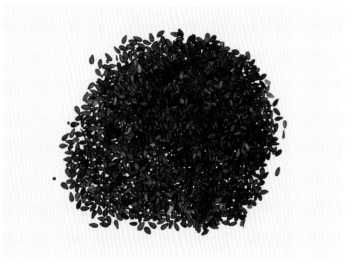

芝麻

芝
麻

栀子

ZHIZI

蒙 药 名 | 珠如拉。

别 名 | 越桃、生栀子、黑栀子、生山栀、高莫斯勒。

来 源 | 本品为茜草科常绿灌木植物栀子 *Gardenia jasminoides* Ellis 的干燥成熟果实。

识别特征 | 叶对生或 3 叶轮生；托叶膜质，联合成筒状。叶片革质，椭圆形、倒卵形至广倒披针形，全缘，表面深绿色，有光泽，花单生于枝顶或叶腋，白色，香气浓郁；花萼绿色。圆筒形，有棱，花瓣卷旋，下部联合呈圆柱形，上部 5 ~ 6 裂；雄蕊通常 6 枚；子房下位，1 室。浆果，壶状，倒卵形或椭圆形，肉质或革质，金黄色，有翅状纵棱 5 ~ 8 条。花期 5 ~ 7 月，果期 8 ~ 11 月。

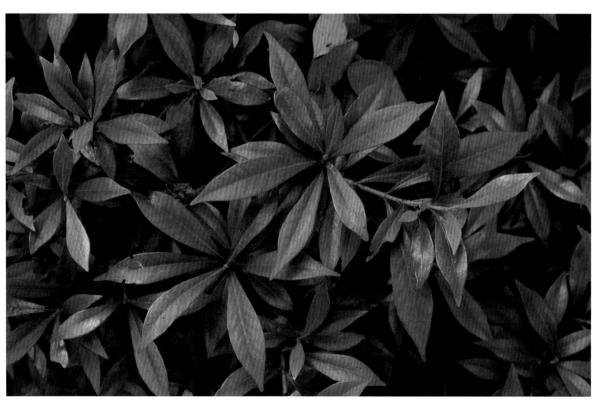

栀子

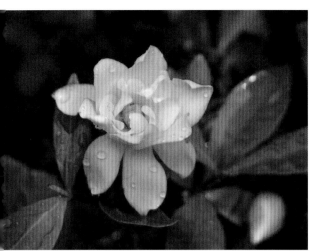

栀子

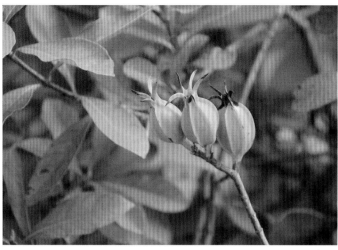

栀子

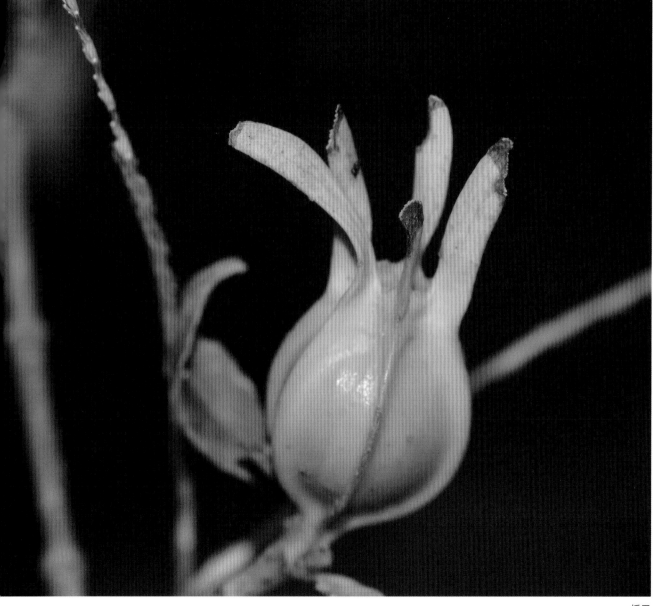

栀子

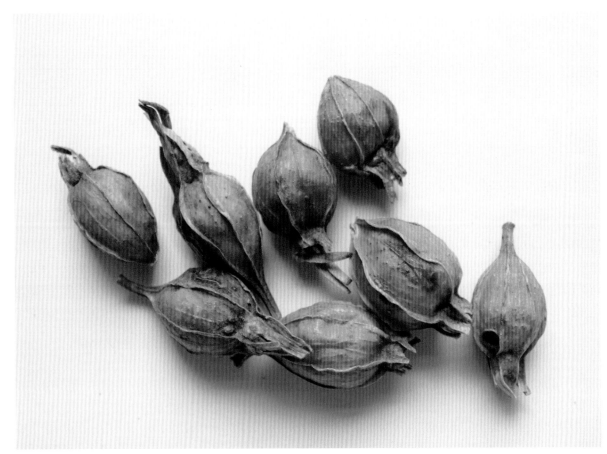

栀子

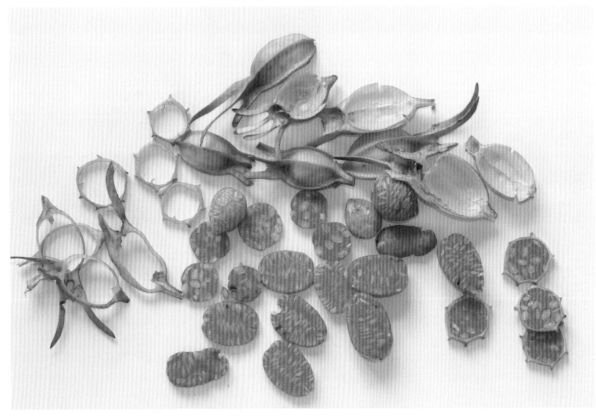

栀子药材

生境分布 生长于山坡、路旁，南方各地有野生。分布于浙江、江西、湖南、福建等长江以南各省区。以江西产者为地道产品。

采收加工 9～11月果实成熟呈红黄色时采收，除去果梗及杂质，蒸至上汽或置沸水中略烫，取出干燥即得。

药材鉴别 本品呈长卵圆形或椭圆形，表面红黄色或红棕色，具6条翅状纵棱，棱间有一条明显的纵脉纹，且有分枝。顶端残存萼片，基部稍尖，有残留果梗。

性味归经 苦，寒。归心、肺、肝、胃经。

功效主治 泻火除烦，清热利湿，凉血解毒，消肿止痛。本品苦寒，以清泻为功。能清心、肺、胃三焦之火而利小便；泻心、肺、胸膈之热而除烦；入心肝，走血分，凉血止血，清利肝胆湿热而退黄疸；栀子外用可消肿止痛，用于治疮疡肿毒。

用法用量 6～10g，煎服。外用：适量。生用清热泻火强；炒焦后止血；姜汁炒用止烦呕。栀子皮偏于达表祛肌热；栀子仁偏于走里清内热。

精选验方

1. 血淋涩痛 生山栀子末、滑石各等份。葱汤下。

2. 热毒下血 栀子30枚。水1500ml，煎取500ml，去滓服。

3. 小便不通 栀子仁27枚，盐少许，独头大蒜1枚。捣烂，摊纸花上贴脐，或涂阴囊上，良久即通。

4. 急性胰腺炎 栀子、牡丹皮、木香、厚朴、延胡索各25g，大黄、赤芍各40g，芒硝15g。取上方药用水800ml，煎取药汁约500ml。轻者每日1剂，分2次服用。

5. 毛囊炎 栀子粉、穿心莲粉各15g，冰片2g，凡士林100g。调匀外涂，每日2次。

6. 结节性红斑 栀子粉20g，赤芍粉10g，凡士林100g。调匀外涂，每日2次。

7. 软组织挫伤 栀子粉适量。用食醋或凉茶调成糊状，外涂患处，干后即换。

8. 脓疱疮 栀子9g，黄芩、黄柏各12g，黄连15g。煎取药汁，口服，每服1剂。

9. 痛风性关节炎 栀子、黄柏、白术、云苓、苦参、猪苓、桂枝、泽泻、苍术、茵陈各10g。加水煎2次，每次加水500ml，煎取药汁150ml，共煎药汁300ml，混匀备用，每日1剂，分2次服用。1周为1个疗程，连服2～3个疗程。

使用禁忌 脾虚便溏、食少者忌用。

猪殃殃

ZHUYANGYANG

蒙 药 名 查干。

别　　名 桑贼瓦、桑贼嘎日布。

来　　源 为茜草科植物猪殃殃 *Galium aparine* L. 的地上部分。

识别特征 蔓生或攀援草本。茎分枝，具4棱，棱上、叶缘及叶背脉上均有倒刺毛。叶4～8枚轮生，无柄，叶片纸质或膜质，线状倒披针形，长1～3.5 cm，宽3～4 mm，先端锐尖具芒状尖凸，基部渐狭，二面散生短刺毛，1脉。聚伞花序生上下部叶腋，3花，稀1花；总花梗和小花梗均伸长，前者长1.5～2 cm，后者长0.5～1 cm，花黄绿色，裂片4，长圆形，长不及1 mm。果近球形或双球形，密被钩毛，直立或于果梗上部下弯。花期7～8月。

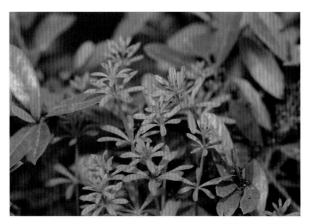

猪殃殃

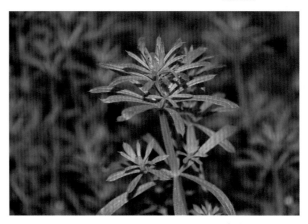

猪殃殃

生境分布 生长于海拔2900～4000 m以下的林边、草地、河滩、荒地、路旁。分布于西藏大部分地区，青海及其他各省区亦有分布。

采收加工 7～8月采收地上部分，洗净，阴干。

药材鉴别 全草纤细，茎多分枝，方柱形，直径约1 mm，灰绿色或绿褐色，具四棱，棱上有倒生小刺，触之粗糙；质脆，易折断，断面中空。叶6～8片，轮生，无柄，多卷缩破碎；完整者披针形、线形或倒卵状长圆形，长1～2 cm，宽0.2～0.4 cm，边缘及叶背中脉有倒生小刺。疏散聚伞花序腋生，花小，花冠易脱落，果实顶端微凹，成二半球状，长2～3 mm，绿褐色，密生白色钩毛。气微，味淡。

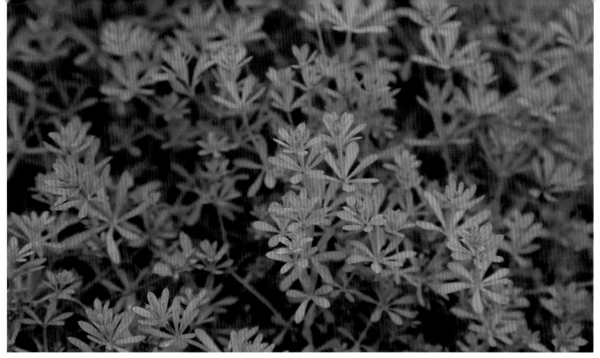

猪殃殃

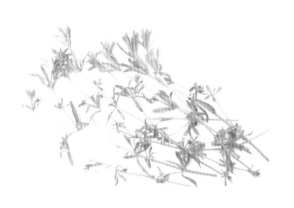

猪殃殃药材

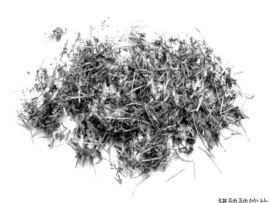

猪殃殃饮片

性味归经 | 味辛，性微寒。

功效主治 | 清热，消炎，利胆。主治胆病，胆病引起目黄，伤口化脓，骨病及脉热，遗精等。

用法用量 | 内服：研末，2～3g；或入丸。

精选验方 |

1. 各种脉病　猪殃殃、银朱各50g，海金沙25g，硇砂2.5g。共研成细粉，过筛，每日冲服3g。

2. 腰部疼痛，腰椎、肌腱僵硬而难俯仰，膝盖骨疼痛　猪殃殃、蒺藜子各25g，冬葵子20g，生等、川木香、小叶杜鹃17.5g，小豆蔻15g。同研成细粉，过筛，早晚各服3g。

3. 肠剧痛，头部与关节疼痛，下泻时肠绞痛及便血　六味桑子散：猪殃殃25g，苦荬菜20g，翼首草、金腰草、獐牙菜、白花秦艽各15g。混合后粉碎成细粉，过筛，内服，每日2次，每次2g。

紫檀香
ZITANXIANG

蒙 药 名 | 乌兰。

别　　名 | 赞丹。

来　　源 | 为豆科植物紫檀 *Pterocarpus indicus* Willd. 的心材。

识别特征 | 乔木，高 15 ~ 25 m。奇数羽状复叶，小叶 7 ~ 9，短圆形。圆锥花序腋生或顶生，梗与序轴被毛；萼钟形而具 5 齿，花冠黄色，瓣缘有皱折，具长爪，雄蕊单体，子房具短柄，被黄柔毛。荚果圆形，微斜，扁平，具宽翅，达 20 mm，种子 1 ~ 2。

生境分布 | 生长于海拔 1000 m 以下的热带雨林中，或栽培。分布于福建、台湾、云南南部、广东、广西等地。

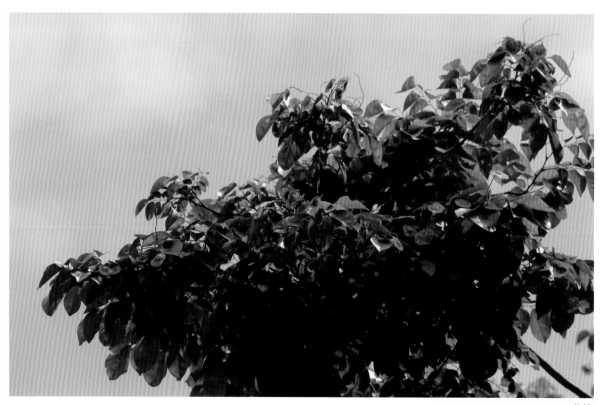

紫檀

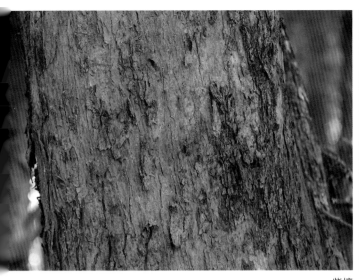

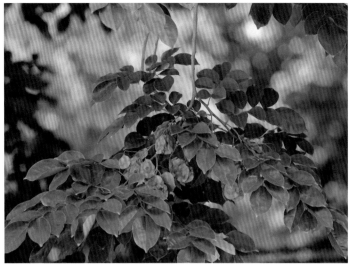

紫檀　　　　　　　　　　　　　　　　　　　　　　紫檀

采收加工 | 春秋季采根或茎干，除去外皮，切成段，晾干。

药材鉴别 | 本品长圆柱形，长约 100 cm，直径 7 ～ 15 cm，红棕色，带绿色光泽，鲜品为鲜红色，质致密而重，易割断，横断面可见巨大的孔点，纵切面成细条形，可见红色树脂状物，以水煮，不产生红色溶液，但秘溶于乙醇中。气香，无臭，无味。

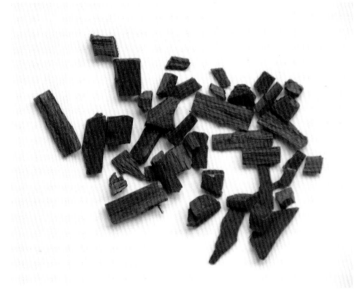

紫檀香饮片

性味归经 | 味涩、微苦，性凉。

功效主治 | 清血热，行气。主治血热，血瘀，高血压，多血症。

用法用量 | 内服：煎汤，1 ～ 2 g。外用：适量，研粉撒或调敷。

精选验方 |

1. 炎症，高烧，高血压　紫檀香 25 g，白檀香 12.5 g，绿绒蒿、沉香各 20 g，石灰华、布西孜、蒂达各 15 g，麝香 0.5 g。共研成细粉，制散或丸，早、晚各服 2.5 g。

2. 感冒发烧，肺热，肺脓肿，肺痨　紫檀香 25 g，绿绒蒿、石灰华各 20 g，红花、甘草、丁香各 15 g，木通 10 g。共研成细粉，制丸或散，早、晚各服 4 g。

3. 肺热咳嗽　十味檀香丸：紫檀香 35 g，石灰华、马兜铃、翼首草、索罗嘎布各 50 g，红花 25 g，船形乌头、白秦艽、绿绒蒿各 40 g，冰片 12.5 g。共研成细粉，过筛，混匀，制成水泛丸，每日 2 次，每次 2 g。

紫檀香

自然铜

ZIRANTONG

蒙 药 名 | 都新。

别　　名 | 煅然铜、阿日希音、都日伯勒吉。

来　　源 | 为硫化物类矿物黄铁矿族黄铁矿，主含二硫化铁（FeS_2）。

识别特征 | 黄铁矿的晶形多为立方体、八面体、五角十二面体以及它们的聚形，或为粒状集合体，少数为结核状及钟乳状体。药用多为立方体。多呈方块形，直径 0.2 ~ 0.5 cm。表面亮铜黄色，有金属光泽，有的表面显棕褐色（系氧化成氧化铁所致），具棕黑色或墨绿色细条纹及砂眼。立方体相邻晶面上的条纹相互垂直，是其重要特征。均匀质重，硬脆，易砸碎，碎块形状一般不规则，也有显小方形者。硬度 6 ~ 6.5，比重 4.9 ~ 5.2，条痕色棕黑色或黑绿色，断口呈条差状，有时呈贝壳状。断面黄白色，有金属光泽，或棕褐色，可见银白色亮星。

生境分布 | 分布于四川、广东、湖南、云南、河北及辽宁等地。四川产者为优。

采收加工 | 四季可采。采挖后，除去杂质，砸碎，或以火煅，醋淬后用。

药材鉴别 | 本品晶形多为立方体，集合体呈致密块状。表面亮淡黄色，有金属光泽；有的表面显黄棕色或棕褐色，无金属光泽。具条纹，条痕绿黑色或棕红色，相邻晶面上的条纹相互垂直。体重，质坚硬或稍脆，易砸碎，断面黄白色，有金属光泽；或断面棕褐色，可见银白色亮星。无臭，无味。

性味归经 | 辛，平。归肝经。

功效主治 | 散瘀止痛，接骨疗伤。本品味辛性平，入血行血，有散瘀止痛之功，凡折伤血瘀作痛，得辛能散血分瘀滞，破结聚之气，其痛可止伤可愈，故又具接骨疗伤之效。

药理作用 | 本品有促进骨质愈合作用，可使骨痂生长快，骨痂量多且较成熟。

用法用量 | 内服：入汤剂，10 ~ 15 g；若入丸散，每次 0.3 g。外用：适量。

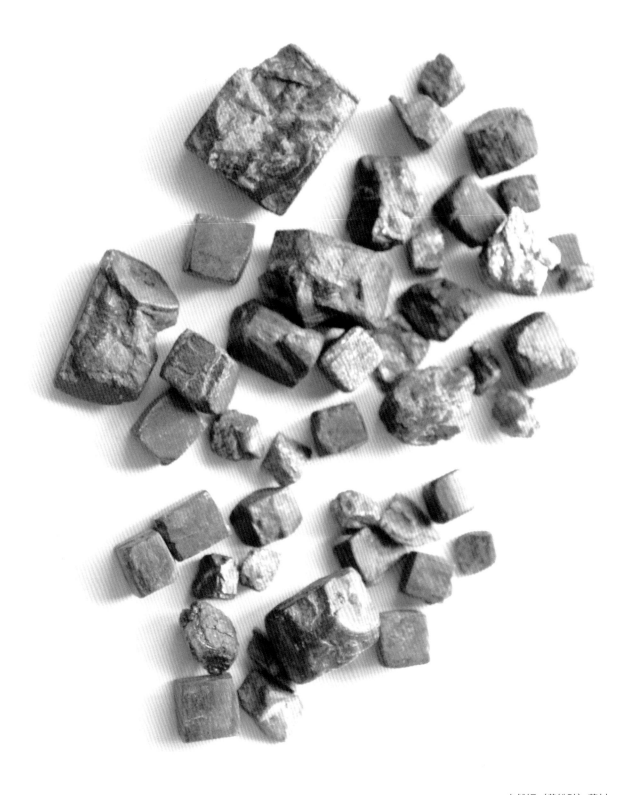

自然铜（黄铁矿）药材

精选验方 |

1. 闪腰岔气，腰痛 煅自然铜、土鳖虫各 30 g。研细末，每服 1.5 g，开水送下，每日 2 次。

2. 骨折复位后 煅自然铜、乳香、没药、三七、土虫、制半夏、当归、羌活、血竭各等份。研为散剂，每服 6 g，每日 1 次。

3. 视力减退，云翳 自然铜（制）、雄黄（制）、贝齿炭、硇砂、益智仁、冰糖、黄柏膏、姜黄、龙涎香、白胡椒、缬草、荜茇、赤石脂（制）、紫檀香、红花、干姜各等量。制成水丸，每次 2 ~ 3 g，用清凉水浸泡数小时后，过滤，取适量滴眼。

使用禁忌 | 本品为行血散瘀之品，不宜久服，凡阴虚火旺、阴虚无瘀者，均应慎用。

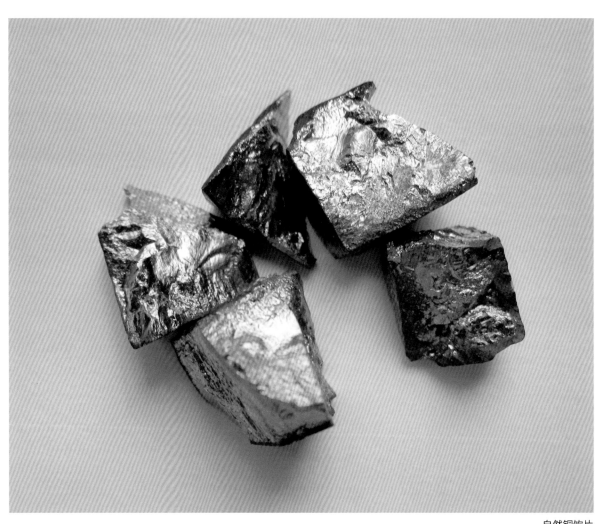

自然铜饮片